全国高等医药院校药学类专业第六轮规划教材

中医药学基础

第5版

（供药学类专业用）

主　编　周　蓓

副主编　王延年　张凤瑞　钱国强　徐　征

编　者　（以姓氏笔画为序）

王延年（沈阳药科大学）

孙琳林（牡丹江医科大学第一临床医学院）

李　乔（辽宁中医药大学附属医院）

李　杨（辽宁中医药大学）

李　楠（沈阳医学院）

张　伟（沈阳药科大学）

张凤瑞（长春中医药大学）

周　蓓（沈阳药科大学）

钱国强（广东药科大学）

徐　征（南京中医药大学）

高长久（牡丹江医科大学）

梅　颖（贵州中医药大学）

韩　阳（沈阳药科大学）

程　龙（中国医科大学）

中国健康传媒集团
中国医药科技出版社·北京

内 容 提 要

  本教材是"全国高等医药院校药学类专业第六轮规划教材"之一，根据教育部针对本科教育教学的相关文件精神和要求，紧密结合专业和学科特点，共设上、中、下三篇，上篇介绍了中医学基础理论，中篇介绍了中药学基本知识及常用中药，下篇介绍了方剂学基本知识及常用方剂。在本版教材每章篇首"学习目标"处，将课程思政目标纳入其中，并新增"知识拓展""思考题""本章小结"等内容。本教材为书网融合教材，即纸质教材与数字教材、配套教学资源（PPT、微课）、题库系统、数字化教学服务有机结合，以为读者提供更好的增值服务。

  本教材主要供全国高等医药院校药学类专业师生教学使用，也可作为医药行业培训和自学用书。

图书在版编目（CIP）数据

中医药学基础／周蓓主编. —— 5 版. —— 北京：中国
医药科技出版社，2025.7. —— ISBN 978-7-5214-5435-2

Ⅰ. R2

中国国家版本馆 CIP 数据核字第 2025LR3660 号

美术编辑　陈君杞
版式设计　友全图文

出版　**中国健康传媒集团** | 中国医药科技出版社
地址　北京市海淀区文慧园北路甲 22 号
邮编　100082
电话　发行：010 - 62227427　邮购：010 - 62236938
网址　www. cmstp. com
规格　889mm × 1194mm $\frac{1}{16}$
印张　24 $\frac{3}{4}$
字数　722 千字
初版　2008 年 12 月第 1 版
版次　2025 年 8 月第 5 版
印次　2025 年 8 月第 1 次印刷
印刷　北京金康利印刷有限公司
经销　全国各地新华书店
书号　ISBN 978 - 7 - 5214 - 5435 - 2
定价　**79.00 元**

获取新书信息、投稿、为图书纠错，请扫码联系我们。

"全国高等医药院校药学类规划教材"于20世纪90年代启动建设。教材坚持"紧密结合药学类专业培养目标以及行业对人才的需求，借鉴国内外药学教育、教学经验和成果"的编写思路，30余年来历经五轮修订编写，逐渐完善，形成一套行业特色鲜明、课程门类齐全、学科系统优化、内容衔接合理的高质量精品教材，深受广大师生的欢迎。其中多品种教材入选普通高等教育"十一五""十二五"国家级规划教材，为药学本科教育和药学人才培养作出了积极贡献。

为深入贯彻落实党的二十大精神和全国教育大会精神，进一步提升教材质量，紧跟学科发展，建设更好服务于院校教学的教材，在教育部、国家药品监督管理局的领导下，中国医药科技出版社组织中国药科大学、沈阳药科大学、北京大学药学院、复旦大学药学院、华中科技大学同济医学院、四川大学华西药学院等20余所院校和医疗单位的领导和权威专家共同规划，于2024年对第四轮和第五轮规划教材的品种进行整合修订，启动了"全国高等医药院校药学类专业第六轮规划教材"的修订编写工作。本套教材共72个品种，主要供全国高等院校药学类、中药学类专业教学使用。

本套教材定位清晰、特色鲜明，主要体现在以下方面。

1.融入课程思政，坚持立德树人 深度挖掘提炼专业知识体系中所蕴含的思想价值和精神内涵，把立德树人贯穿、落实到教材建设全过程的各方面、各环节。

2.契合人才需求，体现行业要求 契合新时代对创新型、应用型药学人才的需求，吸收行业发展的最新成果，及时体现2025年版《中国药典》等国家标准以及新版《国家执业药师职业资格考试考试大纲》等行业最新要求。

3.充实完善内容，打造精品教材 坚持"三基五性三特定"，进一步优化、精炼和充实教材内容，体现学科发展前沿，注重整套教材的系统科学性、学科的衔接性，强调理论与实际需求相结合，进一步提升教材质量。

4.优化编写模式，便于学生学习 设置"学习目标""知识拓展""重点小结""思考题"模块，以增强教材的可读性及学生学习的主动性，提升学习效率。

5.配套增值服务，丰富学习体验 本套教材为书网融合教材，即纸质教材有机融合数字教材，配套教学资源、题库系统、数字化教学服务等，使教学资源更加多样化、立体化，满足信息化教学需求，丰富学生学习体验。

"全国高等医药院校药学类专业第六轮规划教材"的修订出版得到了全国知名药学专家的精心指导，以及各有关院校领导和编者的大力支持，在此一并表示衷心感谢。希望本套教材的出版，能受到广大师生的欢迎，为促进我国药学类专业教育教学改革和人才培养作出积极贡献。希望广大师生在教学中积极使用本套教材，并提出宝贵意见，以便修订完善，共同打造精品教材。

中国医药科技出版社

2025年1月

数字化教材编委会

主　编　周　蓓
副主编　李　杨　李　楠
编　者　（以姓氏笔画为序）
　　　　王延年（沈阳药科大学）
　　　　孙琳林（牡丹江医科大学第一临床医学院）
　　　　李　乔（辽宁中医药大学附属医院）
　　　　李　杨（辽宁中医药大学）
　　　　李　楠（沈阳医学院）
　　　　张　伟（沈阳药科大学）
　　　　张凤瑞（长春中医药大学）
　　　　周　蓓（沈阳药科大学）
　　　　钱国强（广东药科大学）
　　　　徐　征（南京中医药大学）
　　　　高长久（牡丹江医科大学）
　　　　梅　颖（贵州中医药大学）
　　　　韩　阳（沈阳药科大学）
　　　　程　龙（中国医科大学）

前　言

　　《中医药学基础》（第 5 版）是根据药学类本科教育培养目标，以新医科建设对药学教育改革的新要求为导向，以国家药品监督管理局执业药师资格准入为参考，以不断满足新时代医疗卫生事业对人才培养的新需求为教材编写的指导方针，按照医药行业用人要求，在上版的基础上，由多所院校专家学者集体研究、修订编写，供全国高等医药院校药学类专业以及相关学科使用的教材，以适应新时期药学人才培养的需要。本版教材旨在为药学类专业的学生传授中医药的基础理论以及知识拓展等相关信息，同时亦可作为中药学执业药师考试的辅导教材。

　　《中医药学基础》是一本综合性教材，概要介绍中医学、中药学和方剂学基础理论，全书分为上、中、下三篇。上篇介绍了中医学基础理论，包括中医学基本知识、阴阳五行、藏象经络、气血津液精、体质、病因病机、诊法辨证、预防、治则等相关内容；中篇介绍了中药学基础理论，300 余味常用中药的来源、性味归经、功效应用等知识；下篇介绍了方剂学基础理论，100 余首临床常用方剂的组成、功用、主治等内容。为了紧跟科技发展，契合新时期药学人才需求的变化，以培养创新型、应用型人才为目标，满足药学专业就业岗位的实际要求，依据上版的基本框架，对教材进行了修订。主要包括以下几个方面。

　　1. 对上版教材部分章节的分类及内容进行了增补。

　　2. 本版教材各章节确立了新的学习目标，将课程思政目标纳入教材。

　　3. 本版教材新增"知识拓展""思考题""本章小结"部分，更有利于学生学习使用。

　　本教材由周蓓、王延年、张凤瑞、钱国强、徐征等统一审改与定稿。各章编写人员如下：王延年编写第一章至第三章；张凤瑞编写第四章、第十章；钱国强编写第五章至第七章；徐征编写第八章、第九章；李杨编写第十一章、第十五章、第十六章、第二十章、第二十一章；韩阳编写第十二章、第二十八章至第三十章；周蓓编写第十三章、第三十二章、第三十七章、第四十章；程龙编写第十四章、第二十二章、第二十三章；李乔编写第十七章至第十九章；高长久编写第二十四章至第二十七章；李楠编写第三十一章、第三十九章、第四十一章、第四十二章；张伟编写第三十三章至第三十六章；孙琳林编写第三十八章、第四十八章；梅颖编写第四十三章至第四十七章。

　　本教材在编写过程中，得到了沈阳药科大学和其他院校诸位专家老师的大力支持，在此致以诚挚的谢意！为了进一步提高教材质量，如有疏漏之处，敬请各位同仁和读者提出宝贵意见，以便再版时及时修改。

编　者

2025 年 5 月

目 录

中篇　中药学基础

下篇 方剂学基础

第一章　中医学基本知识

PPT

第一节　中医学与中医基础理论的概念

中医学是发源于中国，经过数千年发展而形成的一门具有独特的理论体系、丰富的养生和诊疗手段，研究人体生命、健康、疾病的传统医学。中医学具有独特的理论体系、科学的思维方法和丰富的临床经验；是以自然科学知识为主体，与人文社会科学知识相交融的科学知识体系。中医学具体包括中医基础理论、中医预防医学、中医临床医学三部分。本教材主要研究中医基础理论部分，是学习中医药的入门课程。

中医学独特的理论体系以人为研究对象，其形成受到中国古代哲学阴阳五行学说的深刻影响，又是多学科交叉渗透的产物。

中医学理论体系是关于中医学的基本概念、基本原理和基本方法的科学知识体系，包括理、法、方、药在内。它蕴含了中国传统文化的精华，是以整体观念为主导思想，以阴阳五行学说为哲学基础和思维方法，以脏腑、经络及气、血、津液、精为生理病理学基础，以辨证论治为诊疗特点的医学理论体系。

中医基础理论是指导中医预防医学和临床医学的理论基础，是中医学的重要组成部分。它包括中医学的哲学基础、中医对正常人体的认识、中医对疾病的认识以及中医养生和诊疗疾病的原则。

第二节　中医学发展简史

中医学自从有文字记载以来，至今已有数千年的历史。中医学历经不断发展而逐步形成了较为完备的医学科学体系。

一、先秦、秦汉时期

先秦、秦汉时期为中医学的形成和逐渐发展阶段。政治、经济、科学文化比较发达，学术气氛活跃，具有"诸子蜂起，百家争鸣"的特点；医学知识积累到一定程度，客观上需要把战国前的医学经验和理论进行总结。这个时期，阴阳五行学说这一朴素的辩证唯物论思想比较盛行，医学家将阴阳五行学说引入中医学中，成为中医学的理论工具。

中医学形成的标志是《黄帝内经》（简称《内经》）的问世。《内经》成书于春秋战国至秦汉时期，是我国现存最早的中医典籍，奠定了中医学理论的基础。《内经》并非出自一人之手笔，而是由许多医家共同创造，托名"黄帝"以示正统，并强调其有所依据，具有重要价值。

《内经》全书共 162 篇，其中《素问》9 卷 81 篇，《灵枢》9 卷 81 篇。书中以阴阳五行学说为理论工具，以整体观念为主导思想，解释人体内外环境的统一关系，系统地论述了人体生理、病理、经络、解剖、诊断、治疗和预防等问题，确立了中医学理论，成为中医学发展的基础和理论源泉。它反映了当时的医学成就，许多方面处于当时的世界领先地位，如对人体形态方面的某些认识，尤其是对血液循环方面的认识，比英国医生哈维发现心脏维持血液在体内循环的功能要早 1000 多年。

自《内经》成书以来，历代中医学家和有创见的学派都是以《内经》为理论基础的，直到目前《内经》仍然是指导中医临床的理论基础。

《难经》成书于《内经》之后，作者为秦越人。《难经》阐发了《内经》的医学理论，补充了《内经》的不足，尤其是在藏象、脉学和针灸方面的不足。它以作答形式回答了 81 个医学问题，故又称为《黄帝八十一难经》。

《伤寒杂病论》成书于东汉末年，作者为张仲景。张仲景"勤求古训，博采众方"，继承前人的医疗成就，结合自己的经验，将理论和实践相结合，创立了辨证论治的诊治体系，为中医临床医学的发展奠定了基础。《伤寒杂病论》后世整理分为《伤寒论》和《金匮要略》。《伤寒论》共 22 篇，以外感病为主，以六经辨证为辨证论治的总纲。《金匮要略》共 25 篇，以内伤杂病为主，用脏腑病机理论进行证候分证。后世将学习研究应用《伤寒杂病论》的医家归入"伤寒学派"。张仲景被尊称为"医圣"，在他的家乡河南南阳建有"医圣祠"（2021 年更名为张仲景博物院），来纪念这位伟大的医学家。

二、晋、隋、唐时期

晋、隋、唐时期中医学向实用性和综合性的方向发展，同时出现了医学大分科的兴盛局面。随着中医临床实践的丰富，中医理论体系得以充实，并进一步系统化。晋代皇甫谧所著的《针灸甲乙经》发展和充实了《灵枢》的经络、腧穴及针灸治疗的方法和理论。晋代王叔和所著的《脉经》是我国现存的第一部脉学专著，较全面而系统地论述了脉诊的理论和临床意义。隋代巢元方所著的《诸病源候论》是我国第一部病因病机证候学专著，描述了各种病证的临床症状，较全面而系统地论述了疾病的病因、病机。唐代孙思邈所著的《备急千金要方》《千金翼方》为具有重要学术和实用价值的综合性医著，具有中医学百科全书性质，其中的《大医精诚》是建设医德医风的典范之作。孙思邈被尊称为"药王"，陕西铜川立有"药王庙"，以纪念这位卓越的医药学家。

三、宋、金、元时期

宋、金、元时期是崇尚创新精神的时代。诸多医家在继承发展前人理论基础上，根据各自的临床实践，提出了许多具有独到见解的理论。

宋代陈无择《三因极一病证方论》，在病因学上提出了著名的"三因学说"，将病因按外所因六淫、内所因七情和不内外因三类进行划分。

金元时期涌现的具有代表性的四大医学流派，医学史上称为"金元四大家"。他们对中医基础理论的创新做出了重要贡献，故有"医之门户分于金元"之说。

金元四大家中，"寒凉派"的代表医家为刘完素（河间），他的医学主张为"六气皆从火化""五志过极皆能生火"，认为各种疾病大多为火热引起，要用寒凉药治疗，故又称"主火派"。刘氏的学术思想对明清温病学说的形成产生了深远的影响。"脾胃学派"的代表医家为李杲（东垣），他的医学主张为"内伤脾胃，百病由生"，认为脾胃是后天之本，各种原因均可导致脾胃损伤，而脾胃虚弱是导致许多疾病发生的根本原因，故保养身体和治疗疾病首先要重视保护脾胃，治病亦应以补益脾胃之气为先，故又称"补土派"。"攻邪派"的代表医家为张从正（子和），他的医学主张为"病由邪生""邪去则正安"，认为人之所以生病，多因邪气侵犯人体，故治病多以汗、吐、下三法祛邪外出。"养阴派"的代表医家为朱震亨（丹溪），他的医学主张为"阳常有余，阴常不足"，认为治病应以滋阴降火为主。

四、明、清时期

明、清时期中医学进入了一个全面总结的阶段，在总结中医基础理论和临床经验的基础上，提出许多创见，极大地丰富和发展了中医学理论体系。

明代的综合性医著有楼英的《医学纲目》、王肯堂的《证治准绳》。清代国家组织编撰的医著有《医宗金鉴》《四库全书·子部》；清代还有陈梦雷主编的《古今图书集成·医部全录》。

明代医家对藏象学说的探讨以肾与命门学说为多，发展了中医藏象学说，迄今仍指导着临床实践。其代表如赵献可在《医贯》中提出"命门学说"；张介宾（景岳）所著《景岳全书》，认为命门中所藏的阴阳水火是全身五脏六腑阴阳的根本，主张补益肾阴肾阳；李中梓则明确提出"肾为先天之本""脾为后天之本"的理论，至今仍为临床所用。

明、清时期最大的医学成就是温病学理论的日益发展，直至在病因病机、辨证施治等方面自成一体，成为研究四时温病发生发展以及诊治方法的一门临床学科，对中医基础理论的发展具有重大意义。温病学派的代表人物首推明代吴又可（有性），所著的《温疫论》创立了传染病病因学的"戾气学说"，认为瘟疫是由一类具有强烈传染性的病邪所致，为温病学的发展奠定了病因学基础。清代叶桂（天士）所著的《外感温热篇》首创卫气营血辨证论治体系；吴瑭（鞠通）所著的《温病条辨》首创三焦辨证论治体系；薛雪（生白）所著的《湿热病篇》探讨了湿热病的病因病机，补充了温病学说。

此外，清代王清任（勋臣）是一位具有创新精神的代表人物，其所著的《医林改错》，改正了古医书人体解剖的错误，对瘀血病的理论和临床应用做出了突出的贡献。

五、近代与现代时期

近现代中医学的研究，主要体现在整理研究历代医学文献、从中西汇通到中西医结合，以及应用现代科学方法研究中医学等方面。中医学是传统医学，继承传统和发展创新是相辅相成的。近年运用现代科学的实验研究方法，开创了中医基础理论研究的新局面。然而时至今日，中医基础理论研究尚未取得实质性突破。中医学理论的现代创新性研究，将在保持中医学基础理论特色的前提下，以整体观念为指导，强化中医学思维方法的研究，注重中医学在人文社会科学方面的发展，并应用多学科研究方法，借助现代科学技术手段，与时俱进，推动中医学走向现代化。

第三节　中医学基本特点

中医学理论体系的形成受到中国古代唯物论和辩证法思想的深刻影响，即采用对事物的观察分析方法，多用"取类比象"的整体性观察方法，通过对现象的分析，探求其内在机制。古代医家以阴阳五行学说为哲学基础，以整体观念为指导思想，以气血津精、脏腑、经络的生理病理为理论基础，以辨证论治为诊疗方法，实现对人体的生理现象、病理变化及临床实践的观察和总结。故中医学理论体系贯穿着整体观念，而中医诊治疾病则贯穿着辨证论治理念，所以整体观念和辨证论治被认为是中医学的两个最基本的特点。

一、整体观念

所谓整体就是统一性和完整性，中医学非常重视人体本身的统一性和完整性，及其与自然、社会的相互关系，认为人体是一个有机的整体，人体与外界环境也是一个密切相关的整体。这种内外环境的统一性与机体自身的整体性思想，称为整体观念。整体观念对中医学认识人体的生理、病理，指导诊治疾病以及在康复保健等方面都具有重要意义。

（一）人体是一个不可分割的有机整体

人体是由若干脏腑、组织和器官组成的。人体的整体性和统一性，是以五脏为中心，通过经络系统"内属于腑脏，外络于肢节"的作用而实现的。

在人体结构上，五脏代表着整个人体的五个大系统，人体所有组织器官都包括在这五个系统之中。人体以五脏为中心，通过经络系统，把六腑、五体、五官、九窍、四肢百骸等全身组织器官联系成为一个有机的整体。各个组织器官及各种体液都有各自不同的功能，而这些功能又都是整体活动的组成部分，从而决定了机体的整体统一性。

在生理上，中医学在整体观念的指导下，认为人体的生理活动通过气、血、津液、精的作用表现出来，既要依靠各脏腑组织发挥各自不同的功能，又要依靠脏腑组织之间相辅相成的协同作用和相反相成的制约作用。也就是说，每个脏腑在整体活动下分工合作、有机配合，才形成了人体局部与整体的统一，以维持生理活动的协调平衡。中医学认为形体与精神也是统一的整体。形体构成人体的脏腑、经络、五体、官窍及气、血、津液、精等；精神既指人体生命活动的总体体现或主宰，又指人的精神意识、思维活动，包括情绪、思想、性格等一系列心理活动。形体与精神相结合与统一的观点称为"形神一体观"。

在病理上，在认识和分析疾病时，中医学也从整体出发，将局部病理变化与整体病理反应统一起来。一般来说，人体某一局部的病理变化，往往与全身的脏腑、气血、阴阳的盛衰有关。在疾病过程中，一个部位和组织器官发生异常，也会影响其他组织器官，甚至全身。

在诊治疾病上，可以通过面色、形体、舌象、脉象等外在的变化，了解和判断其内在的病变，以作出正确的诊断。在治疗局部病变时，也可以从整体出发，采取适当措施。如心开窍于舌，心与小肠相表里，所以可用清心热、泻小肠火的方法治疗口舌糜烂。其他如"从阴引阳，从阳引阴，以右治左，以左治右"（《素问·阴阳应象大论》），"病在上者下取之，病在下者高取之"（《灵枢·终始》）等，都是在整体观念的指导下确定的治疗原则。

（二）人与自然环境的统一性

人类生活在自然界中，与自然环境息息相关。自然界存在着人类赖以生存的必要条件，自然界的运动变化又常直接或间接地影响人体，使机体相应地发生生理和病理上的变化。这种人与自然相统一的观点称为"天人合一"或"天人相应"。中医学在病因、病理、诊断、治疗和养生等各个领域中，都十分重视自然环境对人体的影响。

在生理状态下，人体能够适应自然界的变化。在季节气候的变化过程中，人体会发生变化，与之相适应。如在一年四季中，春、夏季节气候温热，气血容易趋向于体表，表现为腠理疏松，身体通过多出汗的方式来调整体温；秋、冬季节气候寒凉，阳气收敛，表现为腠理致密、少汗多尿，既可保证人体水液代谢的正常，又能保证人体阳气不过分地向外耗散。这种适应性的生理变化，既维持了人体体温恒定，也反映了自然界不同气温下人体气血运行和津液代谢的状况。

在昼夜晨昏的变化过程中，人体也与之相适应。白昼为阳，夜晚为阴；人体也是早晨阳气初升，中午阳气隆盛，到了夜晚则阳气内敛，便于休息，恢复精力。

由于地域的差异，人们的生活习惯和身体状况也有很大不同。如江南多湿热，人体腠理多疏松；北方多燥寒，人体腠理较致密。

但是，人体适应自然的能力是有一定限度的，超越了这个限度即会出现病理性反应。许多疾病的发生、发展和变化与季节密切相关，如春季常见温病，夏季多发中暑，秋季常见燥证，冬季多有伤寒。各个地区常有其特有的地方病。人在迁移过程中，如不能适应当地的气候、生活习惯，就有可能生病，通常称为"水土不服"。

许多疾病的发病、进展及引起死亡的时间也有一定的规律。如许多慢性病（中风、哮喘、痹证等）的加剧或发作大多和气候的急剧变化或季节更替有关。在大节气（如冬至、清明）前后，因阴阳变化较剧烈，死亡病例有所增多。根据中医运气学说，气候有十二年和六十年的周期性变化，人体的发病也会受其影响。

人与天地相应，自然环境对人体的生理、病理会产生影响，人类不能消极被动应对，而是要积极主动地适应自然、改造自然，如保护自然环境、加强自身锻炼等，从而提高健康水平，减少疾病的发生。

（三）人与社会环境的统一性

人生活在社会群体之中，是社会的组成部分，人能影响和改造社会，社会的变动对人体的身心健康也会产生影响。其中，社会的进步、社会的安定或动荡以及个人的社会地位变动，对人的身体和心理的影响更大。

社会的进步有利于健康。人类的寿命随着社会的进步而逐渐延长。但是，社会进步也会给人类带来一些不利于健康的因素。如机动车辆带来噪声，工业发展带来水、土壤和大气污染，以及过度紧张的生活节奏、各方面激烈的竞争，可能会使人们出现各种身心疾病，常见症状有焦虑、头痛、头晕等。

社会的稳定与否，对人体的影响也非常大。社会安定，人们的生活有规律，抵抗力强，患病较少，寿命也较长；社会动乱，人们的生活不规律，精神紧张，抵抗力下降，各种疾病皆易发生，死亡率也高。

此外，社会中的许多因素可以带来个人物质和精神上的变化，如不能正确认识和处理，也会对健康产生不利的影响。中医诊治疾病和养生，十分注意结合社会影响，正确地处理各方面的关系，调整心理，增进健康。

总之，中医学认为人体自身存在统一性，人与自然、社会之间存在着既对立又统一的关系，这就是中医学的一个重要特点，即整体观念。整体观念主要是从宏观上揭示人体生理、病理现象，贯穿中医的各个方面。

二、辨证论治

辨证论治是中医认识疾病和治疗疾病的基本原则，是中医学对疾病的一种特殊的研究和处理方法，是中医诊治疾病的特色。

（一）症、证、病

症，就是症状与体征，是指疾病的具体表现。主观性的自我感觉即为症状，如头痛、恶寒、腹痛等；客观性的表现即为体征，如面红、眼白发黄、体温升高等。症是疾病的个别的、表面的现象，不能完全反映疾病的本质，因为同患一种病，可能见到不同的症状，如同为感冒，或鼻塞流清涕，或咽喉肿痛。疾病处于不同的阶段，症状也会发生变化。

证，即指证候，是机体在疾病发展过程中某一阶段的病理概括。由于其包括了病变的部位、原因、性质及邪正关系，因而能更全面、更准确、更深刻地揭示疾病某一阶段的本质。

病，是指有特定病因、发病形式、病机、病变规律和转归的一个完整的过程，如感冒、中风、痢疾等。

（二）辨证与论治

辨证，就是将四诊（望诊、闻诊、问诊、切诊）所收集的资料（症状、体征及病史等），通过分析、综合，辨清疾病的病因、性质、部位，以及邪正之间的关系，概括、判断为某种性质的证。论治，又称"施治"，即根据辨证的结果，确定相应的治疗方法。中医临床认识和治疗疾病，是将重点放在"证"的区别上，通过辨证而进一步认识疾病。例如，感冒是一种疾病，临床可见恶寒发热、头身疼痛等症状，但由于引发感冒的原因和机体反应不同，又表现为风寒感冒、风热感冒、暑湿感冒、时行感冒、体虚感冒等不同的证候。只有辨清了所属证型，才能分别采用辛温解表、辛凉解表、清暑祛湿解表、清热解毒散表、扶正解表等治疗方法给予适当的治疗。

辨证和论治是诊治疾病过程中相互联系、不可分割的连续过程。辨证是认识疾病，确立证候；论治是依据辨证的结果，确立治法和处方遣药，是理论和实践相结合的体现，是理法方药在临床上的具体运用，是指导中医临床的基本原则。掌握了辨证论治原则就可避免见痰治痰、见血治血、头痛医头、脚痛医脚的局部治疗的局限。

（三）同病异治与异病同治

中医认为，同一疾病在不同的发展阶段，可以出现不同的证候；而不同的疾病在其发展过程中，又可能出现相同的证候。因此在治疗疾病时就可能出现"同病异治"或"异病同治"，这是辨证论治原则的具体应用典范。

所谓"同病异治"，是指同一疾病出现了不同的证，所采用的治法就不同。以感冒为例，不同季节、不同体质的人，表现的证不同，治法也不同，如夏季可出现暑湿外感，要用解表兼芳香化湿的方法治疗；平素体质虚弱者，可出现气虚或阳虚感冒，分别要用补气解表或助阳解表的方法治疗。

所谓"异病同治"，是指不同的疾病在发展过程中出现性质相同的证，因而可以采用相同的治疗方法。例如，心律失常与闭经是两种截然不同的疾病，但均可能出现血瘀的证候，故治疗时均可采用活血化瘀方法。胃下垂、子宫脱垂、脱肛三种不同的疾病，其具体的病因病机均为脾气虚弱、中气下陷，所以均可用补中益气、升阳举陷的方法治疗。从以上的分析可见，中医的辨证论治，是着眼于"证"，而不在于"病"。这种对疾病发展过程中不同性质的矛盾用不同的方法去解决的法则，即"证同治亦同，证异治亦异"，这就是辨证论治的实质。

此外，现代中西医结合诊治疾病，也常辨证与辨病相结合。如治疗病毒性肝炎出现胁肋胀痛、纳呆、黄疸色鲜明、尿黄赤、舌红苔黄腻、脉滑数等，辨证为肝胆湿热证，用清热利湿退黄法，同时还可结合该病为病毒所致，而加抗病毒药物治疗。

📎 知识拓展

中医学与西医学思维方法上的异同

中医学与西医学思维方法上的异同源于两者不同的理论基础和认知方式，并体现在诊断手段和治疗原则等多个方面。

1. 不同点

（1）理论基础　中医理论基础主要源于中国古代哲学思想，如阴阳五行学说、整体观、变异观等。中医学认为人体是一个有机整体，与自然环境、社会环境相互影响，强调"天人合一""顺其自然"的思想。中医理论以脏腑经络、气血津液等为核心，通过《内经》等经典著作得以传承和发展。西医学理论基础则建立在近现代科技发展的基础之上，包括解剖、生理、细胞分子、免疫遗传等知识。西医学强调"征服自然"的思想，认为人体是一个复杂系统，由各种器官和细胞组成，通过微观层面的研究可以揭示生命的奥秘和疾病的本质。

（2）认知方式　中医学注重整体、功能、直觉的认知方式，强调个体差异和个性化的治疗，认为不同的人体具有不同的生理特点和病理变化。西医学更注重分析、结构、实证的认知方式，强调系统性和结构性的分析，通过实验研究和科学验证来探索疾病本质，将人体各个系统进行独立研究，以建立更加精确和深入的疾病机制模型。

（3）诊断手段　中医学主要采用四诊（望诊、闻诊、问诊、切诊）方法来诊断疾病，重视证候的辨析，诊断过程注重整体和结合症状，通过观察患者的外在表现来推测内在脏腑的生理病理变化。西医学主要采用各种仪器设备和实验室检查等来诊断疾病，重视对病因的探查，继而对症下药。

（4）治疗原则　中医学注重调整人体内部平衡和增强抵抗力，使用中药、针灸、按摩等方法来治疗疾病，强调个体化治疗，根据患者的具体情况制定个性化的治疗方案，注重预防和调理，强调"未病先防"的思想。西医学注重消除或控制致病因素和缓解临床表现，使用化学药物、手术切除、放射治疗等方法来治疗疾病，治疗原则更加标准化和规范化，更侧重于对疾病的治疗和康复过程的控制。

2. 相同点　中医学与西医学都致力于维护人类健康，解决疾病问题，并随着科技和社会的发展不断进步和完善。此外，两者都强调临床实践的重要性，注重通过实践来验证理论和方法的有效性。

尽管中医学与西医学存在一定差异，但两者并不相互排斥，而是可以相互借鉴和补充。在临床实践中，将中医学与西医学的思维方法结合，能够为患者提供更加全面和个性化的治疗方案。

思考题

答案解析

1. 试述《黄帝内经》成书年代及其对中医学发展的贡献。
2. 根据中医理论，谈谈如何理解"人体是一个不可分割的有机整体"？

书网融合……

本章小结　　　　　微课　　　　　习题

第二章　阴阳五行学说

PPT

📖 **学习目标**

　　1. 通过本章的学习，掌握阴阳、五行的基本概念和基本内容。了解阴阳五行学说在中医学中的运用。

　　2. 具有运用阴阳五行学说理解、解释中医药相关问题的能力。

　　3. 树立动态平衡、对立统一、质量互变、否定之否定等哲学理念。

　　阴阳学说和五行学说，同属中国古代哲学唯物论、辩证法的范畴，同是中华民族在长期的生产生活实践中逐步形成的独特思想。阴阳和五行经过中国先贤们创新性的改造，扩充了原有的含义，逐步形成了哲学的内涵。阴阳学说和五行学说应用于中医学后，即成为了中医学最重要的指导思想和理论工具。

　　阴阳学说认为，宇宙的万事万物，是由于阴阳二气的相互作用而产生的，也是由于阴阳二气的相互作用而不断发展、不断变化的；阴阳是宇宙的根本规律，其概念也由阴阳二气的概念演化成一个涵盖万事万物规律的哲学范畴概念，正所谓"一阴一阳谓之道"。

　　五行学说认为，宇宙万物是由木、火、土、金、水五种基本物质构成的；五行各有特性，五行之间存在着生克乘侮的关系；五行的运动变化和相互作用，推动了宇宙万物的发生发展以及运动变化。

　　阴阳学说和五行学说分别从不同角度来说明事物的性质以及各事物之间的相互关系。应用于中医学领域，则用来解释人体的生理功能、病理变化，并贯穿在整个中医理论体系中，成为中医基础理论的重要组成部分。阴阳学说认为相关事物或某一事物内部存在着阴阳对立统一的两个方面，这两个方面存在着对立制约、互根互用、消长平衡和相互转化的关系。五行学说认为不同的事物可以有机地联系起来，宇宙是由木、火、土、金、水五种基本物质相互资生、相互制约所形成的统一体。阴阳学说和五行学说用以解释人体和自然界的复杂现象时，必须结合起来运用。如人体脏腑用阴阳来说明，则脏为阴、腑为阳，并且各脏腑都有阴阳，脏腑间之阴阳也存在相互生克制化的关系；用五行来说明，则脏腑分属木、火、土、金、水，以五行的生克制化来探讨脏腑的相互关系时，又离不开脏腑阴阳之间的相互联系和制约。

　　由于社会历史的限制，阴阳学说和五行学说并未建立在高度科学分析的基础上，因而有一定的局限性，具体研究运用时，应取其精华，弃其糟粕。

第一节　阴阳学说

一、阴阳的概念

　　阴阳是对自然界相互关联的某些事物和现象对立双方的概括，也是对一切事物或现象内部对立双方的概括，即含有对立统一的概念。既可以代表两个相互对立的事物，又可以代表一个事物内部相互对立的两个方面。

　　阴阳的概念产生于我们祖先对自然现象的观察，中国古人将自然界中对立又关联的现象，如上下、寒热、天地、明晦、男女等以哲学思想归纳起来，冠以"阴阳"的含义。早在殷商时期的甲骨文中就出现了具有阴阳含义的文字，如"阳日""晦月"等。阴阳最初的含义是指日光的向背，向日为阳，背日为阴，《说文解字》解释为"阴，暗也。水之南，山之北也""阳，高明也"。后来引申为气候的寒暖，方位的上下、左右、内外，运动状态的躁动和宁静等，也就逐渐形成了哲学上的阴阳。这是从事物和现象的普遍规律中抽象出来的概念，不再指某一具体事物或现象，故阴阳是"有名而无形"，即具有了"符号"的特征。一般认为，天、上、外、左、升、动、轻、热、明等属阳，地、下、内、右、降、静、重、冷、暗等属阴，宇宙万事万物都可以分为阴与阳两类，且每一事物均具有阴和阳两个方面。阴阳是自然界的根本法则，可以用来解释自然界事物和现象的发生、发展和变化规律。

二、阴阳的特性

1. 普遍性　阴阳被用来解释自然界一切事物或现象的发生、发展、运动、变化，因而具有普遍的特性。如方位之上下、季节之四季、温度之高低、亮度之明暗、运动之快慢等，每对相关联的事物或现象都存在着阴阳的关系。

2. 关联性　所谓关联性，即事物或现象的同一范畴、同一层面。也就是在同一范畴、同一层面的事物或现象，才能用阴阳来进行解释和分析，不同范畴、不同层面的事物或现象是不能用阴阳来解释和分析的。如天体中的日月，日为阳、月为阴；性别中的雌雄，雄为阳、雌为阴等。但是，日与雌之间、月与雄之间均不存在阴阳关系，因为二者不属同一范畴，不在同一层面。

3. 相对性　所谓相对性，具体体现在：一为转化性，即在一定的条件下，双方可相互转化，如一年的气候变化规律，属阳的春夏温热气候递变为属阴的秋冬凉寒气候，属阴的秋冬凉寒气候递变为属阳的春夏温热气候；二为无限可分性，如昼为阳，夜为阴，上午为阳中之阳，下午为阳中之阴，前半夜为阴中之阴，后半夜为阴中之阳。

4. 相对固定性　即阴阳的不可互换性，用阴阳分析的事物或现象一旦确定，阴阳的属性也即确定，不能互换。如水与火之间，水属阴、火属阳。

三、事物、现象阴阳属性的划分

一般而言，凡是静止的、内守的、下降的、寒冷的、有形的、晦暗的、抑制的、衰退的都属于阴；凡是运动的、外向的、上升的、温热的、无形的、明亮的、兴奋的、亢进的都属于阳（表2-1）。

表2-1　事物、现象阴阳属性归纳

属性	空间（方位）	时间	季节	温度	湿度	重量	性状	亮度	动态
阳	天、上 外、左	昼	春、夏	温、热	干燥	轻	清	明亮	动、升 兴奋 亢进
阴	地、下 内、右	夜	秋、冬	凉、寒	湿润	重	浊	晦暗	静、降 抑制 衰退

四、阴阳学说的基本内容

（一）阴阳对立制约

阴阳对立制约，是指阴阳双方属性对立，并且存在着相互制约的关系。

阴阳学说认为，自然界一切事物或现象都存在着相互对立的两个方面。阴阳的相互对立表现于它们之间是相互斗争的。阴阳两个方面在属性对立的同时，还存在着相互制约、相互消长的关系，在自然界中，正是因为这种阴阳相互制约的作用，才能维持事物之间和事物内部的协调平衡状态。

但是，阴阳的相互制约是有限度的，也就是说，在一定的范围内阴阳相互制约，才能维持协调平衡。一旦阴阳相互制约太过或不及，就会导致事物之间和事物内部的平衡失调。若一方过于强盛，则会对另一方产生过度抑制而导致对方的不足（制约太过）；反之，若一方虚弱，则对另一方抑制不足而导致对方的相对偏亢（制约不及）。

（二）阴阳互根互用

阴阳互根互用是指阴阳双方互为基础，其中一方的存在是以另一方的存在为前提，并且双方有着相互依存、相互资生的关系。

阴阳相互依存表现在阴以阳的存在为前提，阳也以阴的存在为前提，任何一方都不能脱离另外一方而单独存在，即无阴就无所谓阳，无阳也就无所谓阴。

阴阳相互资生表现在阴能生阳，阳能生阴，阴阳相互生长、相互促进，共同维持事物的动态平衡。如人体的精血津液属阴，脏腑之气即脏腑的功能属阳，物质属阴居于体内，其功能表现于外，在外的阳是内在物质运动的表现，在内的阴是产生功能的物质基础。精血津液能滋养脏腑之气，从而使脏腑的功能旺盛；脏腑之气能化生精血津液，从而使精血津液充足。人体的阴精与阳气相互资生，相互促进，共同维持正常的生命活动。如果阴精亏损，阳气亦随之虚衰；阳气虚衰，阴精亦随之不足，临床上会出现"阳损及阴""阴损及阳"的阴阳互损的病理变化。阴阳之间不能相互资生，即所谓"孤阴不生，独阳不长"。所以阴和阳二者是相互依存而存在的，又有互根关系。应当指出，阴阳互根互用，既是阴阳消长的基本条件，也是阴阳转化的内在根据。

（三）阴阳消长平衡

阴阳消长是阴阳运动变化的形式，体现在事物或现象发生了量的变化。阴和阳之间的对立制约、互根互用，并不是处于静止和不变的状态，而是始终处于"阳消阴长""阴消阳长"或"阴阳同消同长"的不断运动变化之中，故说"消长平衡"。

阴阳的制约和互用都是在消长过程中实现的。任何事物互相对立着的一方面总是通过消长对另一方面起着制约的作用。如春夏之时，自然界阴气逐渐消减，阳气逐渐增长，则气候逐渐变为温热；秋冬之时，自然界阳气逐渐消减，阴气逐渐增长，则气候逐渐变为凉寒。再如，人体内属阴的精血津液等物质的化生和补充，必然要消耗一定的属阳的脏腑之气（即能量）；而脏腑之气的产生和增长，必然要消耗一定的属阴的精血津液等物质。阴阳消长体现了阴阳双方不是平静地、各不相干地共处于一个统一体中，而是处在相互制约、相互消长的动态之中，事物就是在这种绝对的消长运动和相对静止平衡之中生化不息的。

（四）阴阳相互转化

阴阳转化是指事物阴阳对立的双方在一定条件下可以向其相反的方向转化。事物的阴阳两个方面，当发展到一定阶段，各自可向其相反方向转化，阴可以转化为阳，阳也可以转化为阴。阴阳转化，是阴阳质的变化，体现在事物或现象发生了质的变化。阴阳转化是以阴阳互根互用为内在依据，在阴阳消长变化中实现的，且必须具备一定的条件。《素问·阴阳应象大论》中说"重阴必阳，重阳必阴""寒极生热，热极生寒"，这里的"重"和"极"就是促进转化的条件。阴阳转化有两种形式，一是渐变，一是突变。

阴阳的渐变是指阴阳的转化有一个时间过程，阴转化为阳，阳转化为阴，是逐渐实现的。如饮食水谷被摄入体内，经过脏腑的消化、吸收，变为具有营养作用的物质，进一步滋养脏腑，使脏腑功能旺盛，这是一个渐变的过程。兴奋与抑制、呼气与吸气，交替有序，无不体现了阴阳的转化。

阴阳的突变是指阴阳运动变化过程中，突然由阴变为阳，或由阳变为阴，其转变的时间迅速，突然实现了阴阳的转变。突变常在疾病的发展过程中见到。如温热病极期，高热、口渴、面赤、烦躁、脉数，甚至神昏，可突然出现体温下降、面色苍白、四肢厥冷、脉微欲绝的危重证候，由阳证转变为阴证；夏天由于贪凉饮冷，出现恶寒肢冷、腹痛腹泻等阴证，继而可迅速出现高热、体若燔炭的阳证。

五、阴阳学说在中医学中的应用

阴阳学说贯穿于中医学理论体系的各个方面，用来说明人体的组织结构、生理功能，疾病的发生发展规律，指导着临床的诊断、预防和治疗。

（一）说明人体的组织结构

人体是一个有机整体，人体内部的组织结构存在着有机的联系，又可以划分为相互对立的阴、阳两部分。就大体部位来分，人体体表为阳，内部脏腑为阴；背为阳，腹为阴；四肢外侧为阳，内侧为阴；上部为阳，下部为阴。以脏腑来分，五脏藏精气而不泻为阴，六腑传化物而不藏为阳。五脏之中又有阴阳，心、肺属阳，肝、脾、肾属阴。每一脏腑又有阴阳，如心有心阴、心阳；肾有肾阴、肾阳等。气、血、津液、精，是构成人体和维持人体生命活动的基本物质。其阴阳的划分，无形之气具有温煦、推动等作用属阳，有形之血、津液、精具有滋养、濡润等作用属阴。其中津液又可分阴阳，质清稀而薄的津属阳；质稠厚而浊的液属阴。属于五脏而络于六腑的经脉为阴经；属于六腑络于五脏的经脉为阳经。总之，人体组织结构的上下、表里、前后各部分之间，内脏之间，以及一脏本身，无不包含着阴阳的对立统一。

（二）说明人体的生理功能

中医学认为，人体正常的生理活动，是阴阳双方保持对立统一的协调关系的结果。如以功能与物质相对而言，功能属阳，物质属阴。功能与物质之间的关系就是对立统一关系的体现，功能活动以物质为基础，没有阴精就无以产生阳气；物质的新陈代谢则以功能活动为动力，阳气又推动脏腑的功能活动，不断化生阴精。功能活动的进行要消耗一定的物质，而物质的产生也需要功能活动的作用。正由于功能与物质的对立制约、互根互用、消长平衡、相互转化，才能保持人体功能活动的动态平衡，即《素问·生气通天论》所说"阴平阳秘，精神乃治"。阴精充盛于内，阳气密固于外，阴阳协调，则人体的精、气、神就会正常，此即为生理。一旦阴阳出现偏盛偏衰，其和谐状态被打破，此即为病理。疾病发展到阴脱于下、阳越于上的阴阳分离危境，人体的生命活动也将终止，即《素问·生气通天论》所说"阴阳离决，精气乃绝"。

（三）说明人体的病理变化

阴阳学说认为疾病的发生及其病理过程，是由于某种原因而使阴阳失去相对的协调平衡，出现偏盛或偏衰的结果。疾病的发生发展关乎正气和邪气两个方面。正气是指整个机体的结构与功能，包括人体对疾病的抵抗力；邪气泛指各种致病因素。正气包括阴精与阳气两部分；邪气有阴邪与阳邪两部分。疾病的发生发展过程多为邪正斗争的过程，其结果则是引起机体的阴阳某一方面的偏盛或偏衰。病证有表里、寒热、虚实之分，凡病在表、属热、属实的为阳证；凡病在里、属寒、属虚的为阴证。

1. 阴阳偏盛 是指阴或阳任何一方明显高于正常水平的病变。如阳邪致病，可使阳偏盛而阴伤，出现热证（高热、面赤、口渴喜冷饮、小便短赤等），即"阳盛则热""阳盛则阴病"；阴邪致病，可使阴偏盛而损伤阳气，出现寒证（恶寒、手足冷、面色苍白、腹痛喜温），即"阴盛则寒""阴盛则阳病"。

2. 阴阳偏衰 是指阴或阳任何一方明显低于正常水平的病变。阳虚不能制阴，而出现阳虚阴盛的虚寒证（体温偏低、畏寒喜暖、大便稀溏），此即"阳虚则外寒"；阴液亏虚不能制阳，出现阴虚阳亢的虚热证（低热、手足心热、盗汗），此即"阴虚则内热"。

3. 阴阳俱虚 是指机体阴或阳的任何一方虚损到一定程度时，必然要导致另一方不足的病变。如阳虚到一定程度，则导致阴精的化生不足，以致阴亦虚，即"阳损及阴"；阴虚到一定程度，则导致阳气化生不足，以致阳亦虚，即"阴损及阳"。无论"阳损及阴"或"阴损及阳"，最终皆可导致阴阳两虚。

另外，在一定的条件下，病证的性质可以发生转化。原是寒证，在寒极时可以转化为热证；原是热证，在热极时可以转化为寒证。原是虚证，在病变过程中，可以转化为实证或虚实夹杂证；原是实证，在病变过程中，可以转化为虚证或虚实夹杂证。即"重寒则热，重热则寒""重阴必阳，重阳必阴"。病证转化是临床常见的现象，其机制就在于阴阳的相互转化。

综上所述，尽管疾病的病理变化复杂多端，但均可用"阴阳失调"来概括说明。一般说来，外感邪盛，多使机体阴阳一方面偏亢，而使另一方面受到损伤；内伤体衰，多导致机体阴阳一方面不足，而形成另一方面相对的偏亢。

（四）用于疾病的诊断

阴阳学说认为疾病的发生、发展变化的根本原因是阴阳偏盛偏衰，所以临床任何错综复杂的疾病，都可用阴证或阳证来加以概括。《素问·阴阳应象大论》提出："善诊者，察色按脉，先别阴阳。"运用阴阳的理论对临床疾病进行诊断，主要是辨别症状的阴阳和证候的阴阳。在对疾病的辨证中，首先要分清阴阳，才能掌握疾病的本质，做到执简驭繁。如脉诊中，浮、数、洪等属阳；沉、迟、细等属阴。望诊中，以色泽分阴阳，鲜明者属阳；晦暗者属阴。舌诊中，舌质红绛，为热为实而属阳；舌质淡白，为寒为虚而属阴。闻诊中，咳嗽声高气粗，证属阳；咳嗽声低气弱，证属阴。

运用阴阳属性归类的方法，对临床症状进行阴阳的辨别，是临床诊断常用的方法。在四诊的基础上，运用阴阳理论，对疾病的病因、病位、病性、邪正关系进行分析判断，确定证候的阴阳属性。凡表证、热证、实证都属阳证；凡里证、寒证、虚证都属阴证。因此，辨证候阴阳是临床辨证的纲领。

（五）用于疾病的治疗

疾病的发生、发展与变化的根本原因在于阴阳的偏盛偏衰。因此，治疗疾病的基本原则是调整阴阳，即采用补其不足、泻其有余的治则恢复阴阳的相对平衡。调整阴阳是治疗疾病的总原则。《素问·至真要大论》提出："谨察阴阳之所在而调之，以平为期。"阴阳学说用以指导疾病的治疗，一是确定治疗原则，二是归纳药物的性能。

1. 确定治疗原则 阴阳偏盛，为阴或阳的一方有余之实证，治疗当损其有余，即"实者泻之"。如阳盛则热，属实热证者，当治热以寒，宜用寒凉药以制其阳，即"热者寒之"；阴盛则寒，属实寒证者，当治寒以热，宜用温热药以制其阴，即"寒者热之"。若阴或阳的偏盛使其相对的一方产生了虚损，治疗当兼顾其不足，配以扶阳或益阴之法，即"虚者补之"。若在疾病发生发展过程中，阴阳的一方出现偏衰，不能制约对方，导致对方出现偏亢。如阴精虚衰，不能制约阳气而出现热象，对此类热证，不能用"热者寒之"的治疗法则，因为其病变的本质是阴虚，阴不制阳，阳气偏亢则出现热象，要采用"壮水之主，以制阳光"的补阴制阳的法则，又称"阳病治阴"；阳气虚衰，不能制约阴气而出现寒象，对此类寒证，不能用"寒者热之"的治疗法则，因为其病变的本质是阳虚，阳不制阴，阴气偏盛则出现寒象，要采用"益火之源，以消阴翳"的补阳制阴的法则，又称"阴病治阳"。根据阴阳互根的原理，对阴阳偏衰的治疗，采用"阴中求阳，阳中求阴"的治法，也就是对阴虚病证的治疗，在补阴的基础上，须加少量的温阳药；对阳虚病证的治疗，在温阳的基础上，须加少量的补阴药。

此外，人体是一个阴阳统一的整体，局部的病变可反映于整体，整体的病变也可反映于局部。故有些病变在阳经，可从阴经治疗；病变在阴经，可从阳经治疗。这就是"从阴引阳，从阳引阴"的法则。病在上，从下治，病在下，从上治；病在左，从右治，病在右，从左治等。这都是临床常用的治疗法则。

2. 归纳药物的性能　用阴阳来概括药性，作为指导临床用药的依据。药物的四气中，温热属阳，寒凉属阴；五味中，辛、甘（淡）属阳，酸（涩）、苦、咸属阴。阴盛的寒证，应选择气味属阳的药物；阳盛的热证，应选择气味属阴的药物。如《神农本草经》中"疗寒以热药，疗热以寒药"，就是针对"阳盛则热，阴盛则寒"设立的用药原则。总之，根据病证的阴阳偏盛偏衰，利用药物的偏性，来调整人体阴阳的偏盛偏衰，以恢复阴阳的相对平衡，从而达到治愈疾病的目的。

（六）用于确立养生原则

中医学认为，防病重在养生，这就是"圣人不治已病治未病"的预防思想。调理阴阳是养生防病的总原则，具体法则主要有适时调阴阳，护正气防邪气，调理精神等。

四时的阴阳变化，对人体的阴阳有着极大的影响。春时，自然界阳气初升，人体的阳气开始从内向外生发，最忌抑遏，故凡有助于人体阳气生发的为顺，抑遏则为逆。夏时，自然界阳气最盛，人体的阳气趋于体表，最易外散，故固护阳气为顺，耗散阳气为逆。秋时，自然界阳气初降，人体阳气趋于体内；冬时，自然界阳气大降，人体阳气藏于内。故秋冬之时，人体阴精易耗，保养阴精最重要。因此，《素问·四气调神大论》提出"春夏养阳，秋冬养阴"的养生法则。

第二节　五行学说

一、五行的概念

五行是指构成自然界的最基本物质木、火、土、金、水及其运动变化。古人最初认为木、火、土、金、水是自然界不可缺少的五种基本物质，"水火者，百姓之所饮食也；金木者，百姓之所兴作也；土者，万物之所资生，是为人用"（《尚书》）。其后逐步认识到，这五种物质各有特性，它们之间的运动变化也有一定规律。由此最初的"五材"演变成了哲学上的五行概念。这五种物质的运动变化，形成了自然界的运动规律。《尚书·洪范》指出："五行，一曰水，二曰火，三曰木，四曰金，五曰土。水曰润下，火曰炎上，木曰曲直，金曰从革，土爰稼穑。"哲学的五行概念，是从木、火、土、金、水五种具体物质抽象出来的理性认识。古代哲学家们运用这种概念，认识自然界、解释自然界的运动变化规律，逐渐形成了五行学说。

二、五行的特性

五行的特性是归纳和分析自然界事物和现象的理论依据之一。五行的特性已不是木、火、土、金、水五种物质本身，而是在对其朴素认识的基础上，抽象概括出的不同事物属性。因此，五行的特性，虽然来自木、火、土、金、水这五种基本物质，但实际上已超越了具体物质本身，而具有更广泛的涵义。

（一）木的特性

"木曰曲直"。曲直，即弯曲、伸直之意，是指树木自然向上向外舒展的生长形态，树木的枝条具有生长、柔和、能屈能伸的特性。引申为凡是具有生长、升发、条达舒畅、能屈能伸等作用或性质的事物和现象，均归属于木。

（二）火的特性

"火曰炎上"。炎上，即炎热、上升之意，是指火具有温热、上升的特性。引申为凡是具有温热、升腾、明亮等作用或性质的事物和现象，均归属于火。

（三）土的特性

"土爰稼穑"。爰，通曰；稼，播种之意；穑，收获之意。稼穑，是指土具有播种和收获农作物的作用，故土具有长养万物的特性。引申为凡是具有化生、承载、受纳作用或性质的事物和现象，均归属于土。

（四）金的特性

"金曰从革"。从，顺从之意；革，改变之意。从革，是指金具有变革的特性。引申为凡是具有清洁、肃降、收敛等作用或性质的事物和现象，均归属于金。

（五）水的特性

"水曰润下"。润下，即滋润、向下之意，是指水具有滋润和向下的特性。引申为凡是具有寒凉、滋润、闭藏、向下运行等作用或性质的事物和现象，均归属于水。

三、事物、现象五行属性的划分

事物、现象五行属性的划分是以五行的特性为依据，运用取象比类、归纳分类和演绎推理的方法，将自然界各种具有相同或相似特征的事物或现象，分别归属于木、火、土、金、水五类之中，从而形成了人们认识自然界的五大系统。

（一）取象比类

是从事物的形态性质作用中，找出能反映其本质的征象，并与五行各自的抽象属性相比较，根据两者相同或相似的程度，以确定其五行的属性。如以自然界方位配五行，由于日出东方与木的升发特性相似，故东归属于木；南方炎热与火的炎上特性相似，故南归属于火；中原地处肥沃，万物繁茂，与土的特性相似，故中归属于土；日落于西，与金的肃降特性相似，故西归属于金；北方寒冷，与水的特性相似，故北归属于水。再如季节的五行属性，春天万物复苏，自然界充满生机，最显著的征象是草木发芽生长，与木的特性相似，故春归属于木；夏天气候炎热，与火的特性相似，故夏归属于火；长夏雨水多，地面空间潮湿，与土的特性相似，故长夏归属于土；秋天草木落叶凋零，与金的特性相似，故秋归属于金；冬天冰天雪地，气候寒冷，与水的特性相似，故冬归属于水。

（二）归纳分类

是根据五行的特性，将自然界的事物和现象分别归纳到木、火、土、金、水五类之中，如五季、五气、五化、五色、五味等。如在人体内部以五脏配五行，肝主升发而归属于木；心阳主温煦而归属于火；脾主运化而归属于土；肺主肃降而归属于金；肾主水而归属于水。对于认识和把握事物、现象的性质特征，起到执简驭繁的作用。

（三）演绎推理

是根据已知某些事物的五行属性，推演到其他相关的事物，以得知这些事物的五行属性。如已知肝属木行，生理上肝合胆，主筋，开窍于目，其华在爪，故推导胆、筋、目、爪与肝属于木系；已知心属火行，生理上心合小肠，主脉，开窍于舌，其华在面，故可推导小肠、脉、舌、面与心属于火系；已知脾属土行，生理上脾合胃，主肉，开窍于口，其华在唇，故可推导胃、肉、口、唇与脾属于土系；已知肺属金行，生理上肺合大肠，主皮，开窍于鼻，其华在毛，故可推导大肠、皮、鼻、毛与肺属于金系；已知肾属水行，生理上肾合膀胱，主骨，开窍于耳，其华在发，故可推导膀胱、骨、耳、发与肾属于水系。

这样以五脏为中心，联络六腑、五官、形体、情志等，奠定了中医学整体观念的基础。五行学说以五行的特性来推演和归类事物的五行属性，把人体脏腑组织的生理、病理现象与自然界的事物或现象进行了广泛的联系，如《素问·阴阳应象大论》中"东方生风，风生木，木生酸，酸生肝，肝生筋……"即是说方位的东和自然界的风、木以及酸味等都与肝相关，说明人与自然环境相统一。自然界和人体的五行属性归纳见表2-2。

表2-2　自然界和人体的五行属性归纳

自然界							五行	人体							
五音	五味	五色	五化	五气	五方	五季		五脏	五腑	五官	五体	五志	五液	五华	五脉
角	酸	青	生	风	东	春	木	肝	胆	目	筋	怒	泪	爪	弦
徵	苦	赤	长	暑	南	夏	火	心	小肠	舌	脉	喜	汗	面	洪
宫	甘	黄	化	湿	中	长夏	土	脾	胃	口	肉	思	涎	唇	缓
商	辛	白	收	燥	西	秋	金	肺	大肠	鼻	皮	悲	涕	毛	浮
羽	咸	黑	藏	寒	北	冬	水	肾	膀胱	耳	骨	恐	唾	发	沉

四、五行学说的基本内容

五行学说根据五行的特性，并采用取象比类、归纳分类、演绎推理的方法，将自然界一切事物和现象分为五类，用五行相生相克的理论，阐释自然界万事万物的发生、发展、变化的内在规律。五行学说被引入医学领域，与中医学理论紧密结合，成为中医学理论体系的重要组成部分，中医学运用五行学说来概括和说明脏腑组织的属性和内在联系，归纳人体与自然界的某些相互关系，特别是阐明人体的整体结构关系，从而指导临床的诊断与治疗。

五行学说主要是以五行相生、相克来说明事物之间的相互关系。五行之间不是孤立静止的，而是密切联系和运动变化的。五行之间的相生和相克联系可概括和说明事物之间的相互联系、相互协调平衡的整体性和统一性，五行之间的相乘、相侮和母子相及等可概括和说明事物之间的协调平衡被破坏时的相互影响。

（一）五行相生相克

1. 五行相生　生，即资生、助长、促进之意。五行相生，是指木、火、土、金、水之间存在着有序的依次资生、助长、促进的关系。五行相生的次序是：木生火，火生土，土生金，金生水，水生木。在五行相生的关系中，任何一行都存在着"生我者"和"我生者"，《难经》喻为"母"和"子"的关系，"生我者"为我"母"，"我生者"为我"子"，所以通常把这种相生关系又称为"母子"关系。以木行为例，"生我者"是水，而"我生者"是火，故水是木之"母"，而火是木之"子"。

2. 五行相克　克，即克制、制约之意。五行相克，是指木、火、土、金、水之间存在着有序的依次克制、制约的关系。五行相克的次序是：木克土，土克水，水克火，火克金，金克木。在五行相克的关系中，任何一行都存在着"克我者"和"我克者"，《内经》称之为"所不胜"和"所胜"的关系。"克我者"为"我所不胜"，"我克者"为"我所胜"。以木行为例，"克我者"是金，而"我克者"是土，故金是木之"所不胜"，而土是木之"所胜"。

（二）五行制化

制，是指事物之间的制约；化，是指事物之间的生化。五行制化，即五行的生克制化，是五行的相生与相克相结合。五行之间存在着既相互资生、相互促进，又相互克制、相互制约的对立统一关系（图2-1）。只有生中有克、克中有生，才能维持事物内部及事物之间协调平衡的正常状态。

在正常事物的运动、发展、变化过程中，五行的相生与相克作用同时存在，二者相反相成，生中有克、克中有生。相生，能促进事物的发生、成长；相克，能抑制事物的过度生长、过度运动，以维持事物在正常范围内发展。也就是说，五行制化是事物的自稳定机制。

在五行制化关系中，每一行都存在着"生我者""我生者"和"克我者""我克者"的关系。如土的"生我者"为火，"我生者"为金，而火又能制金；土的"克我者"为木，"我克者"为水，而水又生木等（图2-2）。五行学说就是以五行之间这种错综复杂的联系，说明任何一个事物都是受到整体调节的，以防止太过或不及。如《类经图翼》提出："造化之机，不可无生，亦不可无制。无生则发育无由，无制则亢而为害。"

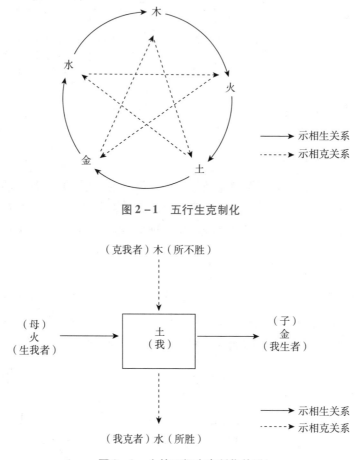

图2-1　五行生克制化

图2-2　土的五行生克制化关系

（三）相乘、相侮和母子相及

相乘、相侮和母子相及是事物发展的反常现象。

1. 五行相乘　乘，是恃强凌弱、克制太过之意。五行相乘，是五行相克太过的异常现象，即一行对其"所胜者"过度的克制和制约。五行相乘的次序与五行相克的次序相同，即木乘土，土乘水，水乘火，火乘金，金乘木。

发生相乘的情况有三种：克者过强；被克者过弱；克者过强与被克者过弱同时存在。如在人体生理情况下，肝木克制脾土，又称"木疏土"，以防脾气壅滞，维持脾气的正常运化功能。在病理情况下，当肝木之气太过，或脾土之气不足，或二者同时存在时，就可发生肝木乘脾土的病理变化。

2. 五行相侮　侮，是欺侮、反克之意。五行相侮，又称"反克"或"反侮"，即某行反被其"所胜者"克制和制约。五行相侮的顺序与五行相克顺序相反，即木侮金，金侮火，火侮水，水侮土，土侮木。

发生相侮的情况也有三种：克者过弱；被克者过强；克者过弱与被克者过强同时存在。如在人体生理情况下，肺金克肝木，以防肝气升发太过。在病理情况下，当肺金之气不足，或肝木之气太过，或二者同时存在时，可发生肝木反侮肺金的病理变化。

需要注意，相乘和相侮可能会同时发生。如以木为例，木过于亢盛，一方面对土克制太过，造成土虚弱，称为"木乘土"；另一方面对原来"克我"的金反侮，称为"木侮金"。如木较衰弱，一方面金克木的力量相对增强，使木更加虚弱，称为"木虚金乘"；另一方面由于木的衰弱，不仅不能对土进行克制，反而受到土的反侮，称为"木虚土侮"。

3. 母子相及　在五行相生关系中，存在着母与子的关系，在异常情况下，则表现为母子相及。母子相及包括母病及子和子病及母两种情况。

（1）母病及子　是指五行中某一行异常，累及其子行，导致母子两行都异常。母病及子一般是在母行虚弱的情况下，引起子行亦不足，导致母子两行皆不足。如水为母，木为子，水不足则不能生木，导致母子俱虚，水竭木枯。

（2）子病及母　是指五行中某一行异常，影响其母行，导致子母两行都异常。子行太过，引起母行亦亢盛，导致子母两行皆亢盛，如火为子，木为母，火旺引起木亢，导致木火俱亢，这种情况称为"子病犯母"；子行不足，累及母行，引起母行亦不足，导致子母两行俱不足，如木为子，水为母，木不足引起水亏，导致木水俱不足，这种情况称为"子盗母气"。

因此，五行中任何一行出现"太过"或"不及"时，都可能对其他四行产生"相乘""相侮"或"相及"的异常作用。

以土的太过为例，五行生克制化失调关系见图2-3。

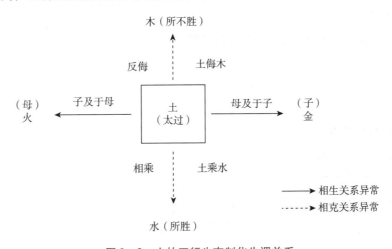

图2-3　土的五行生克制化失调关系

五、五行学说在中医学中的应用

五行学说是中医学理论体系的重要组成部分。五行学说作为一种方法论，贯穿于整个中医学理论之中。五行学说在中医学中的应用，首先是将五脏归属于五行，并以五脏为中心，联系所属的五腑、五体、五官、五志以及五色、五气、五季等，从而把机体和自然界联结在一起，体现了人体的整体观及人体与外在环境之间相互联系的统一性，并运用五行生克乘侮规律来阐述生理、病理、诊断、治疗等，因此，五行学说在中医学中对于指导临床亦具有重要意义。

（一）说明人体的生理特性

运用五行学说阐明人体的生理特性，体现在说明五脏的生理特点、构建天人合一的五脏系统、阐述五脏之间的生理联系等方面。

1. 天人合一的五脏系统　运用五行学说，构建了以五脏为中心、内外联系的天人合一的五脏系统。将五脏与五腑、五体、五窍（五官）、五华、五志、五液，乃至于五方、五时（五季）、五气、五色、五味等，进行广泛地联系。如肝木系统，在脏为肝，在腑为胆、在体为筋、开窍于目、其华在爪、在志为怒、在液为泪、在方寓为东、其气旺于春、通于风气等。这种天人合一的五脏系统，体现了天人相应的整体观念，并在认识和把握纷繁事物和现象的特性中，起到执简驭繁的作用。

2. 五脏的生理　用五行的生克制化来说明五脏之间生理功能的内在联系。

（1）五脏相生　运用五行相生的理论，说明五脏之间相互资生的生理关系。如水生木，即肾生肝，肾精化血养肝，肾阴助肝阴以防肝阳上亢；木生火，即肝生心，肝藏血，调节血量，可助心行血；火生土，即心生脾，心阳能温煦脾气，加强脾的运化功能；土生金，即脾生肺，脾主运化，化生精微以充养肺气；金生水，即肺生肾，肺气布津，滋养肾阴，肺气肃降，助肾纳气。这是运用五行相生关系，说明机体通过五脏之间的相互资生，维持着体内正常的生化状态。

（2）五脏相克　运用五行相克的理论，说明五脏之间相互制约的生理关系。如金克木，即肺克肝，肺气肃降，以制约肝阳上亢；木克土，即肝克脾，肝气疏泄，以防脾气壅滞，有利于脾的正常运化；土克水，即脾克肾，脾能运化水湿，以防肾水泛溢；水克火，即肾克心，肾藏精，肾水上济于心，以防心火之亢烈；火克金，即心克肺，心阳温肺，以防肺气清肃太过。这是运用五行相克关系，说明机体通过五脏之间的相互制约，维持着体内的协调状态。

（3）五脏制化　五脏的每一脏都与其他四脏具有我生、生我、我克、克我的生理关系，生中有克，克中有生，生可防克的太过，克可防生的太过，相互化生制约，从而维持五脏之间的正常生理功能。如木克土，火生土，肝气疏泄，助脾气之运化，以防脾气之壅滞；心阳温暖脾气，一方面可保持脾气的运化正常，另一方面可防止肝克之太过，免致脾气耗散，临床上肝木乘脾虚证就是脾胃虚弱、肝气郁实克伐太过所致。金克木，水生木，肺气肃降，以防肝气升发太过；肾精滋养肝阴，一方面可保持肝阴血充足，另一方面可防止肺克太过。临床上，肝之阴血不足的肝阳上亢证，多是肾水不能涵养肝木所致。五脏之间在生理上相互协调制约，形成一个有机的整体，其机制就在于五行的生克制化。

（二）说明人体的病理变化

1. 脏腑病的发病　按照五脏配五行的理论，五脏外应五时，肝应春时，心应夏时，肺应秋时，肾应冬时，脾应长夏。五时六气发生变化，产生六淫邪气，侵犯脏腑而发病。一般而言，在五时中，脏腑发病以主时之脏首先受邪发病为基本规律。五时之气，有太过、不及的变化，因此，脏腑受病的规律也就不同。时令已至而其气未至，此为不及，所胜之脏妄行而反侮，所不胜之脏乘袭而发病，生我之脏亦受其累。如春时肝气当旺，立春前后，气候应当始温，反大热，此时，主时之脏肝、所胜之脏脾、所不胜之脏肺、生我之脏肾发病的可能性较大。时令未至而其气已至，此为太过，可侮其所不胜之脏，乘其所胜之脏，累及我生之脏。如夏时心气当旺，时已入夏，但气候不热，甚至骤寒，此时主时之脏心、所不胜之脏肾、所胜之脏肺、我生之脏脾发病的可能性较大。但需要注意，临床上脏腑的发病虽然与时气的太过或不及的变化有着密切的关系，却也并非完全如此，致病因素多种多样，如起居、饮食失常等也会致病，故时气太过或不及的变化只是一个方面而已。

2. 脏腑病的传变　五行学说不仅可以说明脏腑在生理上的相互联系，也可用来说明在病理上的相互影响。即某一脏腑的病变，除自身发病之外，也可以由其他脏腑传来，而某一脏腑发病之后也可以传给其他脏腑。这种病理上的相互影响称为传变。用五行学说来说明五脏疾病的传变可分为相生关系的传变和相克关系的传变。

（1）相生关系的传变　即母子关系的传变，主要表现为母病及子和子病及母两种形式。

母病及子，如临床常见的"水不涵木"证，是由于肾阴亏虚，肝阴失养，导致阴不能制阳，肝阳亢逆之证。症见腰膝酸软，眩晕耳鸣，遗精，健忘失眠，烦躁易怒，口燥咽干，盗汗颧红，五心烦热等。由于病从母脏传子脏，其相生的生理仍然存在，故一般而言，病情较轻，预后较好。

子病及母，既有子脏不足引起母脏亦虚的母子俱虚之证，又有子脏亢盛导致母脏亦盛的母子俱实之证。如临床常见的"心肝火旺"证，是由于心火亢盛，导致肝火上炎。症见心悸失眠，口舌生疮，甚至谵语狂躁，又见烦躁易怒，头痛眩晕，面红目赤等症。由于病从子脏传母，母气不能顾子气，故一般而言，病情较重。此外，还有子脏亢盛，伤及母脏，导致子盛母衰病变。如肝火盛，下劫肾阴，以致肾阴亏虚的病变。

（2）相克关系的传变　即乘侮关系的传变，主要表现在相乘传变和相侮传变两种形式。

相乘传变，即相克太过而致的疾病传变。如肝病的实证，克伐属土的脾胃，即肝病传脾。临床上肝气郁结证，症见烦躁易怒，胸胁闷痛，月经不调等，若横逆于脾，出现肝脾不调，则又可见脘腹胀满，纳呆食少，大便溏泄或不调等症；若横逆于胃，出现肝胃不和，则又可见呕吐，嗳气吞酸，纳呆等症。由于病从相克方向传来，邪气较盛，故病情一般较重。

相侮传变，即反克为害而致的疾病传变。肺金本克肝木，当肝木之气太过，或肺金之气太弱时，肺金不仅不能克制肝木，反为肝木所克。如木火刑金的肝火犯肺证，临床可见胸胁胀痛，口苦，烦躁易怒，脉弦数等肝火亢盛之症，又相继出现咳嗽气逆，或痰中带血，甚至咯血等肺失清肃之症。由于病从被克之脏传来，邪气较微，故一般而言，病情较轻。

应该指出，五行乘侮及母子关系的病理传变，在临床上不是必定发生的，这与脏气虚实、病邪性质、治疗用药等因素有关。因此，对于疾病的传变，不能被五行的生克乘侮规律所束缚，应从实际情况出发，灵活应用，才能真正把握住疾病的传变规律，有效地防治疾病。

（三）判断疾病的预后

疾病的发展趋势，有吉、凶、逆、顺的区别。有时临床上可以运用五行生克的理论来判断疾病的预后。主要从色与脉、色与部、脉与时之间的五行生克关系来推断。

1. 病色与病脉之间的关系　一般而言，脏腑病出现本脏之色、本脏之脉，为疾病的色脉相符，表示病情较轻，如肝病见青色、弦脉。若出现色脉相生，表示疾病虽较重，但病势为顺，预后较好，如肝病色青，见沉脉，脉沉属水，色青属木，水生木，色脉相生，病有生机。出现色脉相克，表示疾病严重，病势为逆，预后差，如肝病色青，见浮脉，浮脉属金，色青属木，金克木，色脉相克，病势发展少有生机。

2. 病色与其反映在面部的分部关系　各脏腑的病色反映在面部有一定的部位，本脏之色见于本脏之位，是色部相符，表示病情较轻。如鼻头属脾的分部，脾病鼻头见黄色，为色部相符，表示脾病较轻。病变的色部不符，有两种情况：一是色部相生，表示病证为顺，如脾病鼻头见白色，白属金，土生金，色部相生，此为顺；二是色部相克，表示病证为逆，如脾病鼻头见青，青属木，木克土，色部相克，此为逆。

3. 脉象与季节的关系　在疾病中，脉象的变化，与时节相应，表示病证为顺；病脉与时节不相应，称为"脉不应时"，病证为逆。一般而言，春时病见弦脉，夏时病见洪脉，秋时病见浮脉，冬时病见沉脉，为脉应四时，病证预后较好。若春病脉见浮，夏病脉见沉，秋病脉见洪，冬病脉见缓，皆为脉逆四时，病证预后差。

（四）指导疾病的诊断

对于疾病的诊断，主要运用五行归类的方法，将病变的脏、腑、体、窍与病证表现的脉、色、味、声、形、舌等进行联系，确定病证的诊断。也就是综合望、闻、问、切四诊得到的资料，根据五行的归属及其生克乘侮的变化规律来推断疾病。如面见赤色，口味苦，脉象洪，可以诊断为心火亢盛；面见青色，嗜食酸味，脉象弦，可以诊断为肝病；脾虚的患者面色青，为木乘土等。

（五）指导疾病的防治

临床上，运用五行理论，在预防疾病传变、确定治则和治法等方面有重要的指导意义。

1. 预防疾病传变 五行理论在预防疾病传变中的运用，主要是针对脏腑病的传变而言。脏腑病传变有多种形式，按五行生克乘侮规律传变是其形式之一。有顺传，如肝病传脾，脾病传肾，肾病传心，心病传肺，肺病传肝；有逆传，如脾病传肝，肝病传肺，肺病传心，心病传肾，肾病传脾。临床诊治疾病时，除对所病本脏进行治疗外，还应根据五行生克乘侮规律，注意其可能传及的脏腑，采取预防性治疗措施，控制其传变。如肝病之实证有传脾之趋势，此时，虽无脾病的症状，也可在治疗肝病的同时，加入补脾之药，脾气充实，可抵御肝邪来袭。阻断病邪的传变，有利于疾病向痊愈方向发展。

2. 确定治则和治法 根据五行相生和相克规律，确定相应的治疗原则和治疗方法。需要注意，五行有其局限性，运用五行生克规律确定治疗方法，虽有一定的实用价值，但并非所有的疾病都可以按五行生克这一规律来治疗。临床上既要正确掌握五行生克的规律，又要根据具体病情进行辨证论治。

（1）根据五行生克规律确定治则 根据五行相生规律确定的治则，可概括为补母与泻子，用于母病及子与子病犯母的证候。

补母治则，主要用于脏腑病变中的母子关系失调的虚证，"虚则补其母"。临床上，"水不涵木"证，是肾阴不足，不能滋养肝木，导致肝阴不足、肝阳上亢的病证。病证主要表现在肝，而其病本在肾。肝为子脏，肾为母脏，虚则补其母，补益肾水，滋养肝木，以涵敛肝阳。

泻子治则，主要用于脏腑病变中的母子关系失调的实证，"实则泻其子"。临床上，肝火炽盛证，症见烦躁易怒，面红目赤，舌红苔黄，脉弦数，为木火旺盛之实证，根据实则泻其子的原则，治疗上在清泻肝火的同时，可泻心火以助泻肝火。

总之，临床上凡母病及子、子病及母或单纯一脏的疾病，均可运用五行相生规律，按照"补母泻子"的原则来论治。

根据五行相克规律确定的治则，可概括为抑强与扶弱，主要用于脏腑病出现相乘或相侮的证候。

抑强治则，主要用于相克太过或反克所致的相乘病证或相侮病证。抑制强盛的一方，则被克制的一方易于恢复正常。如肝木之气太过，乘脾犯胃，称为"木旺乘土"，临床上出现肝脾不调或肝胃不和的病证，治疗上以疏木为主，疏肝运脾或疏肝和胃，称为"抑木扶土"法。若脾土壅滞，反克肝木，称为"土壅木郁"，治疗上以运脾和胃为主，以解肝之郁滞。

扶弱治则，主要用于克之不及，或因虚被乘、被侮的病证。如肝木虚不能克制脾土，导致脾胃失健，称为"木不疏土"，治疗上以补肝木之虚为主，兼以健脾和胃。又如肾水不足，反为心火所侮，出现心肾不交证，治疗上以补肾水为主，兼降心火，称为"壮水制火"法。

（2）根据五行生克规律确定治法 根据五行相生规律确定的治法，临床常用的有滋水涵木法、金水相生法、培土生金法、益火补土法等。

滋水涵木法，又称滋肾养肝法或滋补肝肾法。是通过滋补肝肾之阴，以达到涵敛肝阳的目的。主要用于肾阴亏虚而致肝阴不足、肝阳偏亢之证。临床可见头目眩晕，眼睛干涩，颧红耳鸣，五心烦热，腰膝酸软，男子遗精，女子月经不调，舌红少苔，脉弦细而数等症。

金水相生法，又称补肺滋肾法或滋养肺肾法。是一种滋补肺肾之阴的治疗方法。主要用于肺虚不能布津以滋肾，或肾阴亏虚，精不能上荣于肺，而致肺肾阴虚的病证。临床可见咳嗽气逆，干咳少痰或咯血，音哑，潮热盗汗，腰膝酸软，遗精，体瘦，口干，舌红少苔，脉细数等症。

培土生金法，又称补养脾肺法。是通过补益脾气以补益肺气的治疗方法。主要用于脾胃不足，生化减少，肺气失养的肺脾气虚证。临床可见久咳，痰多清稀，食欲减退，大便溏薄，四肢无力，舌淡脉弱等症。

益火补土法，又称温肾健脾法。火，在此指命门之火，而非心火。益火，是指补益命门之火，也就是补益肾阳。是温肾阳以补脾阳的治疗方法。主要用于肾阳衰微而致脾阳不振的病证。临床可见畏寒肢冷，腰膝冷痛，腹泻，完谷不化，或五更泄泻，舌淡胖边有齿印，苔白滑，脉沉无力等症。

根据五行相克规律确定的治法，临床常用的有抑木扶土法、培土制水法、佐金平木法、泻南补北法等。

抑木扶土法，又称疏肝健脾法或调理肝脾法。是以疏肝、健脾、和胃来治疗肝脾不调或肝气犯胃病证的治疗方法。主要用于木旺乘土或土虚木乘之证。具体应用时，对木旺乘土之证，以抑木为主，扶土为辅；对土虚木乘之证，以扶土为主，抑木为辅。

培土制水法，又称敦土利水法。是健脾利水治疗水湿停聚病证的治法。主要用于脾虚不运，水湿泛溢而致水肿胀满的证候。

佐金平木法，又称滋肺清肝法。是滋肺阴清肝火以治疗肝火犯肺病证的治法。主要用于肺阴不足，肝火上逆犯肺之证。若为肝火太盛，耗伤肺阴所致的肝火犯肺之证，又当清肝火为主，兼以滋肺降气。

泻南补北法，又称泻火补水法或滋阴降火法。是泻心火补肾水以治心肾不交病证的治疗方法。主要用于肾阴不足，心火偏旺，水火不济，心肾不交之证。因心主火，火属南方；肾主水，水属北方，故称泻南补北法。以心火偏亢为主，不能下交于肾的证候，治疗以泻心火为主；以肾水亏虚为主，不能上奉于心的证候，治疗以滋肾水为主。

3. 指导针灸取穴 针灸疗法中，手足十二经脉的"五输穴"配五行，井属木，荥属火，输属土，经属金，合属水。针灸治疗时，根据病证，按五行生克规律选穴施治。如肝虚之证，据"虚则补其母"的治则，取肾经合穴（水穴）阴谷，或取本经的合穴（水穴）曲泉进行治疗。肝实之证，据"实则泻其子"的治则，取心经荥穴（火穴）少府，或取本经荥穴（火穴）行间进行治疗。

4. 指导情志病治疗 精神疗法主要用于情志疾病。五行学说认为怒、喜、思、悲、恐五志，是五脏所产生的情志活动。怒在脏属肝，在五行属木；喜在脏属心，在五行属火；思在脏属脾，在五行属土；悲在脏属肺，在五行属金；恐在脏属肾，在五行属水。因此，可以根据五行、五脏之间的生克规律，用"情志相胜法"来治疗情志异常的病变。如对充满怒气的患者，可以根据"悲胜怒"，用告知悲哀之事，使其产生悲泣的方法，致使怒气得消。

知识拓展

阴阳五行学说的历史意义

阴阳五行学说不仅是中国古代哲学思想的源泉，也是中国传统文化精髓的体现，阴阳五行学说树立了一系列核心理念，不仅深刻影响了中国古代的哲学、医学、农业、建筑等多个领域，也对现代社会各个领域产生了深远的影响。

1. 我国古代哲学思想的基础 阴阳五行学说构建了中国古代哲学的基础，为理解宇宙、自然与生命提供了独特的视角。阴阳代表了相对的两个方面，而五行（木、火、土、金、水）则代表了构成宇宙万物的五种基本元素。阴阳与五行的相互作用，形成了一种动态的平衡，揭示了宇宙万物的生成与变化规律。这种哲学思想为后人提供了一种从整体上理解世界的方法论，对后世哲学思想的发展产生了重要影响。

2. 对文化领域的影响 阴阳五行学说作为中国传统文化的重要组成部分，具有深厚的文化底蕴和历史价值，在古代中国的文化中具有广泛的指导意义。它渗透于建筑、音乐、舞蹈、医学等多个领域，成为这些领域发展的重要理论基础。尤其在医学领域，阴阳五行理论被广泛应用于中医诊断和治疗，具有不可替代的地位。

3. 对社会实践的指导 阴阳五行学说在古代中国的政治、经济和社会生活中也发挥着重要的作用。在经济领域，阴阳五行常被用于解释自然现象和人类社会的经济活动，如农耕、商贸等活动；在社会生活中，人们也习惯于用阴阳五行来解释和处理各种事物和关系，如家庭、婚姻、社交等方面的问题。

4. 对现代科学探索的启示 阴阳五行学说蕴含着丰富的辩证法思想，如对立统一、质量互变、否定之否定等。这些思想对于人们认识世界、改造世界具有重要的指导意义。阴阳五行学说虽然带有一定的朴素性和直观性，但它所蕴含的辩证法思想和系统观念对后世的科学探索产生了重要的启示作用。它启示人们要从整体上、动态地看待事物，认识事物之间的相互联系和相互作用，以及事物发展的内在规律。这种思维方式和方法论对现代科学的发展仍然具有重要的参考价值。

答案解析

思考题

1. 试述阴阳学说如何应用于疾病的诊断？
2. 试述五行学说在指导疾病防治中的应用。

书网融合……

本章小结

微课

习题

第三章 藏象经络学说

PPT

📖 **学习目标**

1. 通过本章的学习，掌握藏象的基本概念，脏、腑及奇恒之腑的生理特点；五脏的生理功能、生理特性及五脏与形、窍、志、液、华的生理联系；经络的概念、生理功能，经络系统的组成，经络的循行规律。熟悉六腑的生理功能和生理特性；脑和女子胞的生理功能。了解脏与脏、脏与腑、腑与腑、脏与奇恒之腑之间的关系；经络的分布规律。

2. 具有运用藏象、经络学说理解、解释人体疾病规律的能力。

3. 树立传统科学思维和文化自信，具有中医药文化的自豪感和继承、发扬中医药文化的使命感。

第一节 藏象概述

藏象学说，即脏腑学说，是研究藏象的概念内涵，各脏腑的形态结构、生理功能、病理变化及其与精、气、血、津液、神之间的相互关系，以及脏腑之间、脏腑与形体官窍及自然社会环境之间的相互关系的学说。藏象学说用中医学特有的认识方式来研究人体生理功能、活动规律和病理表现，以及这些活动和表现与外在环境之间相互关系的理论，在临床实践中具有重要的指导作用，是中医学理论体系的核心部分。

中医藏象学说中的各脏器名称，虽然与西医的脏器名称相同，但在生理、病理方面的含义却全然有别，二者不能等同理解。脏腑在中医学中不是单纯的解剖学概念，而是生理学或病理学方面的概念。

一、藏象的概念和藏象学说的特点

"藏象"一词，首见于《黄帝内经》。藏，是指藏于躯体内的脏腑组织器官；象，是指内部脏腑组织器官等表现于外部的生理、病理现象。所谓藏象，即指藏于体内的脏器及其表现于外的生理、病理现象。

藏象学说主要体现在以五脏为中心的系统整体观，表现为以下几个方面。

1. 脏腑一阴一阳相为表里，通过经络循行路线的阴阳相对和相互络属，脏与腑形成一个整体，相表里之一脏一腑间在生理功能上紧密联系。如肝与胆、心与小肠、脾与胃、肺与大肠、肾与膀胱，以及心包与三焦，构成表里关系。

2. 五脏与形体诸窍通过经络等联结成一个有机整体。五脏各有外候，与形体诸窍之间有整体的联系，如心其华在面，其充在血脉，开窍于舌。一脏亦与多体多窍相联，一体一窍亦与五脏皆相通。

3. 五脏的生理活动与精神情志活动密切相关。人的精神情志和意识思维活动，是大脑的功能，但中医学认为其与五脏的生理活动密切相关。由于五脏的生理活动能够统率全身的生理活动，所以大脑的生理功能正常，有赖于五脏生理功能的平衡协调。五脏的功能活动异常，则人的精神情志和意识思维活动必受其影响；反之，精神情志和意识思维活动的失常，亦势必影响五脏的生理功能。如《素问·宣明五气》"心藏神，肺藏魄，肝藏魂，脾藏意，肾藏志"就是强调了人的精神情志和意识思维活动与五脏的联系。

4. 五脏生理功能的平衡协调是维持机体内在环境相对恒定的重要环节，同时，通过五脏与形体诸窍的联系、五脏与精神情志活动的关系，沟通机体内外环境，以维系机体内外环境之间的相对平衡协调。

总之，藏象学说认为人体以五脏为中心，通过经络系统，联络六腑、奇恒之腑，以及其他组织器官，归纳其相应组织的外在反映及精神情志与脏腑的对应关系，就构成了人体五脏生理活动系统。在这五个系统中又以心为最高主宰，而且五个系统之间在生理上相互联系，在病理上也相互影响与传变。

气、血、津液、精是人体赖以生存的基本物质，它们的生成、运行和输布，是通过诸多脏腑的功能活动完成的，脏腑的各种功能活动又以气、血、津液、精为物质基础。

二、脏腑的分类与区别

脏腑，是内脏的总称。根据脏腑的部位、形态、功能特点，脏腑系统分为五脏、六腑和奇恒之腑三类。五脏，即肝、心、脾、肺、肾；六腑，即胆、胃、小肠、大肠、膀胱、三焦；奇恒之腑，即脑、髓、骨、脉、胆、女子胞。

五脏主贮藏精气，藏而不泻。《素问·五藏别论》曰："所谓五脏者，藏精气而不泻也，故满而不能实。"中医学认为，贮藏于五脏的气、血、津液、精等精微物质应经常保持充满而不能过度耗散，故称"藏而不泻"；并且五脏内充满精气，不能像六腑传化水谷那样虚实更替，故称"满而不能实"。此外，五脏还藏神，如《灵枢·本藏》曰："五脏者，所以藏精神血气魂魄者也。"故又有"五脏神"之称。

六腑主传化水谷，泻而不藏。《素问·五藏别论》曰："六腑者，传化物而不藏，故实而不能满也。"中医学认为，进入胃肠道的饮食物，精微物质被机体吸收后，其糟粕必须及时排泄到体外，故称"泻而不藏"；并且六腑在进食后充满水谷，但应及时传化，虚实交替，故称"实而不能满"。

奇恒之腑虽然形态上多为中空而类似于六腑，但其功能特点多为贮藏精气而与六腑有别，并且生理特性是"藏而不泻"，也与五脏类似，故称为"奇恒之腑"。

藏象学说以五脏为中心，六腑往往配属于五脏，奇恒之腑的功能亦与五脏功能相关，所以，中医在论述脏腑生理功能及病理变化时，多详于脏而略于腑。

第二节 五 脏

五脏的共同生理功能是化生和贮藏精气，以及产生和调节人体的神志活动。

一、肝

肝位于横膈之下，腹腔之右上方，右胁之内。肝五行属木，阴阳属性为"阴中之少阳"。肝与六腑中的胆相表里。肝的主要生理功能为主疏泄与主藏血。在志为怒，开窍于目，在液为泪，在体合筋，其华在爪，与春气相应。

（一）肝的生理功能

1. 主疏泄 主，即主持、管理之意；疏，即疏通；泄，即发泄、升发。所谓肝主疏泄，泛指肝疏通、宣泄、条达升发的生理功能。肝性喜条达而恶抑郁。肝主疏泄，实际上是指肝对全身阴阳气血的重要调节作用。

肝主疏泄主要指调畅气机。气机，泛指气的升、降、出、入运动。肝主疏泄，促进气的升降出入有序运动。人体的各种生理活动，都依赖于气的推动，受肝主疏泄功能的调节。从某种角度上讲，肝对饮食消化、精神情志、津血代谢、生殖功能的影响，均建立在调畅气机的基础之上。肝主疏泄的生理功能失常，则可导致气机失调而出现相应的病理变化。疏泄功能太过，肝气亢奋，血随气涌，可见面红目赤，头胀头痛，急躁易怒等，甚或血随气逆而见呕血，昏厥；肝的疏泄功能不及，气机郁结，气血不畅而见胸胁两乳胀满不适，甚或疼痛等症，多采用疏肝理气的方药予以治疗。肝主疏泄主要体现于以下几个方面。

（1）促进脾胃运化　饮食物的消化吸收，主要依赖于脾胃的运化功能，但脾胃之间的纳运升降是否协调平衡，则依赖于肝的疏泄功能。肝对脾胃运化功能的影响体现在以下几个方面。

一是促进脾胃的升降。饮食物经过胃的腐熟，通过胃的通降作用下降到小肠，分别清浊，进一步消化吸收。饮食物中的水谷精微要经过脾的运化升清，才能上输于心肺，随气血运行周身，而脾升胃降的气机运动，则受到肝气疏泄功能的调节。如果肝气的疏泄异常，影响到脾的运化与升清功能，在上可见头目眩晕、两胁胀闷，在下可见腹胀腹泻等，谓之"肝脾不和"；若肝气疏泄异常影响到胃的受纳与腐熟功能，则在上可见呕逆、嗳气、纳呆，在中可见脘腹胀满疼痛，在下可见便秘，谓之"肝气犯胃"，又称"木旺乘土"。治疗时，常以疏肝理气、健脾和胃为要。

二是分泌胆汁，以助消化。胆附于肝，胆汁为肝之余气积聚而成。贮存于胆中的胆汁，在进食时排入小肠，以助饮食物的腐熟消化。但胆汁的分泌与排泄，实际上也是肝主疏泄功能的一个方面。只有肝主疏泄功能正常，胆汁才能正常的分泌和排泄。如果肝气郁结、疏泄功能失常，则胆汁生成排泄障碍，出现胁肋胀满疼痛，口苦，纳食不化等症。若胆汁逆流入于血脉，外溢于皮肤，则可见黄疸等病证。治疗时多采用疏肝利胆的方法。

（2）调畅情志　情志是指刺激引起的人的喜、怒、忧、思、悲、恐、惊等情感变化，与肝的疏泄功能密切相关。人的情志活动，以气血为物质基础，而肝主疏泄，调畅气机，促进气血的运行，故能调畅情志。此外，肝在志为怒，而恼怒是最常见的不良情志因素。只有肝主疏泄功能正常，气血调畅，人的精神情志才能正常。肝失疏泄，气血不调可致情志失调，主要表现为以下两种情况：一是肝的疏泄功能太过，肝气亢奋，临床可见头胀头痛，急躁易怒等；二是肝的疏泄功能减退，气血不畅，肝气郁结，临床可见抑郁寡欢，多疑善虑等。多采用疏肝解郁的方药治疗。肝的疏泄功能与情志活动互为因果，生理上互相联系，病理上互相影响。

（3）调节血液的运行和津液的输布代谢　血液的运行和津液的输布代谢，亦有赖于气的升降出入运动。气行则血行，气滞则血瘀；气行则水行，气滞则水停。肝主疏泄，能调畅气机，故与血及津液的运行和代谢密切相关。肝主疏泄功能正常，气机调畅，血与津液运行通利。如果肝气失于疏泄，气机阻滞，则可导致血与津液的多种病理变化。

（4）促进和调节生殖功能　肝主疏泄还可影响人的生殖功能。①影响月经的排泄和胎儿的孕育：因为女子胞的功能以气血为物质基础，而肝主疏泄，调畅气机，促进气血的运行。同时，肝主藏血，调节血量，为女子胞输送气血以维持其正常的生理功能。正因为肝与女子胞的功能极其密切，故说"女子以肝为先天"。如肝失疏泄，气血不畅，影响女子胞功能，可见月经不调，如周期紊乱，痛经等。多采用疏肝理气、活血调经的方药予以治疗。②影响男子的生殖功能：因为男子精液排泄亦依赖于肝主疏泄功能调节，如肝的疏泄功能太过，扰动精室，则可见遗精、早泄等。

2. 主藏血　是指肝具有贮藏血液、调节血量和防止出血的生理功能。

人体的血液由脾胃消化吸收的水谷精微化生。血液生成后，一部分被各脏腑组织器官直接利用，另一部分则流入肝贮藏起来。人体各脏腑组织器官的血流量，常随人的功能状态及外环境的影响而发生改变。如体力劳动时四肢血液的分布量较多，脑力劳动时则大脑的血流量增加，而在进食时胃肠道的血流量显著增加。人体血量的这种分布，既保证了处于运动中的脏腑组织器官得到充足的血液供应，又防止相对安静的脏腑组织器官消耗过量的血液，而肝在这方面具有重要的调节功能，主要表现在血液的贮藏及排放上。当人体某一部位活动量增加，血液需求量亦增加时，肝即可将贮藏的血液适时排放到相应部位，保证这些脏腑组织器官有充足的血液供应；而当人体活动量减少，血液量需求也相应减少时，一部分血液又流回肝，由肝来贮藏，即肝通过自身的藏血功能来调节全身的血量分布。由于肝具有藏血功能，故有"肝为血海"之称。各个脏腑组织器官得到了肝血的滋养才能发挥正常的生理功能，视觉的正常、筋脉的强健自如，均赖肝血的滋养。

肝藏血的功能对防止出血、制约和涵养肝阳及妇女月经的调节也有重要意义。如果肝藏血的功能失常，可产生一些病理变化，如肝血虚少，脏腑组织器官失养，血不养目可见眼目昏花、干涩、夜盲；血不养筋，可见筋脉拘急、麻木、屈伸不利甚至抽搐；血海空虚，还可见女子月经量少，甚至经闭；肝不藏血，则可见出血，如呕血、衄血等，女子则可见月经量多或崩漏。

肝的调节血量功能，是以贮藏血液为前提的，有了充足的血液贮备，才能有效地进行调节。贮藏于肝内之血液输布于外周，实际上即是肝的疏泄功能在血液运行方面的表现。只有肝气冲和条达，贮存于肝内的血液才能向外周布散。因此，肝气调节血量的功能，必须在藏血与疏泄功能协调平衡的情况下，才能正常发挥作用。如果肝气疏泄太过或藏血功能减退，可导致各种出血病证；若肝气疏泄不及，肝气郁结，则可导致气滞血瘀病证。

（二）肝的生理特性

1. 肝为刚脏，体阴而用阳　刚，这里指刚强、躁急之意。肝为将军之官，在志为怒，又为风木之脏，具有刚强之性，其气主升主动，易亢易逆。体，指肝的本体；用，指肝的功能特性。肝为刚脏，以血为体，以气为用。肝为藏血之脏，血属阴，故肝体为阴；肝主疏泄，性喜条达，内寄相火，主升主动，故肝用为阳。刚柔相济，阴阳和调，则肝的功能正常。

肝"体阴"的意义体现在两个方面：一为肝位于膈下，属阴脏；二为肝藏血，血属阴。肝为刚脏，非柔润不和，必赖阴血之滋养方能发挥其正常的生理作用。

肝"用阳"的意义亦体现在两个方面：一为生理功能方面，肝主疏泄，其气主升主动，性喜条达，内寄相火，其性属阳；二为病理变化方面，肝阳易亢，肝风易动。肝病常见肝阳上亢和肝风内动，临床可见眩晕、肢麻、震颤、抽搐等症状。

气为阳，血为阴；阳主动，阴主静，因而肝"体阴而用阳"实际上概括了肝的形态结构与生理功能的关系，也揭示了肝在生理功能及病理变化上的主要特征。所以，在临床上对于肝病的治疗，常滋养阴血以益肝，或凉肝泻肝以抑制肝气肝阳之升动太过。

2. 肝性喜条达而恶抑郁　条达，即调畅、通达和舒展之意；抑郁，即抑制、遏止和郁滞之意。肝属木气，宜保持柔和、舒畅、升发、条达，既不抑郁也不亢奋的冲和之象，才能维持正常的疏泄功能，所以暴怒及思虑过度等情志刺激，最容易影响肝的疏泄功能。暴怒可致肝气亢奋，出现面红目赤，头胀头痛，心烦易怒等症；思虑过度可导致肝气郁结，出现郁郁寡欢，多疑善虑，甚或悲伤欲哭等。

3. 肝主升发，与春气相应　升发为肝的生理特性之一。肝在五行属木，通于春气。春气内应于肝，肝气升发能启迪诸脏，诸脏之气生升有由，化育既施则气血冲和，五脏安定而生机不息。肝对气机的影响主要表现为升举、疏通作用。肝升肺降，气的升降出入运动才能协调平衡，脏腑经络之气始能调畅而不病。

肝气与春气相通应，在春季最旺盛，反应最强，故精神神经病变多发于春天。此外，肝与东方、风、木、青色、酸味等有一定内在的关系。治疗肝病多用芍药、五味子等酸味之品以补肝柔肝。

（三）肝的生理联系

1. 在志为怒，藏魂 外界信息所引起人的情志变化，是由五脏生理功能所化生，怒、喜、思、悲、恐五种情志活动称为五志，分属于五脏。怒是人们受到外界刺激时的一种强烈的情绪反应，是一种不良的情志。怒与肝的关系最为密切，故称肝"在志为怒"。一方面，大怒最易伤肝而导致疏泄失常，肝气亢奋，血随气涌，可见面红目赤，心烦易怒，甚则可见吐血、衄血，猝然昏倒、不省人事；另一方面，肝失疏泄也可致情志失常，表现为情绪不稳，心烦易怒。

魂主要指一些非本能性的、较高级的心理活动，张景岳把梦幻想象等视作魂之用。魂乃神之变，是神所派生的。魂与神一样，皆以血为其主要物质基础，肝的藏血功能正常，则魂有所舍。若肝血不足，心血亏损，则魂不守舍，可见惊骇多梦，卧寐不安，梦游，梦呓等。

2. 开窍于目 开窍，又称"在窍"。目，即眼，又称"睛明"，是视觉器官，具有视物之功能。肝的经脉上连于目系，目的视力正常与否，有赖于肝气之疏泄和肝血之荣养，故说"肝开窍于目"。若肝之阴血不足，则可见两目干涩，视物昏花或夜盲；肝火上炎，则可见两目红肿热痛；肝阴虚而阳亢，可见头目眩晕；肝风内动，可见目睛上吊等。

应注意，不仅肝开窍于目，五脏六腑之精气皆上注于目，因此，观察眼的变化，即可了解全身功能的盛衰。临床上，望眼神是中医望诊的重要组成部分。后世医家有五轮学说，即黑睛为风轮属肝，两眦血络为血轮属心，上下眼睑为肉轮属脾，白睛为气轮属肺，瞳孔为水轮属肾。五轮学说是中医眼科学的理论基础，对眼科疾病的辨证论治具有重要的指导意义。

3. 在液为泪 肝开窍于目，泪为目所分泌的液体，具有润泽和保护眼的功能。在正常情况下，泪液的分泌，是濡润目窍不外溢，但在异物侵入目中时，泪液可大量分泌，起到清洁眼部和排除异物的作用。在病理情况下，可见泪液分泌异常。如肝阴血不足，则两目干涩，实质是泪液分泌不足；肝经风热，则可见两目红赤，羞光流泪；肝经湿热，则可见目眵增多、迎风流泪等症。此外，在悲哀的情况下，泪液的分泌也可大量增多。

4. 在体合筋 筋，即筋膜、肌腱。筋膜附着于骨而聚于关节，是联结关节肌肉、主司运动的组织。筋和肌肉的收缩和弛张，能支配肢体、关节运动的屈伸与转侧。筋膜有赖于肝血的充分滋养，才能强健有力，活动自如。如果肝血虚少，血不养筋，则可见肢体麻木，屈伸不利，甚则拘挛震颤；若热邪侵袭人体，燔灼劫夺肝阴，筋膜失养，则可见四肢抽搐，颈项强直，角弓反张等动风之象。

5. 其华在爪 华，是荣华、光彩之意。五脏精气的盛衰，可以显现于与之相通应的某些体表组织器官上，称为五华。观察五华的改变，对诊察内脏疾病具有一定意义。爪，即爪甲，包括指甲和趾甲。爪乃筋延伸到体外的部分，称"爪为筋之余"。爪甲的荣枯，可反映肝血的盛衰。肝血充足，爪甲坚韧明亮，红润光泽；肝血不足，爪甲失养，则爪甲脆薄，颜色枯槁，甚则变形脆裂。

二、心

心位于胸腔偏左，横膈之上，肺之下，外有心包络裹护，内有孔窍相通。形圆而下尖，似未开的莲蕊。心五行属火，阴阳属性为"阳中之阳"。心与六腑中的小肠相表里。心的主要生理功能为主血脉与主藏神。在志为喜，开窍于舌，在液为汗，在体合脉，其华在面，与夏气相应。

（一）心的生理功能

1. 主血脉 血，指血液，是人体重要的营养物质；脉，指经脉，为气血运行的通路，又称"血之府"。所谓心主血脉，指心脏推动血液在经脉内运行的生理功能，包含了心主血和心主脉两个方面。

（1）心主血 即心能推动和调控血液的运行，以输送营养物质于全身脏腑形体官窍。

人体的五脏六腑、四肢百骸、肌肉皮毛有赖于血液的濡养，才能发挥它们正常的生理功能。而血液的运行与五脏功能密切相关，其中心的作用尤为重要。心主血主要体现在心脏正常搏动，推动血液输布全身，发挥血的濡养作用。而心脏的正常搏动，主要依赖于心气。心气充沛，心脏搏动有力，可推动和调节血液正常输布，营养全身。

（2）心主脉　即心能推动和调控心脏的搏动和脉管的收缩，使脉道通利，血流通畅，输送营养物质于全身脏腑形体官窍。

心位于胸中，有经脉与之相连。心、脉形成一个密闭循环的运行系统，心脏不停地搏动，通过经脉把血液输送到各脏腑组织器官，发挥营养和滋润作用，以维持人体正常的生命活动。

心有规律地跳动，与心脏相通的脉管亦随之产生有规律的搏动，称为"脉搏"，在人体的某些部位，可以直接触及，如在颈侧部（人迎脉）、腕部（寸口脉）、足背部（趺阳脉）均可触及脉搏。心的搏动还可以在左乳下触及，此部位称为"虚里"。中医通过触摸这些部位的脉搏，了解全身气血的盛衰，作为临床诊断疾病的依据，称为"脉诊"。触摸虚里搏动，有助于对心脏疾病的诊断。

心主血又主脉，系统的生理功能由心所主，都有赖于心的正常搏动。心气为血液运行的动力，心脏之所以能够正常搏动以推动气血的运行，均依赖于心气的作用。在生理情况下，人的心气充盛，推动血液运行的功能正常，气血运行通畅，表现为面色红润而有光泽，脉搏节律均匀，和缓有力。如果心主血脉的功能失常，可产生相应的病理变化，主要表现为心气不足，推动血液运行的功能下降，可见心悸，面色无华，脉虚无力等。若心气不足，血运无力，导致心血瘀阻，可见心悸，心前区憋闷疼痛，面色灰暗，唇舌青紫，脉搏节律不整等；若心血亏虚，脉道不充，则可见心悸，面色口唇苍白，脉细无力等。

2. 主藏神　是指心有主管生命和精神活动的功能，又称"心主神志"或"心主神明"。

神为人体生命活动的总称，有广义与狭义之分。广义的神是指整个人体生命活动的外在表现；狭义的神是指人的精神、意识和思维活动。神归属于五脏，尤其是心。

心主宰人体脏腑组织的一切生理活动。心神正常，则人体脏腑组织的各项功能活动协调正常，保证生命活动的健康有序，身体安康；反之，则各脏腑的功能活动不能协调有序，从而产生疾病。心又主宰人体的精神意识思维活动。心神正常，表现为精神振奋，意识清晰，睡眠正常，思维活跃；反之，则表现为心烦心悸、失眠健忘，甚至狂躁昏迷等。

心主神明与心主血脉的功能相关，血液是神明活动的物质基础。气血充盈，神明功能正常，人体各方面的功能活动平衡协调。若心血不足，心无所养，则影响心主神明的功能，会出现神志异常的证候。

（二）心的生理特性

1. 心为阳中之阳　心位于胸中，居膈上而近于背，背为阳，而心在五行中属火，故心为阳脏。如《素问·六节藏象论》说心为"阳中之太阳"，在生理上，心必须保持强大的阳气，才能温运血脉，振奋精神，温煦周身。在水谷精微的腐熟运化以及水液代谢的调节、汗液的调节过程中，心阳均起着重要作用。如果心的阳气衰减，则可致血脉塞滞、神志异常、水谷运化障碍及水液代谢失常等。

2. 主通明　是指心脉以通畅为本，心神以清明为要。气血通过脉管到达全身各处，是以心脏搏动为动力的，即发挥心主血脉的功能。只有心主血脉的功能正常，全身各脏腑组织器官才能发挥其生理功能，使生命活动得以继续。若心主血脉的功能发生障碍，就可能影响其他脏腑组织器官。一旦心脏搏动停止，五脏六腑的功能也即丧失，生命活动也随之结束。再者，人体各个器官之所以能相互协调，维持各种生理功能，主要具有一个最高主持者，即被称为"君主之官"的心。心如君主，主宰、协调五脏六腑的各种生理活动，从而维持人体的正常生理状态。

（三）心的生理联系

1. 在志为喜，藏神　是指心的生理功能与精神情志活动的"喜"有关。喜乐愉悦对人体属于良性的刺激，有益于心主血脉等功能。但若喜乐过度，则可使心神受影响、神志涣散而不能集中或内守。心藏神的功能过亢，则使人喜笑不休；心藏神的功能不及，则使人易于悲伤。

应当注意，心主宰人体的精神意识思维活动。临床上不仅喜能伤心，五志过极也能损伤心神而引起神志病变。

2. **开窍于舌**　是指舌为心之外候，又称"舌为心之苗"。舌主司味觉，表达语言。心开窍于舌，是古代医家通过长期对生理、病理现象的观察而得出的理论。舌的味觉功能和正确的语言表达，有赖于心主血脉和心主神志的生理功能，如果心的生理功能异常，则可导致味觉改变和语言表达障碍。同时，舌面无表皮覆盖，血管又极其丰富，因此，从舌质的色泽可以直接察知气血的运行情况，并判断心主血脉的生理功能。一般来说，心的功能正常，则舌体红活荣润，柔软灵活，味觉灵敏，语言流利。若心有病变，也可从舌上反映出来。如心的阳气不足，可见舌质淡白胖嫩；心的阴血不足，可见舌质红浅瘦瘪；心火上炎，可见舌红，甚则生疮；心血瘀阻，可见舌质暗紫，或有瘀斑。舌又主发声，而言为心声。心主神志的功能异常，可见舌卷、舌强、语謇或失语等症。

舌不但为心之外候，与其他脏腑的关系亦十分密切。因此，望舌有助于对其他脏腑病变的诊断，故舌诊是中医望诊中的重要内容，为最具有中医特色的诊断方法之一，具有较高的临床实用价值。

3. **在液为汗**　汗液，是由津液所化生，即津液在阳气蒸腾气化作用下散于腠理而成汗，所以《素问·阴阳别论》说："阳加于阴谓之汗。"汗液的排泄还有赖于卫气对腠理的开合作用。腠理开，则汗出；腠理闭，则无汗。由于汗为津液所化生，血与津液又同出一源，因此有"血汗同源"之说，而心主血，故又有"汗为心之液"的说法。汗与心的这种内在联系具有一定的临床意义，如心气虚损，可见自汗；心的阳气暴脱，可见大汗淋漓等。反之，汗出过多，也可损伤心脏阳气，而见心悸、体倦乏力等，重则出现昏迷、表情淡漠，以及"大汗亡阳"的证候。

4. **在体合脉**　脉，即经脉、血脉。在体合脉，是指全身的血脉统属于心，心脏不停地搏动，推动血液在经脉内循行，维持人体的生命活动，故脉与心的联系最为密切，即心主血脉。心在体合脉的临床意义主要在于体察脉搏的跳动，诊断全身的病变。脉诊是中医诊法的重要内容，具有鲜明的中医特色。

5. **其华在面**　心的生理功能正常与否，可以反映在面部的色泽变化上。心主血脉，人体面部的血脉分布比较丰富，因此，心脏气血的盛衰可从面部的颜色与光泽上反映出来，故称心"其华在面"。其临床意义主要在于通过观察面部色泽的变化来诊断心乃至全身的病变。在生理状态下，心气旺盛，血脉充盈，则面部红润有泽，奕奕有神；在病理情况下，如心血虚少，可见面色苍白无华；心血瘀阻，可见面色青紫等；心气不足，可见面色㿠白，甚或晦暗；心阳暴脱，可见面色苍白，全身冷汗，脉微欲绝等；心经有热，可见面色红赤。

【附】心包络

心包络，简称心包，是指裹护在心脏外面的包膜。心包为心脏的外围组织，对心脏具有保护作用。关于心包的形态与部位，《医学正传》说："心包络，实乃裹心之包膜也，包于心外，故曰心包络也。"在经络学说中，手厥阴经属于心包络，与手少阳三焦经相为表里，故心包络又称为脏。中医学受中国古代文化的影响，认为心为君主之官，不能受邪。如果邪气侵及心脏，即由心包代心受邪。如《灵枢·邪客》说："心者，五脏六腑之大主，精神之所舍也，其脏坚固，邪弗能容也，容之则心伤，心伤则神去，神去则死矣。故诸邪之在于心者，皆在于心之包络。"这一说法，在温病学说中得到了进一步发挥，如把外感热病发展过程中所出现的高热、神昏、谵语等神志异常的病理变化称为"热入心包"。

三、脾

脾位于上腹部，横膈之下，胃的左侧。脾五行属土，阴阳属性为"阴中之至阴"。脾与六腑中的胃相表里。脾的主要生理功能为主运化，主统血，主升清。在志为思，开窍于口，在液为涎，在体合肉，其华在唇，与长夏相应。

（一）脾的生理功能

1. 主运化　"运化"是"运"和"化"合并而成的概念。运，即运输、转输之意；化，是变化之意，包括对饮食物的直接消化，以及将精微物质转化为人体的气、血、津液。脾主运化，包括运化水谷和运化水液两方面。

（1）运化水谷　水谷，泛指各种饮食物。运化水谷，指脾对饮食物的消化、吸收、布散、转化等作用，包括对饮食物的消化吸收、精微物质的转运输布及其向气、血、津液的转化等一系列过程。机体依赖于脾的运化，才能把饮食水谷转化成可以被人体利用的精微物质，并且依赖脾的转输，才能将这些精微物质输送到各脏腑组织器官，使其发挥正常的生理功能。

若脾气虚损，运化水谷的功能减退，则机体的消化吸收功能失常，可出现腹胀便溏、食欲不振，甚至面黄肌瘦、倦怠乏力等病变。还可因气血生化不足，正气虚损而变生他病。

由于人出生后，全赖于脾胃运化的水谷精微以化生气血来维持生命活动，所以中医有脾胃为"后天之本""气血生化之源"之说。脾胃为后天之本的理论，提示在养生方面，应做到饮食有节，保护脾胃之气。在病理方面，若某种原因损伤脾胃之气，气血生化不足，正气虚损，则可导致各种疾病的发生。在临床治疗疾病时，不仅要针对具体病情而忌口，而且在处方用药时应慎用苦寒、燥烈之品，防止脾胃之气受损而影响痊愈。

（2）运化水液　是指脾对水液的吸收、转输和布散功能，是脾主运化的重要组成部分。脾运化水液的功能包括两个方面：一是进入人体的水液，需经过脾的运化转输，气化成津液，通过心肺而到达周身脏腑组织器官，发挥其濡养、滋润作用；二是代谢后的水液及某些废物，亦要经过脾转输而至肺、肾，通过肺、肾的气化作用，化为汗、尿等排出体外，以维持人体水液代谢的协调平衡。只有脾气强健，运化水液的功能正常发挥，方能防止水液在体内异常停滞，亦防止了湿、痰、饮等病理产物的产生。如果脾气虚，运化水液功能减退，则水液代谢障碍，多余的水液停滞于局部，即可产生痰饮、湿浊、水肿等病变。很多水湿停聚的病变由脾的功能失常引起，故《素问·至真要大论》说："诸湿肿满，皆属于脾。"这就是脾生湿、脾为生痰之源和脾虚水肿的发生机制。临床上，治疗痰饮水肿的方法很多，健脾燥湿则是最基本、最常用的治法。

脾主运化水谷与运化水液，是彼此联系、不可分割的两个方面，两者生理上互相联系，病理上互相影响。如临床上治疗脾虚腹泻时，常可加入健脾利湿之品，以期获得更好的疗效。

2. 主统血　统血，即统摄血液，统是统管，摄即固摄。脾主统血包括两个方面：一是脾气固摄血液，令其在脉管内运行，而不逸出脉外；二是脾通过运化水谷精微化生血液。血液的正常运行除了靠心气的推动，也有赖于脾气的统摄。脾的统血功能为血液的运行提供了控制力和约束力，使血液循经畅行而不致逸出脉外，防止其出血以维持正常的血液循环。血液能否正常地运行，也与血液本身是否充足有关。若脾气虚损，统血功能失常，临床可见尿血、便血、崩漏、肌肤发斑等出血症状，称为"脾不统血"。由于此类出血多发生在人体下部，颜色浅淡，可伴有脾气虚的其他症状，如倦怠乏力、面色无华等，往往采用补脾摄血的方药来治疗。

3. 主升清　升，即上升；清，即清阳，是指轻清的精微物质。脾主升清，是指脾气具有把轻清的精微物质上输于头目、心、肺，以及维持人体脏器位置恒定的生理功能。主要体现在两个方面：一是将精微物质上输心肺头目，以滋养清窍，并通过心肺的作用化生气血，营养周身。如果脾不升清，则清窍失于水谷精微的滋养，面色无华、头目眩晕，清阳不升，水谷并走大肠，可见腹胀、泄泻等症；二是升举脏器，防止下垂，即对内脏起升托作用，使其固定在相应位置。因脾位于人体的中焦，习惯上常把脾气称为"中气"。如果脾气虚损，中气下陷，即脾的升托作用减退，可导致内脏下垂，如胃下垂、肾下垂、子宫脱垂、直肠脱垂等。脾主升的理论有着较重要的临床意义，如治疗各种内脏下垂病证时，若辨为"中气下陷"证，常采用补中益气升提的方药治疗，运用得当，可收到很好的疗效。

（二）脾的生理特性

1. 脾宜升则健 升，有升浮向上之意。脾气主升，是指脾的气机运动特点以上升为主。脾气健旺则运化水谷精微的功能正常，脾能升清，气血生化有源。人体五脏的气机各有升降，心肺在上，在上者其气机宜降；肝肾在下，在下者其气机宜升；脾胃居中，脾气宜升，胃气宜降，为气机上下升降之枢纽。五脏之气机升降相互为用，相互制约，维持人体气机升降出入的整体协调。

2. 脾喜燥恶湿 脾胃在五行中属土，按阴阳学说来分类，脾为阴土，胃为阳土，脾为太阴湿土之脏，胃为阳明燥土之腑，脾喜燥恶湿，胃喜润恶燥。脾主运化水湿，以调节体内水液代谢的平衡。脾虚不运则最易生湿，而湿邪过多又最易困脾。若脾的阳气虚弱，脾失健运而致水湿停聚，称为"脾虚生湿（脾病生湿）"，可见肢倦乏力、纳呆、脘腹胀满，以及痰饮、泄泻、水肿等。若因湿邪外侵，伤及脾阳，脾失健运而致水湿为患，称为"湿困脾土（湿困脾阳）"，可见头重如裹，脘腹胀闷，口中黏腻等症。总之，脾具有恶湿的特性，并对湿邪有特殊的易感性。脾易生湿，湿又易困脾，燥能胜湿，只有燥气，才能防止脾湿气胜与湿困脾，所以脾喜燥。脾喜燥恶湿的理论具有一定的临床意义，如在治疗脾虚湿滞的病证时，多采用芳香苦燥之品。如《素问》所说："脾恶湿，急食苦以燥之。"

3. 脾与长夏相应 长夏，即农历六月。脾为太阴湿土之脏，而长夏之气以湿为主，为土气所化，与人体脾土之气相通，故脾气应于长夏。长夏之季，天阳下迫，地气上蒸，湿为热蒸，则酝酿生化。故春生夏长，秋收冬藏，皆以长夏之化为中心。四时若无长夏之化，则草木虽繁茂而果实不成，秋既无收，冬亦无藏。人体若无脾土生化之功，则虽饮食日进，而气血不化，四脏皆失滋养。但长夏之湿虽主生化，如湿之太过，反困其脾，导致运化失常。故至夏秋之交，脾弱者易为湿伤，诸多湿病亦由此而起，长夏季节用药，往往可加入藿香、佩兰等芳香醒脾燥湿之品。

（三）脾的生理联系

1. 在志为思，藏意 思为思考、思虑之意，有两个不同范畴的概念：一属于认知范畴，属思维意识活动，为实现某种意愿而反复研究、思考，属心主导下的精神活动的一部分；二属于情感范畴，归情绪变化，与其他情绪如喜怒忧恐并提，是情感之思。

意，是精神活动的一种表现形式，主要是指意识、回忆或未成定见的思维，脾藏意体现了脾主运化水谷，化生营气，以营养意的生理，即"脾藏营，营舍意"。

脾藏意与主思的关系，实际上就是脾主运化与主气机之枢关系的情志表现，只有在"脾藏营，营舍意"功能正常的情况下，才能思考敏捷，从而维持人的认知与情感之思的正常活动，所以意藏于内而支配着思的活动，思是意的外在表现。

意为脾所主，脾气盛衰直接影响意的活动正常与否，脾虚易引起健忘、注意力不集中、思维不敏捷及智力下降。正常思考问题，对机体的生理活动并无不良的影响，但思虑过度，就能影响机体的正常生理活动，其中最主要的是影响气的正常运行，导致气滞与气结。因此，思虑过度多影响脾的运化功能，导致脾胃呆滞，运化失常，消化吸收功能障碍，表现为脘腹胀闷、食欲不振、头目眩晕等症，即所谓"思则气结"。

2. 开窍于口 口，为消化道的最上端，其生理功能是摄纳水谷，辨五味，泌津液，磨谷食，并参与言语活动。人的饮食及口味与脾的运化功能直接相关。口接纳水谷主要是支持脾主运化功能，而脾气通于口，脾和则知五味，主吞咽，又有调节、协助口接纳水谷之功。如果脾失健运，则不仅可见食欲不振，还可见口味异常，如口淡无味、口腻、口甜等。

3. 在液为涎 涎为口津，是口腔分泌的唾液中较清稀的部分，有保护口腔黏膜、润泽口腔的作用，在进食时分泌较多，有助于食物吞咽和消化。若脾胃不和，往往可导致涎液分泌的急剧增加，从而发生流涎等现象。

4. 在体合肉 人体的四肢、肌肉，均需要脾胃运化的水谷精微的充养。只有脾气健运，气血生化有源，周身肌肉才能得到水谷精微的充养，从而保持肌肉丰满，健壮有力。若脾失健运，气血化源不足，肌肉失养，则可致肌肉瘦削无力，甚至萎软不用。肌肉依赖脾气之充养，肌肉运动对脾的功能亦有影响。如肌肉的适当运动可促进气血运行，有利于脾之运化，使食欲增加。

5. 其华在唇 口唇的色泽，与全身的气血是否充盈有关。由于脾胃为气血生化之源，所以口唇的色泽不但能反映全身的气血状况，实际上也是脾胃运化水谷精微功能状态的反映。如脾失健运，可见口唇色淡无华，甚则萎黄不泽。

四、肺

肺位于胸腔之内，膈膜之上，左右各一，通过气道口鼻与外界直接相通。肺在五脏中位置最高，居于诸脏之上，故有"华盖"之称。肺五行属金，阴阳属性为"阳中之阴"。肺与六腑中的大肠相表里。肺的主要生理功能为主气，司呼吸，主宣发肃降，朝百脉，主治节，通调水道。在志为忧，开窍于鼻，在液为涕，在体合皮，其华在毛，与秋气相应。

（一）肺的生理功能

1. 主气，司呼吸 肺主气，指肺有主持、调节各脏腑经络之气的功能。肺主气包括主呼吸之气和主一身之气两个方面。

（1）**主呼吸之气** 肺为呼吸器官，为体内外气体交换的重要场所。通过肺的呼吸，不断地呼出体内的浊气，吸入自然界的清气，吐故纳新，完成体内外气体的正常交换，并促进气的生成，调节气的升降出入运动，从而维持着人体的新陈代谢和生命活动。如肺主呼吸之气失常，肺气不利，则可见咳嗽、气喘等症。

（2）**主一身之气** 主要体现在两个方面：一是气的生成，肺参与全身之气的生成，主要是宗气的生成。宗气由自然界的清气与水谷之精气结合而成，积于胸中，其主要功能是上出喉咙助肺以司呼吸，贯注于心脉助心以行气血，为人体各种功能活动的动力；二是气机的调节，气的升降出入运动推动呼吸，促进脾胃升降运化，维持着人的整个生命活动。肺有节律的一呼一吸，对全身气的升降出入运动起着重要的调节作用，其呼气的过程即是气升、气出的过程，而吸气的过程即是气入、气降的过程。肺主一身之气的功能失常，可影响宗气的生成和气的调节，而出现相应的病理变化。如清气吸入不足，宗气生成减少，助肺呼吸的功能减退，可见咳喘无力，自汗气短；助心行血的功能减退，可导致心血瘀阻，可见心前区憋闷刺痛等。

肺主呼吸之气与肺主一身之气有着内在联系。肺主一身之气的功能取决于肺主呼吸之气的功能。因为只有肺主呼吸之气功能正常，清气才得以正常摄入，宗气才得以正常生成，气机才得以调畅。若肺主呼吸之气功能失常，气体交换受阻，势必影响全身之气的生成和运行；肺主一身之气功能失常，宗气不足，也可导致肺的呼吸功能障碍。

2. 主宣发肃降 是对肺的生理机制的高度概括。

（1）**肺主宣发** 宣发，即指宣布与发散。肺主宣发，是指肺气具有向上、向外升宣布散的生理功能。

肺主宣发的生理功能主要体现在以下三个方面：一是宣发卫气，调节腠理之开合，卫气要靠肺的宣发作用才能布散于皮毛周身，发挥其正常的抗御外邪、调节汗孔、排出汗液之功能；二是宣散水谷精微和津液，通过肺的宣布和发散，可将脾胃运化的水谷精微及津液布散于周身，滋养脏腑，润泽皮毛；三是排出浊气，实现体内外气体交换，人体新陈代谢中产生的浊气主要靠肺的宣发作用，通过呼吸道排出体外。

肺主宣发的病理变化可表现在三个方面：一是卫气和水谷精微、津液不能及时布散于体表周身，皮毛失于温养、润泽则憔悴枯槁不泽，汗孔开合失度，卫外功能减低而见自汗出，易感外邪；二是津液不能及时布散而停留于局部，停于肺则为痰饮，停于肌肤则见颜面周身水肿；三是体内浊气不能及时排出，导致呼吸不利而见胸闷咳喘、呼吸困难等。

（2）肺主肃降　所谓肃降，即肃清、洁净和下降。肺主肃降，是指肺气具有向下通降和使呼吸道保持洁净的生理功能。

肺主肃降的生理功能体现在以下三个方面：一是吸入自然界的清气，通过肺的肃降作用，可把自然界的清气吸入体内并同时向下布散，由肾来摄纳，保持呼吸的平稳和深沉，使体内外气体得以充分的交换；二是向下布散水谷精微和津液，摄入体内的水谷精微和津液还要通过肺的肃降向下布散，通过肺的肃降还可把代谢后的浊液（废水）下输到膀胱生成尿液排出体外，肃降作用还有利于大肠传导糟粕；三是肃清呼吸道，肺为清虚之体，肺内充满气体，不容异物，通过肺的肃降，可肃清呼吸道的痰浊等异物，保持呼吸通畅。

肺主肃降的病理变化主要表现在以下四个方面：一是清气不得下行反而上逆，可见胸闷、咳喘、呼吸急促表浅；二是水津不能及时向下输布，则易停留于局部，可见小便不利、痰饮水肿；三是肺内异物不得肃清，可见咳嗽、咳痰、呼吸不畅；四是大肠传导障碍，可见大便困难，甚或闭结不通。

肺的宣发与肃降，相互依存，相互制约，生理上互相联系，病理上互相影响。在治疗肺部病变时，往往将宣肺和降肺的药物结合应用，正是考虑到肺的宣发和肃降功能的辩证关系。

3. 朝百脉，主治节

（1）朝百脉　朝，有朝会、聚会之意。肺朝百脉，是指全身的气血均通过经脉朝会于肺。肺朝百脉的生理意义有以下两个方面：一是气体交换，因全身的气血均通过经脉汇聚于肺部，通过肺的呼吸，呼出浊气，吸入清气，清气又随着血液流布全身，维持人体的生命活动；二是助心行血，血液的运行要靠气的推动，肺朝百脉，将肺气散布于血液之中，可以辅佐心推动血液的运行。若肺气虚损，清气吸入减少，宗气生成不足，助心行血功能减退，可导致心血瘀阻而见心前区憋闷刺痛等症。

（2）主治节　治，治理；节，调节。肺主治节，是指肺对全身有治理调节的作用。主要体现在以下四个方面：一是治理和调节呼吸运动，使呼吸节律均匀，平稳深沉，有利于气体交换；二是治理和调节全身气机，即通过肺的有节律的呼吸运动，协调人体气机的升降出入运动；三是治理和调节气血之运行，肺通过宗气，贯心脉以行气血，辅助心推动和调节血液的运行；四是治理和调节水液代谢，肺为水之上源，肺主行水，肺气的宣发与肃降，治理和调节津液的输布、运行和排泄，对人体的水液代谢具有重要的调节作用。可见，肺主治节是对肺的生理机制的高度概括。

4. 通调水道　通，疏通；调，调节；水道，是水液运行和排泄的道路。肺主通调水道，是指肺的宣发肃降功能对人体水液代谢具有疏通和调节作用。肺主通调水道的功能，主要体现在两个方面：一是通过肺的宣发，水液布散于皮毛和周身，发挥其滋养作用，肺的宣发还可将卫气布散于皮毛，到达皮毛的部分水液，在卫气功能调节下，部分生成汗液，排泄于人体外部，此外肺在呼气中也可带走部分水液；二是通过肺的肃降，将上焦水液向下布散，其中部分水液经肾的气化作用下输到肾和膀胱，生成尿液排出体外。此外，肺的肃降可推动大肠的传导，通过粪便也可带走部分水液。

由于肺位于人体的上焦，肺的宣发肃降功能又对水液代谢具有重要的疏通调节作用，故有"肺为水之上源""肺主行水"之说。如肺的宣发或肃降功能失常，水道失于通调，水液代谢障碍，即可见尿少、颜面和周身浮肿。在治疗此类病证时，常在利水药中加入适量的宣降肺气的药物，称为"宣肺利水"或"提壶揭盖",这是肺主通调水道理论在临床上的具体应用。

（二）肺的生理特性

1. 肺为娇脏　娇,即娇嫩之意。肺为清虚之体,外合皮毛,开窍于鼻,与天气直接相通,故六淫等外邪侵袭机体,无论从口鼻而入,还是从皮毛而入,均易犯肺而致病。此外,肺居高位,为华盖而覆盖诸脏,又为百脉之所朝,凡其他脏腑之病变,常易伤及于肺。又因肺叶娇嫩,不耐寒热,故易受邪侵。所以,无论外感还是内伤,或是他脏病变,多易侵袭或累及于肺而为病,故为"娇脏"。

2. 以降为顺　肺位于胸腔,在五脏六腑中居位最高,覆盖心君和诸脏腑,为脏腑之外位,因此称肺为"华盖";肺气顺则五脏六腑之气亦顺,故有"肺为脏之长"之说。肺性清凉,其气主收敛、肃降,故生理特性以降为顺,主肃降下行。

3. 喜润恶燥、通于秋气　肺脏十分娇嫩,不能耐受过寒过热的伤害。肺气通于秋。在生理上,肺为清虚之体,性喜清润,与秋季气候清肃、空气明润相通应。燥为秋令主气,内应于肺,同气相求,所以在病理上,燥邪最易灼伤肺津,引起口鼻干燥,干咳少痰,痰少而黏等。日久还可化火耗阴,肺失滋润,以致肃降无权,故肺有喜润而恶燥热的特性。

（三）肺的生理联系

1. 在志为忧,藏魄　以五志分属五脏,则肺在志为忧,若以七情配属五脏,则悲、忧同属于肺。悲哀和忧伤,虽属不良情志刺激,但在一般情况下,并不致人发病。只有在过度悲忧的情况下,才能成为致病因素。它对人体的主要影响,是使气不断地消耗。由于肺主气,所以悲忧易于伤肺;反之,在肺虚时,人体对外来不良刺激的耐受性就会下降,从而易于产生悲忧的情绪变化。

魄,是与生俱来的、本能的、较低级的神经精神活动,如新生儿啼哭、吮吸、非条件反射和四肢运动,以及耳听、目视、冷热痛痒等感知觉。魄的活动以精气为物质基础。魄司痛痒等感觉由皮肤接受,而肺主皮毛;魄司啼哭为声,声音由肺发生;魄主本能反应与动作,运动由宗气推动,均表明肺与魄在功能上的联系,主要是通过肺与气表现出来的,所以中医认为魄的活动场所在肺,故肺藏魄。

2. 开窍于鼻　鼻为肺之窍,鼻与喉相通而连于肺。肺通过鼻窍与外界直接相通。鼻的主要生理功能有两个方面:一是通气功能,鼻喉本身即是呼吸道的一部分,其通畅与否,直接关系呼吸的进行;二是嗅觉功能,可分辨各种气味。鼻的通气和嗅觉功能均依赖于肺气的作用。喉主通气和发声,其功能依赖于肺气才能完成,故称喉为肺之门户。在病理情况下,肺的功能失常,常引发鼻与喉的病变,可见鼻塞流涕、喷嚏、喉痒喉痛、音哑或失音等;而外邪侵袭,也常从口鼻而入,引发肺的病变。

3. 在液为涕　涕,为鼻腔黏膜分泌的一种黏液,具有润泽鼻窍的功能,能防御外邪,有利于肺的呼吸。在正常情况下,涕液润泽鼻窍而不外流。在临床上观察涕的变化,常有助于对肺病的诊断。如风寒犯肺,则鼻流清涕;风热犯肺,则鼻流黄稠涕;燥邪伤肺,则干而无涕。

4. 在体合皮　皮,指皮肤,是一身之表,具有防御外邪、调节津液代谢、调节体温和辅助呼吸的作用。肺对皮肤的作用主要有两个方面:一是通过肺气宣发,宣散卫气于体表,以利于卫气温分肉、充皮肤、肥腠理、司开合及防御外邪的作用;二是通过肺气宣发,将津液和水谷精微向上向外布散于全身皮肤,使之红润光泽。

5. 其华在毛　毛,指毫毛。肺对毫毛的作用主要体现在肺气宣发,将脾胃运化的精微物质输送到毫毛,营养使其光泽黑亮。

五、肾

肾位于人体腰部,脊柱两旁,左右各一。肾五行属水,阴阳属性为"阴中之阴"。肾与六腑中的膀胱相表里。肾的主要生理功能为主藏精,促进生长、发育与生殖,主一身之阴阳,主水,主纳气。在志为恐，开窍于耳及二阴，在液为唾，在体为骨，其华在发，与冬气相应。

（一）肾的生理功能

1. 主藏精　是指肾对于精气具有封藏作用，为肾的主要生理功能。肾藏精，主要是防止精气无故流失，为精气在体内充分发挥其应有效应创造良好条件。

精，是精微、精华之意，是构成人体和维持人体生长发育及各种功能活动的基本物质。中医学的精有广义和狭义之分。广义之精是指构成人体和维持人体生命活动的基本物质，泛指人体内的一切精微物质，也就是说，人体的各脏腑组织器官，均由精构成，构成人体的精、血、津液等均可称为精。其中支持五脏六腑生理功能之精，是维持人体脏腑组织器官功能的物质基础，具有滋养脏腑的功能，故又称之为"脏腑之精"。狭义之精指禀受于父母的生殖之精，与生俱来，是构成胎儿的原始物质。人出生后，这种精藏于肾，成为繁衍下一代的物质基础，故称为"先天之精""生殖之精"。

精又有"先天之精"与"后天之精"之分。后天之精，来源于脾胃，是胎儿出生以后，通过脾胃的运化功能从饮食物摄取的精微物质。"先天之精"与"后天之精"虽然来源与功能有异，但均同归于肾，二者之间存在着相互依存、相互为用的关系。可用"先天生后天，后天养先天"来概括。"先天之精"的存在以及所产生的激发、推动作用，为"后天之精"的摄取提供了物质基础和前提条件；而"后天之精"又不断地充养"先天之精"，使之充盛而不枯竭，保持长久的活力。

肾所藏的精可以转化为气，称为肾气。肾中精气能促进机体的生长、发育与生殖。机体生、长、壮、老、已的规律与肾中精气盛衰密切相关，而齿、骨、发的生长状况是了解肾中精气的标志，亦是判断机体生长发育和衰老的标志，所以称肾为"先天之本"。

肾与生殖的关系极为密切，其联系是通过"天癸"来完成的。所谓"天癸"，是指肾中精气充盛到一定程度所产生的一种具有促进人体生殖功能成熟并维持人体生殖功能的物质。人从幼年开始，肾的精气就逐渐充盛，到了青春期，肾的精气进一步充盛，体内便产生了"天癸"，促进人的生殖器官发育成熟，男子开始排精，女子月事以时下，从而具备了生殖能力并维持到一定的年龄。从中年进入老年，肾中精气逐渐衰竭，"天癸"也逐渐消失，生殖能力即随之逐渐丧失。

肾中精气的盛衰，决定着人的生长、发育与生殖，如果肾的精气虚衰，则会给人体带来相应的病变。例如，幼年时期，出现生长发育迟缓、智力低下，可见小儿五迟（立迟、行迟、语迟、齿迟、发迟）、五软（手软、足软、口软、颈软、肌肉软）等病证。成年时期，一方面可出现早衰，如发齿脱落、耳聋目花、记忆力减退、身体衰弱等；另一方面则可致生殖功能异常，如性器官发育不良，性功能减退，女子月经迟发、闭经、不孕，男子不育等。中医在治疗这些病证时，往往着眼于肾，选用滋补肾精的方药。另外，肾所藏的精还包括五脏六腑之精支持生理功能后的剩余部分，所以脏腑虚衰日久也会损伤及肾，导致肾的虚衰。

2. 主一身之阴阳　是指肾具有主宰和调节全身阴阳，以维持机体阴阳动态平衡的功能，主要是通过肾所藏的肾精、肾气实现的。肾精、肾气合称肾中精气。

肾中精气是生命之本，又是元气的主要来源，包括肾阴和肾阳两个方面。肾阴又称"元阴""真阴"，是人体阴液的根本，对人体各脏腑组织具有濡养滋润的作用；肾阳又称"元阳""真阳""命门之火"，是人体阳气的根本，对人体各脏腑组织具有温煦、推动的作用。肾阴、肾阳互相依存、互相制约，维持着相对的平衡。如果由于某些原因，这种相对平衡遭到破坏而又不能自行恢复时，即能形成肾阴虚或肾阳虚的病理状态，出现潮热、眩晕、耳鸣、腰膝酸软、遗精、舌质红而少津等肾阴虚症状；或是出现疲乏无力、畏寒肢冷、腰膝冷痛、小便清长、或遗尿失禁、或水肿、小便不利、性功能减退、舌质淡等肾阳虚症状。

由于肾阴和肾阳是各脏阴阳之根本，在肾阴肾阳失去平衡时，会导致各脏的阴阳失调，如肝失去肾阴的滋养，"水不涵木"，可引起肝阳上亢，甚则肝风内动；心失去肾阴的上承，"心肾不交"，则可引起心火上炎，或心肾阴虚。反之，各脏的阴阳失调，日久也会累及于肾，损耗肾中精气，导致肾的阴阳失调，称为"久病及肾"。

由于肾阴和肾阳，均是以肾中精气为物质基础，故肾阴肾阳虚损到一定程度时会互相累及，"阴损及阳""阳损及阴"，最终导致阴阳两虚。

肾中精气亏损的表现形式是多种多样的，在一定条件下，肾中精气虽已亏损，但其阴阳失调的状况尚不明显，此时称为肾中精气亏损，或可分别称为肾精不足或肾气虚损，而很少论及阴阳。

3. 主水　是指肾中精气的气化功能，对于体内津液的输布和排泄、维持体内津液代谢的平衡起着极为重要的调节作用。

"肾主水"主要体现在以下两个方面。①肾的气化作用对全身津液代谢的促进作用。所谓气化，即指气、血、津液、精各自的新陈代谢和相互转化。进入体内的水液，在阳气的蒸化下，像雾露一样输布于周身，起到滋润濡养的作用。代谢后的水液，也要经过气化，才能化为汗、尿等排出体外。肾藏精，为阴阳之根，故肾的气化在津液代谢中起决定作用，肺、脾、膀胱及三焦等对水液的气化作用也依赖于肾的气化。②肾司膀胱的开合，代谢过程中的部分水液可下达于肾，经过肾的气化而升清降浊，其清者上输于肺，重新参与水液代谢，输布周身，其浊者下注膀胱，化成尿液，排到体外。

因此，肾主水的功能失常，会出现相应的病理变化。若肾的精气阴阳失调，水液代谢障碍，可形成痰饮、水肿；肾的升清降浊，司膀胱开合功能失常，可导致尿液排出失常。若肾的气化失常，导致膀胱气化不利，尿液生成排泄障碍，出现小便不利，甚或癃闭；若肾的精气不足，封藏不固，导致膀胱失约，则可见尿频，小便清长，遗尿甚或尿失禁等。临床上此类病证，多从肾论治。

4. 主纳气　纳，即收纳、摄纳之意。肾主纳气，是指肾有摄纳肺所吸入的清气，防止呼吸表浅的生理功能。呼吸虽然由肺来主司，但由肺吸入的清气必须下达于肾，由肾来摄纳，才能保持呼吸运动的平稳和深沉，即控制呼吸的频率，保持呼吸的深度，从而保证体内外气体得以充分交换，维持人体的新陈代谢。实际上肾主纳气是肾的封藏作用在呼吸运动中的具体体现。

肾的纳气功能正常，则呼吸均匀和调。若肾的纳气功能减退，摄纳无权，则肺气上浮而不能下行，即可出现呼吸表浅，动则气喘，呼多吸少或呼吸困难等症，称为"肾不纳气"。中医学根据"肾主纳气"的理论，提出对慢性咳喘患者，采取"发作时治肺，缓解时治肾"的治疗原则，从而使这类疾病的远期疗效显著提高。

（二）肾的生理特性

1. 肾为封藏之本　肾为先天之本，主藏精。肾的封藏、固摄作用，对人体有着极其重要的生理意义，可以防止气、血、津液、精的过量排泄与亡失，还可以维持呼吸运动的平稳和深沉，所以肾的封藏、固摄功能失常，则可出现相应的病理变化。表现在生殖方面，可见男子遗精，女子带下过多、滑胎等；表现在尿液排泄方面，可见尿频、小便清长、遗尿、尿失禁；表现在粪便排泄方面，可见大便滑脱不禁等；表现在呼吸方面，可见呼多吸少、动则喘甚等。

2. 肾为水火之宅　肾主一身阴阳，为五脏六腑之本，乃水火之宅，寓真阴（命门之水）而含真阳（命门之火）。肾阴肾阳为脏腑阴阳之根，五脏六腑之阴，非肾阴不能滋养；五脏六腑之阳，非肾阳不能温煦。肾阴和肾阳二者相互制约，相互依存，相互为用，共同维持着人体生理的动态平衡。肾阴宜封藏而不宜耗泄，命门之火宜蛰藏而不宜外露。若肾阴虚损，则机体失于濡养，阴虚生内热；若肾阳虚损，则推动温煦功能减退，阳虚生内寒。在一定条件下，还可阴阳互损形成阴阳水火两虚的病证。

3. 肾恶燥　肾为水脏，主藏精，主津液，燥则阴津受伤，肾精耗损，甚则骨髓枯竭，所以肾恶燥。肾恶燥的临床意义，主要在于指导用药。临床治疗肾病一般不宜用燥烈之品，尤其是肾阴不足之证更应注意，燥性伤精助火，肾阴不足本属精虚阳盛，用之不宜。即使为肾阳不足之证，也不应过用燥烈之品，阳虚而阴相对偏盛，临床上多有水湿停滞之表现，此时常需少火以生气，或淡渗利湿，如金匮肾气丸的组成就体现了这一基本原则。

（三）肾的生理联系

1. 在志为恐，藏志　恐是人们对事物惧怕的一种精神状态。惊与恐相似，但惊为不自知，事出突然而受惊吓；恐为自知，俗称"胆怯"。肾精充足，人体在受到刺激时能自行调节，虽惊恐而不过。若肾精不足，稍受刺激，即惊恐不安。反之过恐又会伤肾，肾气不固，出现滑精、滑胎或二便失禁等病症。惊恐作为不良的刺激，亦与心主神志相关。心藏神，神伤则心怯而恐。

志，指意志和经验的存记，精是产生志的物质基础，由肾所主，即"肾藏精，精舍志"。故老年肾气衰就会出现健忘等症状，病理的健忘亦多与肾气不足有关。

2. 开窍于耳和二阴　耳为听觉器官，主司听觉，能分辨各种声音，耳的听觉功能与肾的精气盛衰有密切关系。只有肾精充足，耳有所养，才能维持正常的听力。如果肾之精气不足，髓海空虚，不能充养于耳，则可见耳鸣、听力减退，甚或耳聋等。

除肾之外，耳与心、肝胆等脏腑也有密切的联系。如肝胆经脉与耳相通，若肝胆不利或肝胆湿热，均可循经上扰于耳，见暴鸣、暴聋，或耳道肿痛流脓等。

二阴，即前阴和后阴。前阴具有排尿及生殖功能。尿液的生成与排泄虽由膀胱所主，但要依赖于肾的气化才能完成。肾主水，司膀胱的开合，故排尿与肾关系十分密切。肾藏精，主生长发育与生殖。肾与尿液排泄、生殖功能的关系前已详述。后阴，即肛门，功能是排泄糟粕。粪便的排泄，本为大肠传导功能，但亦与肾的功能有关。肾阳可以温脾阳，有利于水谷的运化；肾的阴精可濡润大肠，防止大便干结不通。肾的生理功能失常，可致大便异常。如肾阳虚不能温脾阳，导致脾运化失常，水谷并走大肠，可见五更泄泻；肾阴虚，大肠失润，可见大便秘结不通；肾气虚，封藏不固，可见久泄滑脱等。

3. 在液为唾　唾为口腔分泌的一种液体，质地较稠厚，有润泽口腔、滋润食物及滋养肾精的功能。唾为肾精所化，咽而不吐，有滋养肾中精气的作用。若肾精不足则唾少咽干，肾虚水泛则多唾清冷。若多唾或久唾，则易耗伤肾中精气。

4. 在体为骨　骨，即骨骼，是人体的支架，具有支撑、保护人体，主司运动的生理功能。肾在体为骨，又称"肾主骨"，是指骨的生长发育与肾精关系密切，即骨的生长状况可以反映肾精充盛与否。肾主骨，是因为肾藏精，精能生髓。髓又分为骨髓、脊髓和脑髓等，其中骨髓可充养骨骼，脑髓则充养大脑。由于肾精与髓的密切关系，所以有"肾主骨生髓"之说。在治疗骨折时，常用一些补肾药以加速骨折的愈合。齿与骨同出一源，亦由肾精充养，故称"齿为骨之余"，牙齿的生长与脱落，与肾中精气的盛衰密切相关。

脑为髓汇聚之处，故称"脑为髓之海"，肾精可以生髓，所以脑髓也依赖于肾精的充养。肾精充足，则髓海满盈，思维敏捷，耳聪目明，精神饱满。肾精亏虚，则髓海不足，脑失所养，于小儿可见智力低下，甚则痴呆；于成人可见思维迟钝，记忆衰减，耳聋目花。

5. 其华在发　发，即头发。"发为血之余"，是指肾精能生血，血能生发。发的营养虽来源于血，但生机根本在肾。人在幼年，肾气逐渐充盈，发长齿更；青壮年肾气强盛，则头发浓密乌黑而有光泽；进入中老年，肾气逐渐衰减，头发花白脱落，失去光泽。故肾的精气不足，可导致发的病变，在幼年时期可见发迟，在成年时期可见头发早白早落，可以采用补肾填精、养血生发的方药治疗。

此外，精血互相化生，故肾精生血理论对中医临床亦有一定的指导作用。如治疗某些血虚证候，单纯用补血药疗效不佳时，可加入填补肾精之品，往往可获良效。

【附】命门

命门首见于《内经》，本意是指眼。从《难经》开始，命门被赋予新的含义。《难经》以后，命门受到了某些医家的重视并进行了深入的研究和阐述，形成了命门学说。历代医家对命门的认识，各自立论不同，从部位言，有右肾与两肾之间之辨；从形态言，有无形与有形之分；从功能言，又有主火与非火之争。但他们对命门的主要生理功能及命门与肾关系的认识，是趋于一致的。一般认为，肾阳即命门之火，肾阴为命门之水。古代医家之所以称之为命门，意在强调肾中阴阳的重要性。

知识拓展

中医五脏与西医五脏的差异

中医五脏与西医五脏在多个方面存在显著的差异，这些差异主要体现在定义与组成、功能理解、疾病观念以及诊断方法上。

1. 定义与组成　脏腑在中医学中不是单纯的解剖学概念，而是生理学或病理学方面的概念。中医五脏指的是肝、心、脾、肺、肾五个脏器，它们共同的生理特点是化生和贮藏精气，彼此共同协调，一同维持生命进程。在西医中，五脏通常指的是人体生理解剖学中的具体器官，如心脏、肝脏、脾脏、肺脏、肾脏，这些器官分别属于不同的系统，如心血管系统、肝胆系统、免疫系统、呼吸系统和泌尿系统。

2. 功能理解　中医强调五脏的生理功能和相互之间的协调关系，注重气血、阴阳平衡。中医认为五脏不仅具有具体的生理功能，还与人的精神活动、情绪变化等密切相关。西医则侧重于器官的物理结构和生理化学反应，以解剖学和生物化学为基础来阐述器官的功能。西医更关注器官的具体结构和功能变化，以及如何通过这些变化来诊断和治疗疾病。

3. 疾病观念　中医认为疾病是因脏腑功能失调、气血不和等所致，治疗时注重调和整体，通过恢复脏腑的平衡和气血的和谐来达到治疗疾病的目的。西医则认为疾病是由具体器官的病理变化引起，治疗时侧重于对具体器官的治疗，如通过药物、手术等方法来消除病理变化。

4. 诊断方法　中医诊断疾病时依赖望、闻、问、切四诊，通过观察人体的外在表现（如面色、舌苔、脉象等）来推断脏腑的状态和疾病的性质。西医也望、闻、问、切，但临床主要借助实验室检查、影像学等现代医学技术，直接观察器官的形态和功能变化，以及通过生化指标来诊断疾病。

综上所述，中医与西医在五脏的定义与组成、功能理解、疾病观念、诊断方法等方面都存在显著的差异。这些差异反映了不同医学体系在理论和实践上的不同特点，也体现了不同文化和科学背景下对健康与疾病的不同理解。在现代社会，中医与西医的结合使用为人们提供了更全面的健康保障和疾病治疗选择。

第三节　六　腑

六腑，即胆、胃、小肠、大肠、膀胱、三焦的总称。它们共同的生理功能是将饮食物腐熟消化，传化糟粕，所以《素问·五藏别论》说："六腑者，传化物而不藏，故实而不能满也"。

由于六腑以传化饮食物为其生理特点，故有"实而不能满""六腑以降为顺""以通为用"之说。一旦"通"和"降"出现了异常，就会出现病理表现。

一、胆

胆位于右胁腹腔内，与肝紧密相连，附于肝之短叶间。肝与胆通过经脉相互络属，互为表里。

胆为中空的囊状器官，内藏胆汁。因胆汁属人体的精气，故称胆为"中精之腑"，亦有医家将其称为"中清之腑"。胆为中空器官而类腑，其内藏的胆汁应适时排泄，具有"泻而不藏"的特性，故胆为六腑之一；又因其内藏精汁，与六腑传化水谷、排泄糟粕有别，故又属奇恒之腑。

（一）贮藏和排泄胆汁

胆汁为黄绿色液体，为肝之余气所化生。胆汁在肝内生成后，在肝的疏泄功能作用下，流入胆囊，贮藏起来，在进食时贮存于胆囊的胆汁流入小肠，以助消化。肝胆对消化的影响，不仅表现在胆汁的生成及排泄上，还表现为肝胆的疏泄功能对脾胃升降的促进作用，只有肝胆的疏泄功能正常、胆汁的生成和排泄无虞、脾胃升降有序，饮食物消化吸收才能得以正常进行。反之，则会引起相应的病理变化。如肝胆的疏泄功能失常，胆汁不能正常生成和排泄，脾胃升降紊乱，可见胁痛、腹胀、食欲不振、恶心呕吐；胆汁上逆则可见口苦、呕吐黄绿苦水等；若胆汁外溢肌肤，则出现面、目、一身俱黄的黄疸。

（二）主决断

主决断是指胆在精神意识思维活动中，具有判断事物、做出决定的作用。胆的这一功能对于防御和消除某些不良精神刺激的影响，维持气、血、津液、精的正常运行和代谢，确保脏腑之间的协调关系，有着极为重要的作用。胆气豪壮之人，剧烈的精神刺激对其造成的影响较小，且恢复也较快；胆气虚怯之人，在受到不良精神刺激的影响时，易于形成疾病，出现胆怯易惊、善恐、失眠多梦等精神情志异常的病变。

二、胃

胃位于腹腔上部，上连食管，下通小肠。胃腔称为胃脘，分为上、中、下三部。胃的上部为上脘，包括贲门；胃的下部为下脘，包括幽门；上下脘之间的部分称为中脘。贲门上连食管，幽门下通小肠，是饮食物出入胃腑的通道。

胃是机体对饮食物进行消化吸收的重要脏器，主受纳腐熟水谷，有"太仓""水谷之海"之称。胃与脾同居中焦，"以膜相连"，由足阳明胃经与足太阴脾经相互络属，构成表里关系。胃与脾在五行中皆属土。胃为阳明燥土，属阳；脾为太阴湿土，属阴。胃的主要生理功能是主受纳和腐熟水谷，主通降。胃的生理特性是喜润恶燥。

（一）主受纳、腐熟水谷

胃主受纳水谷，是指胃气具有接受和容纳饮食水谷的作用。脾胃对饮食物的消化功能通常被称为"胃气"。饮食入口，经过食管进入胃中，由胃接受和容纳，暂存于其中，故胃有"太仓"之称。机体气、血、津液、精的化生，都依赖于饮食物中的营养物质，故胃又有"水谷之海"之称。胃气的受纳水谷功能，既是其主腐熟功能的基础，也是饮食物消化吸收的基础。因此，胃气的受纳功能对于人体的生命活动十分重要，故有"人以胃气为本""有胃气则生，无胃气则死"之说。胃气受纳水谷功能的强弱，可以通过食欲和食量反映出来。

胃主腐熟水谷，是指胃气将饮食物初步消化并形成食糜的作用。容纳于胃中的饮食物，经过胃气的磨化和腐熟作用后，精微物质被吸收，并由脾气转输而营养全身，未被消化的食糜则下传于小肠以进一步消化。

饮食营养和脾胃对水谷的运化功能，对于维持机体的生命活动至关重要。胃气的受纳、腐熟水谷功能，必须与脾气的运化功能相互配合，纳运协调才能将水谷化为精微，进而化生气、血、津液、精，供养全身。临床上诊治疾病十分重视胃气，常把"保胃气"作为重要的治疗原则。

（二）主通降

主通降是指胃气宜保持通畅下降的运动趋势。胃气的通降作用，主要体现于饮食物的消化和糟粕的排泄过程中。饮食物入胃，胃容纳而不拒之；经胃气的腐熟作用而形成的食糜，下传小肠以进一步消化；小肠将食物残渣下移大肠，燥化后形成粪便；粪便有节制地排出体外。藏象学说以脾胃之气的升降运动来概括整个消化系统的生理功能。脾宜升则健，胃宜降则和，脾升胃降协调，共同促进饮食物的消化吸收。

胃主通降是降浊，降浊是受纳的前提条件。所以，胃失通降，则出现纳呆脘闷、胃脘胀满或疼痛、大便秘结等胃失和降之症。若胃气不降反而上逆，则出现恶心、呕吐、呃逆、嗳气等胃气上逆之候。

（三）喜润恶燥

喜润恶燥是指胃应当保持充足的津液以利饮食物的受纳和腐熟。胃的受纳腐熟，不仅依赖胃气的推动和蒸化，亦需胃中津液的濡润。胃中津液充足，则能维持其受纳腐熟的功能和通降下行的特性。胃为阳土，喜润而恶燥，故其病易成燥热之害，胃中津液每多受损。所以在治疗胃病时，要注意保护胃中津液。即使必用苦寒泻下之剂，也应中病即止，以祛除实热燥结为度，不可妄施，以免化燥伤阴。

三、小肠

小肠位于腹腔，其上端接幽门与胃相通，下端接阑门与大肠相连，迂回叠积于腹腔内。

（一）主受盛与化物

受盛，即接受，以器盛物之意；化物，即消化、转化饮食物。受盛是指经过胃初步腐熟的饮食物要适时地下降到小肠，由小肠来承受之，并在小肠内停留一定的时间，以便进一步充分的消化和吸收。化物是指将水谷化为精微物质，经脾运化转输，以营养周身。

在病理上，若小肠的受盛功能失常，则可见腹部胀闷疼痛；如化物功能失常，可致消化、吸收障碍，出现消化不良、腹泻便溏，甚或完谷不化等。

（二）泌别清浊

泌，即分泌；别，即分别。所谓清浊，是指饮食物中的精微物质和糟粕。小肠泌别清浊的功能是指将由胃下降到小肠的饮食物，分为水谷精微和食物残渣两部分；通过脾的运化功能，将吸收的水谷精微和津液转输于心肺，并布散于周身，以维持人体正常的生理功能；泌别清浊后的糟粕，分为食物残渣及浊液两部分，食物残渣下降到大肠，形成粪便而排出体外，浊液则可气化生成尿液排出体外。

小肠的生理功能正常，则饮食物得以充分的消化吸收，清浊各走其道。若小肠生理功能失常，不仅引起消化吸收功能失常，出现腹胀腹痛、消化不良，还可导致二便排泄异常，如小肠泌别清浊失常，则水液不能及时气化入膀胱，水谷并走大肠，可见大便稀薄、小便短少等症。对于这类腹泻患者，临床多采用"分利"法，即"利小便以实大便"，使浊水残渣各走其道，则腹泻自止。

（三）主液

小肠在吸收水谷精微的同时，还吸收了大量的水液，与水谷精微融合为液态物质，由脾气转输全身脏腑形体官窍，即"脾主为胃行其津液"，故有"小肠主液"之说。其中较清稀者上输于肺，经肺气的宣发肃降作用，布散于全身皮毛肌腠和内在脏腑，并将脏腑代谢后产生的浊液下输肾和膀胱，以成尿液生成之源。

四、大肠

大肠位于腹中，其上口通过阑门与小肠相接，其下端为肛门，又称"魄门"。中医学把大肠分为回肠和广肠两部分。

（一）主传导糟粕

饮食物在小肠泌别清浊后，其浊者即糟粕下降到大肠，大肠将糟粕燥化形成粪便，排出体外。大肠的传导功能是胃的降浊功能的体现，亦与肺的肃降功能密切相关。肺气的肃降，可推动糟粕下行，有利于大肠的传导。

（二）主津

大肠在传导糟粕的同时吸收其部分水分，因此又有"大肠主津"的说法。由于大肠有吸收水分的功能，能使糟粕燥化，变为成形之粪便而排出体外。若大肠吸收水分过多，则大便干结而致便秘；反之，可见腹泻，大便稀溏。

大肠的主要功能是传导糟粕，所以大肠功能失调，主要表现为大便排泄的异常。如大肠液亏，肠道失润，则大便干结难下；若湿热蕴结大肠，大肠气滞，传导失职，则可见腹痛、里急后重、下利脓血。

由于大肠的传导功能与肺、脾、肾、胃等脏腑有关，这些脏腑发生病变时，也可引起大肠传导功能失常，如脾肾阳虚，温煦、运化功能障碍，影响大肠传导，则见下利清谷或五更泄泻。

五、膀胱

膀胱位于小腹部，为囊性器官。上通于肾，下连尿道与外界直接相通。膀胱又称"脬"，是贮存和排泄尿液的器官。膀胱与肾在经脉上相互络属而构成表里关系。

（一）贮存尿液

人体津液代谢后的浊液下归于肾，经肾气的蒸化作用，升清降浊。清者回流体内，重新参与水液代谢；浊者下输于膀胱，形成尿液，由膀胱贮存。

（二）排泄尿液

尿液的按时排泄，由肾气及膀胱之气的激发和固摄作用调节。肾气与膀胱之气的作用协调，则膀胱开合有度，尿液可及时地从溺窍排出体外。膀胱的贮尿和排尿功能，依赖于肾气与膀胱之气的升降协调。肾气主上升，膀胱之气主通降。肾气之升，激发尿液的生成并控制其排泄；膀胱之气通降，推动膀胱收缩而排尿。若肾气和膀胱之气的激发和固摄作用失常，膀胱开合失权，既可能出现小便不利或癃闭，又可出现尿频、尿急、遗尿、小便不禁等。

六、三焦

三焦为六腑之一，是中医藏象学说中的一个特有名称。然对其所在部位和具体形态，在中医学术上争议颇多，直至现代，亦未取得统一认识。目前常用的上、中、下三焦主要以人体部位来划分，膈以上为上焦，包括心、肺；膈以下脐之上为中焦，包括脾、胃；脐之下为下焦，包括肝、胆、小肠、大肠、肾、膀胱等。肝、胆就其部位而言属中焦，但就其功能而言，肝主疏泄，属下焦，因此临床辨证多遵从温病学的归属方法，将肝胆归为下焦。

（一）三焦的生理功能

虽然对三焦的形态和部位尚有争议，但对其生理功能的认识却是比较一致的。

1. 通行元气　元气通过三焦才得以布达全身。三焦是人体之气升降出入的道路，人体之气通过三焦而布散于五脏六腑，充沛于周身。

2. 运行水液　人体的饮食水谷，特别是水液的消化吸收、输布排泄，是由多个脏器参加、共同完成的一个复杂的生理过程，其中三焦起着重要的作用。在水液代谢过程中，三焦有疏通水道、运行水液的作用，是水液升降出入的通路。如果三焦水道不利，则肺、脾、肾等输布调节水液代谢的功能也难以实现其应有的生理效应。所以，又把水液代谢的协调平衡作用，称作"三焦气化"。

（二）上焦、中焦、下焦各自的生理功能特点

上焦主要宣发卫气、布散水谷精微，有"上焦如雾"之说。《温病条辨》中提出了"治上焦如羽，非轻不举"的治疗原则。

中焦主要是消化吸收水谷精微、化生血液，有"中焦如沤"之说。《温病条辨》中提出了"治中焦如衡，非平不安"的治疗原则。

下焦主要是排泄糟粕和尿液，有"下焦如渎"之说。《温病条辨》中提出了"治下焦如权，非重不沉"的治疗原则。

第四节　奇恒之腑

奇恒之腑，即脑、髓、骨、脉、胆、女子胞的总称。奇恒之腑虽然形态上多为中空而类似于六腑，但其功能特点多为贮藏人体精气而与六腑功能有别，并且生理特性是"藏而不泻"，也与五脏功能类似，故称为"奇恒之腑"。髓、骨、脉、胆的生理功能前文已有论述，本节重点论述脑与女子胞。

一、脑

脑居颅内，由髓汇集而成。《灵枢·海论》曰："脑为髓之海。"不但指出了脑是髓汇集而成，还说明了髓与脑的关系。《素问·脉要精微论》曰："头者，精明之府。"指出脑与思维、视觉、听觉及精神状态有关。

中医藏象学说将脑的生理和病理统归于心而分属于五脏，认为心是"君主之官，神明出焉"，为"五脏六腑之大主，精神之所舍也"。把人的精神意识和思维活动统归于心，故曰"心藏神"。同时，按五种不同的表现分为神、魂、意、魄、志，分别归属于五脏，但都是在心的统领下而发挥作用的，如心藏神，主喜；肝藏魂，主怒；脾藏意，主思；肺藏魄，主悲；肾藏志，主恐等。其中脑与心、肝、肾的关系更为密切。因此，对脑和精神意识思维活动异常的精神情志病，也要注意与五脏的关系。

二、女子胞

女子胞，又称胞宫，即子宫，居于小腹，在膀胱之后，呈倒梨形。主要功能是主月经和孕育胎儿，与冲任二脉以及肾、心、肝、脾等有密切关系。女子的月经来潮和胎儿的孕育，主要有以下三个方面的生理因素。

1. "天癸"的作用　生殖器官的发育，全赖于"天癸"。"天癸"是肾中精气充盈到一定程度时的产物，具有促进性腺发育而至成熟，并维持生殖功能的生理效应。"天癸"的至与竭，是月经来潮与否的前提条件，并能引起冲、任二脉的相应生理效应。

2. 冲、任二脉的作用　冲、任二脉同起于胞中。冲脉与肾经并行，与阳明脉相通，能调节十二经脉的气血，故称"冲为血海"；任脉在小腹部与足三阴经相会，能调节全身的阴经，称"阴脉之海"，并有"任主胞胎"之说。十二经脉气血充盈，才能溢入冲、任二脉，经过冲、任二脉的调节，注入胞宫，而发生月经。冲、任二脉的盛衰，受"天癸"的调节。临床上，某些原因引起冲、任二脉失调时，可出现月经周期紊乱，甚至不孕等症。

3. 心、肝、脾三脏的作用　心主血、肝藏血、脾为气血生化之源而统血，对于全身血液的化生和运行均有调节作用。月经的来潮和周期，以及孕育胎儿，均离不开气血的充盈和血液的正常调节。若肝藏血、脾统血的功能减退，可引起月经过多，周期缩短，行经期延长，甚至崩漏等症。若脾的生化气血

功能减弱，则月经的化源不足，可导致月经量少，周期延长，甚至经闭。若因情志所伤，损伤心神或影响肝的疏泄功能，也可导致月经失调等病理现象。

综上所述，月经来潮的生理，是一个复杂的过程，并不是单一的因素，而更多的是与全身的整体情况和精神状态有关。从脏腑、经络等生理功能来说，与肾、心、肝、脾和冲、任二脉的关系最为密切。

第五节　脏腑之间的关系

人体是一个统一的有机整体。人体各脏腑器官通过经络相互沟通，在生理上相互联系，在病理上互相影响。脏腑之间的关系主要体现在呼吸、饮食物消化吸收与排泄、血液的生成与运行、水液代谢等方面。同时，也通过阴阳、五行等方面构成内在联系。

一、脏与脏之间的关系

（一）心与肺

心与肺之间的关系主要体现为气血关系。心与肺同居上焦，心主血，肺主气，气能推动血的运行，气的输布也依靠血的运载，所以心血和肺气是相互依存的。心主血脉，上朝于肺，肺主宗气，贯通心脉。肺朝百脉，助心行血，是血液正常运行的必要条件。心与肺在病理上的相互影响，也主要表现在气血方面。如肺气虚弱、宗气不足，则血液运行无力而导致心血瘀阻，出现心悸、气短、胸闷、口唇青紫等。如心气不足，则血脉搏动无力，也会影响肺的宣降功能，导致咳喘、气促、胸闷等。

（二）心与脾

心与脾之间的关系主要体现在血液的生成和运行上。

1. 血液生成　脾气健运则血液生化有源，心血自能充盈；心阳可以温运脾土，心主神志，可以调节脾的运化。脾气不足与心血不足常相互影响，而成心脾两虚。

2. 血液运行　心气充沛，血液运行有力；脾气的固摄正常，血液才能在经脉内正常运行而不逸出脉外。因此心气虚弱或脾不统血等证日久，均可发展成心脾两虚证，症见眩晕、心悸、失眠、腹胀、纳呆、便溏、倦怠、面色无华等。

（三）心与肝

心与肝之间的关系主要体现在血液运行、精神和情志方面。

1. 血液运行　心主血，推动血液在经脉内运行不息；肝藏血，贮藏血液并调节全身各脏腑组织器官的血量分布，肝又主疏泄，调畅气机，有利于气血的运行。病理上心血不足与肝血不足常相互影响，表现为心悸、失眠多梦、眩晕、肢体麻木、女子月经量少、爪甲不荣等的心肝血虚证。

2. 精神和情志　心为五脏六腑之大主，精神之所舍，肝主疏泄，调畅情志，两脏共同调节人的精神、情志活动。临床上心与肝在情志上常互相影响，如果肝失疏泄，升发太过，气火上逆，可引起心火上炎，心神被扰；若心火偏亢，也能导致肝升发太过，肝火上炎。

（四）心与肾

心与肾之间的关系主要体现在心肾相交、精血互生、精神互用等方面。

1. 心肾相交　心位于上焦而属阳，肾位于下焦而属阴。心火下降于肾，使肾水不寒；肾水上济于心，使心火不亢，两脏之间这种阴阳动态平衡称为"心肾相交"，又称"水火既济"。这种关系遭到破坏而形成的病理变化，称为"心肾不交"，临床可见失眠多梦、心悸易惊、健忘、腰酸、梦遗等症。

2. 精血互生　肾藏精，心主血，精血互相资生和转化，肾中所藏之精是生血的物质基础。精亏可导致血虚，血虚亦可导致精亏。

3. 精神互用 心藏神，肾藏精，精能化气生神，为神气之本；神能驭精役气，为精气之主。人的神志活动，不仅为心所主，与肾也密切相关。若肾精不足，脑髓亏虚，精神失养，可出现健忘、失眠、多梦、头晕、耳鸣等症。

（五）肺与脾

肺与脾之间的关系主要体现在气的生成和水液代谢两个方面。

1. 气的生成 肺吸入的清气与脾摄入的水谷精微之气生成宗气并积于胸中，宗气走息道助肺呼吸，贯心脉助心以行气血。在病理上，肺脾两脏常互相影响。临床可见少气懒言、语声低微、咳喘无力、食少纳呆、腹胀便溏、倦怠乏力等脾肺两虚证，治疗上常采用"培土生金"或"脾肺双补"的方法。

2. 水液代谢 肺主宣发肃降，主行水，通调水道；脾位于中焦，主运化水液，为水液升降出入之枢纽。两脏既分工又合作，在维持水液代谢平衡方面发挥着重要作用。在病理上，肺脾两脏亦互相影响。若脾失健运则水液聚而生痰成饮，从而影响肺的宣肃功能，可见咳嗽气喘、痰多等，故曰"脾为生痰之源，肺为贮痰之器"。肺病日久可影响脾的运化功能，除见咳喘无力外，还可见形瘦、饮食减少、腹胀便溏或水肿等湿浊困脾之象。

（六）肺与肝

肺与肝之间的关系主要体现在气机升降调节方面。在气机升降上，肺气肃降，肝气升发，肝从左而升，肺从右而降，升降得宜，则气机舒展。人体气、血、津液、精运行，以肝肺为枢转，肝升肺降，以维持气机的正常升降运动。在病理情况下，肝与肺气机升降失常，如肝气郁结日久化火，循经灼肺，出现胁肋灼痛、易怒、咳逆咯血等肝火犯肺证。

（七）肺与肾

肺与肾之间的关系主要体现在呼吸运动、水液代谢及阴液互资三个方面。

1. 呼吸运动 由肺吸入的清气，必须下行至肾，由肾摄纳，从而保证呼吸运动的平稳，有利于气体的交换。病理情况下，肾的精气不足，摄纳无权，或肺气久虚，损及肾气，可致肾不纳气，则见气短、呼吸困难、呼多吸少、动则喘甚等症，故曰"肺为气之主，肾为气之根""肺主呼气，肾主纳气"。

2. 水液代谢 肾为主水之脏，其气化作用贯穿于水液代谢的始终，而肺为水之上源，主宣发肃降、通调水道。肺肾等脏相互配合，共同维持着人体水液代谢的协调平衡。在病理上，肺肾功能失调，常互为因果，引起水液代谢障碍。当肺的宣降失调或肾的气化不利，则可出现咳喘不得卧、尿少、水肿等症状。

3. 阴液互资 肾阴为一身阴液之根本，对肺阴具有滋润作用，五行中肺属金而肾属水，金能生水，故肺阴亦对肾阴具有资生作用，称为"金水相生"。若肺阴久亏，可下损肾阴，而肾阴不足，不能滋养肺阴，亦可致肺阴虚，最终可形成肺肾阴虚，可见潮热盗汗、腰膝酸软、干咳少痰、痰中带血等症。

（八）肝与脾

肝与脾之间的关系主要体现在疏泄与运化的相互为用、藏血与统血的相互协调方面。

1. 消化方面 肝协调脾胃升降，并疏利胆汁，促进脾胃对饮食物的消化及对精微物质的吸收和转输；脾气健旺，气血生化有源，肝体得以濡养而使肝气冲和条达，有利于疏泄功能的发挥。若肝失疏泄，气机郁滞，可影响脾胃的受纳、运化等功能，出现"肝脾不调"或"肝胃不和"。前者可见精神抑郁、胸闷善太息、胁痛、纳减、腹胀便溏等；后者可见胁肋胃脘胀痛、易怒、呃逆、嗳气等。脾失健运，也可影响肝之疏泄，导致"土壅木郁"之证，或因脾虚生湿化热，湿热郁蒸肝胆，胆汁外泄，可形成黄疸。

2. 血液运行 肝主藏血，调节血量；脾主生血，统摄血液。脾气虚弱，则血液生化不足，或统摄无权而出血，可导致肝血不足，肝失所养，出现"肝脾两虚"证。此外，肝不藏血也可与脾不统血并见，可见食少、便溏、头晕、面色苍白、月经量少色淡等症。

（九）肝与肾

肝与肾之间的关系主要体现在阴阳互资互制、精血互生及疏泄与闭藏互用方面。

1. 阴阳互资互制　肝在五行属木，肾在五行属水，水能生木，又称"水能涵木"。肝主疏泄和藏血，体阴用阳。肾阴能涵养肝阴，使肝阳不致上亢，肝阴又可资助肾阴的再生。在肝阴和肾阴之间，肾阴是主要的，只有肾阴充足，才能维持肝阴与肝阳之间的动态平衡。若肝肾阴虚，阴不制阳，水不涵木，可导致肝阳上亢，见眩晕、中风等症。肾阳亦可资助肝阳，共同温煦肝脉，以防肝脉寒滞。若肝肾阳虚，阳不制阴，阴寒内盛，可致下焦虚寒，症见少腹冷痛，阳痿精冷，宫寒不孕等。

2. 精血互生　肾藏精，肝藏血，精血相互资生，相互转化。在生理状态下，肝血依赖肾精的滋养，肾精又依赖肝血的不断补充。精与血都化生于脾胃消化吸收的水谷精微。病理上肾精亏损和肝血不足常相互影响，出现头晕目眩、耳鸣耳聋、腰膝酸软等肝肾精血两亏之症，临床上多以补肾养肝法治之。

3. 疏泄与闭藏互用　肝主疏泄，肾主闭藏。肝肾之间存在着相互为用、相互制约、相互调节的关系，疏泄与闭藏，相反相成，这种关系主要表现在女子月经生理和男子排精功能方面。病理上，若肝肾藏泄失职，女子可见月经过多或过少，甚至闭经，男子可见遗精、滑泄或阳强不泄等症。

总之，肝肾的阴液、精血之间相互资生，其生理功能皆以精血为物质基础，而精血又同源于水谷精微，且又同具相火，所以，肝肾之间的关系称为"肝肾同源""精血同源"，又称"乙癸同源"。

（十）脾与肾

脾与肾之间的关系主要体现在先后天关系及水液代谢方面。

1. 先后天关系　脾主运化，脾的运化赖于脾之阳气的作用，而脾阳须依赖于肾阳的温煦才能强盛。肾藏精，肾精必须得到脾运化的水谷精微的充养才能充盛不衰。先后天之间的关系是"先天生后天，后天养先天"。如肾阳虚不能温脾阳，则脾阳虚衰，运化不利；或脾阳虚衰，日久及肾，导致肾阳虚衰，最终导致脾肾阳虚。临床表现为腰膝酸软、畏寒肢冷、食少便溏，甚至五更泄泻。若脾病日久，运化失职，水谷精微化源匮乏，无以滋养先天，则肾精虚衰，人体生长发育迟缓，生殖功能障碍，在小儿可表现为生长发育不良，出现五迟、五软；在成人可见早衰、阳痿不育、经少不孕等。

2. 水液代谢　脾主运化水液，为水液代谢的枢纽，肾主水液，气化作用贯彻在水液代谢始终，故曰"其本在肾，其制在脾"。脾肾阳虚均可导致水液代谢障碍，出现水肿、泄泻、小便不利等症。

二、脏与腑之间的关系

脏与腑的关系，即是脏腑阴阳表里相合的关系。五脏属阴，六腑属阳；五脏为里，六腑为表。在组织结构上，一般相互联系的脏腑位置比较接近，在经络上相互络属；在生理上脏腑之间藏泄互用。五脏主藏，可防止精气的过量耗泄；六腑主泄，可防止水谷的壅塞不通。在具体生理活动中，脏与腑之间互相促进；在病理上，脏与腑之间常互相影响传变等。

（一）心与小肠

心与小肠通过经脉相互络属构成了表里关系。在病理上相互影响，如心经实火，可移热于小肠，引起尿少、尿赤涩刺痛、尿血等小肠实热的症状；若小肠有热，亦可循经脉上熏于心，可见心烦、舌红、口舌生疮糜烂等症状。此外，小肠虚寒，化物失职，水谷精微不生，日久可出现心血不足的病证。

（二）肺与大肠

肺与大肠通过经脉相互络属构成表里关系。肺气肃降，则大肠传导正常；大肠传导通畅，使肺气得以清肃下降。如肺热壅盛，灼伤津液，可使大肠失润而腑气不通；肺失肃降，则大肠传导无力，会导致大便不畅；大肠实热壅滞，耗伤津液，气机不畅，会导致肺气闭滞，出现胸满、喘促等症状。

（三）肝与胆

胆附于肝，有经脉互为络属，构成表里关系，肝与胆的关系，主要体现在消化与精神情志方面。病理上肝胆病变也常并见，如肝胆火旺、肝胆湿热等证候。

1. 消化方面 胆汁为肝之余气所生，只有在肝主疏泄功能正常的情况下，胆汁才能顺利生成并适时排入肠腔以助消化。肝胆均属木，有疏泄功能，促进脾胃的升降和运化。在病理上，若肝失疏泄，可影响胆汁的生成、排泄并引起消化功能异常。若胆汁排泄障碍，亦可引起肝之疏泄异常，临床可见口苦、纳呆、腹胀、胁肋胀痛，甚则黄疸。

2. 精神情志方面 肝主疏泄，调畅情志，胆主决断，与人之勇怯相关。肝胆之间相互为用，肝胆病变，常引起精神情志异常，如多疑善虑、胆怯易惊等。

（四）脾与胃

脾与胃以膜相连，通过经脉相互络属而构成表里相合关系。

1. 纳运相成 脾主运化，胃主受纳，受纳与运化相辅相成。二者一纳一运，紧密配合，完成饮食物的消化吸收。在病理上，胃受纳失常则脾运化不利，脾失健运则胃纳失常，出现恶心呕吐、脘腹胀满、不思饮食等，称为"脾胃不和"。

2. 升降相因 脾气主升，以升为顺；胃气主降，以降为和。脾胃之间，纳运相合，升降相因，相反相成，饮食物才能得以正常的消化吸收。在病理上，脾升胃降相互影响。脾气不升，水谷夹杂而下，出现泄泻甚至完谷不化；胃气不降反而上逆，可见恶心呕吐、呃逆嗳气等症。

3. 燥湿相济 脾胃在五行中均属土，但脾为阴土，喜燥而恶湿；胃为阳土，喜润而恶燥。脾喜燥恶湿，是指脾主运化水液，易被湿邪所困；胃喜润恶燥，是指胃为水谷之海，阳气亢奋，易化燥伤津。正因为脾胃有此特性，故临床上脾阳易损，而致水湿不运，胃阴易伤，而致消化异常，出现纳呆、恶心呕吐、腹胀等症状。

（五）肾与膀胱

肾与膀胱通过经脉相互络属构成表里关系。两者关系主要体现在水液代谢方面。在生理上，膀胱的贮尿和排尿功能均依赖于肾之气化和固摄作用。只有肾气充足，气化和固摄有权，膀胱才能开合有度，尿液才得以正常的生成、贮存和排泄。在病理上，若肾气虚衰，固摄无权，则膀胱开合无度，可见尿频、小便清长、遗尿、甚或尿失禁；若肾阳虚衰，肾与膀胱气化不利，可见小便不利，甚或癃闭。

三、腑与腑之间的关系

六腑以"传化物"为其生理特点。在饮食物的消化、吸收和排泄的一系列生理活动中，六腑既有明确的分工，又有密切的联系和配合。

六腑在不断完成其受纳、消化、传导和排泄功能时，宜通不宜滞，古人即有"六腑以通为用""腑病以通为补"的说法。六腑在病理上也是相互影响的。如胃有实热，耗灼津液，可使大肠津亏，大便燥结；肠燥便秘，也影响胃的和降，使胃气上逆，出现恶心、呕吐等症。又如，胆火炽盛常可犯胃，导致胃失和降而见口苦、呕吐苦水等；脾胃湿热，熏蒸肝胆，胆汁外泄，可出现黄疸等。

第六节　经　络

经络是运行全身气血、联系脏腑肢节官窍、沟通人体上下内外的通路，是人体结构的重要组成部分。经络学说是研究人体经络系统的概念、循行分布、生理功能、病理变化及其与脏腑相互关系的学说，是中医学理论体系的重要组成部分。经络学说是古人在长期与疾病做斗争的医疗实践中逐渐积累和发展起来的，不仅是针灸、推拿的理论基础，而且对指导中医临床各科均有重要意义，贯穿于中医学的生理、病理、诊断和治疗等各方面，故《灵枢·经脉》曰："经脉者，所以决死生，处百病，调虚实，不可不通。"历代医家对经络学说都十分重视。

一、经络的概念和经络系统的组成

（一）经络的概念

经络是人体经脉和络脉的总称。经，有路径之意，经脉是经络系统的主干，较粗大；络，有网络之意，是经络系统的分支，较细小。经脉有一定的循行径路，而络脉则纵横交错，网络全身，无处不至。经络系统通过有规律的循行和错综复杂的联络交会，把人体的五脏六腑、四肢百骸、五官九窍、皮肉筋脉等组织器官联结成一个统一的有机整体，从而保证人体生命活动的正常进行。

（二）经络系统的组成

经络系统，由经脉、络脉及其连属组织组成，包括十二经脉、奇经八脉、十二经别、十五络脉、十二经筋和十二皮部（图3-1）。

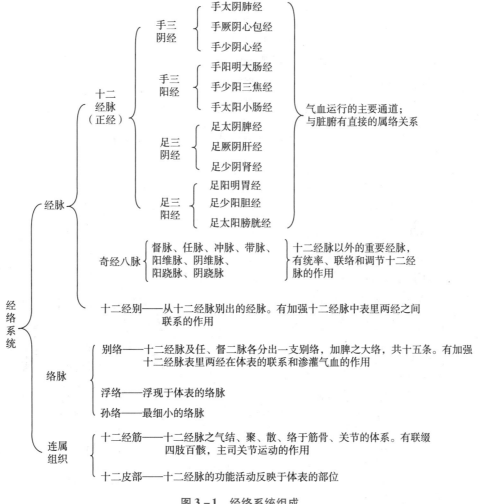

图3-1　经络系统组成

经脉又有正经和奇经两大类,为经络的主要部分。正经有十二条,即手足三阴经和手足三阳经,合称"十二经脉"。奇经有八条,即督脉、任脉、冲脉、带脉、阳维脉、阴维脉、阳跷脉、阴跷脉,合称"奇经八脉"。督脉、任脉常与十二经脉并称"十四经脉"。

络脉有别络、浮络、孙络之分。别络较大,共有十五条,其十二经脉与任、督二脉各有一支别络,再加上脾之大络,合为"十五别络"。别络有别走邻经之意,可以加强表里阴阳两经的联系与调节。络脉浮行于浅表部位的称为"浮络"。络脉最细小的分支称为"孙络"。

二、十二经脉与奇经八脉

(一) 十二经脉

十二经脉又称"十二正经",对称地分布于人体的两侧,每一经脉的名称包括手或足、阴或阳、脏或腑三部分。行于上肢的经脉为手经,行于下肢的经脉为足经;阴经行于四肢内侧,阳经行于四肢外侧;阴经属脏,阳经属腑(表3-1、图3-2至图3-4)。

表3-1　十二经脉的名称、分类及其在四肢部的分布规律

	阴经 (属脏属里)	阳经 (属腑属表)	循行部位 (阴经行于内侧,阳经行于外侧)	
手	太阴肺经*	阳明大肠经	上肢	前缘
	厥阴心包经	少阳三焦经		中线
	少阴心经	太阳小肠经		后缘
足	太阴脾经*	阳明胃经	下肢	前缘
	厥阴肝经**	少阳胆经		中线
	少阴肾经	太阳膀胱经		后缘

* 太阴肺经起于中焦,其余上肢的阴经起于相应的脏,阳经起于手;下肢的阴经起于足,阳经起于头面。

** 在足背部和小腿下半部,肝经在前缘,脾经在中线,至内踝上八寸处交叉之后,则脾经在前缘,肝经在中线。

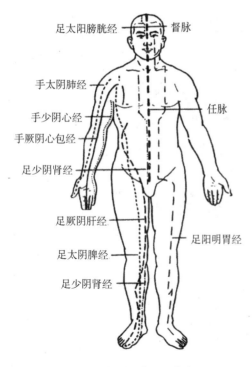

图3-2　十四经脉正面分布图

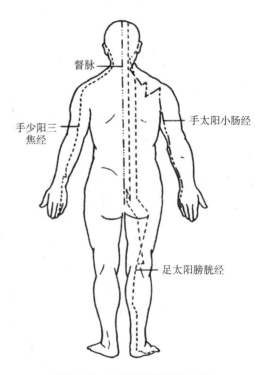

图3-3　十四经脉背面分布图

十二经脉对称性地分布于人体的左右两侧，其走向交接、循行分布、表里关系和流注次序等，均有一定的规律。

1. 十二经脉的走向规律 手之三阴从胸走手，手之三阳从手走头，足之三阳从头走足，足之三阴从足走腹（图 3 –5）。

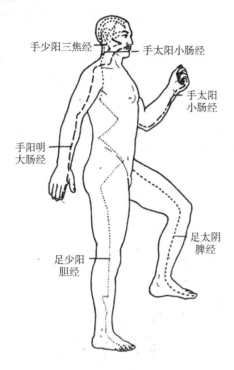

图 3 – 4　十四经脉侧面分布图

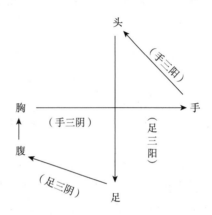

图 3 – 5　十二经脉走向规律示意

2. 十二经脉的交接规律 在十二经脉的循行交接过程中，其交接部位也有明显的规律性。互为表里的阴经与阳经在四肢末端交接，同名手、足阳经在头面部交接，异名手、足阴经在胸腔内脏交接（图 3 –6）。

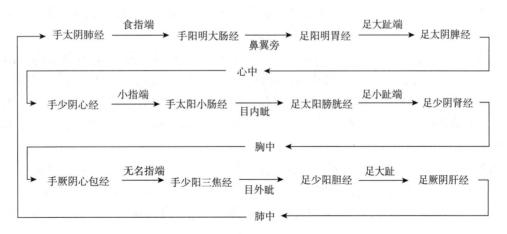

图 3 – 6　十二经脉的交接部位示意图

（二）奇经八脉

奇经八脉，是指十二经脉之外"别道奇行"的八条经脉，这八条经脉纵横交错，穿行于十二经脉之间，其分布不像十二经脉那样规则，与五脏六腑也没有直接的相互属络关系，相互之间也没有表里相合关系。奇经八脉的主要生理功能如下。

1. **进一步密切十二经脉的联系**　如督脉"总督诸阳"，能联系手足三阳经脉而交会于督脉的大椎穴，故有"阳脉之海"之称；任脉"总督诸阴"，其脉多次与手足三阴经脉交会，故有"阴脉之海"之称；冲脉通行上下前后，渗灌三阴三阳，故有"十二经脉之海"之称；带脉是约束纵行诸经、沟通循行于腰腹部的经脉；阳维、阴维脉可组合所有的阳经和阴经，其中阳维脉维络诸阳而有"阳维维于阳"之说，阴维脉维络诸阴而有"阴维维于阴"之说；阳跷、阴跷脉左右成对，对分布于腿膝内外侧的阴经和阳经有协调作用，故有"分主一身左右阴阳"之说。

2. **调节十二经脉的气血**　奇经八脉（除任、督外）虽然不参与十四经气血循环，但具有涵蓄和调节十二经脉气血的功能。当十二经脉的气血旺盛而有余时，就会流注于奇经八脉，蓄以备用；当人体生理活动需要或十二经脉的气血不足时，奇经中所蓄的气血则可溢出、渗灌和供应于全身组织。

3. **与某些脏腑关系密切**　奇经在循行过程中直接与脑、髓、肾发生联系，如督脉"入颅络脑""行脊中""属肾"等；任、督、冲三脉，同起于胞中，带脉约束胞系，与女子的经、带、胎、产密切相关，故有"冲为血海""任主胞胎"之说。

三、经络的生理功能与应用

（一）经络的生理功能

经络是人体内的一个重要系统，经络的正常功能活动，称为"经气"，主要有以下四个方面生理功能。

1. **沟通联系全身各部**　人体是由五脏六腑、四肢百骸、五官九窍、皮肉筋脉等组成的，各自具有的不同生理功能，使机体内外上下保持协调统一。十二经脉及其分支，纵横交错，出表入里，由里出表，通上达下，络属于脏腑之间；奇经八脉与十二经脉交叉相接，加强了十二经脉间的联系，并补充十二经脉在循行分布上的不足；十二经筋和十二皮部联络全身的筋肉皮肤，从而使全身各个脏腑组织器官有机地联系起来，构成一个表里上下彼此之间紧密联系、协调共济的统一体，所以《灵枢·本藏》曰："夫十二经脉者，内属于脏腑，外络于肢节。"

2. **运行气血，濡养全身脏腑组织**　人体各个组织器官，均需气血的濡润滋养，才能维持正常的生理活动。气血之所以能通达全身，发挥其营养脏腑组织器官、抗御外邪、保卫机体的作用，又依赖经络的传注，故《灵枢·本藏》曰："经脉者，所以行血气而营阴阳，濡筋骨，利关节者也。"

3. **感应传导作用**　感应传导是指经络系统对于针刺或其他刺激的感觉传递和通导作用，又称"经络感传现象"。当某种刺激作用于一定穴位时，人体会产生酸、麻、胀、重等感觉，并可沿经脉的循行路线传导放散。中医将此称为"得气"或"气至"。针刺"得气"时，局部的酸、麻、重、胀感属经络的感应作用；其酸胀感沿经脉上下传导，即属经络的传导作用。当然，经络的感应与传导作用同时具备，不能截然分开。

4. **调节平衡作用**　经络能运行气血、协调阴阳，使机体的功能活动保持相对的平衡。当人体发生疾病，出现气血不和或阴阳偏盛偏衰等证候时，可运用针灸等治疗方法以激发经络的调节作用，从而达到"泻其有余，补其不足，阴阳平复"的目的。针刺经穴，通过经络作用于机体是一种良性双向调节作用。

（二）经络学说的临床应用

经络学说除了用以阐释人体的生理功能外，还被广泛用以阐释人体的病理变化，以及指导疾病的诊断和治疗。

1. **在病理方面的作用**　主要与疾病的发生和传变有关。

（1）**疾病的发生**　经络具有抗御外邪，护卫机体的作用。经脉之气是人体正气的一部分，当经络失去正常的功能，即经气不利，正气相对虚弱时，不能发挥保卫机体的作用，机体就容易遭受外邪的侵袭，从而导致疾病的发生。

（2）疾病的传变 表现为以下三方面。①体表受邪，传之于内：外邪侵犯机体，首犯体表，然后沿着经络由表入里、由浅入深地传变，从而引起脏腑的病变。如外邪侵袭不解，可内传肺脏，引起咳嗽、喘促等症状。②内脏有病，形见于外：人体内脏发生病变时，可通过经络反映于体表，在体表的相应部位出现病理征象。如足厥阴肝经布胁肋，抵少腹，所以肝病常见两胁、少腹胀痛；真心痛，不仅表现为心前区疼痛，且常引及上肢内侧后缘，即是手少阴心经行于上肢内侧后缘之故。③脏腑患病，相互影响：某一脏腑患病，可通过经络影响其他脏腑。如肝脉夹胃，肝病可以影响胃、脾而引起食欲不振、嗳气吞酸、腹满泄泻；表里两经相互络属的脏腑在病理上亦常相互影响，如心火下移小肠而见小便赤涩刺痛。

2. 在诊断方面的作用

（1）根据经络循行路线诊断疾病 根据疾病在经络循行部位上所出现的症状与体征，结合经络所属的脏腑，从而确定病属何脏何腑。如缺盆中痛，常为肺的病变，因由缺盆是手太阴肺经所过之处。

（2）依据发病部位诊断经脉病变 病发于某一部位，何经经过此部位，则为何经病变。如头痛一症，可根据经脉在头部的循行分布规律来辨别；痛在前额者，多与阳明经有关；痛在两侧者，多与少阳经有关；痛在后头部及项部者，多与太阳经有关；痛在巅顶者，多与厥阴经有关。

（3）压痛诊断 经络循行通路上有明显的压痛或触及结节状、条索状的反应物，常有助于疾病的诊断。如肺俞穴出现结节或中府穴有压痛，多为肺病；肠痈可在阑尾穴处出现压痛；长期营养不良的患者可在脾俞穴处见到异常变化等。

3. 在治疗方面的作用 经络学说广泛地用以指导临床各科的治疗，特别是对针灸、按摩和药物的治疗，更具有指导意义。

（1）指导针灸与按摩治疗 主要是根据某一经或某一脏腑的病变，按照脏腑经络和穴位的关系，采取循经取穴、局部取穴或邻近取穴等，通过针灸或按摩，以调整经络气血的功能，从而达到治疗的目的。

（2）指导药物治疗 药物治疗也以经络为渠道，通过经络的传导转输，使药到病所，发挥其治疗作用。古代医家在长期的临床实践基础上，创立了"药物归经"的理论。这一理论可指导临床治疗的分经用药和某些引经药物的使用，如治头痛，属太阳经者可用羌活、属阳明经者可用白芷、属少阳经者可用柴胡，这不仅因为羌活、白芷、柴胡分别归于足太阳、足阳明、足少阳经，而且能作为向导，引导其他药物归入以上各经而发挥治疗作用。

知识拓展

经络的物质基础

现代研究认为经络是一个复杂系统，它由胶原纤维网络、多糖/水黏胶层网络、组织液在血管外的长程输运网络、淋巴网络、血管网络、神经网络和内分泌网络等生理网络组织在横向上交叉构成，又将人体的各个结构层次在纵向上联结在一起。其中的胶原纤维网络、多糖/水黏胶层网络和组织液在血管外的长程输运网络，具有多种潜在的重要生理功能；经络功能是此种复杂网络交叉形成的整体性的生理功能；穴位存在于各种结缔组织结构之中，是各个网络相互交叉的节点，具有多种特异性的结构和功能。

答案解析

思考题

1. 如何理解肺主通调水道与肾主水的关系？

2. 试述脾与胃之间的关系。

3. 如何理解"肝肾同源"？

书网融合……

本章小结

微课

习题

第四章　生命活动的基本物质

PPT

气、血、津液、精是构成人体和维持人体生命活动的基本物质。脏腑、经络等组织器官功能活动不断产生气、血、津液、精；同时，气、血、津液、精又是构成人体组织器官的重要物质；人体生命活动的维持又需要气、血、津液、精不断供给养料。因此气、血、津液、精与脏腑、经络等组织器官在生理上存在着密切联系，在病理上相互影响。人体体质的差异反映了气、血、津液、精的充盈与否，人体病理变化也会反映在不同层次的气、血、津液、精的异常变化上。

第一节　气

一、气的概念和分类

气，是古代人们对自然现象的一种朴素认识。古人认为，宇宙间的一切事物，都是气的运动变化的结果，即气是构成世界的最基本物质。中医学理论以气的运动变化来阐释人体的生命活动：一方面指极细微的、活动力很强的，且不断活动的物质，如呼吸之气、水谷精气等；另一方面指人体脏腑、经络等组织的生理功能，如心气、肺气、胃气、经络之气等。人体的气由先天之气和后天之气组成，先天之气即肾中精气，是与生俱来的，禀受于父母的肾气，并不断汲取母体的水谷之气而生；后天之气即脾胃运化饮食物生成的水谷精气和肺吸入的清气。由于气的来源、分布部位和功能特点的不同，分别有不同的名称，即元气、宗气、营气、卫气。气的功能主要有推动、温煦、防御、固摄、营养和气化六个方面。气的运动，称为"气机"；气的运动而产生的变化，称为"气化"。气的运动形式主要有升、降、出、入四种。

（一）元气

又称"原气""真气"，是人体最重要、最根本之气，是人体生命活动的原动力。元气来源于肾中精气，需后天之精气的不断补充和滋养，并以三焦为通道，布散到全身、五脏六腑、经络等组织器官，无处不到。元气能激发各组织器官的生理活动；推动人体的生长、发育和生殖；固摄尿液、精液及肺吸入之气。因此元气是维持人体生命活动最重要的物质。

元气的盛衰，与肾、脾、胃的功能密切相关。元气充盛，则脏腑活力旺盛，机体健康少病；若先天禀赋不足，或后天失养，或久病耗损，则可导致元气虚衰，可使人生长发育迟缓，脏腑组织功能低下，进而发生各种疾病。

（二）宗气

又称"大气"，是由肺吸入的清气与脾运化的水谷精气结合而成的，积于胸中，灌注于心肺。宗气能维持肺的呼吸，推动血液的运行，同时对心脉、肺及呼吸道均有营养作用，与人体的视觉、听觉、语言、声音等功能有一定的关系。

宗气的盛衰与肺、脾、胃的功能密切相关。若宗气不足，可出现气短、喘促、呼吸急迫、气息低微、肢体活动不便、心脏搏动无力或节律失常等症状。

（三）营气

营气是脉道中具有营养作用之气，因富于营养而得名。营气由水谷精气所化生，循行于血脉而运行至全身。由于其与血同行于脉中，又能化生血液，二者密不可分，故常"营血"并称。相对于卫气，营气属阴，故又称"营阴"。其主要功能是化生血液和营养全身。

营气主要由脾胃运化的水谷精气所化生，因此，营气的盛衰与脾胃的功能密切相关。若营气生成不足，或大量损耗等导致营气亏虚，常可引起头晕目眩、唇淡无华、妇女月经量少或经闭等症。

（四）卫气

卫气来源于水谷精微中慓疾滑利之气，循行于脉外，是人体阳气的一部分，故又称"卫阳"。卫气在外则循行于皮肤之中，分肉之间；在内则散于胸膜。卫气的功能：一是护卫肌表，抵御外邪入侵；二是温养脏腑、肌肉、皮毛等；三是调节腠理的开合和汗液的排泄。

知识拓展

营气与卫气的联系与区别

营气与卫气都为水谷精气所化生，营气又称"荣气"，为水谷精微中较为富于营养的部分，相对来说行于脉中，流行全身，故而"和调于五脏，洒陈于六腑"；卫气又称"悍气"，为水谷精微中较为慓疾滑利部分，相对来说在于脉外。营气属阴，卫气属阳；营主营内，卫主卫外。二者相互为用，维持机体的正常活动。

二、气的运动

气的运动称为"气机"。人体的气处于不断运动的状态，运行于全身各脏腑、经络和形体官窍，推动、激发人体各种生理活动。气的运动停止，人的生命活动就会终止。

升、降、出、入是气运动的四种基本形式。气的升降出入是通过脏腑的功能活动实现的，故又称"脏腑的升降"。

人体各脏腑组织之间的气机升降运动的动态平衡，是维持正常生命活动的关键。一方面保证生命活动的物质基础之气不断自我更新，即不断地从外界摄取食物，并通过气化作用，升清降浊，摄取精微而充养自身；另一方面又将代谢废物排出体外，从而维持机体的物质代谢和能量转换的动态平衡。

气的升降出入正常协调，称为"气机调畅"。只有气机调畅，才能维持正常的生理活动。气的升降出入异常称为"气机失调"，就会产生病变。常见的有气机运行不畅，阻滞不通的"气滞证"；气机下降不及或升发太过的"气逆证"；气机升发不及或下降太过的"气陷证"。

三、气的生理功能

（一）推动作用

气的推动作用主要是指气激发人体生理功能的作用。气可以推动人体生长发育，推动脏腑、经络等器官的生理活动。如气能推动饮食物的消化吸收、血液的生成运行、津液的生成与输布、各种代谢废物的排泄等。

气的推动作用，主要由相关脏腑之气承担。某些脏腑气虚而推动作用不足，就使脏腑、经络等器官生理活动减弱，从而影响人体生长发育与生殖、消化吸收、血液生成与运行、津液生成与输布，最终导致病理变化。如儿童肾气不足会发育不良；成年人肾气虚弱会影响生殖功能；脾胃气虚则会影响消化吸收功能，导致血液生成不足。

（二）温煦作用

气的温煦作用是指气能温煦人体全身各脏腑、经络等组织器官，以维持其正常的生理活动。人体正常而恒定的体温得以维持、新陈代谢得以正常进行等，都是气的温煦作用的具体表现。气虚则温煦作用减弱，可引起畏寒肢冷，甚至体温偏低，或血液、津液运行迟缓等虚寒症状。若卫气不足则四肢、肌表寒冷；脏气虚弱则脏腑寒冷。

（三）防御作用

气的防御作用主要是指正气的抵抗病邪功能。正气的防御作用包括：一则护卫人体肌表，防御外邪入侵；二则当人体受外邪入侵后，正气与邪气进行斗争，以消灭邪气或驱邪外出，防止邪气对机体的进一步损害。若正气虚弱，防御作用减弱，则抵抗力下降，人体易感受外邪而发病，或疾病进行过程中，正不敌邪，则病位由浅入深，病情由轻转重，甚至恶化。

（四）固摄作用

气的固摄作用主要是指气能防止血液和津液等异常流失的功能。一可固摄血液，使血液在脉管中正常运行，防止血逸脉外；二可固摄水液、体液、津液（如汗液、尿液、唾液、胃液、肠液）等，控制其分泌量、排泄量，防止水液、体液过度丢失；三可固摄精液，防止妄泄。若气虚而固摄作用减弱，则可使体内液态物质异常流失而发生病变。如气不摄血，可导致便血、咯血等多种出血症状；气不摄精，男子可出现遗精、滑精等症状；气不摄津，可导致多汗、多尿、小便失禁等；气虚肛肠失固，可出现久泻、脱肛等。

（五）气化作用

人体气、血、津液、精等物质新陈代谢及其相互转化，都是气化作用的结果。如饮食物转化为水谷精微与糟粕、水谷精微化生血和津液、津液转化成汗液及尿液等，都是气化作用的结果。如果气化作用失常，就会影响饮食物的消化吸收，糟粕的排泄，气、血、津液、精的新陈代谢和相互转化，影响汗液、尿液的生成与排泄，从而产生各种疾病。

（六）营养作用

气的营养作用主要是指食物经脾胃运化作用而化生水谷精微，从而为全身组织器官提供营养的作用。水谷精微通过血液运行而输布全身，一方面，营养人体脏腑、经络、形体、官窍；另一方面，通过新陈代谢，产生人体生命活动所需的能量。

脾胃疾病导致水谷之气吸收减少，或肺病影响清气的吸入，均能造成气虚，使周身各组织器官的营养不足，从而导致脏腑、经络等组织器官功能低下而致病。

第二节　血

一、血的概念

血，即血液，是循行于脉中的富有营养的红色液体，是构成人体和维持人体生命活动的基本物质之一。血液主要由营气和津液组成，具有营养和滋润作用，不仅能输送养料，还能运输废物。如周身的浊气通过血液运输至肺而呼出体外，代谢废物通过血液运输至肾，在肾的气化作用下，废物（浊者）下输膀胱后排出体外。血液必须在脉中正常运行，才能发挥其生理功能。

二、血的生成及运行

（一）血的生成

主要由脾胃运化的水谷精微所化生。水谷之精气与自然之清气相结合，生成的营气是血液的重要组成部分。"精血同源"，精和血之间可以相互转化，肾精可以化血。概括地说，血液的生成是以水谷精微、自然之清气以及肾精为物质基础，通过脾、肺、心、肝、肾的一系列功能活动而完成的。如果某一脏器功能低下，影响血液生成物质的来源或气化过程，则可导致血液生成不足，产生血虚的病理变化。

（二）血的运行

血循行于脉中，依靠气的推动和固摄作用的协调平衡，在如环无端的密闭脉道内运行不息。心主血脉，心气可推动血液循环；"肺朝百脉"，肺气可使血液布散全身；脾主统血，脾气可固摄血液在脉道内循行；肝主藏血、主疏泄以调节血液。以上任何一个脏器的功能发生病理变化，都可引起血液运行的失常。

三、血的生理功能

血液中的营气和津液是人体生命活动必需的养料，血液的生理功能主要是濡养脏腑、经络、形体官窍等组织器官，是机体精神活动的主要物质基础。

（一）濡养滋润脏腑组织

人体无论脏腑经络，还是形体官窍，都必须获得血液的濡养滋润，才能发挥其各自的生理功能。如果血液供应不充足或血液亏虚，不能濡养滋润脏腑经络、形体官窍，必然导致相应的组织器官功能减退或严重障碍，因而疾病发生。如肝不能得到血液的滋润，导致疏通气机功能失常，可出现眩晕、肢体麻木、关节拘急不利，妇女月经量少、色淡，甚则经闭等症状。

（二）神志活动的物质基础

心主神明，即心与人的精神情志活动相关。心血供应正常，才能保证心"主神明"的功能；若心血不足，可导致心神不安，出现心悸、失眠、多梦等症。脑是直接产生精神活动的器官，若脑的血液供应不足，会直接影响脑产生精神活动的功能。所以，人体神志活动正常，有赖于血液这一物质基础的正常供应。

第三节 津 液

一、津液的概念

津液是机体内一切正常水液的总称，包括各脏腑器官的内在体液及其正常的分泌物，如汗、涕、泪、涎、唾等。津液与气血一样，是构成人体和维持人体生命活动的物质基础。

津和液虽同属水液，但在性状、功能及其分布部位等方面有所区别。一般将质地较清稀，流动性较大，分散于皮肤、肌肉和孔窍之中，起滋润作用者称为津；将质地较稠厚，流动性较小，灌注于骨节、脏腑、脑髓之中，起濡养作用者称为液。津和液可以相互补充、相互转化，故并称津液。

二、津液的生成、输布与排泄

人体津液的生成、输布、排泄是个复杂的生理过程。津液来源于饮食水谷，通过胃对食物的"游溢精气", 小肠的"分清别浊", 然后"上输于脾"而生成。津液通过脾的转输、肺的宣降和肾的蒸腾气化, 以三焦为通道而输布于全身。津液代谢后主要化为汗液和尿液而排出体外。

(一) 津液的生成

津液取之于外而成之于内, 源自饮食水谷, 经过脾、胃、小肠和大肠的消化吸收而生成。

1. 脾胃运化 胃主受纳腐熟, 脾主运化, 两者相互配合, 吸收饮食中的津液等精微物质, 将津液上输于肺, 而后输布全身。

2. 小肠主液 小肠分清别浊, 吸收饮食物中大部分营养物质和水分, 上输于脾, 而布散全身, 并将水液代谢产物经肾输送至膀胱, 将糟粕下输于大肠。

3. 大肠主津 大肠吸收糟粕中所含部分水液, 重新生成人体的津液。

(二) 津液的输布

津液的输布主要依靠脾、肺、肾、肝和三焦等脏腑的综合作用而完成。

1. 脾气散精 脾主运化水谷精微。脾的转输作用, 一方面将津液上输于肺, 由肺的宣发和肃降, 津液输布全身而灌溉脏腑、形体和官窍; 另一方面, 脾又可以直接将津液向四周布散至全身, 起灌溉全身的作用。

2. 肺主行水 肺主行水, 通调水道, 为水之上源。肺接受从脾转输来的津液之后, 一方面, 通过宣发作用将津液输布至人体上部和体表; 另一方面, 通过肃降作用, 将津液输布至肾和膀胱以及人体下部。

3. 肾主津液 肾对津液输布起着主宰作用。主要表现在两个方面: 一方面, 肾中精气的蒸腾气化作用, 是胃的"游溢精气"、脾的散精、肺的通调水道, 以及小肠的分清别浊等作用的动力, 推动津液的输布; 另一方面, 由肺下输至肾的津液, 在肾的气化作用下, 清者蒸腾, 经三焦上输于肺而布散至全身, 浊者化为尿液注入膀胱。

4. 肝主疏泄 肝主疏泄而调畅气机, 三焦气机通畅, 则推动津液正常运行, 促进津液的输布。

5. 三焦决渎 三焦是津液在体内流注、输布的通道, 体内津液由胃、小肠、大肠到脾、由脾到肺、由肺到肾等一系列代谢过程均以三焦为通道。

(三) 津液的排泄

津液的排泄与津液的输布一样, 主要依靠肺、肾等脏腑的综合作用。

1. 排汗 肺气宣发, 将津液输布至体表皮毛, 被阳气蒸腾而形成汗液, 由汗孔排出体外。

2. 呼气 肺主呼吸, 肺在呼气时也带走部分津液 (水分)。

3. 排尿 尿液为津液代谢的最终产物, 其形成虽与肺、脾、肾等脏腑密切相关, 但与肾关系最为密切。肾之气化作用与膀胱的气化作用配合, 共同形成尿液并排出体外。肾在维持人体津液代谢平衡中起着关键作用。所以《景岳全书》云: "水为至阴, 故其本在肾。"

4. 排便 大肠排出的水谷糟粕所形成的粪便中也带走一部分津液。如腹泻时大便中含水多, 带走大量津液, 易引起伤津。

综上所述, 津液代谢的生理过程, 需要多个脏腑的综合调节, 其中以肺、脾、肾三脏最重要。若三脏中任何一脏或几脏功能失调, 皆可影响津液的生成、输布和排泄过程, 破坏津液代谢的平衡, 从而导致津液生成不足, 或环流障碍, 水液停滞, 或津液大量丢失等病理改变。

三、津液的生理功能

津液主要功能是滋润、濡养作用。津液的代谢平衡有赖于脏腑生理功能的协调平衡, 其中肺、脾、肾三脏最为重要。肺、脾、肾发生病变则影响水液的代谢平衡，形成伤津、脱液，或形成水、湿、痰、饮，或发生水液的停滞积聚等病证。

（一）滋润和濡养作用

津液含有丰富的营养物质，本身又是液态物质，所以津液既有滋润作用，又有濡养作用。一般来说，津的质地清稀，其滋润作用较为明显；液的质地较为稠厚，其濡养作用较为明显；津液布散于肌表，则滋养肌肤毛发；流注于孔窍，则滋养和保护眼、鼻、口等；灌注于脏腑，则滋养内脏；渗入于骨髓，则充养骨髓、脑髓和脊髓等；流注于关节，则对关节屈伸起着润滑作用。津液生成不足，则见肌肤干燥，毛发枯槁，口、咽、唇、鼻、眼等干涩症状。

（二）化生血液

津液经孙络渗入血脉之中，成为血液的基本成分之一，并起着濡养和滑利血脉的作用，故《灵枢·痈疽》曰："中焦出气如露，上注溪谷，而渗孙脉，津液和调，变化而赤为血。"

（三）运输和排泄废物

津液在其自身的代谢过程中，能把机体的代谢产物通过汗、尿等方式不断地排出体外，使机体各脏腑的气化活动正常。若这一作用受到损害或发生障碍，就会使代谢产物潴留于体内，产生各种病理变化。

此外，人体津液的代谢，对调节机体的阴阳平衡起着重要的作用。津液的代谢常随机体生理状况和外界环境的变化而变化，通过这种变化来调节阴阳之间的动态平衡。津液为气之载体之一，人体之气依附于津液而存在，运动变化于津液之中。故当汗、吐、下而丢失大量津液时，气也随之脱失。

第四节　精

精是构成人体和维持人体生命活动的基本物质之一，为体内的精微物质。生命的产生有赖于精的功能，生命的存在和发展同样需要精的不断充养。精有广义和狭义之分。广义的精包括水谷之精、五脏六腑之精和肾精。由脾胃运化饮食物而生成的精，为水谷之精；水谷之精输布于五脏六腑等组织器官，便称为五脏六腑之精；禀受于父母，来源于先天，依赖于水谷之精的不断补充，藏于肾中的精，称为肾精。狭义的精是指肾精中具有生殖功能的物质。

一、精的生成

精的生成，可以概括为"禀受于父母，充实于水谷"。先天之精禀受于父母，是指父母生殖之精结合形成胚胎，是生成人体的原始生命物质。先天之精也包括在胎儿孕育过程中，通过母体从饮食物中吸取的各种营养物质。先天之精的生成与父母体质密切相关，也与孕育期间身体状况、营养条件等因素有关。因此，每个人的先天之精有所不同。后天之精充实于水谷，指肾中先天之精不断得到水谷之精的供养，以保持肾精的经常充实。

先天之精为后天之精的摄取准备了条件，后天之精为先天之精的充实提供了养料。两者相互依存、相互促进，保持肾中之精常满。

二、精的功能

人体的精具有多种功能，主要表现为生殖、促进生长发育、生髓化血、滋养等方面。另外，精也属于人体正气的范畴，参与人体正气对外邪的抵御过程。精气充足，则身体强壮，抗病能力强，不易被外邪侵袭。

（一）生殖作用

精的生殖作用体现在精是繁衍后代的物质基础。一方面，精是形成生命的原始物质，父母之精结合，产生新的生命；另一方面，自身发育成熟后，又具有产生下一代的能力。肾精充足，则生殖能力强。

（二）促进生长发育作用

精的促进生长发育作用体现在精是人体发育过程中的物质基础。从胚胎到婴儿，再由婴儿到青年，整个发育过程离不开人体基本物质——精。精是构成各组织器官的主要物质基础，也是促进人体生长发育的主要物质。

肾精充足，则机体发育正常，生长良好；肾精不足，人体生长发育就会迟缓或发生障碍，出现佝偻病、侏儒等。

（三）生髓化血作用

精的生髓化血作用体现在精是化生髓和血的重要物质。肾精能化生髓，肾精不足，可导致髓化生不足，进而影响脑和骨的功能。肾精和水谷之精均可化生血液，肾精或水谷之精不足，皆可导致血虚的病变。

（四）滋养作用

精的滋养作用主要体现在水谷之精对人体组织器官的滋养。精是维持人体生命活动的基本物质之一。人体摄入的饮食物，经脾胃消化吸收转化为精，不断为周身组织器官提供营养，剩余部分归藏于肾以储存备用。肾中之精既不断储藏以保证经常充实，又不断输泄以滋养全身，随生命活动而生生不息。若精生成或贮藏不足，可出现虚弱状态；若精耗尽则可导致死亡。

第五节　气血津液精之间的关系

人体的气、血、津液、精虽然都有各自的功能和特点，但它们都是构成人体和维持人体生命活动的基本物质，均赖脾胃化生的水谷精微不断地补充，在脏腑组织的功能活动和心神主导下，相互渗透，相互转化。在生理功能上，又存在着相互依存、相互制约和相互作用的密切关系。

一、气和血的关系

气和血在性能上完全不同，气属阳，性动，主煦之；血属阴，性静，主濡之。但两者又是密切联系的，病理上又可相互影响。气和血的关系，可以概括为"气为血之帅，血为气之母"。前者是指气对血的作用，主要包括气生血、气行血、气摄血三个方面；后者是指血对气的作用，主要包括血载气、血生气两个方面。

（一）气生血

气生血包含两方面含义：一方面，气化是血液生成的动力。从摄入的饮食物转化成水谷精微，从水谷精微转化成营气和津液，从营气和津液转化成血液，每一步转化过程都离不开气化，而气化又是通过脏腑的功能活动表现出来的。脏腑的功能活动旺盛，则化生血液的功能也强；气化能力减弱，则脏腑的功能活动衰退、化生血液的功能也减弱。另一方面，气为化生血液的原料（主要指营气），所以气旺则血充，气虚则血少。现代医学也认为人体吸入的外界清气，经过肺的交换作用，构成人体血液的重要组成成分，特别是其中所含的氧气，对生命活动尤为重要。

临床治疗血虚疾病时，常配合补气药，其根据就是"气生血"的原理。

（二）气行血

气行血是指气的推动作用能够促进血液运行，血液的运行有赖于气的推动。一方面，气可以直接推动血行，如宗气；另一方面，气又可以促进脏腑的功能活动，通过脏腑的功能活动推动血液运行，如心气是血液运行的原动力，肺气能辅心行血，肝气疏泄能促进血液循环。气的正常运动，对保证血液的运行有着重要的意义，气行则血行，气止则血止，气有一息之不运，则血有一息之不行。若气虚推动无力，或气滞血行不利，均可导致血行不畅，甚至形成血瘀。

根据"气行血"的基本原理，临床上治疗血行失常，常以调气为上，调血反而次之。如气虚不能行血则面色淡白，补气行血则面色荣华；气滞则血瘀，妇女月经闭止，行气活血则经通。

（三）气摄血

气摄血是指气对血的统摄作用，使血液正常循环于脉管之中而不逸于脉外，是气的固摄作用的具体体现之一。统摄血液之气主要是脾气，因而称"脾统血"。若脾气虚不能摄血，则血无所主，因而脱失妄行，可见多种慢性出血症状，故治疗时必须采用补气摄血的方法，方能达到止血的目的。临床上每见血脱之危候，用大剂量独参汤补气摄血而达到止血的目的，即是这一理论的具体运用。

（四）血载气

血载气是指血液有运载水谷之精气和自然之清气的功能。气存于血中，赖血之运载而达全身。气必依附血而静谧，否则，血不载气则气将易于流散，无以所归。

根据"血载气"的原理，在临床上，各种原因导致的大出血患者，要谨防气亦随之涣散，形成气随血脱之候。

（五）血生气

血生气是指血不断地为脏腑经络之气的生成和功能活动提供水谷精微，使其不断得到补充，以保持气的充足，维持生理活动。水谷精微是各种脏腑和经络之气得以生成和维持其生理功能的主要物质基础。而水谷精微又赖血以运之，借脏腑的功能活动不断地供给营养。所以血盛则气旺，血少则气衰。

根据"血生气"原理，血虚患者易出现气虚证，应从补血或治疗出血等方面入手。

二、气和津液的关系

气属阳，津液属阴，这是气和津液在属性上的区别，但两者均源于脾胃所运化的水谷精微，在生成和输布过程中有着密切的关系。在病理上气病可致水病，水病可致气病，所以在治疗上气病可治水，水病亦可治气。

（一）气生津液

津液源于水谷精气，而水谷精气赖脾胃之运化而生成，所以"气生津液"实质上是指脾胃之气能化生津液。脾胃之气充足，消化吸收功能健旺，则津液生成充足；脾胃之气虚衰，则津液化生不足。所以，津液的生成离不开气的作用，气是津液生成的物质基础和动力。

根据"气生津液"的原理，气虚可导致津液不足，形成气阴（津液）两伤证。

（二）气行津液

气行津液是指气的运动变化是津液输布和排泄的动力。气的升降出入运动作用于脏腑，在脾、肺、肾、肝、膀胱之气的协同作用下，完成了津液在体内的输布、排泄过程。所以气行水亦行，气滞则水滞。

当气的升降出入运动异常时，津液输布、排泄过程也随之受阻。气虚、气滞导致的津液停滞，为"气不行水"。这是临床行气法与利水法常并用的理论依据之一。津液停聚也能导致气机不畅，成为"水停气滞"。所以，气与水的病变常互为因果。

（三）气摄津液

气摄津液是指气的固摄作用可控制津液的排泄，体内的津液在气的固摄作用控制下维持着一定的量。津液经过机体利用后剩余的水分，既不能潴留体内，又不能排泄太过。这一过程不仅依赖于气的推动和气化作用，还依赖于气的固摄作用，才能维持津液代谢的平衡。若气的固摄作用减弱，则体内津液过多地经汗、尿等途径外流，出现多汗、多尿、遗尿等病理现象，临床治疗时应注意补气固津。

（四）津液载气

津液是气的载体之一，气依附于津液而输布全身，否则就将涣散不定而无所归。津液载气有两个方面含义：一方面，脉内津液可化生血液，能运载营气；另一方面，脉外津液贯注全身，能运载卫气。因此，津液的丢失，必导致气的损耗。如暑病伤津耗气，不仅口渴喜饮，且气随津液外泄导致气亦不足，而见少气懒言、肢倦乏力等气虚之候。若因汗、吐、下，津液大量丢失，则气亦随之外脱，形成"气随液脱"之危候。

（五）津液生气

津液生气是指水谷化生的津液通过脾气升清散精，上输于肺，再经肺之宣降通调水道，下输于肾和膀胱。在肾中阳气的蒸腾下，化而为气，敷布于脏腑，发挥其滋养作用，以保证脏腑组织的生理活动。

根据"津液生气"的原理，临床上，多汗、多尿以及吐泻等津液丢失的病证，均可导致气虚证。

三、血和津液的关系

血和津液均是液态的物质，均有滋养和濡养作用，与气相对而言，两者均属于阴，在生理上相互补充、相互转化，病理上相互影响。

运行于脉中的血液，渗出脉外变化为有濡润作用的津液。血液不足可导致津液的病变。如血液瘀结，无法渗出脉外为津液以养皮肤、肌肉，则肌肤干燥粗糙甚至甲错。失血过多时，脉外之津液渗入脉中以补偿血容量的不足，因而导致脉外津液不足，出现口渴、尿少、皮肤干燥等表现，所以大出血患者不能用发汗药物治疗。

津液和血液均来源于水谷精微，而且津液不断地渗入孙络，成为血液的组成部分，所以有"津血同源"之说。汗为津液所化，汗出过多则耗津，津耗则血少，故又有"血汗同源"之说。如果津液大量损耗，不仅渗入脉内之津液不足，甚至脉内之津液亦渗出于脉外，形成血脉空虚、津枯血燥的病变。所以，对于多汗夺津等津液大量丢失的患者，不可以再用耗血的方法治疗。

四、精和气的关系

精和气均为人体的精微物质，可以相互化生，常并称"精气"，往往不易区分。但两者在性质和功能上有差别，一般认为精属阴，气属阳；精有生殖、促进生长发育等功能，气则主要有推动、固摄、温煦、气化等功能。

两者的关系可概括为"精能化生气，气能化生精"。精充盈则气盛，精亏则可导致气衰；气盛则精盈，气虚则可导致精不足。气对精的作用还表现在气的固摄功能，如肾气虚失于固摄，男性可见遗精、滑精，女性可见白带量多清稀等。

五、精和血的关系

精和血均来源于水谷，通过脏腑一系列生理活动而生成，故称"精血同源"。两者之间是相互资生、相互转化的关系。

精是化生血液的主要物质。若肾精不足或水谷之精亏损，则血液生成乏源，均可导致血虚的病变。血液能化生精，人体的精在生成与转输过程中，血液是重要的中间环节。血液亏虚，可导致精的不足。

六、精和津液的关系

水谷之精和津液均来源于水谷，通过脾胃运化而生成。两者同时生成，既可分称水谷之精与津液，也可合称水谷精微。

答案解析

思考题

1. 简述与气的运行有关脏腑及具体体现。

2. 简述宗气的功能。

3. 简述气血之间的关系。

书网融合……

本章小结

微课

习题

第五章 体　质

PPT

第一节　中医体质学与中医体质的概念

一、中医体质学的概念

中医体质学是以中医学理论为指导，研究人类各种体质特征及体质类型的生理、病理特点，并以此分析疾病的反应状态、病变的性质及发展趋向，从而指导疾病预防、治疗以及养生康复的一门学科。

中医体质学说的基本内涵，即以中医学理论为基础，以人类体质为研究对象，以指导疾病防治和养生康复为研究目的，包含相关概念阐述、体质分类、疾病预防、诊断和治疗等。

二、中医体质的概念

在历代医籍中对体质的描述有"素""质""禀质""气质""赋禀""禀赋"等称谓。"体质"一词最早见于张介宾的《景岳全书》。至明清后，体质一词作为常用的名词术语而被后人所接受，并广泛应用，逐渐形成一门较为系统的独立的学说，以指导临床对疾病的预防、诊断及治疗。

体质是个体在生命过程中，在先天禀赋和后天获得的基础上表现出来的形态结构、生理功能和心理活动方面综合的相对稳定的特性。体质通过人体形态、功能和心理活动的差异性表现出来，是不同个体所具有的特殊性。

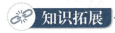 知识拓展

与体质相关的概念

素质，属于现代心理学概念，包括身体素质和心理素质两个方面。身体素质是指人体的各种基本活动能力，包括人体功能在形体运动中反映出来的力量、速度、耐久力、灵敏性、柔韧性、协调性和平衡性等能力。心理素质是人在心理活动中表现出来的智力、情感行为、感知觉、态度、个性、性格、意志等现象。身体素质和心理素质是体质的重要组成部分。

气质，属于现代心理学概念，指人在进行心理活动时或在行为方式上表现出的强度、速度、稳定性、指向性和灵活性等动态性的人格心理特征，是人心理活动稳定的、与遗传有关的动力特征。在古医书中"气质"与"体质"常相混称。因为中医学理论是在当时盛行的"气一元论"的古代哲学思想下逐步形成和发展起来的，认为人是由气所产生的，人的形体的形成需要气的不断充养，进而表现出各种生命特征。所以，中医学中的气质内涵比现代心理学中气质的内涵要更为丰富。

性格，亦属于现代心理学概念，指一个人对现实的稳定态度和习惯化了的行为方式，如骄傲与谦虚、勤劳与懒惰等，是人格的最核心、最本质的鲜明的心理成分，是个性心理特征的重要组成部分。性格的形成与先天因素和后天因素有着密切的关系。遗传因素是前提和基础，但其形成主要取决于后天的生长发育、教育培养、社会环境、自我锻炼等多个方面。

第二节　中医体质形成的影响因素

中医体质的形成与先天因素、后天因素关系密切，各因素对体质的变化有重要影响。

一、先天因素

（一）先天因素的概念

先天因素是指小儿出生以前在母体内所获得的一切遗传特征。中医学所说的先天因素既包括父母双方所赋予的遗传特征，又包括子代在胞宫中的营养状态，以及母体在此期间所给予的种种影响。这些都会从一开始就影响子代的禀赋强弱。

（二）先天因素在体质形成中的作用

在疾病发生与否的问题上，中医认为"正气存内，邪不可干"，即人是否生病与体内正气的强弱关系密切，而正气的强弱首先取决于先天禀赋。遗传因素对体质的强弱起着决定性的作用。在遗传基础上形成的体质因素不仅表现在幼儿时期，而且在人的一生中都明显或潜在地发生作用。父母的生殖之精充沛，子代禀赋充盈，子代体质才能强壮；否则，先天之精不足，子代禀赋不充，其体质也就薄弱，出生后体质多偏虚弱。

性别的差异对体质特性有重要影响。男为阳，女为阴。男性多阳刚之气，体魄健壮魁梧，脏腑功能较强；女性多阴柔之质，体形小巧，脏腑功能较弱，女性又有经带胎产的特点。所以，男子以肾为先天，女子以肝为先天；男子以气（精）为本，女子以血为本；男子多用气，男子之病多由伤精而成，故男子病多在气分，临床表现为气常不足。女子多用血，女子之病多由伤血而成，故女子病多在血分，临床表现为血常不足。

此外，体质的形成还与胎儿在母体内所受的内外环境的影响密切相关。《素问·奇病论》说："人生有病癫疾者，病名曰何？安所得之？岐伯曰：病名为胎病，此得之母腹中时，其母有所大惊，气上而不下，精气并居，故令子发癫疾也。"由此可见，古人早已认识到母体一旦受到不良情志的影响，就会影响胎儿的正常生长发育，可以导致"癫痫"的发生。所以，妊娠期间母亲适寒温、调饮食、慎起居、心情愉悦、动作舒缓、忌房事等对于胎儿的正常发育具有重要意义。

当然，先天因素只对体质的发展提供了可能性，而体质强弱与否，还有赖于后天环境、饮食营养和身体锻炼等。

二、后天因素

（一）后天因素的概念

后天是指人从出生到死亡之前的生命历程。后天因素是人出生之后赖以生存的各种因素的总和。后天因素可分为机体内在因素和外界因素两个方面。机体内在因素包括年龄、心理因素。外界因素实际上就是环境因素。环境指自然环境和社会环境。

(二) 后天因素在体质形成中的作用

后天因素已成为影响体质越来越重要的因素。在后天诸因素中，年龄、饮食、劳动、锻炼，以及外在的气候条件、内在的情志变化无一不在影响着体质。后天摄养有度，可补先天之不足，增强体质，尽终天年而长寿；反之，则会使体质衰弱或偏颇，甚至导致疾病。

1. 年龄 中医学认为，随着人体生、长、壮、老的变化，人体脏腑经络的生理功能及气、血、津液、精的盛衰将随之发生规律性的变化。一般而言，小儿为"稚阴稚阳"之体，"小儿稚阳未充，稚阴未长者也"。到了青春期则"气血渐充"，体质渐趋成熟，至青春期末，体质基本定型；青壮年则"阴阳充盛"，是人体脏腑气血阴阳最旺盛时期，也是体质最强健阶段；及至老年，则"五脏衰弱"，脏腑生理功能减退，体质日趋下降，逐渐呈现"老态龙钟"的衰老现象。

2. 饮食 中医学十分重视人体的饮食调养，认为脾主运化水谷精微，饮食入胃后，通过脾的运化，形成精微物质，再通过脾的升清，散精于全身，供人体生命活动的需要。其代谢后的剩余部分贮存于肾中，成为肾中精气的组成部分，所以将肾称为"先天之本"，而脾胃为"后天之本"，民间也就有"先天不足，后天可补"之说。

由于我国国土辽阔，人们的饮食习惯及生活水平不尽一致，会形成相应的体质差异。如饮食不足，影响机体气、血、津液、精的生成，可使体质虚弱；饮食偏嗜，体内某种物质缺乏或过多，可引起机体脏气偏衰或偏盛，形成有偏颇趋向的体质，成为导致某些疾病的易发因素。饮食偏嗜有五味偏嗜，有寒热偏嗜，或嗜肥腻，或贪醇酒等。如偏甘甜可助湿生痰，形成痰湿体质；偏辛辣则化火灼津，形成阴虚火旺体质；过咸则胜血伤心，形成心气虚弱体质。久食温热，易致阳盛阴虚；久食寒凉，易致阴盛阳虚；嗜食肥腻，体虽肥白，却痰湿内盛，或化热生火；贪恋醇酒，色虽红润，却湿热蕴中，致伤肝脾。总之，饮食应有所节制，合理科学的饮食习惯，是维护和增强体质的重要因素之一。

3. 劳动、锻炼 劳逸对人的体质强弱有着深刻的影响。一般来说，如果劳逸适度，对体质的增强有积极的作用。适度的劳动与锻炼，可促进气血运行于周身，对各脏腑组织起到很好的营养作用。气血的滋养，可使人筋骨强壮，关节滑利，脏腑功能旺盛。但过于繁重的体力劳动或锻炼，对人的体质都将产生不利的影响，古人称为"劳则气耗""久行伤筋""久立伤骨"。如果过度安逸，会使人体气血运行迟缓，气机阻滞不畅，从而导致功能减弱，正气不足，表现出体质虚弱多病。

4. 地理环境 人们生活在不同的地理环境条件下，受着不同水土性质、气候类型，以及由水土和气候形成的生活习惯等的影响而形成了不同的体质。因此，中医学在诊断和治疗上强调"因地制宜"。我国南方多湿热，北方多寒燥，东部沿海为海洋性气候，西部内地为大陆性气候。因此西北方人形体多壮实，腠理偏致密；东南方人体型多瘦弱，腠理偏疏松。北方阳虚体质多于南方，南方则阴虚体质的比例高于北方。

5. 情志 喜、怒、忧、思、悲、恐、惊是人体的七种正常情志活动。情志活动的进行，以脏腑的气血阴阳为物质基础，脏腑的气血阴阳充沛，则各脏腑的生理功能正常。七情的变化又可以影响脏腑气血的运行，进而影响人体的体质。中医认为"恬淡虚无，真气从之""精神内守，病安从来"，所以要注意调畅情志。情志调和，则气血调畅，脏腑功能协调，体质强壮；反之，如果长期或强烈的精神刺激，超过了人体自身生理调节能力，则可导致各脏腑气血运行紊乱，功能下降，造成病理性体质。如思虑过度，会导致脾胃气机运行不畅，饮食水谷消化吸收功能减退，从而形成脾虚体质。临床表现为食少纳呆、脘腹胀满、大便稀溏等脾虚之象。思虑不解，日久还会累及于心，出现心悸、失眠、多梦、记忆力下降等表现，最终形成心脾两虚体质。再如，平素性情急躁易怒之人，长期郁怒不解，气郁日久可化热化火，形成阳热体质，火热之邪可灼伤阴血，最终导致阴虚内热体质。

6. 疾病 是体质形成的一个重要因素。疾病通过损伤人体的正气而改变其体质。疾病发生、发展和转归的整个过程都是人体正气与病邪做斗争的过程，若感受病邪过强或正邪斗争持续日久，势必损伤人体正气，造成体质亏虚，即"久病多虚"。疾病使人体内的气血阴阳受到损伤或消耗，在通常情况下，机体将在病愈之后逐渐恢复，不会影响体质。然而，某些疾病所形成的损伤不会很快修复，或病后调养失宜，从而使气血阴阳的损伤变为稳定的体质因素。尤其是大病、重病、久病，以及慢性消耗性疾病和营养失调性疾病，对体质的影响更加明显。

此外，药物也会影响人的体质。药物有寒热温凉四气之分、酸苦甘辛咸五味之别，可以治病，亦可以致病。长期偏用某些性味的药物，或为药邪、药毒所伤，人体脏腑气血阴阳就会出现偏盛偏衰，从而呈现出病理体质。

第三节　体质的分类

一、体质的分类方法

《内经》是医学史上最早论述人类体质的著作，奠定了中医体质学说的理论体系，是中医体质学形成发展的理论和实践基础。《内经》以阴阳五行、脏腑气血理论为依据，将人体的体质按阴阳分类法、五行分类法、形态与功能特征分类法进行分类。此后随着中医学理论的不断发展，中医体质的分类也不断丰富与发展。先后有藏象阴阳分类法、阴阳属性分类法、阴阳虚实分类法、病性分类法、虚弱体质阴阳分类法等。现代医家经研究提出九种中医体质分类法，又称九分法，即平和质、气虚质、阳虚质、阴虚质、痰湿质、湿热质、瘀血质、气郁质、特禀质等九种。尚有六种分类方法，称为六分法，即正常质、燥红质、迟冷质、倦㿠质、腻滞质、晦涩质。而目前临床多根据"阴平阳秘，精神乃治"理论，将体质分为阴阳平和质、偏阳质、偏阴质三种基本类型。阴阳平和质是理想的体质，但是阴阳的平衡，是动态平衡，总是存在偏阴或偏阳的状态，只要不超过机体的调节和适应能力，均属于正常生理状态。

二、正常体质

以"阴平阳秘，精神乃治"为原则，人体正常体质大致可分为阴阳平和质、偏阳质和偏阴质三种类型。

1. 阴阳平和质　是功能较协调的体质。具有这种体质的人，身体强壮，胖瘦适度，或虽胖而不臃滞，虽瘦而有精神；其面色与肤色明润含蓄，目光有神，性格随和、开朗，食量适中，二便调畅，对自身调节和对外适应能力强。

阴阳平和质者，不易感受外邪，少生疾病，即使患病也往往能自愈或易于治愈。其精力充沛，工作潜力大，夜眠安稳，休息效率高。如后天调养得宜，无暴力外伤或慢性病患，则其体质不易改变，易获长寿。

2. 偏阳质　是指具有偏于亢奋、偏热、多动等特性的体质。偏阳质者多形体偏瘦，但较结实。其面色略偏红或微苍黑，或呈油性皮肤；性格外向，喜动，易急躁，自制力较差；其食量较大，消化吸收功能健旺。平时畏热、喜冷，或体温略偏高，动则易出汗，喜饮水；精力旺盛，动作敏捷，反应快，性欲旺盛。

偏阳质的人对风、暑、热邪的易感性较强，受邪发病后多表现为热证、实证，并易于化燥、伤阴。皮肤易生疔疮。内伤为病多见火旺、阳亢或兼阴虚之证，容易发生眩晕、头痛、心悸、失眠以及出血等病证。

此类体质的人阳气偏亢，多动少静，有耗阴之忧。兼之操劳过度，思虑不节，纵欲失精，则必将加速阴伤，进而发展演化为临床常见的阳亢、阴虚、痰火等病理性体质。

3. 偏阴质 是指具有偏于抑制、偏寒、多静等特性的体质。具有这种体质的人，多见形体偏胖但较弱，容易疲劳；面色偏白而欠华；性格内向，喜静少动，或胆小易惊；食量较小，消化吸收功能一般；平时畏寒、喜热，或体温偏低。精力偏弱，动作迟缓，反应较慢。

偏阴质者对寒、湿之邪的易感性较强，感邪后多从寒化，表证不发热或发热不高，并易传里或直中内脏。冬天易生冻疮。内伤杂病多见阴盛、阳虚之证，容易发生湿滞、水肿、痰饮、瘀血等病证。

具有这种体质的人，阳气偏弱，易致阳气不足，脏腑功能偏弱，水湿内生，从而易形成临床常见的阳虚、寒湿、痰饮等病理性体质。

知识拓展

中医九种体质

1. 平和质

总体特征：阴阳气血调和，以体态适中、面色红润、精力充沛等为主要特征。

常见表现：舌色淡红，苔薄白，脉和缓有力。面色、肤色润泽，头发稠密有光泽，目光有神，嗅觉通利，唇色红润，不易疲劳，耐受寒热，睡眠良好，胃纳佳，二便正常。平素患病较少，对自然环境和社会环境适应能力较强。

2. 气虚质

总体特征：元气不足，以脏腑功能低下、疲乏、气短、自汗等为主要特征。

常见表现：舌淡苔白，边有齿痕，脉虚弱。语声低弱，面色苍白或萎黄，易疲乏，精神不振，气短懒言，常自汗出，且动则尤甚，食欲不振，大便易溏；或腰膝酸软、小便频多，男子滑精早泄、女子白带清稀。此类体质者抵抗力差，易患感冒、内脏下垂等病。

3. 阳虚质

总体特征：阳气不足，以畏寒怕冷，手足不温等为主要特征。

常见表现：舌淡胖嫩，边有齿痕，苔白滑，脉沉迟无力。常伴有精神不振，四肢冰冷，唇色苍白，少气懒言，喜热饮食，小便清长，大便稀溏，男性遗精，女性白带清稀。易患痰饮、肿胀、泄泻等病，感受寒邪后易生病且难以恢复。

4. 阴虚质

总体特征：体内阴液亏少，以口燥咽干、手足心热、潮热盗汗等为主要特征。

常见表现：舌红少苔或无苔，脉细数。常伴有体形偏瘦，心烦易怒，失眠多梦，头晕眼花，耳鸣。易患虚劳、失精、盗汗、不寐等病，且耐冬不耐夏，不耐受暑、热、燥邪。

5. 痰湿质

总体特征：体内痰湿凝聚，以形体肥胖、腹部肥满松软等为主要特征。

常见表现：舌苔厚腻，脉滑。多伴有面部皮肤油脂较多，胸闷痰多，口黏腻或甜，喜食肥甘甜黏，大便黏滞不畅。易患消渴、中风、胸痹等病。

6. 湿热质

总体特征：体内湿热内蕴，以面垢油光、口苦、苔黄腻等为主要特征。

常见表现：舌质偏红，苔黄腻，脉滑数。面垢油光，易生痤疮粉刺，常感口苦、口干，身重困倦，肢体沉重，小便短黄，大便黏滞不畅或燥结；男性易阴囊潮湿，女性易带下量多。易患黄疸、热淋等病，对湿热环境难以适应。

7. 瘀血质

总体特征：体内血液运行不畅，以肤色晦暗、舌质紫黯或有瘀点瘀斑、脉涩等为主要特征。

常见表现：舌黯或有瘀点，舌下络脉紫黯或增粗，脉涩。皮肤常出现瘀斑，或唇色黯紫。易患痛证、血证等疾病，如头痛、胸痛，女性易月经不调、痛经、闭经等。

8. 气郁质

总体特征：气机郁滞不畅，以神情抑郁、忧虑脆弱等情志表现为主要特征。

常见表现：舌淡红，苔薄白，脉弦。常感胸闷不舒，善太息，咽中如有异物梗塞，或乳房胀痛，睡眠不佳，食欲减退，大便多干结。易患抑郁症、梅核气等疾病，对精神刺激适应能力较差。

9. 特禀质

总体特征：是一类特殊体质，先天失常，以生理缺陷、过敏反应等为主要特征。

常见表现：过敏体质者常见哮喘、风团、咽痒、鼻塞、喷嚏等。易患哮喘、荨麻疹、花粉症等，遗传性疾病如血友病、先天愚型等；胎传性疾病如五迟、五软、胎惊等。此类体质者对外界环境适应能力差，需特别注意预防过敏及遗传病的发生。

第四节　体质的临床应用

一、预防疾病的发生

中医体质学是中医预防医学的重要组成部分。预防疾病的发生在中医学理论中属于"治未病"的范畴，体质学说在其中有着重要的应用。因为每个人的体质具有个体差异性，对某种病邪具有特殊的易感性，患病后疾病的发展、变化、转归过程又各不相同，所以对疾病的预防和治疗必须根据体质的差异进行。一方面，通过对体质状态的分析，采用食疗、养生、药疗等多种方法，调整人体的偏颇状态，改善体质，防止疾病的发生。另一方面，如疾病已经发生，则根据"治未病"及"脏腑间的五行生克"思想，重视改善自身体质，调整功能状态，以防止疾病的进一步传变，是"见肝之病，知肝传脾，当先实脾"的真谛所在。

二、指导疾病的治疗

在体质与治疗的关系上，早在《伤寒杂病论》中就有了详细的论述。如在六类病证中，阳性体质者应以祛邪为主，阴性体质者应以扶正为主，同是"汗"法，根据体质的差异而有峻汗、微汗、发表解肌的不同，而"下"法则有峻下、缓下、润下的区别。

中医学理论在治疗学上提出"因人、因时、因地"的三因制宜，其实质上也是体质学说在治疗学上的应用，其中以因人制宜最具代表性。因人制宜就是根据年龄、性别、生活习惯等个体差异来选择适宜的治疗原则及方药。中医学认为，小儿气血未充，脏腑娇嫩，在发病过程中易虚易实，易寒易热，病情变化较快，所以治疗小儿疾病既要少用补益，又应忌投峻下攻邪之品；老人气血阴阳俱亏，脏腑功能衰弱，所以宜补不宜攻，即使是实证，用攻法时也要注意"中病即止"，以防伤正；妇女生理上具有经、带、胎、产的生理特性，所以临床治疗时应注意经期慎用破血逐瘀之品，妊娠期忌用破血、峻下滑利之剂。正如徐大椿在《医学源流论》中说："天下有同此一病，而治此则效，治彼则不效，且不唯无效，而反有大害者，何也？则以病同而人异也。夫七情、六淫之感不殊，而受感之人各殊。或气体有强弱，质性有阴阳，生长有南北，性情有刚柔，筋骨有坚脆，肢体有劳逸，年力有老少，奉养有膏粱藜藿之殊，心境有忧劳和乐之别，更加天时有寒暖之不同，受病有深浅之各异。"说明人的体质有虚实寒热的不同，虽然患有相同的病，治疗却应因人施治，这与"同病异治"的辨证论治理论同出一辙。

中医学认为人的体质不是终身不变的。随着疾病的发生，人的体质不但会对疾病的发展过程产生影响，也受疾病的影响而发生变化，所以治疗原则与方法也应随之而改变。如偏阳质的人对风、暑、热邪较敏感，感邪后病邪性质易阳化。患者感受风寒阴邪，外感初期临床表现为恶寒、发热、头痛、鼻塞、鼻流清涕、舌淡苔白、脉浮紧等一系列阴证的表现，其适当的治疗方法为辛温解表。若由于失治、误治及体质因素影响，阴邪会迅速入里化热化火，从而出现高热、鼻流黄涕、咽痛、舌红苔黄、脉数等火热内盛之象，其相应的治疗方法也就变为泻火解毒，清热利咽。这是根据体质因素对疾病的影响进行的治疗原则和方法的调整。再如，平素体质强壮之人，在疾病的长期作用下，损伤了机体的气血阴阳，治疗方法也由原来的以祛邪为主变成以补虚为主。这是根据疾病对体质的影响而确定治疗原则和方法。

答案解析

思考题

1. 试述中医体质学与中医体质的概念。
2. 试述中医体质形成的影响因素。
3. 情志因素是如何影响体质的？
4. 疾病对体质是如何影响的？

书网融合……

本章小结　　　　　　微课　　　　　　习题

第六章 病 因

PPT

📖 学习目标

    1. 通过本章的学习，掌握六淫、痰饮、瘀血的概念、六淫共同致病和各自致病的特点。熟悉七情、饮食劳倦、疫疠的致病特点。了解中医病因学说的特点、外伤和虫兽伤害的致病特点。

    2. 具有一定运用中医理论和方法分析病因的能力。

    3. 培养学生辨证思考问题的能力。

    病因，就是破坏人体相对平衡状态而引起疾病的原因。人体是一个有机的整体，人体各脏腑组织之间以及人体与外界环境之间常处于相对平衡状态，维持着人体正常活动，即"阴阳平衡"。一旦这种平衡状态因某种原因受到破坏，发生紊乱并且不能及时恢复，导致"阴阳失调"，便会发生疾病。

    疾病的发生和发展是正邪斗争的过程。正（正气）是指人体的功能活动及其抗病能力；邪（邪气）泛指各种致病因素。中医非常重视人体正气，一般情况下，人体正气旺盛，邪气就不易侵入而发病，正如《素问》所说："正气存内，邪不可干。"只有在人体正气相对虚弱，不足以抵御外邪时，邪气才能乘虚而入，侵犯人体而发生疾病，此即《素问》所说："邪之所凑，其气必虚。"另外，人体在既病之后的发展变化和转归预后中，正气的盛衰也起着决定性的作用。如正盛邪退，疾病就会好转或痊愈；正不胜邪，疾病就会加重或恶化，甚则导致"阴阳离决"而死亡。在一定的条件下，邪气对疾病的发生也起着重要作用，如疫疠流行、各种创伤或虫兽咬伤等。

    致病因素是各种各样的，《内经》将其归为阴阳两类，如《素问》所说："夫邪之生也，或生于阴，或生于阳，其生于阳者，得之风雨寒暑；其生于阴者，得之饮食居处，阴阳喜怒。"汉代张仲景《金匮要略》把病因按其传变概括为三个途径："千般疢难，不越三条。一者，经络受邪入脏腑，为内所因也；二者，四肢九窍，血脉相传，壅塞不通，为外皮肤所中也；三者，房室、金刃、虫兽所伤。以此详之，病由都尽。"宋代陈无择在张仲景分类的基础上，把病因与发病途径结合起来，提出了"三因学说"，即六淫邪气为外因；七情所伤为内因；饮食劳倦、虫兽、金刃等为不内外因。尽管这种分类方法不尽恰当，但对后世影响甚大。后世根据"三因学说"原则，将六淫及疫疠邪毒所致的疾病称为"外感"；七情、饮食、劳倦所致疾病称为"内伤"；而虫兽所伤、金刃创伤、水火烫伤等则属于其他病因范围。此外，在疾病发展过程中，由于脏腑功能失调所产生的某些病理产物如痰饮、瘀血等，又可成为某些疾病的致病因素，进而成为病因。

    任何证候都是在一定病因的作用下，机体所产生的一种病态反应。因此中医除从疾病的发生过程了解病因外，更主要的是根据疾病的临床证候表现，分析推断其发病原因，即"辨证求因"。这是中医学特有的认识病因的方法，也是中医病因学说的特点。

第一节　外感六淫

    六淫，即风、寒、暑、湿、燥、热（火）六种外感致病邪气的总称。六淫侵犯人体所引起的疾病，统称为外感病。

自然界有风、寒、暑、湿、燥、热（火）六种正常气候，是自然界万物生长的基本条件，中医学称为六气。正常情况下六气不使人发病，但当气候变化异常，超越了人体的适应能力，或人体正气不足，对气候变化的适应能力和抵御病邪侵袭的能力下降，六气即转化为六淫导致疾病的发生，这种情况下的六气就成为致病因素（邪气），称为六淫。淫，有太过和浸淫之意。

一、六淫致病的共同特点

1. 外感性　六淫多侵犯肌表，或从口鼻而入，或同时受邪，故有"外感六淫"之称。

2. 季节性　六淫致病与季节气候密切相关。如春季多风病，夏季多暑病，长夏多湿病，深秋多燥病，冬季多寒病。

3. 地域性　六淫致病与居处环境密切相关。如久居湿地常有湿邪为病，高温环境作业又常有燥热之邪为病等。

4. 相兼性　六淫可单独致病，又可相兼致病。如伤风、伤暑，为病邪单独致病；风寒感冒、湿热泄泻，为两邪相兼致病；风寒湿痹，则为三种邪气相兼为患。

5. 转化性　六淫在发病过程中，不仅可以相互影响，而且其病机和病证的性质在一定条件下可以相互转化。如寒邪入里可以化热、暑湿日久可以化燥伤阴等。

此外，还有一些并非外感病，但也可出现类似六淫致病的某些证候，为了与外感六淫邪气区别，把脏腑功能失调而引起内生的风、寒、湿、燥、热称为内风、内寒、内湿、内燥、内热，此即"内生五邪"。由于其与外感六淫后的表现有某些相同之处，故一并介绍。

二、风

风是春季的主气，自然界的风邪导致的疾病，多见于春天，但风散见于四季，故而一年四季均可发病。

内风是指风气内动而言，是人体阴液不足、阴血亏虚而致肝血不足、筋脉失于濡养，从而发生的痉挛抽搐现象，亦称风气内动。

（一）风邪致病的特点

1. 风为阳邪，其性开泄，易袭阳位　风为阳邪，具有向上、向外、升发等特点。从对人体的影响而言，风邪易致人体腠理开张、气液外泄，故曰其性开泄。因风性升发，善于向上、向外，故风邪侵袭，多伤及人体头面和肌表，从而导致皮毛腠理开泄，常出现发热、头痛、汗出、恶风等症状。

2. 风性善行而数变　风性善行，是指风邪致病病位常无定处，游走不定。如风寒湿三气杂至而引起的"痹证"，若关节疼痛无定处，呈游走性，则为风邪偏盛，称为"行痹"或"风痹"。再如荨麻疹，也是散发无定处，此起彼伏，这亦是风性善行的一个具体表现。风性数变，是指风邪致病具有发病急、变化快的特点。如小儿风水病，短时间内即发生头面一身悉肿，反映了风邪数变的特点。

3. 风性主动　动，指动摇不定。临床上所见抽搐、震颤、颈项强直、角弓反张，或眩晕、突然口眼㖞斜、半身不遂、晕厥等均属风邪所致。

4. 风为百病之长　一是指六淫中风邪为病最多；二是指风邪为外感六淫致病的先导，寒、湿、燥、热等邪多依附于风邪而侵袭人体，如外感风寒、风湿、风燥、风热等。古人甚至将风邪作为外感致病因素的总称，故《素问》曰："风者，百病之长也。"

（二）常见的风证

1. 外风证　是自然界的风邪侵犯人体所导致的病证。由于风邪致病的部位与途径不同，常有风邪袭表、风邪犯肺等证之分。

（1）**风邪袭表**　风邪客表，营卫不和，症见恶风、汗出、微发热、头痛、脉浮缓。

（2）**风邪犯肺**　风邪袭表兼见咳嗽咽痒、鼻塞流涕，即为风邪外袭、肺卫失宣所致。由于肺主皮毛，风邪袭表往往与风邪犯肺并见，临床上常称为"伤风"。

2. 内风证　主要由于肝风内动，常见证候有热极生风、肝阳化风、血虚生风、阴虚生风等。具体见第九章第三节。

三、寒

寒为冬季的主气。寒邪为病，冬季多见。寒邪伤于肌表者，称为"伤寒"；寒邪直中脏腑者，称为"中寒"。

内寒是指寒从内生而言，是人体功能衰退，阳气虚弱而致。虽然外寒与内寒不同，但常相互影响。如阳虚内寒之人，容易感受外寒；外寒入侵，常损伤人的阳气而引起内寒，亦称"寒从中生"。

（一）寒邪致病的特点

1. 寒为阴邪，易伤阳气　"阴盛则寒"，寒为阴邪，易伤人体阳气而呈现寒象。如寒伤于表，卫阳受损，可出现恶寒等表寒证；寒中于里，脾阳受损，可出现脘腹冷痛、呕吐泄泻、四肢不温等里寒证。

2. 寒性凝滞，主痛　凝滞指凝结和阻滞不通。人体之气、血、津液全赖阳气的温煦和推动作用才能流动不息。寒邪入侵人体，损伤阳气，使气血凝滞，经络阻滞不通，不通则痛，从而出现各种寒性疼痛。其疼痛特点为冷痛，得温则减，遇寒增剧。

3. 寒主收引　收引即收缩牵引之意。寒邪侵袭人体，常会使皮肤、肌腠、筋脉收缩挛急。如寒邪客于肌表，则腠理紧密，毛窍闭塞，卫阳被郁而出现恶寒、发热、无汗等；若寒邪客于经络关节，经脉拘急收引，则可使肢体屈伸不利或冷厥不仁。

（二）常见的寒证

1. 外寒证　是寒邪侵入肌表或直中脏腑所引起的病证。

（1）**外感寒邪**　寒邪袭表，腠理闭塞，卫阳不能宣发，而出现恶寒、发热、无汗等症。肺外合皮毛，寒邪内舍于肺，肺气宣降失职，则鼻塞、咳嗽、喘息随之而作。寒邪滞于经脉，经脉拘急收引，气血凝滞不通，常见头痛、身痛、关节疼痛等症。

（2）**寒伤脾胃**　恣食生冷或腹部受凉，寒邪损伤脾胃阳气，导致脾失健运，胃失和降，则见肠鸣、呕吐、腹泻、脘腹疼痛等症。

2. 内寒证　所谓内寒，即指阳虚里寒。根据内寒证病变脏腑部位的不同，其临床表现常见以下三种。

（1）**上焦阳虚**　上焦心肺阳虚，气血凝滞，则见胸闷、畏寒、胸痛彻背、咳逆气短、面唇青紫等症。

（2）**中焦阳虚**　脾阳不振，脾失健运，则腹胀便溏。阳气不能达于四肢，则四肢不温。胃阳不足，失于腐熟水谷之能，则呕吐清水、纳少。中焦虚寒，阴寒凝滞，气机不畅，则见脘腹疼痛。

（3）**下焦阳虚**　肾阳不足，气化失常，则见腰膝冷痛，男子阳痿，女子带下清稀或宫冷不孕，小便频数或不利，少腹阴冷，或五更泄泻等症。

四、暑

暑是夏季的主气，有明显的季节性。夏季的热病多称暑病。暑邪致病，轻者为"伤暑"，重者为"中暑"。

（一）暑邪致病的特点

1. 暑为阳邪，其性炎热 暑为夏季火热之气所化，其性炎热，故为阳邪。暑邪为病，可出现壮热烦躁、汗出口渴、脉洪大等一派火热炎盛征象。

2. 暑性升散，耗气伤津 暑为阳邪，阳性升散，故暑邪侵入人体，多致腠理开张而多汗，汗出过多则耗伤津液，导致津液亏损而出现口渴喜饮、尿赤短少等症。津能载气，汗出过多，则气随津泄，导致气虚，可见气短乏力，甚则突然昏厥、不省人事。

3. 暑多夹湿 暑令气候炎热，常又多雨潮湿，所以暑邪伤人，每兼湿邪，常在发热烦渴的同时，兼见头身困重、胸闷脘痞、恶心呕吐、四肢倦怠、大便溏泄等症，是为暑湿。

（二）常见的暑证

1. 伤暑 为伤于夏季暑热的病证，症见身热汗多、心烦、口渴喜饮、气短乏力、脉虚数等。

2. 中暑 多为在烈日或高温环境下劳作引起，其症有轻重之分。轻症只有头晕、胸闷、恶心等症状；重症可见突然昏倒、不省人事，或见面垢、喘渴、冷汗不止、手足厥冷、脉大而虚等症。

3. 暑湿证 主症为身热不扬、午后为重，并常伴有胸闷恶心、食欲不振、四肢困倦、便溏尿黄、苔黄腻、脉濡等。

五、湿

湿为长夏的主气，长夏时节湿气最盛，故长夏多湿病，但湿病四季均可发生。湿邪为病，有外湿、内湿之分，外湿多为气候潮湿，或涉水淋雨、居处潮湿或水中作业等湿邪侵袭所致；内湿多由脾运化水湿功能障碍，水湿停聚而生，亦称"湿浊内生"。

（一）湿邪致病的特点

1. 湿为阴邪，易阻遏气机，损伤阳气 湿性类水，水属阴，故湿为阴邪。湿邪侵犯人体，留滞于脏腑经络，易阻遏气机，从而使气机升降失常。若湿阻胸膈，气机不畅则见胸闷；若湿阻脾胃，则脾胃纳运失职，而见不思饮食、脘痞腹胀、便溏不爽、小便短涩。由于湿为阴邪，易伤阳气而使脾阳不振，运化无权，水湿停聚，则发为泄泻、水肿、小便短少等症。

2. 湿性重浊 重即沉重之意，指湿邪致病的临床症状有沉重感，如头重身困或四肢酸楚沉重等。浊即秽浊垢腻之意，指湿邪为患易出现排泄物和分泌物秽浊不清等情况。如湿浊在上则面垢、眵多；湿滞大肠则大便溏泄、下痢脓血黏液；湿气下注则小便混浊，妇女黄白带下；湿邪侵淫肌肤，则易患疮疡、湿疹、脓疱疮等。

3. 湿性黏滞 黏即黏腻，滞即停滞。黏滞是指湿邪致病具有黏腻停滞的特点。主要表现在两个方面：一是症状的黏滞性，即湿病症状多黏滞而不爽，如大便黏腻不爽，小便滞涩不畅，以及分泌物黏浊和舌苔黏腻等；二是病程的缠绵性，因湿性黏滞，蕴蒸不化，胶结难解，故起病缓慢隐袭，传变较慢，病程较长，往往反复发作或缠绵难愈，如湿温、湿疹、湿痹等。

4. 湿性趋下 水性趋下，湿类于水，其质重浊，故湿邪有趋下之势，易伤人体下部，其病多见下部症状。如水肿多以下肢较为明显。淋浊、带下、泻痢等病证，亦多为湿邪下注所致。但湿邪侵淫，上下内外无处不到，也非只侵袭人体下部。

（二）常见的湿证

湿邪为病，多有小便不利、苔腻、脉濡等特征。

1. 外湿证 又可分为伤湿、湿痹两类。

（1）**伤湿** 又称表湿，湿邪侵犯肌表，卫气不宣，症见恶寒发热、汗出而热不退、头身酸重、胸闷、口不渴、舌苔薄白而腻、脉濡而缓。

（2）湿痹　又称着痹，症见肢体酸痛沉重，甚则难以转侧而肿、肌肤麻木等。

2. 内湿证　是指脾失健运，运化水湿功能障碍，水湿蓄积停滞于体内所致的病证。因其病变部位不同，可分为以下三类。

（1）湿滞上焦　可见胸膈满闷，头晕眩冒等。

（2）湿阻中焦　可见脘腹痞满，不欲饮食，呕吐恶心，口黏或甜，四肢沉重，便溏不爽等。

（3）湿注下焦　可见足肿，小便淋浊，妇女带下等。

六、燥

燥为秋季的主气。秋季气候干燥，故多发燥病。燥邪为病多从口鼻而入，侵犯肺卫。有温燥、凉燥之别，初秋尚热，故易感温燥，为燥而偏热；深秋既凉，易感凉燥，为燥而偏凉。内燥为阴津亏损所致，亦称"津伤化燥"。

（一）燥邪致病的特点

1. 燥性干涩，易伤津液　燥性干涩，表现为水分缺乏。燥邪侵袭人体，最易耗伤人体津液，造成阴津亏乏的病变，从而表现为口鼻干燥、口渴咽干、皮肤干燥皲裂、毛发不荣、小便短少、大便干结等症。

2. 燥易伤肺　肺主气司呼吸，与外界大气相通，开窍于鼻。燥邪伤人多从口鼻而入，故最易损伤肺津，影响肺的宣发和肃降功能，从而出现干咳少痰或痰黏难咳，或痰中带血以及喘息、胸痛等症。

（二）常见的燥证

1. 外燥证　分为温燥和凉燥两种。

（1）温燥　即燥而偏热。症见发热、微恶风寒、头痛、少汗、干咳或痰黏量少，甚则痰中带血、咽喉肿痛、皮肤及鼻咽干燥、口渴咽干、心烦、舌边尖红等。温燥证与温病伤津证相似，但温燥为病，其津液干燥的程度常比热证严重而迅速。

（2）凉燥　即燥而偏凉。症见发热恶寒、头痛、无汗、口干咽燥、皮肤干燥、咳嗽少痰或无痰、舌苔薄白而干等症状。为凉燥之邪外束于表，内郁于肺，以致肺卫不宣、清宣失常所致。凉燥证类似于外感风寒，但以津气不布的干燥症状为显著，故不难与外感风寒相区别。

2. 内燥证　是指人体津液或精血亏损引起的病证。多为外感病高热或汗出过多，伤津化燥所致。也有因久病精血内夺，或吐、泻、失血，或误用汗、下之法，伤津亡液，或营养障碍，或瘀血内阻等原因，以致津血不能滋润而引起。受病脏器不仅在肺，也可伤及诸脏。其临床表现以口渴、皮肤干燥粗糙、毛发干枯不荣、大便秘结、肌肉消瘦、舌燥无津、脉细涩等伤血少津的症状为主，故习惯上称为津亏或血燥。

七、热（火）

热为阳盛而生。热旺于夏季，但一年四季均可发生。热邪又称"温邪""火邪"。三者性质相同但程度不同，温者热之微，热为火之渐，火为热之极。热邪为病亦有内外之分，属外感者，多为感受温热邪气所致，亦可由风、寒、暑、湿、燥等邪气转化而来；属内生者，则常为脏腑阴阳气血失调而成，或为五志化热化火而致，亦称"火热内生"。

（一）热邪致病的特点

1. 热为阳邪，其性炎上　阳性温热，故热为阳邪。热邪伤人，临床多以高热、烦渴、汗出、脉洪大为特征。火热有燔灼、向上的特性，故症状多表现于上部，常见的有头昏头痛、口舌生疮、面红目赤、齿龈肿痛、咯血、衄血、呕吐等。

2. 热易耗气伤津 热邪侵犯人体，最易迫津外泄，消灼津液，导致津液亏乏。故热邪为病，除有热象外，常伴有口渴喜冷饮、口干咽燥、小便短赤、大便干结等症。津液外泄，气亦随之而耗，常表现为少气懒言、肢体乏力等。

3. 热易生风动血 火热之邪伤人，往往燔灼肝经，劫耗阴液，使筋脉失养，肝风内动，称为"热极生风"，可见四肢抽搐、目睛上视、角弓反张或颈项强直等。火热之邪侵入血分，可使血流加速，甚则灼伤脉络，迫血妄行而致各种出血现象，如吐血、衄血、便血、尿血、皮肤发斑及妇女月经过多、崩漏下血等。

4. 热易致肿疡 热邪结聚于局部，易使气血壅滞，腐蚀血肉而致痈肿疮疡，临床表现为红肿热痛，甚则化脓溃烂。

5. 热易扰心神 心为火脏，主血脉而藏神。故火热之邪伤于人体，最易扰乱心神，出现心烦失眠、狂躁妄动，甚则神昏谵语等症。

（二）常见的热证

1. 实热证 起病多急，病程短，而机体正气尚盛。症见发热恶寒、面红目赤、心烦、口渴喜冷饮、大便秘结或泻下黏秽热臭、小便短赤、舌红苔黄、脉数有力，甚则神昏谵语，狂躁不安，或见发斑、吐血、衄血、尿血、便血等。此外，疮疡红肿热痛者，也属实热所致。

2. 虚热证 起病缓慢，病程长，而正气已虚。主要表现为肺、肾、肝、胃等脏腑阴虚火旺，可参见第九章第三节。

第二节　内伤七情

七情即指喜、怒、忧、思、悲、恐、惊七种情志变化，是人体对外界客观事物的不同情绪反应。在一般情况下，属于正常的情志活动，并不是致病因素。如果长期的精神刺激或突然受到剧烈的精神创伤，超过了人体生理所能调节的范围，引起阴阳失调、气血不和、经脉阻塞、脏腑功能紊乱，便可导致疾病的发生。因七情致病直接影响内脏，故属内伤病因，即"内伤七情"。七情致病的特点如下。

1. 直接伤及内脏，易伤及心、肝、脾 情志活动以脏腑气血为物质基础，是由脏腑功能活动产生的，因此情志异常直接作用于内脏，导致内脏功能活动的失常。不同的情志异常，常作用于相应的内脏，造成不同的损伤，如《素问》说"怒伤肝""喜伤心""思伤脾""悲伤肺""恐伤肾"。但人体是一个有机的整体，大怒虽可伤肝，也可伤脾，因肝旺则乘脾；忧思虽可伤脾，也可伤心，因"心主神明""心为五脏六腑之大主"。临床上许多癫狂、痴呆等病，被认为是情志损伤心神所致。

2. 影响脏腑气机 七情内伤亦常致气的升降出入异常，正如《素问》所说："怒则气上，喜则气缓，悲则气消，恐则气下……惊则气乱……思则气结"。大怒可使肝气上逆，气血也随之上升，故曰"怒则气上"；心情舒畅，则气血和调，营卫通利，但喜之太过则反使心气涣散而不收，故曰"喜则气缓"；悲能伤肺耗气，故曰"悲则气消"；恐可使肾气受伤而气陷于下，故曰"恐则气下"；惊则心无所依，神无所附，故曰"惊则气乱"；久思可使气留而不行，故曰"思则气结"。

3. 影响病情变化 情志波动，可使病情改变。情志异常波动或悲观者，可使病情加重，甚或迅速恶化。如肝阳上亢者，若遇事恼怒，肝阳暴张，可发生眩晕，甚则突然昏厥、半身不遂、口眼㖞斜等；心脏病患者，也常因情志波动而病情加重或迅速恶化。反之，乐观者，病情常可减轻，甚至可以使疾病获愈。

第三节　疫　疠

疫疠，是一类具有强烈传染性的外感性致病因素，亦称异气、戾气、杂气、毒气、乖戾之气等。人感疫疠后，则发生"瘟疫"。"瘟疫"主要是指温病中具有强烈传染性和流行性的一类疾病，也包括一些严重的急性感染性疾病。

一、疫疠致病的特点

1. 特异性　疫疠种类繁多，致病不一。每种疫疠所致疾病，都有其特定的临床表现，无论男女老少，症状相似。

2. 传染性和流行性　疫疠通过空气与接触传染，经口鼻或皮肤侵入人体。人感受疫疠后，则"皆相染易"，可在短时间内大面积流行，多人同时染病。

3. 发病急骤，传变迅速，病情危重　人体一旦感受疫疠，多迅速发病，而且常在初期病情就转为危重，如不及时治疗，往往导致死亡。

二、影响疫疠发生和流行的因素

1. 气候条件　自然气候的异常变化，如久旱、酷热、水涝等，常为疫疠的发生、繁殖及传播提供便利条件，从而导致疫疠侵入人体而发病。

2. 环境和饮食因素　空气、水源或食物污染，为疫疠提供了重要的传播途径。人若生活在污浊的空气环境里，或饮用不洁之水，或食用不洁食物，则常导致疫疠致病。

3. 个人卫生及预防隔离　重视个人卫生，注意摄生，可以增强体质，防止疫疠的侵入。发现疫疠患者后，若及时进行治疗和隔离，则可防止疫疠病的蔓延。这些都是预防和及时控制疫疠的重要措施。

第四节　痰饮和瘀血

痰饮和瘀血，都是人体病理变化的产物，这些病理产物一旦形成，又能直接或间接留滞于机体的某些部位，引起脏腑组织新的病理改变，故又属于致病因素。

一、痰饮

痰饮是机体水液代谢障碍所形成的病理产物。一般稠厚者为痰，清稀者为饮，合称痰饮。痰饮一般分为有形和无形两类。有形之痰饮，是指视之可见、闻之有声或触之可及的实质性痰浊和饮液，如咳嗽之吐痰、喘息之痰鸣等。无形之痰饮，是指痰饮引起的特殊病证，只见其症，不见其形，即看不到实质性痰饮，但可表现为头晕目眩、心悸气短、恶心呕吐、神昏癫狂等，多以苔腻、脉滑为重要临床特征。

（一）痰饮的形成

痰饮多由外感六淫或饮食不节或七情所伤等，使肺、脾、肾及三焦等脏腑气化功能失常，水液代谢障碍，以致水津停滞而成。

（二）痰饮致病的特点

1. 阻碍经脉气血运行　痰饮随气流行，若流注于经络，易使经络阻滞，气血运行不畅，出现肢体麻木、屈伸不利，甚至半身不遂。

2. 阻滞气机升降出入　痰饮流注于脏腑组织中，可阻碍气的运行，致使升降出入运动失常而变生他病。如痰滞在肺，则肺失宣降，可出现喘咳咳痰；痰停胃中，则胃失和降，可见呕吐恶心、胃脘痞满；痰结咽喉，可见咽喉中如有物梗阻的"梅核气"。

3. 症状复杂，变幻多端　从发病部位言，饮多见于胸腹四肢，与脾胃关系较为密切；痰之为病，则全身各处均可出现，无处不到，与五脏均有关系，其临床表现也非常复杂。一般说来，痰病多表现为胸部痞闷、咳嗽、痰多、恶心、呕吐、腹泻、心悸、眩晕、癫狂、皮肤麻木、关节疼痛或肿胀、皮下肿块，或溃破流脓，久而不愈；饮之为害，多表现为咳喘、水肿、疼痛、泄泻等。总之，痰饮在不同的部位表现出不同的症状，变幻多端，其临床表现可归纳为咳、喘、悸、眩、呕、满、肿、痛八大症。

4. 扰乱神明　痰浊上扰而蒙蔽清窍，则会出现头昏目眩、精神不振；痰迷心窍或痰火扰心，心神被蒙，可导致胸闷心悸、神昏谵语或引起癫、狂、痫等疾病。

5. 舌脉变化　舌苔常滑腻，脉滑或弦滑等。

知识拓展

不同饮证的区别

痰饮、支饮、溢饮、悬饮是中医理论中四种不同的病证，它们之间在病因、病机和临床表现上均有所不同。

1. 痰饮　此为狭义痰饮。主要指体内水液不得输化，停留或渗注于体内某一部位而发生的病证。

2. 支饮　是指痰饮、水气停留于胸膈，上迫于肺，导致肺失肃降的胸膈不利病证。患者常出现咳嗽气喘、胸闷脘胀、痰多清稀等症状，面部或四肢也可能出现浮肿。

3. 溢饮　是指水液代谢障碍，溢于皮肤，形成水肿类疾病。其临床表现主要为头面、下肢或全身浮肿，伴有畏冷、乏力等症状。溢饮多因饮食不节、情志失调或阳气素虚等原因所致。

4. 悬饮　是指体内水液运化输布失常，水饮流于胸胁引起的病证。主要症状包括发热、胸胁疼痛、咳嗽、气急甚至呼吸困难等。

二、瘀血

瘀血，是血运失常、血液停滞而形成的病理产物。既包括积存于体内的离经之血，也包括血行不畅，留滞于经脉及脏腑中的血液。

（一）瘀血的形成

瘀血的形成主要有以下两方面的原因。一是气虚、气滞、血寒、血热等使血行不畅而凝滞。气为血帅，气虚或气滞，无力推动血液的正常运行；或寒邪客于血脉，使经脉挛缩，血液凝滞不畅；或热入营血，血热搏结等，均可形成瘀血。二是内外伤、气虚失摄或血热妄行等原因，造成血离经脉，积存于体内而形成瘀血。

（二）瘀血致病的特点

1. 影响气机　瘀血形成之后，不但失去正常的营养濡润作用，而且阻滞于局部，影响气血运行，出现经络阻滞、气机失调、血运不畅的各种病理变化。

2. 阻塞经脉　血瘀于经脉之中，可致血运不畅或血行停滞。经脉阻塞，血液不能正常运行，受阻部位得不到血液的濡养，局部出现疼痛，甚则坏死等病变。

3. 易生险证　瘀血阻滞脏腑，留而不去，变生急证、险证。如瘀阻于肺、瘀阻于心、瘀阻于脑、瘀阻于肠等。

（三）瘀血致病的常见症状

1. 疼痛 瘀血停积于经脉或脏腑组织中，致气血运行受阻而不通，不通则痛。瘀血引起的疼痛以痛如针刺刀割、固定不移、痛处拒按、夜间痛甚为特征。

2. 出血 瘀血形成后，可阻滞于经脉中，影响血液的正常运行而造成出血。古人有"瘀血不去，出血不止"之说。瘀血造成的出血，以血色紫暗或夹有血块为特征。

3. 肿块 外伤肌肤造成的瘀血，多表现为局部青紫肿胀；瘀血在体内积久不散者，则多表现为癥积，按之固定不移。

4. 皮肤黏膜青紫 常见面色黧黑、肌肤甲错等，为血瘀局部或瘀血阻滞，气血不得流通，局部失养所致。

5. 舌脉变化 舌质紫暗或瘀斑瘀点，或舌下青筋暴露；脉细涩、沉弦或结代等。

第五节 其他病因

一、饮食不调

饮食是摄取营养、维持人体生命活动不可缺少的物质，但饮食不调又常成为疾病发生的原因之一。饮食靠脾胃运化，故饮食所伤主要伤及脾胃，导致脾胃升降失常，又可聚湿、生痰、化热或变生他病。饮食致病主要有以下三种情况。

1. 饮食不节 饮食应以定时、定量为宜。过饥则摄食不足，气血生化之源缺乏，久之则气血衰少，正气虚弱，抵抗力下降，易继发其他病证；若暴饮暴食或过饱，则饮食摄入过量，超过脾胃的运化能力，可导致脾胃损伤，出现脘腹胀满、嗳腐吞酸、厌食吐泻等食伤脾胃证。食滞日久，还可郁而化热。婴幼儿食滞日久，还可酿成疳积，出现手足心热、心烦易哭、脘腹胀满、面黄肌瘦等症。

2. 饮食不洁 可引起多种胃肠疾病，出现腹痛、吐泻、痢疾等，或引起寄生虫病。临床表现为腹痛、嗜食异物、面黄肌瘦等。若进食腐败变质及有毒食物，可致食物中毒，常出现剧烈腹痛、吐泻，重者可出现昏迷或死亡。

3. 饮食偏嗜 饮食要适当调节，品种多样，不应有所偏嗜，才能使人体获得各种需要的营养。若饮食偏嗜，可导致体内某些营养物质的缺乏而发生疾病。若过食生冷寒凉之物，可损伤脾胃阳气，导致寒湿内生，发生腹痛吐泻等症。若偏食辛温燥热之物，则可使胃肠积热，出现口渴、腹满胀痛、便秘或酿生痔疾等。

二、劳逸失常

1. 过劳 是指过度劳累，包括劳力过度、劳神过度和房劳过度三个方面。劳力过度是指较长时间的过度用力而积劳成疾，此时可出现少气无力、四肢困倦、神疲懒言、形体消瘦等，即所谓"劳则气耗"。劳神过度是指思虑太过，劳伤心脾，此时可出现心神失养所致的心悸健忘、失眠多梦及脾失健运的纳呆、腹胀便溏等症。房劳过度是指性生活不节，房事过度伤肾，此时可出现腰膝酸软、眩晕耳鸣、精神萎靡，或遗精、阳痿早泄，或月经不调、不孕不育等症。

2. 过逸 过度安逸会引起人体气血不畅，脾胃功能减弱，可出现精神不振、食少乏力、肢体软弱，甚则形体虚胖，动则心悸气喘、汗出等，或继发他病。

三、寄生虫

中医学早已认识到寄生虫能导致疾病的发生，如蛔虫、钩虫、蛲虫、绦虫（又称寸白虫）、血吸虫等。患病之人，或因进食被寄生虫虫卵污染的食物，或接触疫水、疫土而发病。蛔虫病常可见脐腹疼痛，有的还可出现上腹部剧痛、时发时止、吐蛔虫、四肢厥冷的蛔厥证；蛲虫病可有肛门瘙痒；血吸虫病则因血液运行不畅，久则水液停聚于腹，形成"蛊胀"。蛔虫、钩虫等肠道寄生虫引起的面黄肌瘦、嗜食异物、腹痛等症，统称为"虫积"。

四、外伤

外伤包括跌打损伤、枪弹伤、金刃伤、烧烫伤、冻伤等。可造成皮肤、肌肉、筋骨瘀血肿痛、出血脱液、筋伤骨折或脱臼等。如再有外邪从创口侵入，可引起伤口化脓、破伤风等。如外伤损及内脏、大血管或头部，可引起大出血、神志昏迷，甚或死亡。

答案解析

思考题

1. 何谓六淫，六淫致病的共同特点有哪些？
2. 试述风邪的致病特点。
3. 为什么说"风为百病之长"？
4. 试述寒邪和湿邪的致病特点和异同点。
5. 如何理解湿性黏滞？
6. 试述燥邪的致病特点。
7. 试述暑邪和热（火）邪耗气伤津的机制有何不同？
8. 何谓内伤七情，试述七情致病特点。
9. 七情内伤是怎样影响脏腑气机的？
10. 简述疠气的性质和致病特点。
11. 痰饮的致病特点是什么？
12. 何谓瘀血，瘀血的形成因素有哪些，致病特点及常见症状是什么？

书网融合……

本章小结

微课

习题

第七章　发　病

PPT

📖 学习目标

　　1. 通过本章的学习，掌握发病的基本概念、正气和邪气的基本概念。熟悉正气不足和邪气发病的机制，临床常见的发病类型。了解环境与发病的关系。

　　2. 具有运用中医思维分析疾病发生、发展规律及影响因素，从而预防和治疗疾病的能力。

　　3. 培养学生利用发展的眼光分析问题的能力。

　　疾病与健康是人体两种相对的状态。人体内环境与外环境和谐、有序和统一，是人类赖以生存的基础和条件。人类在生存以及活动的过程中，保持人体内环境和外环境之间的相互协调、有序和统一，从而维持机体生理功能的正常活动。疾病是在一定的致病因素作用下，机体内环境与外环境之间的协调状态遭到破坏，从而发生脏腑、经络、气血等功能紊乱、代谢失常、形质损伤等病理变化，表现出一系列的症状和体征。因而，疾病的发生就是人体内外环境之间协调、有序和统一被破坏的结果。

　　人类在与疾病做斗争的过程中，通过对疾病全过程的研究，反复的临床实践验证，逐步深化了对疾病发生规律的认识，形成了关于疾病的发生、发展、变化、预后等理论。

　　发病是指疾病的发生和复发。发病学是研究疾病的发生基本原理、途径、类型和影响疾病发生因素的理论。疾病的发生就是病邪进入机体引起的损害与正气的抗损害斗争、博弈的过程。因此，发病过程主要关系到两种力量的博弈变化：一是机体自身的综合功能状态，即正气；二是致病因素的强度、损害及影响，即邪气。正气与邪气两种力量的对峙变化直接影响和决定发病的全过程、趋势和结果。

第一节　发病原理

　　疾病发生的机制错综复杂，但总不外乎是正气与邪气两种力量相互斗争的过程。因此，正邪相搏是疾病发生、发展、变化、预后全过程的最基本、最核心的机制。

一、正气与发病

（一）正气的概念

　　正气是对人体正常功能活动的总称。是人体正常功能及所产生的各种维护身体健康的能力，是机体脏腑、经络、气血津液等生理功能的综合作用。包括脏腑、经络、官窍和精、气、血、津液、神的功能活动，表现为机体的防御抗病能力、修复再生能力和自我调控、适应能力等。

　　正气的强弱取决于人体脏腑、经络、官窍等组织的结构形质的完整性，气、血、津液、精等生命物质的充盈程度，以及各种生理功能是否处于正常、和谐有序的状态。

（二）正气不足是发病的内在根据

　　1. 正气存内，邪不可干　发病学特别重视人体正气的动态。认为在通常情况下，人体正气旺盛或邪气毒力较弱，则正气足以抗邪，邪气不易侵犯机体，或虽有侵袭，亦因正能御邪而不致发病。如果机体脏腑、经络、器官等功能失常，导致正气虚衰，抗病能力低下，不足以抵御邪气，或邪气乘虚而入，正不胜邪即可发病。

2. 邪之所凑，正气必虚 正气虚弱是发病的必要条件，存在两种情况：一是机体脏腑组织的生理功能低下，抗邪防病和修复、再生能力不足；二是邪气的致病毒力过强，超越了正气的抗病能力，使正气表现为相对虚弱。在这两种状态下，邪气均可入侵机体，使脏腑、经络、气血等功能失常而发生疾病。疾病的发生，涉及正气与邪气两个方面，一般而言，起决定性作用的是正气，邪气必须在正气不足的状态下才有可能侵入发病。正气的虚损或不足是人体是否发病的内在根据。

二、邪气与发病

（一）邪气的概念

邪气泛指一切致病因素。包括来自外部环境中的自然、社会和文化等因素，如六淫、七情、疫气、饮食、劳逸、寄生虫、意外伤害等，还包括来自体内的具有致病作用的因素，如水湿、痰饮、瘀血、结石等。邪气侵犯人体，会对脏腑、经络、器官等组织产生损害，或造成生理功能障碍。

（二）邪气是发病的重要条件

发病学强调正气在发病中的主导作用的同时，也极为重视邪气在发病中的特殊作用。邪气作为发病的重要因素，与疾病发生的关系极为密切。①邪气是导致发病的外因。②邪气是决定和影响发病的性质、特征、证型的原因之一。不同的邪气侵犯人体，必然表现出不同的发病方式、特征、证候类型等。③邪气影响病位及病情、预后等。邪气的性质、致病特征、受邪的轻重与发病部位、病势轻重及预后良好与否高度相关。④在某些特殊的情况下，邪气在发病中起主导作用。如邪气的毒力或致病性特别强盛，即使正气不虚，也会发病，这时邪气在发病的过程中就起决定性的主导作用。例如，疫气的传播、瘟疫的暴发和流行，或高湿、高温、高压、电击、战伤、溺水、虫兽伤等，即便正气强盛，也不可避免而发生疾病。

三、邪正盛衰与发病及预后

邪正斗争贯穿于疾病的全过程，不仅影响疾病的发生，还关系到疾病的发展和预后。

正胜邪却则不发病。现实中自然环境时刻存在各种致病因素，大部分人并不发病，此即正胜邪却的缘故。邪胜正负则发病，在正邪相争的过程中，正气虚弱，抗邪无力；或邪气强盛，超过正气的抗邪能力，正气相对不足，邪胜正负，从而使脏腑、经络等功能失常，精、气、血、津液、神失调，便表现为疾病。

发病之后，由于邪气性质的不同、感邪轻重的差异、病位深浅的差别以及正气强弱状态的有别，可以产生不同的证候类型、病变性质、病情轻重、预后转归等复杂证候。通常正气强盛，邪正抗争剧烈，多形成表证、实证、阳证、热证；正气虚弱，抗邪无力，多形成里证、虚证、阴证、寒证。感受阳邪，易形成实热证、虚热证；感受阴邪，易形成实寒证、虚寒证。感邪轻浅，正气强盛，病位多表浅，病势多轻，预后良好；感邪深重，正气不足，病位多深，病势多重，预后较差。

四、环境与发病

疾病的发生与机体的内环境和外环境都有密切的联系。内环境主要是指机体的解剖结构、生理功能、心理特质等，正气强弱、体质特征、心理特质等都直接关系到内环境的动态。外环境主要是指人类赖以生存的自然环境和社会环境。自然环境包括地域、地形、地貌、气候以及人类生活、居住、活动的场所；社会环境包括政治地位、经济状况、文化层次、社会交往等。

（一）气候因素与发病

四时气候的形成主要是地球大气层的节律的变化。大气层是人类赖以生存的自然环境之一。首先，四时气候各自不同的特点容易引起相应部位的疾病。如春季发病多在经络，夏季发病多在孙脉，秋季发病多在六腑，冬季发病多在五脏。其次，在四时气候变化的影响下，容易发生季节性的多发病或常见病。如春季易伤风热，夏季易中暑、胸胁胀满、腹泻，秋季多发疟疾，冬季多发痹证、厥证等；异常气候变化，常表现为久旱、水涝、暴热、暴冷等，既可伤及正气，又常引起疫疠暴发和流行。在异常气候变化下发生的多发病、常见病或流行病、传染病，往往与气候因素的五行属性相关。

（二）地域因素与发病

人与自然息息相关，人体受地域环境的直接或间接影响，可以反映出各种相应的生理和病理变化，易导致带有地域特征的常见病或多发病。如西部地区微量元素碘缺乏，高发瘿瘤（地方性甲状腺肿大）；北方林区多发森林脑炎；南方湖泊、沼泽、江河流域多发血吸虫病等。

（三）体质因素与发病

体质是个体的形体结构、生理功能及心理活动的特征，是个体在遗传因素的基础上，受后天环境的影响，所形成的形体结构、生理功能和心理活动过程中相对稳定的特质，是先天因素和后天因素相互作用的综合反映。这种特质往往决定人体对某些致病因素的易感性及其所产生证候类型的倾向性。如阳虚体质易感受寒邪，阴虚体质易感受火热；体形肥胖或痰湿偏盛者易感寒湿阴邪，体形瘦弱或阴虚体质者易感燥热阳邪等。

体质是人体内环境真实和直接的反映，是构成人体正气的重要因素。体质因素决定了正气的强弱动态变化，影响着对邪气的易感性、发病的倾向性、证候类型差异性以及疾病的整个演变过程，是发病学的重要内容。

（四）情志因素与发病

情志是七情和五志的总称。正常的情志状态是人体内环境与外环境和谐、有序的反映，可促进人体生理功能的正常发挥。长期持续的不良情志状态和心理冲突，或突然强烈的情志刺激，超越了心神的可调节和可控制范围，即可导致阴阳失调、脏腑功能紊乱、气机运动障碍，或气、血、津液、精代谢失常，从而使正气减弱，易发疾病。

情志因素既能直接伤及脏腑，影响气机运动而发病；又能损耗气、血、津液、精，使正气减弱，抗病祛邪能力降低，成为间接影响发病的重要因素。因此，培养良好的心理素质，注意情志调摄，保持淡欲、恬静、知足的心境，使真气和顺，精神内守，则有利于保存正气，提高抗病祛邪的能力，减少和预防疾病的发生，正如《素问·上古天真论》所云："恬淡虚无，真气从之，精神内守，病安从来。"

情志因素是影响疾病发生、发展、预后的重要因素，既取决于情志变化刺激的强度、频率和时限，又取决于机体对情志变化刺激的敏感性和耐受性。

🎗 知识拓展

情绪与内分泌的关系

情绪与内分泌之间存在着密切的关系。情绪波动，特别是长期的情绪不稳定，如过度焦虑、抑郁或压力，都可能影响内分泌系统的正常运作。这是因为内分泌系统是一个由多种激素和器官组成的复杂网络，负责调节人体的各种生理功能，包括新陈代谢、生长、发育和情绪等。当情绪出现剧烈波动时，会激活身体的应激反应，导致交感神经兴奋，肾上腺素等应激激素分泌增加。这些激素的过度分泌会打破内分泌系统的平衡，引发一系列健康问题，如月经失调、乳腺增生、甲状腺疾病等。另外，内分泌失调也会反过来影响情绪。例如，甲状腺功能亢进可能导致患者情绪烦躁、易怒，而甲状腺功能减退则可能引发抑郁、淡漠等情绪问题。因此，保持良好的情绪状态对于维护内分泌系统的健康至关重要。

第二节 发病类型

在疾病发生过程中，由于机体正气强弱盛衰及感受邪气的性质种类的不同，其发病类型也各异。临床常见的发病类型包括感而即发、伏而后发、继发、徐发、复发等。

一、感而即发

感而即发是指机体受邪后立即发生疾病，是最常见的发病类型。其原因主要是邪气亢盛，正气相对不足，不能抵抗邪气，或短时间内不能祛除病邪而导致发病。多见于外伤、突感伤寒或温病、疫疠之气，或情志剧烈变化，或毒邪伤人，或暴饮暴食所伤等疾病。如暴怒伤肝，使气血并走于上，脑络突发瘀阻或血液逸出脉外，而现猝然昏仆、不省人事、半身不遂；再如，寒邪直中，阻痹心阳，心脉瘀阻，而致心胸剧痛、脉微欲绝等。

二、伏而后发

伏而后发是指机体感受邪气后，没有立即发病，邪气潜伏在体内，经过一定时间，在一定诱因驱使下，或无明显诱因而发病。潜伏于体内的邪气称为伏邪。邪气之所以潜伏在体内未能立即发病，是因为邪气尚未亢盛到足以致病的程度，并且正气的能力也不足以驱邪外出。所以，待某种条件诱发或刺激，使病邪增强或正气减弱则发病。

三、继发

继发是指原有的疾病尚未痊愈，又发生新的疾病。因而继发病是发生于原发病之后，其病机也是在原发病基础上产生，或两者具有共同的发病基础。原发病和继发病存在着密切的内在联系，往往互为因果。如喘病日久不愈，肺气受损，失于清肃，不能吸纳清气，而致宗气虚衰，无力司呼吸而贯心脉，就会继发心悸；再如，思虑过度，心血暗耗，可导致血虚，日久则又继发心悸、失眠健忘等。

四、徐发

徐发是指发病徐缓，呈缓慢发病过程。与病因的性质、种类、致病作用以及体质因素有密切关系。外感邪气中，寒湿属阴，其性黏滞、重浊或凝滞收引，起病慢，发病多徐缓。若寒湿侵犯肢体，痹阻气血，则逐渐出现肌肉、筋脉、关节拘挛疼痛、沉重、麻木、屈伸不利等。也可见于年高或体弱者，因其正气不足，感受六淫之邪，机体反应迟钝而缓慢发病。

五、复发

复发是指疾病初愈或缓解后，又重新发作或反复发作，主要特点：一是临床表现类似于初病，但又不全是原有疾病的简单再现，往往在原有病证基础上有所加重，并且更为复杂；二是复发次数越多，预后越差；三是复发多有诱因，可因饮食不当而发，为食复；可因劳累过度（劳力、劳神、房劳等）而发，为劳复；可因使用药物不当而发，为药复；可因复感新邪而发，为重感致复；可无明显外在诱因而自行复发，为自复；可因其他如情志、气候、地域环境改变而复发。

答案解析

思考题

1. 何谓发病，何谓正气，何谓邪气？
2. 试述正气与邪气在发病中的作用。
3. 试述实证和虚证的病机。
4. 试述邪正盛衰与疾病预后的关系。

书网融合⋯⋯

本章小结　　　　　微课　　　　　习题

第八章 诊 法

PPT

📖 学习目标

    1. 通过本章的学习，掌握五种病色的特征与临床意义，常见舌象的特征与临床意义，常见脉象的特征与临床意义。熟悉望神的方法、临床意义，望舌及切脉的方法，问诊的主要内容及其临床意义。了解望形态、望皮肤、望排出物的临床意义，闻诊、按诊的基本内容及其临床意义。

    2. 具有一定运用四诊方法分析病情的能力。

    3. 培养学生中医药文化自信。

中医的诊断方法包括望、闻、问、切四法，简称"四诊"。临床诊断疾病应该全面收集症状、体征与病史，准确审察，认真分析。

四诊是诊断病证的主要方法。"有诸内者必形诸外"，脏腑发生病理改变时，必然会从外在的症状、体征、舌象和脉象上表现出来。因此，临床可以通过望人体外部的神色形态变化、听其声音、嗅其气味、切其脉候、问其所苦判断疾病本质，为临床确立疾病治疗原则提供依据。中医诊断病证应遵循以下原则：

1. 整体审察　人体是一个有机整体，内在脏腑与外在体表、四肢、官窍通过经络系统联结形成一个统一整体，机体与外界环境也相互联系、相互影响。人体一旦发生病变，局部可以影响全身，全身病变也可反映于某一局部；外部病变可以内传入里，内脏病变也可以反映于外；七情变化可以影响脏腑的功能活动，脏腑病变也可以造成精神活动的异常。疾病的发生发展也与季节气候等外环境密切相关。因此，在诊察疾病时，要以整体观念为指导，通过审察患者的内外各种相关因素，做出正确诊断。

2. 四诊合参　望、闻、问、切四诊是从不同的角度来检查病情、收集临床资料，各有其独特的方法与意义，不能互相取代，故中医学强调四诊合参。实际临床运用时，往往四诊综合而难以截然分开，如诊察腹部，既要望其腹之色泽形状，又要叩听其声音，还要切按其冷热、软硬，并问其喜按、拒按等；又如对排出物的诊察，往往是既要望其色质，又要闻其气味，还要问其感觉。临床诊病时，并不都是按望、闻、问、切的固定顺序进行，可灵活把握、综合诊察。

3. 病证结合　注重从贯穿疾病始终的根本矛盾上认识病情，证是疾病过程中某一阶段的病理本质概括。辨病有利于从全过程上认识疾病的本质，辨证则根据疾病当前的表现判断疾病的本质。辨病与辨证相结合，有利于根据患者的具体表现，经过综合分析，探求疾病发生的致病因素，全面认识病证，进而审因论治。

第一节 望 诊

望诊，是医生运用视觉，对患者的神色形态、舌象、皮肤、排出物等异常变化进行有目的的观察，以测知内脏病变，了解疾病情况的一种诊断方法，正如《灵枢·本藏》所说："视其外应，以知其内脏，则知所病矣。"望诊被列为四诊之首，有"望而知之谓之神"之说。

一、望神

望神即观察患者的精神好坏、意识是否清楚、动作是否矫健协调、反应是否灵敏等，以判断脏腑阴阳气血的盛衰和疾病的轻重预后。

神以精气为物质基础，是脏腑气血盛衰的外露征象，望神对判断正气盛衰、疾病轻重及预后有重要意义。

由于目为五脏六腑之精气所注，目系通于脑，为肝之窍，心之使，"神藏于心，外候在目"，所以观察眼神的变化是望神的重要内容之一。

1. 得神　又称"有神"，是精充气足的表现。常见两眼明亮，顾盼有神，面色荣润，含蓄不露，神志清楚，语言清晰，反应灵敏，运动灵活。表示正气未伤，脏腑功能强健，即便已病，预后亦多良好。

2. 少神　具体表现为精神不振，目光乏神，面色少华，肌肉松弛，倦怠乏力，少气懒言等。多为正气不足，精气轻度损伤，脏腑功能减退所致。

3. 失神　又称"无神"，是精亏气虚的表现。常见目光呆滞，面色晦暗，精神萎靡，反应迟钝，呼吸气微，甚至神志昏迷，循衣摸床，撮空理线，或猝倒而目闭口开，手撒尿遗等。表示正气亏虚，病情严重，预后不佳。

4. 假神　多见于久病、重病、精气极度衰弱者。如原来不欲言语，语声低弱断续，突然言语不休而重复；原来精神极度衰颓，意识不清，突然精神转"佳"；原来面色晦暗，忽然两颧泛红如妆；原不能食，突然欲食贪食，都属于假神，为阴阳格拒，阴不敛阳，阴阳欲将离决的虚假现象。人们常将其比喻为"回光返照""残灯复明"，是临床病危的征兆。

5. 神乱　即神志异常，主要包括癫、狂、痫等疾病。

（1）癫病　症见表情淡漠，寡言少语，闷闷不乐，哭笑无常。病机多为痰气凝结，阻蔽心神。

（2）狂病　症见烦躁不宁，登高而歌，弃衣而走，呼号怒骂，打人毁物，不避亲疏，力大过人。病机多属痰火扰心。

（3）痫病　症见突然昏倒，不省人事，口吐涎沫，四肢抽动，须臾则醒，醒后如常。病机多属肝风内动，痰迷心窍。

二、望色

望色指通过观察人体皮肤的色泽变化来诊察病情的方法。《素问·阴阳应象大论》曰："善诊者，察色按脉，先别阴阳。"望色以望面部为主。望面部色泽可以判断气血盛衰，辨别病邪性质，确定病变部位，预测疾病转归，因而在临床诊疗中有着重要的作用。

面色分为常色与病色。常色是正常面色，又分为主色与客色。主色指人之种族皮肤的正常色泽，又称正色，中国人的主色为红黄隐隐，明润含蓄。客色指受季节气候、生活环境、饮食、运动、情绪等因素影响，一过性改变的色泽。只要是明润光泽，都属于常色范围。病色指在疾病状态下的面色，又分为善色与恶色。面色虽有异常，但仍光明润泽者，为善色，说明病变轻浅易治，预后较好；面色显露晦暗枯槁者，为恶色，说明病变深重难治，预后较差。

病色分为青、赤、黄、白、黑五种，分别见于不同脏腑和不同性质的疾病。这种根据患者面部五色变化来诊察疾病的方法，称为"五色主病"。

1. 青色　主寒证、痛证、瘀血及惊风。

面色青多为气血运行不畅所致。面色淡青或青黑，多属阴寒内盛，常兼见疼痛；面色青灰、口唇青紫，多因心气不足，推动无力，血行瘀阻。小儿高热而见鼻柱、两眉间及口唇四周青紫，往往是惊风先兆。

2. 赤色 主热证，包括实热、虚热；亦主戴阳证。

面色赤多因火热内盛，鼓动气血，充盈脉络所致。满面通红，多属实热证；两颧潮红，多属阴虚阳亢的虚热证；若久病、重病面色苍白却时而泛红如妆，为戴阳证，是肾阳虚衰，阴寒内盛，阴盛格阳，虚阳上越的危重证候。

3. 黄色 主虚证、湿证。

面色黄多为脾失健运，肌肤失养，或水湿不化而致。面色淡黄，枯槁无泽，为萎黄，多属脾胃气虚，气血不能上荣；面色黄而虚浮，为黄胖，多是脾阳虚，湿邪内蕴所致。面、目、身俱黄，为黄疸，其中黄而鲜明如橘色者，为阳黄，多属湿热；黄而晦暗如烟熏者，为阴黄，多属寒湿。

4. 白色 主虚证（血虚、气虚、阳虚）、寒证、失血。

面色白多因血虚不荣或阳气虚衰，无力运血上荣所致。面色淡白无华，唇舌色淡，为气血虚少，不能上荣之候。面色㿠白，多属阳气不足；若突然面色苍白，常属亡阳、气血暴脱之证。阴寒凝滞，脉络收引拘急，也可见面色苍白，常伴有疼痛。

5. 黑色 主肾虚、水饮、瘀血。

面色黑多为阳虚寒水内盛，血失温养，或阴精亏虚，机体失养而致。面黑暗淡者，多属肾阳虚，水寒不化，浊阴上泛；面黑干焦者，多属肾阴虚，阴虚火旺，虚火灼阴，机体失养；眼眶周围发黑者，多属肾虚水饮或寒湿带下；面色黧黑，肌肤甲错者，多为血瘀日久所致。

三、望形态

望形态是通过望患者形体与动态来进行诊断的一种诊法。

一般情况下，骨骼粗大，胸廓宽厚，肌肉充实，皮肤润泽等，是强壮的征象；骨骼细小，胸廓狭窄，肌肉瘦削，皮肤枯燥等，是衰弱的征象。肥胖并见食少乏力，多属形盛气虚，由于阳气不足，痰湿积聚，故有"肥人多痰""肥人多湿"之说；消瘦并见潮热颧红，多属阴血不足，由于阴虚不能制阳，虚火内炽，故有"瘦人多火"之说。

喜静少动，身体蜷缩为阴证；喜动多动，手足伸展为阳证；手足拘挛，或屈伸困难，兼关节疼痛者，多为风寒湿痹证；四肢抽搐，为肝风内动；半身不遂，兼见口眼歪斜者，多属中风。

四、望舌

望舌又称"舌诊"，是望诊的重要组成部分。

（一）望舌原理与方法

中医认为"舌为心之苗""为脾之外候"。由于舌通过经络直接或间接地与许多脏腑相连，脏腑的精气可通过经络上营于舌，脏腑的病变亦可通过经络从舌象的变化上反映出来。舌的一定部位与一定的脏腑相联系，并与该脏腑的病理变化相应。临床上把舌划分为舌尖、舌中、舌根、舌边四个部分，分属于心肺、脾胃、肾、肝胆。

望舌主要是观察舌质和舌苔两个方面的变化。舌质，又称"舌体"，是舌的肌肉脉络组织。舌苔，是舌体上附着的一层苔状物，由胃气所生。

望舌以在白天充足而柔和的自然光线下为佳，患者应注意自然伸舌，不可用力太过。医生一般先看舌质，后看舌苔，并注意辨别染苔，即饮食或药物对舌苔的影响。必要时可配合刮舌和揩舌等方法。根据临床需要，还可让患者舌抵上腭，察看舌下络脉。

正常舌象为舌体柔软，活动自如，颜色淡红，舌苔薄白均匀，苔质干湿适中，即"淡红舌、薄白苔"。舌象受多方面因素的影响，尤其年龄是舌象生理变异的重要因素之一。老人精气亏虚，气血不充，脏腑功能衰退，舌多暗红；儿童为稚阴稚阳之体，脾胃尚薄，舌多淡，苔薄易剥。裂纹舌、齿痕舌、地图舌等可为先天性。夏季多湿多热，舌苔多黄厚；冬季天寒，舌苔多白。如患者牙齿有残缺可造成同侧舌苔偏厚，镶牙可使舌边有齿痕。

（二）望舌质（体）

对于诊察脏腑精气盛衰存亡，判断疾病预后转归具有重要意义。望舌质，包括望舌色、舌形、舌态等方面。

1. 望舌色 主要观察舌质颜色的异常变化。

（1）淡红舌 主气血调和。常见于健康人。

（2）淡白舌 较正常舌色浅淡，主气血不足、虚寒证。舌淡白而瘦薄，多为气血两虚；舌淡白而胖嫩，多属阳气虚弱。

（3）红绛舌 舌色深于正常，主热证，包括实热和虚热。舌色深红，主内热深重；舌色深绛，提示邪热深入营血，多见于热性病极期。舌红绛，少苔或无苔，多为阴虚内热。舌边红绛为肝胆热盛；舌尖红绛多为心火上炎。

（4）紫舌 舌见紫色，主血行不畅。疾病有寒热之分。舌由红绛进而紫红或绛紫，干枯少津，多由热毒炽盛，血壅不畅所致；舌由淡白进而淡紫或青紫湿润，多因阴寒内盛，血脉凝滞所致。舌上有紫色斑点，为瘀斑、瘀点，多为血瘀之征。

2. 望舌形 主要观察舌质的老嫩以及形体的异常变化。

（1）老、嫩舌 舌质纹理粗糙，形色坚敛苍老者为老，多属实证、热证；纹理细腻，形色浮胖娇嫩者为嫩，多属虚证、寒证。

（2）胖大舌 较正常舌体胖大，主水湿、痰饮。舌体胖嫩而淡白，多属脾肾阳虚，津液不化，水饮痰湿阻滞所致；舌体肿胀满口，色深红，多是心脾热盛。

（3）瘦薄舌 舌体瘦小而薄，是阴血亏虚，舌体不充之象。舌体瘦薄而色淡，多属气血两虚；瘦薄而色红绛且干，多为热盛伤阴或阴虚火旺所致。

（4）裂纹舌 舌面上有明显的裂沟，多为阴血亏虚，不能荣润舌面所致。若舌质红绛而有裂纹，多属热盛津伤，阴精亏损；舌色淡白而有裂纹，常是血虚不润的表现。正常人亦有裂纹舌，常见裂纹中有舌苔覆盖，在临床上无诊断意义。

（5）齿痕舌 舌体的边缘见牙齿的痕迹，多由舌体胖大受齿缘压迫所致，多属脾虚、水湿内停。舌质淡白，苔白滑而有齿痕，多为寒湿壅盛。

（6）芒刺舌 舌乳头高起如刺，摸之棘手，多属热邪亢盛，且热愈盛则芒刺愈多。根据芒刺所生部位，可分辨邪热所在脏腑，如舌尖有芒刺，为心火亢盛；舌边有芒刺，为肝胆火盛；舌中有芒刺，为胃肠热盛。

3. 望舌态 主要观察舌体运动的变化。

（1）强硬 舌体强硬，屈伸不便，或不能转动，致使语言謇涩。若见于外感热病，多属热入心包，痰浊内阻，或高热伤津。见于内伤杂病，多为中风征兆。

（2）痿软 舌体软弱，无力伸卷转动，多因气血虚极，阴液亏损，筋脉失养所致。若久病舌淡而痿，是气血俱虚；舌绛而痿，是阴亏已极。新病舌干红而痿，则为热灼阴伤。

（3）颤动 舌体震颤不宁且不能自主，主肝风内动。久病见舌颤，多属阴血亏虚，肝筋失养；外感热病见舌颤，多属热极生风。

（4）吐弄 舌伸长，吐露出口者为吐舌；反复微出口外，立即收回，或舌舔舐口唇四周，为弄舌。两者都属心脾有热。吐舌亦可见于疫毒攻心，或正气已绝；弄舌多为动风先兆，或小儿智力发育不良。

（5）歪斜　舌体偏斜于一侧，多属中风或中风之先兆。

（6）短缩　舌体紧缩不能伸长，多属危重证候的反映。

（三）望舌苔

舌苔是胃气上蒸而生。正常人舌苔薄白，干湿适中，是胃气正常的表现。病苔由胃气夹邪气上蒸而成。望舌苔，包括望苔色及苔质。

1. 望苔色　苔色与病邪性质有关，察苔色可以推断疾病性质。

（1）白苔　常见于表证、寒证。薄白苔，是正常的舌苔。感受外邪，病犹在表，尚未传里时，舌苔往往变化不明显，仍见薄白苔。舌淡苔白，亦可见于里寒证。

（2）黄苔　主热证、里证。一般来说，苔色越黄，邪热越重，淡黄为热轻，深黄为热重，焦黄为热结。黄苔又主里证，故外感病中，舌苔由白转黄，为表邪入里化热的征象。

（3）灰黑苔　主里证，可见于里热证，亦可见于寒湿证。灰黑苔常可并见，一般色黑较色灰更为严重。灰黑苔可由白苔转化而来，也可与黄苔同时并见。若苔灰黑而润滑，由白苔转化而成，多为寒湿内阻，或痰饮内停；苔灰黑干燥，甚而燥裂，由黄苔转化而成，多属热炽津伤，或阴虚火旺。

2. 望苔质　主要观察舌苔的厚、薄，润、燥，腻、腐，剥落，有根、无根等变化。

（1）厚、薄　苔质的厚薄区分，以"见底"为标准，透过舌苔能隐隐见到舌体的为薄苔，不能见到舌体的为厚苔。观察舌苔的厚、薄，有助于了解病邪的轻重及病情的进退。一般来说，疾病初起，病邪在表，病情较轻者，舌苔多薄；病邪传里，病情较重，或内有食饮痰湿积滞者，则舌苔多厚。舌苔由薄增厚，表示病邪由表入里，病情由轻转重，为病进；由厚变薄，则表示邪气得以内消外达，病情由重转轻，属病退。

（2）润、燥　正常舌苔润泽，为津液上承之征象。察舌苔的润、燥，主要可了解津液的变化。苔面干燥，望之枯涸，扪之无津，称为燥苔，更甚者粗糙刺手，称为糙苔，是津液已伤，或输布障碍，不能上承所致，多见于热盛津伤、阴液亏耗，或痰饮瘀血内阻，阳气被遏，或阳气亏虚，津不上承的病证。苔面有过多水分，扪之水滑，称为滑苔，多是水湿痰饮内停之证。舌苔由润变燥，提示热重津伤，或津失输布；若舌苔由燥转润，主热退津复，或饮邪始化。

（3）腻、腐　腻苔，是舌面上覆盖一层浊而滑腻的苔垢，颗粒细腻而致密，刮之难去，多见于湿浊、痰饮、食积等证，多由湿浊内盛，阳气被阴邪所抑而成。腐苔，苔质颗粒较大，松软而厚，形如豆腐渣堆积舌面，刮之易脱，亦见于湿浊、痰饮、食积等证，多由阳热有余，蒸腾胃中腐浊邪气上升而成。

（4）剥落　舌本有苔，忽然全部或部分剥脱，主胃气亏虚，胃阴损伤。舌淡苔剥，为气虚；舌红苔剥，主阴虚。若舌苔骤然退去，舌面光洁如镜，称"镜面舌"，是胃气大伤，胃阴枯竭的表现。

（5）有根、无根　舌苔紧贴舌面，刮之难去，为有根苔，又称"真苔"；舌苔不着实，似浮涂舌上，刮之即去，为无根苔，又称"假苔"。察舌苔之有根、无根对辨邪正盛衰、胃气有无有重要意义，有根苔，表示有胃气，病轻易治，预后良好；无根苔，提示胃气已衰，病重难治，预后不佳。

（四）望舌综合分析与临床意义

舌象的变化能反映人体气血的盛衰、病邪的性质、病位的浅深、病势的进退，判断疾病的转归与预后。一般察舌质，可辨明内脏的虚实；察舌苔则可辨明病邪的深浅与胃气的存亡。望舌时必须将望舌质与望舌苔结合起来进行辨证，还应与其他症状和体征互相参照，全面分析，才能做出确切的诊断。

五、望皮肤

皮肤居一身之表，内合于肺，卫气循行其间。脏腑气血通过经络而外荣于皮肤。因此，望皮肤不仅可诊察局部皮肤的病变，还可以诊察气血的盛衰、脏腑的病变、疾病的转归及预后。

1. 斑疹 斑和疹都是全身疾病反映于皮肤的表现。若皮肤黏膜出现深红色或青紫色片状斑块，平铺于皮下，摸之不碍手，压之不褪色为斑；色红疹点小如粟，高出于皮肤，摸之碍手者为疹。

斑，其色深红或紫红，形似锦纹，兼身热、面赤、脉数等实热表现者为阳斑，多由热邪亢盛，内迫营血而发；色淡青或淡紫，隐隐稀少，兼面白、神疲、脉虚等气虚表现者为阴斑，多由脾气亏虚，血失统摄所致。

常见的疹有麻疹、风疹、瘾疹等，各有特征不同。一般出疹以分布均匀，疏密适中为顺。若疹出疏密不匀，或先后不齐，或现而即陷，多为正气不足、病邪内陷的危候。

2. 痈疽疔疖 属于疮疡一类的外科疾患。其中，发病局部范围较大，红肿热痛，根盘紧束者为痈，属阳证，多为湿热火毒蕴结，气血壅滞所致；漫肿无头，部位较深，皮色不变或晦暗者为疽，属阴证，多为气血亏虚，阴寒凝滞所致；范围较小，初起如粟，根脚坚硬，顶白而痛，或麻或痒或木者为疔，多见于颜面、手足，因外感风热或内生火毒而发；起于浅表，形小而圆，红肿热痛不甚，化脓即软者为疖，多为外感火热毒邪或湿热蕴结所致。

六、望排出物

排出物包括痰涎、呕吐物、二便、涕、泪、白带等，望排出物可为临床辨证分析提供依据。一般来说，排出物色浅淡或白、质清稀者，多属虚证、寒证；色深浓或黄、质稠浊者，多属实证、热证。

1. 痰涎 痰色白而清稀，多为寒痰；痰色黄而黏稠，多属热痰。痰少而黏，难以排出，多属燥痰；痰白易咯而量多，为湿痰。痰中带血，或咳吐鲜血，多为热伤肺络。咳吐脓血，气味腥臭者，为热毒蕴肺之肺痈。

2. 呕吐物 呕吐物清稀并夹有食物、无酸臭味者，多为胃气虚寒；呕吐物秽浊酸臭，多为胃热或食积；吐血鲜红或暗红，夹有食物残渣，多为肝火犯胃或瘀血内停；呕吐脓血者，多为内痈；呕吐清稀痰涎者，属于寒饮。

3. 大便 大便稀薄如水样，夹有不消化食物，多属寒湿；大便稀溏如糜，色深黄而黏，多属湿热；大便如黏冻，夹有脓血，为痢疾。先便后血，其色黑褐者是远血，因瘀阻胃络或脾不统血所致；先血后便，其色鲜红者是近血，多属肠风，或肛裂、痔疮等。

4. 小便 小便清长者多属虚寒，短黄者多属实热。小便混浊不清者，多为湿浊下注；尿血者，多因热伤血络，或脾肾不固，或湿热蕴结膀胱所致。

七、望小儿指纹

望小儿指纹是指观察3岁以内小儿两手示指掌侧前缘部的浅表络脉。因小儿皮肤薄嫩，脉络易于暴露，指纹较为明显。因指纹与寸口脉同属手太阴肺经，故望小儿指纹与诊成人寸口脉的原理及意义基本相同。望小儿指纹应注意其浮沉、色泽、长短、形状等方面的变化，辨别要领及意义如下。

1. 浮沉分表里 指纹浮现明显者，多为病在表；沉隐不显者，多属病在里。

2. 淡滞定虚实 指纹浅淡而纤细者，多因气血不足，脉络不充，属虚证；指纹浓滞而增粗者，多因邪正相争，气血壅滞而成，属实证。

3. 红紫辨寒热 正常指纹，色呈浅红，略带紫色。色鲜红者，多属外感风寒表证；色紫红者，多为里热证；色淡白者，多属脾虚、疳积；色青者，多见于惊风、痛证等；色紫黑者，多为血络郁闭，病情危重。

4. 三关测轻重 小儿示指分"风""气""命"三关，第一节（掌指横纹至第二节横纹之间）为

"风关"，第二节（第二节横纹至第三节横纹之间）为"气关"，第三节（第三节横纹至指端）为"命关"。指纹末端在风关者，是邪浅病轻；指纹透气关者，是邪已深入；指纹达命关者，病情更重；若指纹一直伸延到指甲端，称为"透关射甲"，病情重笃。

❈ **知识拓展** ┄┄

望诊仪器

1. 舌诊仪 舌诊仪基于中医舌诊理论，结合先进的光学技术和计算机图像处理技术，实现对舌象的客观、量化分析。舌诊仪通常由主机、图像采集装置和光源组成，通过高清摄像头捕捉舌面图像，并运用先进的算法对舌象的颜色、纹理、轮廓等特征进行提取与处理，从而辅助中医医生进行精准诊断。

2. 面诊仪 面诊仪结合了中医学原理与现代科技，如光学技术、传感技术和成像技术等，用于收集并分析人体面部信息。这款设备能够模拟中医望诊过程，辅助医生诊断疾病。具有成像质量高、信息收集速度快、操作简单、适用人群范围广等优点，广泛应用于中医临床、科研和教学领域。
┄┄

第二节 闻 诊

闻诊，包括听声音和嗅气味两方面。听声音，主要是听患者语言气息的高低、强弱、缓急等变化，以及呃逆、嗳气、喘息等声响的异常，以分辨病情的寒热虚实。嗅气味，主要是嗅患者的口气、分泌物与排泄物的异常气味。

一、听声音

1. 语声

（1）语声强弱 患者说话声音的强弱，可以反映机体正气的盛衰，也反映了邪气的性质。一般来说，语声高亢洪亮，多言而躁动者，属实证、热证；语声低微无力，少言而沉静者，属虚证、寒证。语声重浊，常见于外感，亦见于湿浊阻滞，为肺气不宣，气道不畅所致。语声嘶哑或失音，见于新病骤起，多为外感风寒或风热，或痰浊壅滞，以致肺气不宣，清肃失职所致，即所谓"金实不鸣"；见于久病，多为肺肾阴虚，津液不能上承所致，即所谓"金破不鸣"。

（2）语言错乱 "言为心声"，语言错乱多属于心的病变。神识昏糊，胡言乱语，声高有力者是谵语，常见于热扰心神的实证；神志不清，语言重复，时断时续，声音低弱者是郑声，属于心气大伤，精神散乱的虚证；言语粗鲁，狂妄叫骂，失去理智控制者为狂言，常见于狂证，是痰火扰心所致；喃喃自语，见人即停者是独语，常见于癫证，多是气郁痰阻，或心气不足的表现；语言謇涩，多属于风痰阻络，见于中风病。

2. 呼吸

（1）气息 呼吸微弱，多是肺肾之气不足，属于内伤虚损；呼吸有力，声高气粗，多是热邪内盛，气道不利，属于实热证。

（2）喘 呼吸困难，短促急迫，甚则鼻翼翕张，张口抬肩，难以平卧。喘有虚实之分。实喘发作较急，胸满声高气粗，呼出为快，多为热邪壅肺或痰饮停肺，壅塞肺气；虚喘来势较缓，气怯声低，呼多吸少，吸入为快，气不得续，动则喘甚，多属肺肾虚损，气失摄纳。

（3）哮 呼吸急促，喉间有哮鸣音，反复难愈。多因内有宿痰伏饮，复感外邪，或居于寒湿、过食酸咸生冷等所诱发。

喘以呼吸困难、气息急促为主，哮以喉间哮鸣音为特征。喘不兼哮，但哮必兼喘。临床上哮与喘常反复发作，缠绵难愈。

（4）少气　呼吸微弱，气少不足以息者，称为"少气"，多因气虚所致。

（5）叹息　胸中郁闷不舒，发出长叹的声音，称为"叹息"（古称"太息"），多为情志抑郁，肝失疏泄所致。

3. 咳嗽　是肺失宣肃，肺气上逆的表现。应注意其声响，同时观察痰的变化。咳声重浊，多属实证；咳声低微气怯，多属虚证。干咳无痰，或少量黏痰，多属燥邪犯肺或阴虚肺燥。咳嗽呈阵发性，气急连声不绝，终止时如鹭鸶叫声者，为顿咳（百日咳）；咳声如犬吠，多为白喉。

4. 呃逆、嗳气　均为胃气上逆所致。呃逆，俗称"打呃"。呃声高亢而短，响亦有力，多属实热；呃声低沉而长，气弱无力，多属虚寒。若久病胃气衰败，出现呃逆，声低无力，则属危证。

嗳气，又称"噫气"，可见于饱食后。食后嗳出酸腐气味，多为宿食停积，或消化不良；无酸腐气味者，则为肝胃不和或胃虚气逆所致。

二、嗅气味

一般气味酸腐臭秽者，多属实热；气味不重，或微有腥臭者，多属虚寒。

1. 口气　酸馊多属胃有宿食；臭秽多属胃热。

2. 汗气　腥膻多为湿热蕴蒸；腋下臊臭，多为狐臭。

3. 痰涕气味　咳吐浊痰脓血，腥臭异常，多见于肺痈；鼻流浊涕，气味腥秽，多见于鼻渊。

4. 病室气味　有尿臊味，多见于水肿病晚期；有烂苹果味，可见于消渴重证。

二便、经带的气味多通过问诊了解。

第三节　问　诊

问诊，是医生有目的地对患者或陪诊者进行询问的诊察方法。问诊是中医诊察疾病的基本方法之一。明代张介宾《景岳全书·十问篇》中将问诊归纳为十问。清代陈修园将其修改而成《十问歌》："一问寒热二问汗，三问头身四问便，五问饮食六胸腹，七聋八渴俱当辨，九问旧病十病因，再兼服药参机变，妇女尤必问经期，迟速闭崩皆可见，再添片语告儿科，天花麻疹全占验。"将问诊内容进行了较全面的概括。因问诊获取的病情资料比较全面，有利于疾病的早期诊治，故历代医家非常重视问诊。

一、问寒热

寒热，即怕冷、发热，是疾病中较为常见的症状。怕冷是患者的主观感觉，凡自觉怕冷，得温不解，谓之恶寒；如自觉怕冷，得温可解，谓之畏寒。发热除指体温高于正常者外，还包括患者自觉全身或某一局部发热的主观感觉，如"五心烦热""骨蒸潮热"等。

问寒热可判断病邪的性质和机体的阴阳盛衰。一般来说，寒为阴邪，其性清冷，感受寒邪多见恶寒；热为阳邪，其性炎热，感受热邪多见发热。在机体阴阳失调时，阳盛则热，阴盛则寒；阴虚则热，阳虚则寒。

问寒热时必须问清恶寒与发热是否同时出现、恶寒发热孰轻孰重、发生及持续的时间、寒热的特点及其兼症等。

1. 恶寒发热　疾病初起即有恶寒发热，多见于外感表证，是外邪客于肌表，卫阳与邪气相争的反映。外邪袭表，影响卫阳"温分肉"的功能，肌表失于温煦而恶寒；邪气外束，腠理闭塞，卫阳失于宣散，则郁而发热。

外感风寒常表现为恶寒重发热轻，因寒邪郁遏卫阳较为明显，所以恶寒重；常伴有头身痛、无汗、脉浮紧等。

外感风热常表现为发热重恶寒轻，因热为阳邪，阳盛故发热重；常兼见口渴、汗出、脉浮数等。

2. 但寒不热　在疾病过程中，患者唯感怕冷而不发热，多属里寒证。寒邪直中脏腑，脏腑阳气被遏受损，则可见病变部位冷痛喜温。阳气亏虚，形体失于温煦，故常见畏寒肢冷等表现。

3. 但热不寒　患者临床表现为但恶热，不恶寒，常见有以下几种情况。

（1）壮热　患者高热不退，不恶寒反恶热。多见于风寒入里化热，或风热内传的里实热证。其病机为正盛邪实，里热炽盛，蒸达于外，临床表现为一派热象，如高热、面赤等，常兼多汗、烦渴等津伤之症。

（2）潮热　发热如潮汐之有定时，或按时而发或按时而热更甚（多在下午），临床常见三种情况。

1）阴虚潮热　每当午后或入夜即发热，以五心烦热为特征，甚至有热自深层向外透发的感觉，故又称"骨蒸潮热"。常兼见盗汗、颧赤、口咽干燥、舌红少津等。

2）湿温潮热　以午后热甚，身热不扬为特征。身热不扬指初扪之不觉很热，扪之稍久则觉灼手。其病多在脾胃，多为湿遏热伏，热难透达所致。多伴有脘痞呕恶、头身困重、大便溏薄、苔腻等症。

3）阳明潮热　是胃肠燥热内结所致，因其常于日晡（申时，下午 3~5 时）阳明经气血旺时而热甚，又称"日晡潮热"。常兼见腹满胀痛拒按、大便燥结、舌苔黄燥等症。

（3）长期低热　指发热时间较长，而体温仅较正常稍高（一般不超过38℃），或患者自觉发热而体温并不高。长期低热的病机复杂，可见阴虚潮热、夏季发热、气虚发热等多种情况。

4. 寒热往来　恶寒与发热交替而作，是半表半里证的特征。发无定时，兼见口苦、咽干、胸胁苦满、不欲饮食、脉弦等，属少阳证，为邪入少阳，正邪交争于半表半里的表现。若寒战与壮热交替，发有定时，一日一次或二三日一次，则为疟疾。由于疟邪伏藏于半表半里，入与阴争则寒，出与阳争则热，故寒热往来，休作有时。

二、问汗

汗是津液在阳气的蒸化下出于体表而成，即"阳加于阴谓之汗"。辨汗首先要问有汗或无汗，进而问清出汗的时间、出汗的部位、汗量的多少及其主要兼症等。

1. 表证辨汗　了解表证无汗与有汗，可以分辨感受外邪的性质和正气的盛衰。表证无汗，多属外感寒邪之伤寒表实证，因寒性收敛，使腠理致密，汗孔闭塞而无汗；表证有汗，多属外感风邪或风热之邪，因风性开泄，其性升散，易袭阳位，可使腠理疏松而汗出。

2. 自汗　日间经常汗出不止，活动后更甚，多为气虚卫阳不固所致，常伴有神疲、乏力、气短、畏寒等阳气亏虚的症状。

3. 盗汗　入睡则汗出，醒后则汗止，多因阴虚火旺所致。睡时卫阳入里，里热蒸发阴津而致汗出；醒时卫阳达表，固护肌肤，故而汗止。常伴有五心烦热、失眠、颧红、口燥咽干等症。

4. 大汗　汗出量多，津液大泄，其病变有寒热虚实之不同。若大汗出，并见高热、烦渴饮冷、脉洪大等症，为阳热内盛迫津外泄的实热证。若冷汗淋漓，伴有面色苍白、四肢厥冷、脉微欲绝等症，为阳气将绝，元气欲脱，津随气泄的危候，即亡阳证；若汗热而黏如油，烦躁口渴，脉细数或疾，为阴液大伤，虚热蒸腾，枯竭之阴津外泄的危象，即亡阴证。

5. 战汗　先见全身战栗，几经挣扎，继之汗出，是邪正相争，病变发展的转折点。如汗出热退，脉静身凉，是邪去正安的好转现象；若汗出而烦躁不安，脉来疾急，为邪盛正衰的危候。

三、问头身

1. 头痛   头痛的病因不外两种，即"不通则痛""不荣则痛"。外感风、寒、暑、湿、火，以及痰浊、瘀血等邪阻滞清空所引起的头痛，多为实证；气血精液亏损，不能上荣于头，致使脑海空虚而发头痛，多为虚证。

2. 头晕   是指患者自觉视物昏花旋转，轻者闭目可缓解，重者感觉天旋地转，不能站立，闭目亦不能缓解。多为外邪侵袭或脏腑功能失调引起经络阻滞、清阳之气不升，或风火上扰、邪干清窍所致。

3. 四肢痛   多为风寒湿邪侵袭，阻碍气血运行所致。亦有因于脾胃虚损，水谷精气不能运于四肢而作。疼痛独见于足跟，甚则掣及腰脊者，多属肾虚。

四、问疼痛

1. 胀痛   即胀且痛者，多属气滞。如肝气郁滞，可见胁肋或乳房胀痛；头部胀痛，多见于肝火上炎或肝肾阴虚，肝阳上亢的病证。

2. 刺痛   即疼痛如针刺，是瘀血疼痛的特点之一，其痛部位固定，夜间痛甚。

3. 重痛   即疼痛并有沉重的感觉，多为湿滞经脉所致。如外感湿邪，可见头身四肢困重疼痛、腰部重坠而痛等。

4. 绞痛   即痛如绞割，多因有形实邪闭阻气机而成。如心血瘀阻引起的真心痛、蛔虫上窜引起的腹痛、石淋引起的腰腹痛等。

5. 灼痛   即痛有灼热感而喜凉，为火热所致。实火多为火邪窜络，虚火多因阴虚阳热亢盛所致。

6. 冷痛   即痛有冷感而喜暖，为阴寒所致。实寒多因寒邪阻络；虚寒则为阳气不足，终致脏腑、经络失于温养所致。

7. 隐痛   即疼痛不剧烈，隐隐而痛却绵绵不休，持续时间较长，多是气血不足，脏腑经络失养所致。

8. 掣痛   即抽掣或牵引而痛，多为筋脉失养或阻滞不通所致。

此外，疼痛还可按不同部位进行分类，主要有：胸痛、胁痛、脘痛、腹痛、腰痛等，对了解病变所在的脏腑经络有一定的意义。

五、问饮食口味

1. 口渴与饮水   口渴与否，常反映人体津液的盛衰及输布状况。口不渴为津液未伤，多见于寒证，或是没有明显的热邪；口渴多提示津液损伤，或为津液内停不能气化上承所致。

一般来说，口渴多饮，常见于热证；大渴喜冷饮，为热盛伤津；大渴引饮，小便量多，是为消渴；口渴而不多饮，多属热入营血；渴喜热饮，饮量不多，或口渴欲饮，水入即吐，小便不利，多为痰饮内停，水津不能上承；口干，但欲漱水不欲咽，病属瘀血。

2. 食欲与食量   了解患者食欲状况、进食多少，对于判断脾胃功能以及疾病的预后转归有较重要的临床意义。

食欲减退或不欲食，胃纳呆滞，多为脾胃功能失常；食少见于久病，兼有面色萎黄、形瘦倦怠者，属脾胃虚弱；食少伴有胸闷腹胀、肢体困重、舌苔厚腻者，多为脾湿不运；食后胃痛减轻者，属虚证；食后胃痛加重者，属实证，为内有积滞或气滞血瘀之证。

食欲过于旺盛，食后不久即感饥饿者，为消谷善饥，多因胃火炽盛，腐熟太过所致；有饥饿感，但不欲食，或进食不多者，为饥不欲食，多为胃阴不足，虚火上扰所致；易饥多食，伴大便溏泻者，属胃强脾弱。嗜食生米、泥土等异物，往往是虫积的征象。

疾病过程中，食量渐减，常是脾胃功能衰退；食量渐增，表示胃气渐复。若久病之人，本不能食，突然欲食暴食，称为"除中"，是中焦脾胃之气将绝的征象。

3. 口味异常　主要是询问患者口中的异常味觉。口苦，多见于热证，特别是肝胆实热的病变；口甜而腻，多属脾胃湿热；口中泛酸，多为肝胃蕴热；口中酸馊，多为食积内停；口淡乏味，常见于脾虚不运。

六、问二便

应注意问大便、小便的性状、颜色、气味、间隔时间、量的多少，以及排便的次数和伴随的症状等。

1. 大便　大便干燥坚硬，排出困难，排便间隔时间长，便次减少，称为便秘，实则多因热结肠道，或气滞寒凝肠腑，传导失司；虚则多因阴虚液少，肠失濡润，或阳气亏虚，推动乏力所致。大便稀软不成形，甚则呈水样，便次增多，间隔时间相对缩短，称为溏泻或泄泻，常见于脾失健运，小肠不能分清别浊，水湿直趋大肠的病证；大便先干后溏，多属脾胃虚弱；大便时干时稀，多为肝郁脾虚、肝脾不调；水粪夹杂，下利清谷或五更泄泻，多为脾肾阳虚、寒湿内盛；泻下黄糜，多属大肠湿热；大便夹有不消化食物，酸腐臭秽，多是伤食积滞。

排便时，肛门有灼热感，多是热迫大肠；大便滑脱不禁，肛门有下坠感甚或脱肛，多见于脾虚气陷的久泻；里急后重，多见于痢疾；大便溏泻不爽，多是肝失疏泄；便色黑如柏油，多属血瘀；腹痛即泻，泻后痛减者多是肝郁脾虚。

2. 小便　尿量过多，多属肾气亏虚，开合失司，也常见于消渴病。小便短少，既可为热盛伤津，或汗、吐、下太过损伤津液，以致化源不足；也常见于肺、脾、肾功能失常，气化不利，水湿内停的病证。小便不畅，点滴而出为癃；小便不通，点滴不出为闭，一般统称为"癃闭"，湿热下注，瘀血、结石阻塞所致者，多属实证；若因肾阳不足，不能气化，或肾阴亏损，津液内虚，多属虚证。尿后余沥不尽，或睡中不自主排尿，均属肾气不固，膀胱失约的虚证。

七、问睡眠

询问睡眠的异常变化，可了解机体的阴阳盛衰。临床常见的睡眠异常主要有失眠与嗜睡两种。

1. 失眠　又称"不寐""不得眠"，是以经常不易入睡，或睡而易醒不能再睡，或时时惊醒睡不安稳，甚至彻夜不眠为特征的表现。病机总属阳不入阴，神不守舍。其致病原因有二：一是阴血不足，虚火扰心，以致心神不安，难以入寐，如心肾不交而致的心烦不寐及心脾气血亏虚、血不养心而致的心悸不寐等；二是痰火、食积等实邪干扰所致，如食滞内停的失眠，"胃不和则卧不安"，以及胆郁痰扰的失眠等。

2. 嗜睡　即睡意很浓，经常不自主地入睡，多见于阳虚阴盛、痰湿困滞的病证。头目昏沉而嗜睡者，多为痰湿困遏，清阳不升所致；神疲欲寐，闭眼即睡，呼之即醒或朦胧迷糊，似睡非睡，似醒非醒者，称为"但欲寐"，是少阴心肾阳虚之征。若昏睡见于急性热病，多属邪入心包、热盛神昏之象。

八、问耳目

1. 耳鸣、耳聋　患者自觉耳内鸣响，如闻蝉鸣或潮水，或左或右，或两侧同时鸣响，或时发时止，或持续不停。若暴起耳鸣声大，按之不减，属实证，多为肝胆火盛所致；渐觉耳鸣，声音细小，按之减轻或暂停，属虚证，多与肾虚精亏，髓海不充，耳失所养有关。

耳聋即患者听觉丧失的症状，可由耳鸣发展而来。新病突发耳聋多属实证，为邪气蒙蔽清窍，清窍失养所致；久病渐聋多属虚证，多因脏腑虚损而成。一般而言，虚证多而实证少，实证易治，虚证难治。

2. 目眩 是指视物昏花迷乱，或眼前有黑花闪烁、小虫飞行的感觉。多由肝肾阴虚，肝阳上亢，或肝血不足，目失所养而致。

九、问经带

由于女子在解剖和生理上的特殊性，对育龄期女子，除上述一般问诊的内容之外，还应注意询问其月经、带下等方面的情况。

1. 问月经 应注意了解月经的周期，行经期，月经的量、色、质，有无经行腹痛及其他伴随症状，末次月经日期，初潮或绝经年龄等，不仅可判断妇科病证，亦可了解机体脏腑功能状况及气血的盛衰。

（1）经期 月经周期指上次月经来潮至本次月经来潮之间的时间。正常月经经期为 28 天左右，亦有个体差异。若月经连续 2 个周期提前 7 天以上，为月经先期。实者可见于里热炽盛、肝郁血热，迫血妄行；或瘀血内阻，血行不循常道；虚证可见于气虚不能摄血，血行无制。若月经连续 2 个周期推后 7 天以上，为月经后期。实者多因寒凝、痰阻、瘀血，致血行不畅；虚者多因精亏血少，任脉不充，或阳气亏虚，无以化血行血所致。若经期错乱，或前或后，经行无定期，多因肝气郁滞，或脾肾虚损，也有瘀血积滞所致。

女子年逾 18 周岁，月经尚未来潮；或正常月经周期建立后，月经停止 6 个月以上，或按自身原有月经周期，停止 3 个周期以上，排除妊娠、哺乳或绝经者，称为闭经。多因脾肾亏损，冲任气血不足，血海空虚；或气滞、寒凝而血瘀，或痰湿阻滞胞宫，胞脉不通所致。

（2）经量 若经量超过了生理范围，称为月经过多，多为热伤冲任，迫血妄行；或瘀阻胞络，络伤血溢；或气虚冲任不固，经血失约等所致。若经量少于正常，称为月经过少，多因血虚生化不足，或寒凝、血瘀、痰湿阻滞等所致。

非行经期间，忽然大量阴道出血，或持续下血，淋漓不止者为崩漏。一般称势急量多者为崩，势缓量少，淋漓不止者为漏，两者常可相互转化。多因血热、血瘀、脾虚、肾亏等以致热伤冲任，迫血妄行；或瘀阻冲任，血不归经；或脾肾亏虚，冲任不固而形成。

（3）色质 正常月经色正红，质地不稀不稠，亦不夹杂血块。若经色淡红质稀，多为血少不荣之虚证；若经色深红质稠，属血热内炽之实证。若经色暗红有块，则为血瘀。

（4）行经腹痛 即行经时腰腹作痛，甚至剧痛不能忍受，并随月经周期而作。经前或经期小腹胀痛刺痛者，多属气滞血瘀；小腹冷痛，遇暖则缓者，多属寒凝；行经或经后小腹隐痛、腰酸痛者，乃气血亏虚，胞脉失养所致。

2. 问带下 主要了解色、量、质、气味等变化。若带下色白量多、质稀少臭者，多属脾肾阳虚，寒湿下注所致；带下色白质稠、状如凝乳，或豆腐渣状，气味酸臭，伴阴部瘙痒者，多属湿浊下注所致；带下色黄质黏、气味臭秽者，多属湿热下注；带下五色杂现，淋漓不断，伴气味臭秽异常者，多属湿热毒邪下注所致，预后不良。

十、问小儿

儿科古称"哑科"，问诊比较困难，主要通过询问陪诊者获得有关资料。问诊除一般内容外，还要结合小儿的生理病理特点，着重询问出生前后情况、预防接种与传染病史、发病原因等。

第四节 切 诊

切诊，包括脉诊和按诊两部分，是医生用手对患者体表某些部位进行触、摸、按、压，以了解病情的方法。脉诊是中医诊病的主要手段之一。

一、脉诊

脉诊，又称"切脉"。是医生用手指触按患者的动脉，探查脉象，以了解病情变化的一种诊病方法。

（一）脉诊原理与临床意义

脉象的形成与五脏的活动密切相关，心主血脉；肺朝百脉；脾胃为气血生化之源，脾主统血；肝藏血，主疏泄；肾藏精化血等，故脉象能反映全身脏腑和精气神的整体状况。脉诊的临床意义在于可以辨别病位、阐述病性、推测病因病机、推断预后。

（二）脉诊的部位与方法

脉诊常用"寸口诊法"，诊察腕后高骨（桡骨茎突）内侧桡动脉所在部位，此处为手太阴肺经的原穴太渊所在，是脉之大会，又与脾胃之气相通，可据此推测全身脏腑气血之盛衰。此外，寸口脉搏亦最易切按，这也是诊脉独取寸口的原因之一。

"寸口"，又称"气口""脉口"，分寸、关、尺三部。腕后高骨的部位为"关"，关前（腕端）为"寸"，关后（肘端）为"尺"。两手各有寸、关、尺三部，共为六脉，可分候不同的脏腑。临床常用的分候方法是：右寸候肺，右关候脾胃，右尺候肾（命门）；左寸候心，左关候肝，左尺候肾。体现了"上（寸脉）以候上（躯体上部），下（尺脉）以候下（躯体下部）"的原则。

脉诊时须内外环境安静，医患双方身心平静。患者取坐位或仰卧位，将前臂平伸，直腕仰掌，腕下垫脉枕，以使血流畅通。医生切脉时以中指定关，示指切寸部，无名指切尺部，三指呈弓形，指端平齐，以指目切按脉体，布指疏密应根据患者身高臂长而调整，身材高大布指宜疏，身材矮小布指宜密，小儿寸口脉短，不容三指以候寸、关、尺，可用"一指（拇指）定关法"。诊脉时轻用力按在皮肤上为浮取，名"举"；重用力按至筋骨为沉取，名"按"；不轻不重，中等用力按到肌肉为中取，名"寻"。如此脉分寸、关、尺三部，每部有浮、中、沉三候，合称"三部九候"。脉诊时，医生必须呼吸均匀，态度认真，注意力集中于指下，以正常的一呼一吸（即一息）作为时间单位去计算患者的脉搏至数。切脉时间每手不少于 1 分钟。

（三）正常脉象

正常脉象又称"平脉""常脉"。其特点是三部有脉，不浮不沉，不快不慢（每分钟 60 ~ 100 次），和缓有力，节律均匀。平脉主要有三个特点：一是"有神"，即脉象和缓有力、节律整齐；二是"有胃（胃气）"，即脉来去从容、和缓、流利；三是"有根"，即尺部有力，沉取不绝。平脉反映人体气血充盈，脏腑功能健旺，阴阳平衡，精神安和，是健康的标志。

脉象和人体内外环境的关系十分密切。由于年龄、性别、体质以及精神状态的不同，脉象也会随之发生生理性变化。如年龄越小脉搏越快，婴儿脉疾数，青壮年体强脉多有力，老年人体弱脉来较弱。成年女子较男子脉濡而略数。体型高大者脉较长，矮小者脉较短。瘦人脉稍浮，胖人脉稍沉。重体力劳动、剧烈运动、长途步行、饮酒、饱食或情绪激动时，脉多数而有力，饥饿时脉来较弱等。四季的变化对脉象也有一定影响，如春季脉稍弦、夏季脉稍洪、秋季脉稍浮、冬季脉稍沉等。这些变化在临床脉诊时应注意与病脉鉴别。此外，临床可见少数人脉不见于寸口部，而从尺部斜向手背，名"斜飞脉"；若显现于寸口背侧，名"反关脉"，均是桡动脉解剖部位的异常，属于生理特异的脉位，不作病脉论。

（四）常见脉象及其临床意义

前人记载常见脉象有 28 种，择其要介绍 16 种。脉象种类虽多，但有一定规律可循。按脉搏的位置深浅可分浮沉，按频率可分迟数，按形态可分弦、滑、涩、洪、细、濡，按节律可分促、结、代等。常见脉象及其临床意义简介如下。

1. 浮脉

【脉象】轻取即得，重取稍弱。

【主病】主表证。为卫气与邪气交争，脉气鼓动于外而致。兼紧多表寒，兼数多表热。

2. 沉脉

【脉象】轻取不应，重按始得。

【主病】主里证。有力多为邪气内郁之里实；无力多为气血不足之里虚。

3. 迟脉

【脉象】脉来迟慢，一息不足四至（每分钟 60 次以下）。

【主病】主寒证。有力多为阴寒凝滞之实寒；无力多为阳气衰微之虚寒。此外，若邪热内结，脉气郁闭，亦见迟而有力，故迟脉不可概以为寒。久经体力锻炼者，脉迟而和缓有力。

4. 数脉

【脉象】脉来急促，一息五至以上（每分钟 100 次以上）。

【主病】主热证。有力多因邪热鼓动，血行加速而致；无力多因阴血不足，虚热内生所致，亦可见于虚阳外越。

5. 虚脉

【脉象】三部脉举按皆无力，有软而空豁的感觉，是无力脉的总称。

【主病】主气血两虚，气虚则血行无力，血少则脉道空虚，尤多见于气虚。

6. 实脉

【脉象】脉来去俱盛，三部举按皆坚实有力，是有力脉的总称。

【主病】主实证。邪气实而正气不虚，邪正相搏，为气血壅盛之象。

7. 滑脉

【脉象】往来流利，如盘走珠，指下有圆滑感。

【主病】主痰饮、食滞、实热等。为邪正交争，气实血涌，脉行流利所致。平人脉滑而冲和，是营卫充实之象。女子妊娠常见滑象，是血气充盛调和的表现。

8. 涩脉

【脉象】往来艰涩不畅，如轻刀刮竹。

【主病】主气滞血瘀，精伤，血少，夹痰，夹食。有力多为邪实胶固，气机不畅，血行受阻而致；无力多因精亏血少，不能濡养脉道所致。

9. 洪脉

【脉象】脉形宽大，充实有力，状如洪水，来盛去衰，滔滔满指。

【主病】主邪热亢盛。因邪热与正气抗争，气盛血涌，脉道扩张而致。久病气虚，或虚劳、失血、久泻等病证见洪脉，则多属邪盛正衰的危证。

10. 细脉（又称小脉）

【脉象】脉来如线，软弱无力，应指尚明显。

【主病】主气血两虚，诸虚劳损，又主湿病。营血亏虚不能充盈脉道，气虚无力鼓动血行，故脉细而无力；湿邪阻遏脉道，气血运行不利，也见细脉。

11. 弦脉

【脉象】端直以长，如按琴弦。

【主病】主肝胆病、痛证、痰饮、疟疾等。弦为肝脉，以上诸因可致肝失疏泄，气机不利，脉气紧张。此外，老人脉多弦硬，为精血亏虚，脉失濡养而致。

12. 紧脉

【脉象】脉来绷急，状如牵绳转索。

【主病】主寒证、痛证、宿食。乃邪气内扰，气机阻滞，脉道拘急紧张而致。

13. 缓脉

【脉象】脉来一息四至，但脉势却有缓怠松弛之感。

【主病】主湿病、脾胃虚弱。湿性黏滞，气机为湿所困，或脾胃虚弱，气血不足以充盈鼓动，故脉见缓怠无力，弛纵不鼓。

14. 促脉

【脉象】脉来急数而有不规则的间歇。

【主病】主阳热亢盛、气滞血瘀或痰食停积；脏气虚弱，阴血衰少。

15. 结脉

【脉象】脉来缓慢而有不规则的间歇。

【主病】主阴盛气结、寒痰瘀血、癥瘕积聚。

16. 代脉

【脉象】脉来缓弱而有规则的歇止，间歇时间较长。

【主病】主脏气衰微、风证、痛证、七情惊恐、跌仆损伤。

促、结、代脉都属于有歇止的脉象。但促脉、结脉都是不规则的间歇，歇止时间短，促脉数而歇止，结脉则迟而歇止；代脉是有规律的间歇，歇止的时间较长。

（五）相兼脉及临床意义

疾病是复杂的，因而脉象往往不只一脉独见。相兼脉的主病往往是各个脉所主病证的综合。例如，浮脉主表证，紧脉主寒证，浮紧脉即主表寒证；沉脉主里证，迟脉主寒证，沉迟脉即主里寒证；沉脉主里证，细脉主虚证，数脉主热证，沉细数脉即主里虚热证，余可类推。兹将临床常见的相兼脉象所主病证举例如下。

浮数脉，主风热袭表之表热证。

浮滑脉，主风痰或表证夹痰，常见于素体痰盛而又感受外邪者。

浮紧脉，主外感寒邪之表寒证，或风痹疼痛。

浮缓脉，主风邪伤卫，营卫不和，太阳中风之表虚证。

沉迟脉，主里寒证，常见于脾肾阳虚，阴寒凝滞的病证。

沉涩脉，主血瘀，尤常见于阳虚而寒凝血瘀者。

沉弦脉，主肝郁气滞，或水饮内停。

沉缓脉，主脾肾阳虚，水湿停留诸证。

滑数脉，主痰热、痰火，或湿热、食积化热。

洪数脉，主气分热盛，多见于外感热病。

弦数脉，主肝郁化火，或肝胆湿热等病证。

弦细脉，主肝肾阴虚，或血虚肝郁，或肝郁脾虚。

弦紧脉，主寒痛，常见于寒滞肝脉，或肝郁气滞胁痛等病证。

沉细数脉，主阴虚或血虚有热。

弦滑数脉，见于肝火夹痰，或风阳上扰，痰火内蕴等证。

二、按诊

按诊是医生用手直接触摸或按压患者某些部位，以了解局部冷热、润燥、软硬、压痛、肿块或其他异常变化，从而推断疾病部位、性质和病情轻重等情况的一种诊察方法。其手法主要是触、摸、按、叩四法。临床上多先触摸，后按压，由轻到重，由浅入深，先远后近，先上后下地进行诊察。

按诊的应用范围很广，包括按胸胁、按脘腹、按手足、按肌肤、按腧穴等，则其要分述如下。

1. 按胸胁　主要诊察心、肺、肝的病变。虚里位于左乳下心尖搏动处，反映宗气的盛衰。按之其动微弱，多为宗气内虚；若动而应衣，则为宗气外泄。按之弹手，洪大搏指，或绝而不应，为心气衰竭，证属危候。胸廓如桶，叩之膨膨然，其音清者，多为肺胀；胁下肿块，多属气滞血瘀；疟疾日久左胁下可触及痞块，按之硬者为疟母。

2. 按脘腹　主要了解有无压痛及包块。如心下满，按之硬而痛者是结胸，按之濡软而不痛者为痞证。腹痛按之痛减，局部柔软者为虚；按之痛剧，局部坚硬者为实。若腹痛绕脐，左下腹部按之有块累累，当考虑燥屎内结。右少腹剧痛而拒按，按之有包块应手者，多为肠痈。若腹内有肿块，推之不移，痛有定处者，为癥或积，病属血分；推之可移，痛无定处，聚散不定者，为瘕或聚，病属气分。

3. 按手足　按手足的冷暖，可判断阳气的盛衰。手足俱冷者属寒；手足俱热者属热；手足心热甚于手足背者，多为内伤发热。

4. 按肌肤　主要了解寒热、润燥、肿胀、成脓情况等。肌肤甲错，为内有瘀血；肿胀按之凹陷，应手而起者为气肿，不能即起者为水肿。疮疡按之肿硬而不热，根盘平塌漫肿者，多属阴证；按之高肿灼手，根盘紧束者，多属阳证。按之固定，坚硬而热不甚，是未成脓；按之边硬顶软而热甚，是已酿脓；按之有波动感为脓已成。轻按即痛者，为脓在浅表；重按方痛者，为脓在深部。

5. 按腧穴　通过按压某些特定腧穴，可判断相关脏腑的病变。

思考题

答案解析

1. 试述失神的临床表现及临床意义。
2. 五种病色各主何病证？
3. 试述腻苔、腐苔的舌象特征及临床意义。
4. 望排出物有何规律？
5. 从临床表现上如何鉴别喘与哮？
6. 外感表证的恶寒发热轻重有何临床意义？
7. 试述自汗、盗汗的临床表现及意义。
8. 试述失眠的病因病机。
9. 寸口脉如何分候脏腑？

书网融合……

本章小结

微课

习题

第九章　病机与辨证

PPT

学习目标

1. 通过本章的学习，掌握病机与辨证的基本含义和分类，八纲辨证、气血津液辨证、脏腑辨证中各证的概念及临床表现。熟悉八纲之间的关系。了解六经辨证、卫气营血辨证和三焦辨证的内容。

2. 具有判断病机、辨别证候的能力。

3. 培养学生记忆力、理解力和综合应用知识的能力。

病机是疾病发生、发展与变化的机制。病机学说，是研究各种疾病的发生、发展与变化的机制，并揭示病证演变规律的学说。只有掌握各种病证的病机，才能正确诊断疾病、推知疾病的发展趋势，并制订正确的治疗原则、具体治法和方药。

病机学说的内容十分丰富，涉及局部、系统和全身病机变化等各个层次，揭示各种病证演变规律的基本病机；或研究某一系统的脏腑病机、经络病机；或研究某一类疾病的病机理论（如六经病机、三焦病机等）；或研究某一种疾病或证候发生机理及变化规律的病机理论（如哮证的病机、水肿的病机等）；或研究某一种症状产生机理的病机理论（如疼痛的病机等）。

证是中医学的一个特有概念，是对疾病过程中所处一定（当前）阶段的病位、病因、病性以及病势等所作的病理性概括，是对致病因素与机体反应状态的综合，是对疾病当前本质所作的结论。辨证是在中医学理论的指导下，对临床资料进行分析、综合，从而对疾病当前的病位与病性等本质作出判断，并概括为完整证名的诊断思维过程。辨证是认识疾病、决定治疗的前提和依据。如患者发热，症见面红目赤、口渴喜冷饮、烦躁不安、小便短赤、大便干结、舌质红、苔黄而干、脉数有力等，根据病位、疾病性质和正邪斗争消长的状况可诊断为"里实热证"，应使用清里热泻实火等方法进行治疗。

判断病机与辨别证候的方法有多种，是在长期临床实践中形成的，本章主要介绍八纲的病机与辨证、气血津液失常的病机与辨证、脏腑病的病机与辨证，以及其他病机与辨证。其中八纲是各类病机与辨证的总纲，是从各类病机与辨证方法的个性中概括出来的共性；脏腑辨证主要用于杂病，是其他各类辨证的基础；气血津液辨证，是与脏腑辨证密切相关，互相补充的一种辨证方法。各种辨证方法虽各有特点，对不同疾病的诊断各有侧重，但又互相联系和补充。

第一节　八纲病机与辨证

八纲，即表、里、寒、热、虚、实、阴、阳八类证候。八纲辨证是通过对四诊所取得的资料进行综合分析，用这八类证候归纳说明病变部位的浅深、病情性质的寒热、邪正斗争的盛衰和病证类别的阴阳的辨证方法。

疾病的表现尽管复杂多变，但基本上都可归纳于八纲之中。因此，八纲辨证可将错综复杂的病证，归纳为表与里、寒与热、虚与实、阴与阳四对纲领性证候，用于指导临床治疗。其中阴阳两纲又可概括其他六纲，即表证、热证、实证属阳证，里证、寒证、虚证属阴证。所以，阴阳又是八纲中的总纲。

一、表里的病机与辨证

表与里是辨别病变部位和病势趋向的纲领。一般来说，身体的皮毛、肌腠、经络在外，属表；血脉、骨髓、脏腑相对在内，属里。临床上一般把外邪侵犯肌表，病位浅、病情较轻者，称为表证；病在脏腑，病位深、病情较重者，称为里证。

（一）表证

【概念】是指外感病的初期阶段，正气（卫气）抗邪于肌表浅层表现出的一类轻浅证候。

【病因】外感六淫、疫疠等邪气从皮毛、口鼻侵入人体而引起。

【病机与证候特点】因外邪袭表，邪正交争，阻遏卫气的正常宣发、温煦。多见于外感病的初期，具有起病急、病程短的特点。因病邪的性质有寒热的不同，表证又分为表寒证与表热证。

1. 表寒证　恶寒重，发热轻，头身痛，口不渴，无汗，舌苔薄白，脉浮紧等。

2. 表热证　发热重，恶寒轻，头痛，咽喉肿痛，咳嗽，口微渴，舌尖红，苔薄白或薄黄，脉浮数等。

（二）里证

【概念】是指病变部位深在脏腑、气血的一类证候，是脏腑病变的总称。

【病因】里证形成的原因有三个方面：一是外邪袭表，表证不解，病邪传里，形成里证；二是外邪直接入里，侵犯脏腑等部位，即所谓"直中"为病；三是情志内伤、饮食劳倦等因素，直接损伤脏腑气血，或脏腑气血功能紊乱而出现各种证。

【病机与证候特点】里证是以脏腑、气血阴阳失调为主的病变。不同的脏腑，可因寒热虚实的不同，表现出各种不同的病证，如肝胆湿热、脾气虚、心血瘀阻、肺阴虚等。具体内容将在脏腑辨证中介绍。

（三）半表半里证

【概念】是指病位处于表里进退变化之间表现出的一类特殊病证。

【病因】多为外感病的病邪已经离表，尚未入里；或里邪外透，尚未及表；或邪气直中少阳而在表里之间。

【病机与证候特点】邪犯少阳，正邪交争，枢机不利。症见寒热往来，胸胁苦满，口苦咽干，心烦喜呕，默默不欲食，目眩，脉弦等。

（四）表证与里证的关系

临床除见单独的表证或里证外，还可形成表里同病、表里出入等证候。

1. 表里同病　是指表证与里证并见。例如，素体脾胃虚寒，复感风寒之邪，或外感寒邪，同时伤及表里，表现为恶寒重发热轻、头身痛、流清涕、脘腹冷痛、大便溏泄、脉迟或浮紧等，为表里俱寒。

2. 表里出入　是指在一定的条件下，病邪从表入里，或由里透表。例如，外感病初期出现发热重恶寒轻，口微渴，如表邪不解，内传入脏腑，则见高热不恶寒、口大渴、脉洪大等，即是表邪入里，表热证转化为里热证。又如，外感温热病中出现高热、烦渴等症，随汗出而热退身凉，烦躁等症减轻，便是邪气向外透达的表现。这并不是里证转化为表证，而是邪有出路，病情向愈。邪气的表里出入，主要取决于正邪双方斗争的情况。

二、寒热的病机与辨证

寒与热是辨别疾病性质的纲领。一般来说，寒证由机体受到寒邪侵袭，或体内阳气不足、阴寒偏盛引起；热证由机体受到热邪侵袭，或体内阴液不足、阳热偏盛而致。

（一）寒证

【概念】是指感受寒邪，或机体阳虚阴盛所表现出的寒性证候。

【病因】多因外感寒邪，或过食寒凉生冷食物，致阴寒过盛；或素体阳虚，或久病耗伤阳气所致。

【病机与证候特点】阴寒内盛或阳气不足。阴盛则实寒；阳虚则虚寒。

1. 实寒证 头身冷痛或脘腹冷痛而拒按，遇寒加重，得热痛减，脉迟紧等。

2. 虚寒证 面色苍白，畏寒肢冷，口淡不渴或喜热饮，小便清长，大便稀薄，舌质淡，苔白而润，脉沉迟等。

（二）热证

【概念】是指热邪侵袭，或机体阳盛阴虚所表现出的热性证候。

【病因】多因外感热邪，或寒邪入里化热，或五志过极化火，或体内病理产物郁久化热等所致。

【病机与证候特点】阳热亢盛或阴虚内热。阳盛则实热；阴虚则虚热。

1. 实热证 发热，面红耳赤，口渴喜冷饮，烦躁不安，小便短赤，大便秘结，舌红苔黄，脉数有力等。

2. 虚热证 五心烦热，骨蒸潮热，颧红盗汗，舌红少苔或无苔，脉细数无力等。

（三）寒证与热证的关系

临床除见单独的寒证或热证外，还可形成寒热错杂、寒热转化、寒热真假等证候。

1. 寒热错杂 是指寒证与热证并见，其形成多因机体阴阳偏盛偏衰不一致。例如，症见脘腹冷痛、呕吐清涎，同时又见小便短赤、尿道灼热等，为寒在脾胃，热在膀胱。

2. 寒热转化 是指在一定的条件下，寒证化热，或热证转寒。例如，寒邪初袭，恶寒重发热轻，若寒郁化热，则见身热不恶寒，口渴喜冷饮等，说明寒邪已入里化热。又如，热证患者大汗或吐泻，引起机体津液、阳气耗竭，可出现四肢厥冷，面色苍白，脉微细等，说明已转化为寒证。寒证与热证的转化，是由邪正力量的对比所决定的，其关键在于机体阳气的盛衰。

3. 寒热真假 是指在一定病理阶段所出现的表象与本质相反的情况，即"真寒假热""真热假寒"。如患者身热面赤却欲盖衣被、口渴却喜热饮、脉数大却按之无力，同时见四肢厥冷、小便清长、舌淡苔白等真寒之象，此属真寒假热证，又称"阴盛格阳"，是由于阳气虚衰，阴寒内盛，逼迫虚阳浮游于上、格越于外所致。又如，患者虽四肢不温，但不恶寒反恶热，胸腹灼热；虽见下利稀水，但极臭秽，且腹胀痛拒按；脉虽沉迟，但按之有力，同时见口燥咽干、舌红苔黄等真热之象，此属真热假寒证，又称"阳盛格阴"，是由于邪热内盛，阳气郁闭于内而不能布达于外所致。一般"假象"容易出现在疾病的后期及危重期，辨证时应以身体内部、中心的症状及舌象等作为主要依据。

三、虚实的病机与辨证

虚与实是辨别邪正盛衰的纲领，是人体正气与病邪抗争的过程中，双方力量消长变化关系的反映。一般新病、体质强壮及青年患者，多为实证；久病、体质衰弱及老年患者，多为虚证。

（一）实证

【概念】是指人体感受外邪，或疾病过程中阴阳气血失调，体内病理产物蓄积，邪气盛实，而正气不虚所表现的证候。

【病因】实证的形成主要有两个方面：一是因风、寒、暑、湿、燥、火、疫疠以及虫毒等邪气侵犯人体，正气奋起抗邪所致；二是内脏功能失调，气化失职，气机阻滞，形成痰、饮、水、湿、瘀血、宿食等有形病理物质，壅聚停积于体内所致。

【病机与证候特点】邪气盛实而正气未虚，正邪剧烈相争，而见一系列以亢奋有余、不通为特征的病理变化。症见烦躁谵语，声高气粗，胸腹胀满疼痛拒按，小便短赤，大便秘结，舌质苍老，舌苔厚，脉有力等。

（二）虚证

【概念】是指人体阴阳、气血、津液、精髓等正气亏虚，而邪气不著所表现的证候。

【病因】多因先天禀赋不足，或后天失于调养，或疾病耗损所致。如饮食失调，营血生化不足；思虑太过、悲哀惊恐、过度劳倦等，耗伤气血营阴；房室不节，耗损肾精元气；久病失治、误治，损伤正气；大吐、大泻、大汗、出血、失精等，使阴、阳、气、血耗损，均可形成虚证。

【病机与证候特点】以正气不足而邪不显著，邪正交争无力，机体功能衰退为主要病机。症见精神萎靡，肢体倦怠无力，语声低微，心悸气短，自汗或盗汗，胸腹胀满喜按，舌质胖嫩，少苔，脉细弱无力等。

（三）实证与虚证的关系

临床除见单独的实证或虚证外，还可形成虚实夹杂、虚实转化、虚实真假等证候。

1. 虚实夹杂　许多情况下，病证既有邪实，又有正虚，这就是通常所说的虚实夹杂证。如患者形体消瘦，呼吸气短，自汗，脉弱无力，是一派虚证的表现；若复感外邪，则出现发热，咳喘气急，咳痰黏稠而色黄，苔腻等，出现了虚实夹杂。在治疗时，要分清虚实的主次与缓急，采用先攻邪后补虚，或攻邪与补虚兼施的治法。

2. 虚实转化　是指在疾病的发展过程中，由于正邪力量对比的变化，致使虚证与实证相互转化，形成对应的证。例如，外感热病的患者，始见高热、口渴、汗多等实热证表现，因日久不愈，导致津气耗伤，而出现形体消瘦、神疲嗜睡，舌嫩红无苔、脉细无力等虚象，即是由实转虚。实证转虚是疾病发展的一般规律。又如，心气虚日久，推动无力，则可使血行迟缓而成瘀，在原有心悸、气短、脉弱等虚证基础上，出现心胸绞痛、唇舌紫暗、脉涩等症，则是心血瘀阻证，此时血瘀之实的表现较心气之虚的表现显得更为突出。虚证转实，并不是正气来复，而是在虚的基础上转化为以实为主要矛盾的证，其本质是因虚致实，本虚标实。

3. 虚实真假　是指在一定病理阶段所出现的表象与本质相反的情况，即"真虚假实""真实假虚"。如患者腹虽胀满而时有缓解，腹痛按之痛减，脉弦但重按无力，此属真虚假实证，又称"至虚有盛候"，是由于脏腑虚衰，气血不足，运化无力，气机不畅所致。又如，患者默默不语但语时声高气粗，倦怠乏力却动之觉舒，脉象沉细但按之有力，此属真实假虚证，又称"大实有羸状"，是由于火热、痰食、湿热、瘀血等邪气或病理产物大积大聚，以致经脉阻滞，气血不能畅达所致。具体辨证时，应注意脉象的有力无力、有神无神，尤以沉取之象为真谛。

四、阴阳失调的病机与辨证

阴与阳，是归类病证类别的纲领，是八纲辨证的总纲。表与里、寒与热、虚与实都可用阴阳来概括。从矛盾的属性上划分，表证、热证和实证属阳证的范畴；里证、寒证和虚证属阴证的范畴。

阴阳失调即是对阴阳失去平衡协调病机变化的简称。在中医病机理论体系中，阴阳失调是分析病机的总纲，是对机体各种复杂病变的高度概括。阴阳失调的病机变化非常复杂，或偏盛，或偏衰，或互损，或格拒，或亡失等。由于寒热分阴阳，阴阳失调的病机一般伴随着寒热变化。另外，阴阳失调的病机并不是固定不变的，而是随着病程的演变和邪正斗争产生的盛衰变化而不断发展变化的。

此外，临床上某些具体病证，如阴证、阳证、亡阴证和亡阳证等，虽然名称上都有阴阳，但其实质有不同的内涵，不可与八纲中的阴阳辨证纲领相混淆。

（一）阴阳偏盛

阴阳偏盛，是指阴或阳高于正常水平，出现"邪气盛则实"的病机变化，导致实热证或实寒证，即"阳胜则热，阴胜则寒"。

1. 阳偏盛

【概念】即阳胜，是指在疾病过程中出现阳气偏盛，功能亢奋，机体对致病因素的反应性增强，阳热过盛的病机变化。

【病因】感受阳热邪气；或虽外感阴邪，但从阳化热；或由于情志内伤，五志过极而化火；或因痰湿、瘀血、食积等郁久化热等。

【病机与证候特点】阳邪亢盛而阴液未虚。以热、动、燥为其特征，辨为实热证。症见壮热息粗，心烦，甚至神昏，渴欲冷饮，面红目赤，躁扰不宁，尿黄便干，舌红苔黄，脉洪数等。热邪所致外科痈疡，可见皮色红赤，疮形高肿，灼热疼痛，脓水黏稠等。

【病机发展趋势】"阳胜则阴病"，阳热亢盛，必然损伤阴液。一般情况下，阳偏盛的病变必然会导致不同程度的阴液损伤，而见口舌干燥、小便短少等伤阴的表现，但仍然是以阳盛为主的实热。如果病情进一步发展，阴由相对不足转变为绝对亏虚，会在出现热象的同时，出现肌肉消瘦，口干咽燥，小便短少，大便干硬等阴液不足的临床表现，就成为实热兼阴液亏虚的虚实夹杂证。

2. 阴偏盛

【概念】即阴胜，是指在疾病过程中出现阴气偏盛，功能障碍，产热不足，以及阴寒性病理产物积聚的病机变化。

【病因】感受阴寒邪气；或食生冷之物；或阴寒性病理产物积聚，寒阻阳气等。

【病机与证候特点】阴盛而阳气未虚。以寒、静、湿为其特征，辨为实寒证。症见形寒战栗，面白肢冷，脘腹冷痛，腹胀泄泻，舌淡苔白腻，脉紧等。寒邪痹阻于筋脉，可见肢体冷痛，屈伸不利等症。

【病机发展趋势】"阴胜则阳病"，阴邪偏盛，必然损伤阳气。一般情况下，阴偏盛的病变必然会导致不同程度的阳气损伤，出现面色苍白等寒盛伤阳的表现，但仍然是以阴寒偏盛为主的实寒。如果病情进一步发展，机体的阳气由相对不足转变为绝对亏虚，在出现实寒表现的同时，出现精神萎靡，面白肢冷，小便清长，大便溏薄等阳气亏虚的临床表现，就转化成阴寒内盛兼阳气不足的虚实夹杂证。

（二）阴阳偏衰

阴阳偏衰，是指机体的阴或阳低于正常水平的病机变化，属于"精气夺则虚"的虚证。在疾病发展过程中，邪正之间的斗争导致了机体气、血、津液、精等物质基础的不足，以及脏腑、经络等生理功能减退，形成"阳虚则寒"的虚寒证，或"阴虚则热"的虚热证。

1. 阳偏衰

【概念】即阳虚，是指机体阳气虚损，脏腑功能减退，反应降低，温煦作用下降的病机变化。

【病因】先天禀赋不足；或后天失于调养；或饮食营养不良；或劳累过度；或大病久病损伤阳气等。

【病机与证候特点】阳虚不能制阴，阴相对偏盛。以虚、寒、润为其特征，辨为虚寒证。阳气偏衰时，大多表现为温煦作用减弱，人体产热不足，推动作用下降，脏腑功能低下。常见畏寒肢冷，面色㿠白，口淡不渴，精神不振，喜静蜷卧，尿清便溏，舌淡脉弱等；或见阴寒性病理产物积聚，如痰饮水湿内停等证候。

【常见脏腑】多见脾、肾阳虚，肾阳虚衰在阳偏衰的病机中尤为重要。

2. 阴偏衰

【概念】即阴虚，是指机体精、血、津液等物质基础不足，对机体滋润、濡养和宁静功能减退，阳热相对偏亢的病机变化。

【病因】先天禀赋不足，素体阴虚；或外感热邪伤阴；或阳邪伤阴；或五志过极化火伤阴；或久病耗伤阴液；或津液、血液流失过多；或过食辛温燥热之品，日久伤阴等。

【病机与证候特点】阴虚不能制阳，阳相对偏盛。以虚、热、燥为其特征，辨为虚热证。阴液不足时，主要表现为滋养功能减退，脏腑官窍失于润养，制约阳热的功能减退而阳气相对偏盛。常见形体消瘦，两颧潮红，潮热盗汗，心烦失眠，口干咽燥，小便短少，大便干结，舌红少苔，脉细数等证候。

【常见脏腑】多见肺、肝、肾阴虚，肾阴不足在阴偏衰的病机中尤为重要。

阳虚则寒与阴胜则寒，阴虚则热与阳盛则热，虽然病机上有一定联系，但病理特征各不相同，本质上有着虚实之别。

（三）阴阳互损

阴阳互损，是指阴或阳任何一方虚损到一定程度，影响另一方，形成阴阳两虚的病机。包括阴损及阳、阳损及阴两种情况。

1. 阴损及阳　是指由于阴液亏损，"无阴则阳无以化"，继而累及阳气生化不足，或者阳气无所依附而耗散，在阴偏衰的病机基础上又出现阳气亏虚，形成以阴虚为主的阴阳两虚病机。一般情况下，阴损及阳的病机关键仍然是以阴液不足为主。

2. 阳损及阴　是指由于阳气亏损，"无阳则阴无以生"，进一步导致阴液的生成减少，在阳偏衰病机的基础上又出现阴液不足，从而形成以阳虚为主的阴阳两虚病机。一般情况下，阳损及阴的病机关键仍然是以阳气亏损为主。

由于肾藏精气，内寓真阴真阳，为全身阴液阳气的根本，因此阴阳互损多见于肾阴亏虚和肾阳亏虚的相互影响，最终形成肾阴阳两虚。

（四）阴阳格拒

阴阳格拒，是阴阳失调病机中比较特殊的一类病机变化。某些原因引起阴或阳某一方偏盛至极，或某一方极度虚弱，另一方相对偏盛。双方力量盛衰悬殊，盛者盘踞、阻遏于内，将另一方格拒、排斥于外，迫使阴阳之间不能交通维系，从而出现真寒假热、真热假寒的病机变化。阴阳格拒多出现在疾病的危重阶段。

1. 阴盛格阳

【概念】是指阴寒之邪壅盛于内，逼迫阳气浮越于外，使阴阳不相维系而出现内真寒外假热的病机变化。

【病机与证候特点】阴寒内盛是病机本质，故长期出现面白肢冷，精神萎靡，畏寒蜷卧，下利清谷，小便清长等阴寒内盛的表现。在其病情发展过程中突然出现面赤如妆，身热虚烦，言语增多，口渴等假热的表现。后者看似热象，但仔细鉴别，言语增多但语声低微，自觉身热但欲盖衣被，口渴却喜热饮或不欲饮，乃内盛之阴寒逼迫虚阳外浮所致。此时病情愈加严重，故必须仔细审查。

2. 阳盛格阴

【概念】是指邪热极盛，阳气被郁于里，不得外达四肢，阴阳之气不相交通而出现内真热外假寒的病机变化。

【病机与证候特点】阳热内盛是病机本质，故可见壮热面赤，胸腹灼热，声高气粗，心烦不安，渴喜冷饮，小便短赤，大便秘结等一派阳热亢盛之象。随着病情进一步发展，亢盛之阳郁闭于内，不能外达，可出现面色苍白，四肢厥冷，下利稀水，脉象沉迟等与疾病本质不一致的假寒现象，而且内热越盛，肢冷越重，所谓"热深厥亦深"。后者看似寒象，但仔细鉴别，四肢厥冷而反恶热，下利稀水但极臭秽，脉沉迟却按之有力，实属热极似寒，阳证似阴的真热假寒。

（五）阴阳亡失

阴阳亡失，是指机体内阴液或阳气突然大量亡失，导致全身功能严重衰竭而生命垂危的病机变化，包括亡阴、亡阳两类。

1. 亡阴

【概念】是指在疾病发展过程中，机体阴液突然大量亡失，导致全身功能活动严重衰竭的病机变化。

【病因】热邪炽盛，正不胜邪；或邪热久留，大量煎灼阴液；或大汗、大泻、大吐直接消耗大量阴液；或久病，长期损伤阴液，日渐耗竭等。

【病机与证候特点】亡阴的病机是阴液突然大量脱失，其滋润、宁静、制阳、内守等功能严重衰竭。临床表现为在长期患病、阴液不足的基础上突然出现大汗不止，汗热黏稠，烦躁不安，气喘口渴，四肢温和，脉象躁疾等垂危证候。

2. 亡阳

【概念】是指在疾病发展过程中，机体阳气突然大量脱失，导致全身功能活动严重衰竭的病机变化。

【病因】邪气过盛，正不胜邪，阳气突然脱失；或素体阳虚，正气不足，因过度疲劳，消耗阳气过多；或过用汗、吐、下法，以致阳气随阴液而外泄；或慢性消耗性疾病，长期大量耗散阳气等。

【病机与证候特点】亡阳的病机是阳气突然大量脱失，其温煦、推动、振奋、固摄等功能严重衰竭。临床表现为在长期患病，阳气虚损的基础上突然出现大汗淋漓，汗冷清稀，面色苍白，四肢厥冷，精神衰惫、脉微欲绝等危重证候。

亡阴与亡阳，在病机和临床征象等方面虽然有所不同，但由于机体的阴和阳存在着互根互用的关系，阴亡则阳气无所依附而散越，阳亡则阴液无以固摄而耗脱。所以亡阴可以迅速导致亡阳，亡阳亦可迅速导致亡阴，最终阴阳同损俱亡。

疾病是千变万化的，所以八纲病机与辨证必须灵活运用。

第二节　气血津液失常的病机与辨证

气、血、津液是人体的基本组成成分，是脏腑、经络、官窍等组织器官进行生理活动的物质基础。如果因某些致病因素的影响，导致气、血、津液失常，必然会影响机体的各种生理功能，导致疾病的发生。

气血失常，是指在疾病发展过程中，正邪斗争产生的盛衰变化，或脏腑功能失调，导致气血不足，或运行失常，以及气血互根互用关系失调的病机变化。气血失调的病机不仅是脏腑、经络等组织器官各种病机变化的基础，也是分析临床各科疾病病机的基础。

津液失调，是指津液生成、输布以及排泄障碍的病机变化。肺、脾、肾等脏腑的功能失常，气的升降出入运动失去平衡均可以导致津液代谢失常，使体内津液不足，或水液停聚于体内，产生痰饮、水湿、水肿等津液失调的病机变化。

一、气病的病机与辨证

气的失常包括两个方面：一是气虚；二是气机失调，包括气滞、气逆、气陷、气闭、气脱等。

（一）气虚证

【概念】是指气的生化不足或耗散太过而致亏损，脏腑组织功能活动减退、抗病能力低下所表现的证候。

【病因】一是化生不足，多由先天禀赋不足、后天营养亏虚，或久病导致肺脾肾功能亏虚；二是耗散太过，如劳倦过度、热病、大病、久病耗伤等。

【病机与证候特点】以虚、静为特征。常见体倦乏力，精神萎靡，气短懒言，活动后诸症加重，自汗恶风，易于感冒等。多见于肺、脾、肾等脏腑，如肺气虚、脾气虚、肾气不固等，肾中元气亏损在气虚的病机中占有重要地位。

气与血、津液的关系极为密切，所以气虚会波及血和津液，导致血和津液生成不足，或运行失常，或无故流失等多种病机变化。

（二）气机失调

1. 气滞证

【概念】是指气在局部运行不畅、阻滞不通所表现的证候。

【病因】情志抑郁不舒；或痰、湿、食积、瘀血等邪气阻碍气机；或外邪侵犯，困遏气机；或脏腑功能障碍，影响气的正常流通所致。

【病机与证候特点】胀、闷、窜痛。胀闷的感觉甚于疼痛，并且气行则舒是气滞病变的特征。多见于肺、肝和胃肠等脏腑。不同部位的气滞，其具体表现各不相同，如情志抑郁导致的肝气郁结，症见胸胁、乳房、少腹胀闷疼痛，随情绪变化而变化；若外邪、痰饮犯肺，可见胸闷、咳嗽气喘、咳痰等；若饮食伤及胃肠，可见脘腹胀满而痛，时轻时重，得嗳气、矢气则舒等。

气能推动血和津液的运行，故气滞常可引起血瘀、痰饮、水停、湿阻等病变；此外，气滞日久，还可郁而化火等。

2. 气逆证

【概念】是指气的升降运动失常，当升者升之太过，当降者降之不及，以致气逆于上所表现的证候。

【病因】多为情志内伤；或饮食冷热不适；或外邪侵犯；或痰浊壅滞等所致。

【病机与证候特点】气机上升太过，气血上逆是其主要病机。以肝、肺、胃等脏腑多见。若情志所伤，怒则气上，或肝气郁结，郁而化火，以致肝气升动太过，气血冲逆于上，症见面红目赤、头胀头痛、急躁易怒，甚至呕血，气血壅遏清窍而昏厥，亦可因肝气郁结，横克脾胃而见情绪抑郁、胁脘胀痛、嗳气吞酸、腹胀便溏等。如外邪犯肺，或痰浊阻肺以致肺失肃降而气机上逆，症见咳嗽咯痰、气喘等。若饮食寒温不适，或食积不化，以致胃失和降而气机上逆，症见恶心呕吐、嗳气呃逆等。

气逆于上多以邪实为主，也有因虚而致气机上逆者。如肺虚无力以降，或肾虚不能纳气，都可导致肺气上逆而咳喘；胃气虚弱，无力和降，亦可导致胃气上逆而恶心、呃逆等。

3. 气陷证

【概念】是指在气虚的基础上出现气升举无力而下陷所表现的证候。

【病因】多为素体虚弱；或久病耗伤；或年老体衰；或泄泻日久，或女子产育过多所致。

【病机与证候特点】与脾的关系密切，故又称为脾气下陷、中气下陷。以在气虚的基础上出现内脏下垂、下坠感为特征。常见形体消瘦，神疲懒言，脘腹坠胀，便意频频，大多伴有内脏下垂，如胃下垂、肾下垂、子宫脱垂、脱肛等。

4. 气闭证

【概念】是指气郁闭于内，外出受阻，突然闭厥所表现的证候。

【病因】多由情志刺激；或痰浊等闭郁；或触冒秽浊之气；或剧烈疼痛等所致。

【病机与证候特点】主要属邪实的病变，以猝然昏倒、不省人事为特征（厥证）。常表现为在病因的作用下，突然昏厥，不省人事，两手握固，牙关紧闭，呼吸困难等。

5. 气脱证

【概念】是指气不内守，大量外逸而导致全身功能突然衰竭所表现的证候。

【病因】邪气亢盛，正不敌邪；或慢性疾病，长期消耗，气虚至极；或大汗、频繁吐泻、大出血而气随津脱、气随血脱所致。

【病机与证候特点】以气大量向外流失，全身功能衰竭为主要病机。多见于大病久病之后，在诱因的作用下见呼吸微弱、面色苍白，汗出不止，目闭口开，全身软瘫，二便失禁，脉微欲绝等危重证候。

二、血病的病机与辨证

血的失常包括两个方面：一是血虚，濡养功能减退；二是血液运行失常，如血液运行不畅，或停滞而致血瘀；血液运行加速而妄行，或血液逸出脉外而出血等。

（一）血虚证

【概念】是指血液亏虚，滋润濡养功能减弱所表现的证候。

【病因】一是大出血等导致失血过多，新血未能及时生成补充；二是化源不足，如脾胃虚弱，运化无力，或饮食营养不足，血液生成减少，或肾精亏损，精不化血等；三是久病不愈，慢性病消耗，或思虑太过，暗耗营血等。

【病机与证候特点】以血虚不能濡养脏腑组织，血不养神为主要病机。以心、肝两脏最为多见。血虚的表现：一是面、唇、舌、爪甲色淡无华，或面色萎黄等血不外荣之象；二是形体消瘦，眩晕耳鸣，心悸怔忡，肢体麻木，两目干涩，视物昏花，女子经少经闭等血虚失养之象；三是失眠多梦、健忘、精神疲惫等血不养神之象。

（二）血液运行失常

1. 血热证

【概念】是指邪热内迫血分所表现的证候。

【病因】多为外感温热之邪；或情志郁结化火；或热入血分；或痰湿等阴邪郁久化热所致。

【病机与证候特点】以热盛、动血、伤阴为主要病机。常见局部疮疡，红肿热痛，或皮肤斑疹，出血，女子月经先期，面红，舌赤，脉数等；血热扰动心神则心烦不安，失眠多梦，甚至神志昏迷等。

2. 血寒证

【概念】是指寒邪客留血分所表现的证候。

【病因】常因外感寒邪，伤及血分；或阴寒内盛，寒伤血脉所致。

【病机与证候特点】以血分有寒，气机凝滞，血液运行不畅为主要病机。症见恶寒肢冷喜暖，或手足冷痛，或女子少腹冷痛，月经后期，舌淡苔白滑，脉沉迟等。

3. 血瘀证

【概念】是指血液运行迟缓，甚至停滞所表现的证候。

【病因】多因气虚推动乏力，气滞血行迟滞；邪热入血，煎熬血中津液，血液黏稠不行；寒邪入血，血寒而凝滞不畅；痰浊等闭阻脉络，气血瘀阻不通；"久病入络"，影响血液正常运行等所致。

【病机与证候特点】血瘀的共同特征是：瘀血停留的部位刺痛拒按，夜间加剧；有肿块则固定不移，或癥积；或见出血而血色紫暗，夹有血块；或面、唇、爪甲青紫，舌质紫暗、有瘀斑；或面色黧黑，肌肤甲错，脉象细涩或结代等。

4. 出血证

【概念】是指血液运行不循常道，逸出脉外所表现的证候。

【病因】多因外感阳热邪气入血，迫血妄行且损伤脉络；或气虚无力摄血，血溢脉外；或脏腑阳气亢盛，气血冲逆；或各种外伤损伤脉络；或瘀血阻滞，血不归经等所致。

【病机与证候特点】以各种出血为特征，如吐血、咯血、尿血、便血、崩漏，或鼻衄、齿衄、肌衄等。一般属于火热致病者出血量多而势急，血色鲜红，质地黏稠；属于气虚固摄无力者，其病程一般较长，出血量少而势缓，血色淡红，质地清稀；属于瘀血阻滞，血不归经的出血，多兼有疼痛拒按，血色紫暗，夹有血块等。

三、气血同病的病机与辨证

气血之间在生理上是互根互用的关系，气为血之帅，血为气之母。在病理上气的虚衰或升降出入运动失常，势必累及血；在血虚和血的运行失常时，也会波及气，从而形成气血同病的病机变化。

1. 气血两虚

【概念】是指气虚与血虚同时存在的病机变化。

【病因】多因久病消耗，渐致气血两虚；或先有慢性失血，血虚不能养气；或先有气虚，气虚不能生血，终致气血两虚。

【病机与证候特点】以气虚、血虚证候同时存在为特征。临床可同时见到气虚和血虚的表现。对于气血两虚的病机分析，还要分清气虚、血虚的先后主次关系，以便指导临床施治。

2. 气滞血瘀

【概念】是指气滞与血瘀同时存在的病机变化。

【病因】多为气机阻滞而致血瘀；或闪挫外伤等致气滞血瘀同时发生；亦有血瘀阻滞气行者。

【病机与证候特点】以气滞、血瘀证候并存为特征。由于肝主疏泄而藏血，心主血脉而行血，肺朝百脉，故病机多与心、肝、肺三脏的功能失调相关。

3. 气不摄血

【概念】是指气虚不能统摄血液，血不循经而溢出脉外，导致各种出血的病机变化。

【病因】多因脾气亏虚不能统摄血液行于脉内所致。

【病机与证候特点】以出血兼见脾气虚为特征。多见于尿血、便血、崩漏等下部出血以及肌衄等证候，且有血色浅淡、质地清稀的特征，并有形体消瘦，神疲食少，面色无华，倦怠乏力，舌淡脉虚等脾气虚的表现。

4. 气随血脱

【概念】是指在大出血的同时，气随血液的大量流失而亡脱的病机变化。

【病因】多因外伤、女子产后大失血或崩中、呕血、便血等导致。

【病机与证候特点】气随血脱的病机变化，以大出血为前提。除大出血之外，还可见冷汗淋漓，呼吸微弱，面色苍白，四肢厥冷，甚者晕厥等气脱的表现。

5. 气虚血瘀

【概念】是指因气虚无力推动血行，而致血行不畅，甚至瘀阻不行的病机变化。

【病因】多因气虚而推动无力，血行迟缓所致。

【病机与证候特点】以气虚、血瘀证候并存为特征。常见症状有神疲乏力、惊悸怔忡、心胸疼痛、面色紫暗、口唇青紫等。气虚、血瘀常与气滞并存，三者常相互影响。

四、津液失调的病机与辨证

津液的代谢，离不开气的升降出入运动和气化功能，以及肺脾肾三脏功能活动的有机配合。气的升降出入运动失去平衡、气化功能失常，或肺脾肾功能异常，均可影响津液的生成、输布和排泄，概括起来有津液不足和津液的输布、排泄障碍等病变。

1. 津液不足证

【概念】是指机体津液亏少，脏腑形窍失于濡润滋养所表现的证候。

【病因】多由外感阳热病邪，热盛伤津；或汗、吐、下太过，损伤津液；或五志化火，消灼津液；或久病耗伤；或过用辛燥食物药物等引起津液耗伤所致。

【病机与证候特点】以体内津液亏少，脏腑组织失养而干燥失润为特征。津液不足，包括伤津与脱液两种病机变化。津者清稀，流动性大，主要起滋润作用，故伤津导致滋润功能减弱，症见口干舌燥，肌肤干燥，尿少便干等；液者稠厚，流动性较小，主要起濡养作用，故脱液导致濡养功能严重受损，症见形瘦肉脱，皮肤干燥，目陷指瘪，毛发枯槁，舌光红无苔，甚则手足蠕动，筋挛肉瞤等。

一般而言，伤津较轻而脱液较重，即伤津未必脱液，但脱液必兼伤津。伤津易补而脱液难治。

2. 津液输布、排泄障碍

【概念】津液的输布障碍是指津液不能正常转输布散，导致津液不化，水液困阻，或酿痰成饮的病机变化；津液的排泄障碍是指津液转化成汗液或尿液的功能减退，导致水液潴留，外溢于肌肤而为水肿的病机变化。

【病因】外感六淫，内伤七情，或饮食劳逸失常，导致肺、脾、肾、肝、三焦、膀胱等脏腑功能失常，使津液输布、排泄发生障碍。

【病机与证候特点】津液的输布障碍主要与肺、脾、肾、肝、三焦等脏腑功能失常有关，肺为水之上源，脾为水之制，肾主水，肝调节津液的输布排泄，三焦为决渎之官，均与津液的输布密切相关，脾的关系与之尤为密切。

津液的排泄障碍与肺、肾功能失常有关，肾的功能减退起着关键的作用。

津液的输布和排泄障碍常相互影响、互为因果，都会导致水湿内生，酿生痰饮，发为水肿，引起多种病变。常见湿浊困阻、痰饮停聚、水饮潴留等类型。

五、津液与气血关系失调的病机与辨证

津液与气血之间存在着相互资生、相互依存和相互为用的关系。如果津液亏少，或代谢障碍，就会导致津液与气血关系失调的病机变化。

1. 津停气阻

【概念】是指水液停蓄与气机阻滞同时存在的病机变化。

【病因】津液代谢障碍，有形的水湿痰饮内停，导致气机运行阻滞；或因气的升降出入运动失调，气机不行，影响津液运行而水停。

【病机与证候特点】以有形之津液停聚，导致无形之气机阻滞为特征。临床表现常因津气阻滞部位不同而异，如痰饮阻肺可见胸闷咳嗽、痰多、喘促不能平卧等；水湿停留中焦可见脘腹胀满、嗳气食少等；水饮泛溢四肢可见肢体水肿、沉重、胀痛不适等。

2. 津亏血瘀

【概念】是指津液亏损导致血液运行瘀滞不畅的病机变化。

【病因】可因高热、大面积烧烫伤，或大吐、大泻、大汗等引起津液大量耗伤，血量减少，血液浓稠而运行涩滞不畅。

【病机与证候特点】以在津液耗损的基础上发生血液运行滞涩不畅为特征。临床上除津液不足的症状外，还可见面唇紫暗、皮肤紫斑、舌体紫暗或有瘀点瘀斑等血瘀表现。

3. 津枯血燥

【概念】是指津液亏少失润，导致血燥虚热内生，或血燥生风的病机变化。

【病因】可因高热耗伤津液，或烧伤引起津液损耗，或阴虚内热而津液暗耗导致不同程度的血液亏少，虚热内生，或血燥生风。

【病机与证候特点】以慢性病程，津液、血液慢性亏耗，脏腑组织失润而干燥为特征。多在急性热病的后期，或在慢性消耗性疾病的过程中出现五心烦热，骨蒸潮热，心烦盗汗，鼻咽干燥，筋肉瞤动，手足蠕动，或肌肤甲错，皮肤瘙痒，皮屑增多等。

4. 气随津脱

【概念】是指因津液大量丢失，气随津液外泄乃至亡失的病机变化。

【病因】多为高热伤津或大汗、严重吐泻等，耗伤津液，引起气随津脱。

【病机与证候特点】以在津液大量丢失的同时，气严重耗伤，甚至功能衰竭为特征。临床表现因程度不同而异，轻者津气两虚，如暑热邪气致病，迫使津液外泄而大汗出，表现有口渴饮水、尿少而黄、大便干结等津伤症状的同时，常伴有疲乏无力、少气懒言等耗气的表现。重者气液两脱，如剧烈腹泻，在大量损耗津液的同时出现呼吸气微、面白肢冷、脉微欲绝等气脱的危重证候。

5. 血瘀水停

【概念】是指血液运行瘀滞导致津液输布障碍，引起水液停聚的病机变化。

【病因】当各种因素导致心、肺、脾、肝等功能失常，不能有效推动血行，就会形成血瘀水停的病机变化。

【病机与证候特点】以血液运行不畅导致肢体水肿，或体内水液停聚为特征。临床表现依据导致血液运行迟缓的原因而有所不同。如心阳亏虚，运血无力，除心悸怔忡、口唇爪甲青紫等瘀血之症外，还可出现咳嗽气喘、痰多清稀、不得平卧等痰饮凌心射肺之症，以及面部浮肿、下肢浮肿、尿少等水停之症。

由于气、血、水三者的运行密切相关，在病理上亦相互影响。因此，气滞、血瘀、水停三者之间互为因果，可能形成病理上的恶性循环。

总而言之，气、血、津液的亏损及其运行失常可产生一系列病机变化，是临床多种疾病过程中所表现出的基本病机与证候。

第三节　脏腑病的病机与辨证

脏腑病辨证是中医辨证方法中的重要组成部分，是在藏象理论指导下，将四诊收集的病情资料，进行综合分析，从而判断疾病所在的脏腑部位及病性，用于指导临床治疗的一种辨证方法，也是其他辨证方法的基础。

疾病是脏腑功能失常的反应。因脏腑的生理功能不同，其病理反应也各异。根据脏腑的生理和病理特点来推断病证，是脏腑辨证的理论依据。因此，掌握各脏腑的生理功能，熟悉各脏腑的病变规律，是掌握脏腑病辨证的基本方法。

人体是以五脏为中心的有机整体，各脏腑的生理功能和病理变化也是相互联系和相互影响的。脏腑病包括脏病、腑病、脏腑兼病的病机与辨证三部分，其中五脏病证是脏腑病辨证的主要内容，六腑病证可根据表里关系而归属于相应脏病之中。

一、心与小肠病的病机与辨证

心与小肠相表里。心的病变主要表现在血脉和神志异常两方面，常见心悸，怔忡，胸闷，心痛，心烦，失眠，健忘，精神错乱，神志昏迷，脉结代促，以及某些舌体病变等。心病证候分虚实，虚证有心气虚、心阳虚、心血虚、心阴虚；实证多为血瘀、痰阻、实热、气滞、寒凝等所致。小肠病证多为心火下移所致。

（一）心气虚证

【概念】 是指因心气不足，鼓动无力所表现的证候。

【病因】 多为禀赋不足，或久病体虚，或老年正气亏虚等原因导致。

【病机与证候特点】 以心气不足，功能减退为主要病机。表现为运血无力、心神不足和气虚无力等方面。症见心悸怔忡，胸闷气短，面色淡白，自汗，动则加重，舌淡苔白，脉细弱。

（二）心阳虚证

【概念】 是指因心阳虚衰，温运失职所表现的证候。

【病因】 多为气虚进一步发展，或素体阳虚，久病失养，或寒湿、痰饮阻碍心阳等所致。

【病机与证候特点】 以心阳虚衰，虚寒内生为主要病机。表现为心神不足，阳衰阴盛和血行障碍等方面。症见心悸怔忡，心胸憋闷或痛，畏寒肢冷，神疲乏力，面色㿠白，或面唇青紫，舌淡胖苔白滑，脉细弱或结代。

（三）心阳暴脱证

【概念】 是指因心阳衰败而暴脱所表现的证候。

【病因】 心阳虚进一步发展，或寒邪暴阻心阳，或痰湿阻闭，致心脉瘀阻，心阳暴脱。

【病机与证候特点】 以心阳亡脱为主要病机，表现在心神异常，心脉痹阻和亡阳等方面。症见心痛剧烈，或心悸怔忡，神志不清，冷汗淋漓，四肢厥冷，呼吸微弱，面色苍白，口唇青紫，脉微欲绝等。

（四）心血虚证

【概念】 是指因心血不足，心失濡养所表现的证候。

【病因】 常因失血过多，或血液生化不足，或久病耗伤阴血，或情志内伤，心血暗耗等所致。

【病机与证候特点】 以心血不足，血不养神为主要病机，表现在血脉空虚，心神失养等方面。症见心悸健忘，失眠多梦，头晕目眩，面色淡白或萎黄，唇甲色淡，舌淡脉细弱等。

（五）心阴虚证

【概念】 是指因心阴亏虚，心失滋养所表现的证候。

【病因】 常因久病、热病耗损心阴，或阴血生成不足，或情志不遂，心肝火旺，灼伤心阴所致。

【病机与证候特点】 以心阴亏虚，虚热扰及心神为主要病机，表现在心神不宁、虚热内生和阴虚阳亢等方面。症见心悸心烦，失眠多梦，健忘，手足心热，颧红，潮热盗汗，舌红少苔，脉细数。

（六）心脉痹阻证

【概念】 是指因瘀血、痰浊、寒凝、气滞等因素痹阻心脉所表现的证候。

【病因】 多为年老体弱，久病正虚，以致心阳不振，温运无力，或嗜食肥甘，痰浊凝聚，或情志不畅，气机阻滞等导致心血运行不畅而发病。

【病机与证候特点】 以心脉痹阻不通为主要病机，表现在心血运行不畅，或伴痰阻、气滞、寒凝等方面。症见心悸怔忡，心胸憋闷疼痛，痛引肩臂，时作时止。或痛如针刺，重则面青唇紫，舌暗红，脉细涩；或胸闷痰多，体胖，身重困倦，舌苔腻，脉沉滑；或遇寒痛剧，得温痛减，形寒肢冷，脉沉紧；或胀痛，喜太息，脉弦。

（七）心火亢盛证

【概念】 是指心火炽盛，扰神迫血，上炎下移所表现的证候。

【病因】多为火热内侵，或肝郁化火，或过食辛辣、温补之品，郁久化热所致。

【病机与证候特点】以心火炽盛为主要病机，表现在热扰心神，心火上炎于舌或下移小肠等方面。症见心烦失眠，口渴喜饮，脉数。重则狂躁谵语；或吐血衄血；或舌尖红，口舌糜烂、溃疡；或小便短赤，尿道灼热刺痛，甚则血尿。

（八）痰迷心窍证

【概念】是指痰浊蒙蔽心窍，以致神志异常所表现的证候。

【病因】常由情志不畅，气郁痰凝，或外感湿邪，酿生之痰浊闭阻心窍而成。

【病机与证候特点】以痰浊内盛，蒙蔽心神为主要病机，表现在心神失常和痰阻心窍等方面。症见精神抑郁，表情淡漠，意识模糊，或喃喃自语，举止失常；或突然昏仆，不省人事，喉中痰鸣，两目上视，手足抽搐，喉有痰声；舌苔白腻，脉弦滑。

（九）痰火扰心证

【概念】是指痰火扰乱心神，以致神志异常所表现的证候。

【病因】多为忧思郁怒日久，气郁化火，灼津炼液为痰火；或外感热病，灼津为痰火，痰火扰乱心神所致。

【病机与证候特点】以痰火互结，扰乱心神为主要病机，表现在神志异常，痰火内盛等方面。症见心烦失眠，发热口渴，面红目赤，尿黄便秘，咳痰黄稠，或喉间痰鸣，或神昏谵语，或狂躁妄动，打人毁物，哭笑无常；舌红苔黄腻，脉滑数。

二、肺与大肠病的病机与辨证

肺与大肠相表里。肺的病变主要表现在宣降失常和通调水道异常两方面。症见鼻塞流涕、咽痛、胸痛、咳嗽、咳痰、哮喘、咯血等。肺病分为虚实，虚证以气虚和阴虚为主，实证多为风、寒、燥、热等外邪侵袭以及痰饮所致。大肠病证主要表现为泄泻、便秘，常见大肠湿热。

（一）肺气虚证

【概念】是指肺气不足，主气及卫外功能减弱所表现的证候。

【病因】常因久病咳喘，耗伤肺气；或脾虚精气化生不足，肺失充养所致。

【病机与证候特点】以肺气不足，呼吸功能减退为主要病机，表现在呼吸功能减退，宣发肃降失常和卫外不固等方面。症见咳喘，少气短息，神疲乏力，动则加剧，面色淡白，语声低怯；或自汗恶风，易感外邪，舌淡苔白，脉弱。

（二）肺阴虚证

【概念】是指肺的阴液不足，导致肺失滋润所表现的证候。

【病因】常因热病伤阴，或燥热伤肺，或痨虫蚀肺，或久咳耗伤肺阴所致。

【病机与证候特点】以肺阴亏虚，虚热内扰为主要病机，表现在呼吸功能减退和阴虚内热等方面。症见咳嗽无痰，或痰少而黏，或痰中带血，潮热盗汗，声音嘶哑，颧红，五心烦热，舌红，脉细数等。

（三）风寒束肺证

【概念】是指风寒之邪侵袭，以致肺卫被束所表现的证候。

【病因】多由外感风寒之邪，侵袭肺卫，致使肺气失宣所致。

【病机与证候特点】以肺卫失宣和风寒束表为主要病机，表现在肺卫失宣和风寒表证等方面。症见咳嗽喘促，痰白质稀，鼻塞流清涕，恶寒重发热轻，头身疼痛，舌苔薄白，脉浮紧。

（四）风热犯肺证

【概念】是指风热之邪侵袭，以致肺卫受病所表现的证候。

【病因】多由外感风热之邪，侵袭肺卫，致使肺气失宣所致。

【病机与证候特点】以肺卫失宣和风热外袭为主要病机，表现在肺卫失宣和风热表证等方面。症见咳嗽，痰黄质稠，鼻塞流浊涕，咽喉肿痛，发热重恶寒轻，口微渴，舌尖红，苔薄黄，脉浮数。

（五）燥邪伤肺证

【概念】是指燥邪侵袭，伤及肺之气阴所表现的证候。

【病因】多由秋季或干燥环境中感受燥邪，肺失清肃所致。

【病机与证候特点】以肺卫失宣和干燥失润为主要病机，表现在肺卫失宣、干燥少津和表证等方面。症见干咳无痰，或痰黏难咯，或痰中带血，唇、鼻、咽喉干燥，口渴，恶寒发热，小便短少，大便干结，舌燥少津，脉浮细。

（六）痰热壅肺证

【概念】是指痰热互结，壅滞于肺所表现的证候。

【病因】常因热邪犯肺，炼液为痰；或痰浊阻肺日久，郁而化热，痰热互结，壅闭于肺所致。

【病机与证候特点】以痰热阻肺，宣发肃降失职为主要病机，表现为肺失肃降，痰热阻肺等方面。症见发热，咳嗽，咯吐黄痰量多，或咳吐脓血，气味腥臭，胸痛，气喘胸闷，舌红苔黄腻，脉滑数。

（七）寒痰阻肺证

【概念】是指寒痰停聚于肺，肺失宣降所表现的证候。

【病因】常因脾虚失运，湿聚为痰；或感受寒湿之邪，聚湿生痰阻肺所致。

【病机与证候特点】以寒痰交阻于肺为主要病机，表现在肺失宣降，阴寒内盛等方面。症见咳嗽，痰多色白质稀，胸闷，或喘哮痰鸣，不能平卧，形寒肢冷，苔白腻，脉弦。

（八）大肠湿热证

【概念】是指湿热蕴结大肠，传导失职所表现的证候。

【病因】常由感受暑湿热邪；或饮食不洁，湿热蕴结肠道而成。

【病机与证候特点】以湿阻大肠，传导失司为主要病机，表现在大肠传导异常和湿热内盛等方面。症见腹痛，暴注下泻，色黄而秽臭，肛门灼热，或下痢脓血，里急后重，身热口渴，舌质红，苔黄腻，脉滑数。

三、脾与胃病的病机与辨证

脾胃同居中焦，脾的病变主要表现为运化水谷和水液、升清以及统摄血液等方面的异常。症见纳少，腹胀，腹痛，便溏，浮肿，周身困重，内脏下垂，慢性出血等。胃的病变主要表现为胃失和降，症见胃脘痛，不欲食，恶心，呕吐，嗳气，呃逆等。

（一）脾胃气虚证

【概念】是指脾胃之气不足，运化失职所表现的证候。

【病因】常因饮食失调，或劳累过度，或思虑伤脾，或年老久病等所致。

【病机与证候特点】以中气不足，受纳运化与升降失常为主要病机，表现在脾胃升清降浊失常和气虚等方面。症见面色萎黄，倦怠乏力，食欲不振，嗳气吞酸，胃痛喜按，食后痛减，腹胀便溏，舌淡苔白，脉濡缓。

（二）中气下陷证

【概念】 是指脾气虚无力升举，反而下陷所表现的证候，亦称"脾气下陷证"。

【病因】 常由脾气虚进一步发展，或久泻久痢，或劳倦过度，或孕育过多等所致。

【病机与证候特点】 以脾气虚弱，升举无力而下陷为主要病机，表现在运化减弱、脏器下垂和气虚等方面。症见食少便溏，脘腹重坠，便意频频，小便淋漓，脏器下垂，面色淡白，自汗，眩晕气短，倦怠乏力，舌淡苔白，脉缓弱。

（三）脾胃虚寒证

【概念】 是指脾胃阳气虚衰，失于温运所表现的证候。

【病因】 常由脾胃气虚发展而成，或过食生冷，或服寒凉药物损伤脾胃，或肾阳虚衰，火不暖土所导致。

【病机与证候特点】 以脾胃阳气虚衰，虚寒内生为主要病机，表现在运化功能障碍和温煦功能低下等方面。症见脘腹隐痛，喜温喜按，口泛清水，畏寒肢冷，浮肿，或久泻不止，白带清稀量多，舌淡苔白滑，脉沉细无力。

（四）寒湿困脾证

【概念】 是指寒湿之邪困阻中焦，脾胃纳运异常所表现的证候。

【病因】 常因过食生冷，或嗜食肥甘，以致寒湿内生而停滞中焦；或久居湿地，寒湿内侵所致。

【病机与证候特点】 以寒湿内盛，脾阳困阻为主要病机，表现在运化功能失常和寒湿偏盛等方面。症见食欲减退，脘腹胀满，恶心，口黏腻不渴，或渴而不欲饮，头重如裹，身体沉重，或四肢浮肿，小便短少，舌淡胖苔白腻，脉濡缓。

（五）脾不统血证

【概念】 是指脾气虚不能统摄血液而致出血所表现的证候。

【病因】 常因饮食失调，或劳累过度，或思虑伤脾，或其他急慢性疾病损伤，导致脾气亏虚，失于统摄所致。

【病机与证候特点】 以脾气不足，统摄无权为主要病机，表现在运化功能减弱和统血功能失常等方面。症见月经过多，崩漏，便血，或皮下出血，兼见面色淡白，神疲乏力，心悸气短，舌淡，脉细。

（六）胃阴虚证

【概念】 是指胃阴不足，胃失濡养所表现的证候。

【病因】 常因热病伤阴，或气郁化火伤阴，或过食辛辣香燥之品，或过服温燥药物，或吐泻太过，耗伤胃阴所致。

【病机与证候特点】 以胃阴亏虚，纳降失常为主要病机，表现在胃失濡养，受纳肃降失常等方面。症见胃脘隐痛或嘈杂，饥不欲食，干呕呃逆，口燥咽干，大便干结，舌红少苔，脉细数。

（七）胃火炽盛证

【概念】 是指胃中火热炽盛所表现的证候。

【病因】 常因过食辛辣温燥之品，或气郁化火犯胃，或邪热犯胃所致。

【病机与证候特点】 以胃火亢盛，纳降失常为主要病机，表现在胃的和降、腐熟失常以及热盛津伤等方面。症见胃脘灼痛，消谷善饥，烦渴多饮，或渴欲冷饮，口臭泛酸，或牙龈肿痛糜烂，便秘，舌红苔黄，脉滑数。

四、肝与胆病的病机与辨证

肝与胆相表里。肝病以疏泄功能失常为主，其病变主要表现为肝失疏泄，肝不藏血，易于生风等。可见情绪抑郁，或急躁易怒，胸胁、少腹胀痛，眩晕耳鸣，肢体震颤，手足抽搐，目疾，月经不调，阴部症状等。肝病证候分虚实，虚证多见肝阴虚、肝血虚；实证多见肝气郁结、肝火上炎。胆的病证多表现为肝胆并见的肝胆湿热证。

（一）肝气郁结证

【概念】是指肝失疏泄而致气机郁滞所表现的证候。

【病因】常因精神刺激，情志抑郁不畅，或他病影响等导致肝气郁结不畅。

【病机与证候特点】以肝失疏泄，气机郁滞为主要病机，表现在情志抑郁和气滞等方面。症见情志抑郁，善太息，或急躁易怒，胸闷不舒，胁肋胀痛，女子乳房胀痛，痛经，月经不调，或见梅核气、瘿瘤、瘰疬，舌苔薄白，脉弦。病情轻重与情绪变化关系密切。

（二）肝火上炎证

【概念】是指肝经火热炽盛，气火上逆所表现的证候。

【病因】常因肝气郁结，日久化火；或火热之邪内犯，或嗜好烟酒辛辣之品，酿热化火，犯及肝经所致。

【病机与证候特点】以肝火炽盛，气火上逆为主要病机，表现在肝经火热或实热亢盛等方面。症见头痛眩晕，耳鸣耳聋，面红目赤，烦躁易怒，胁肋灼痛，口苦，甚至吐血、衄血，舌红苔黄，脉弦数。

（三）肝阳上亢证

【概念】是指肝肾阴亏，水不涵木，以致肝阳偏亢于上所表现的证候。

【病因】常因火热耗损肝肾之阴，或房室过度，或年老肾阴亏虚，阴不制阳所致。

【病机与证候特点】以阴虚阳亢，上盛下虚为主要病机，表现在肝阳亢逆和肝肾阴虚等方面。症见舌红，脉弦细数。

（四）肝风内动证

【概念】泛指以眩晕昏仆、抽搐震颤等"动摇"为特征的一类证候。

【病因】常由肝肾阴液亏耗，肝阳上亢而化火生风。肝阳上亢、肝火上炎、肝阴亏虚、肝血不足，发展到极期，均可导致肝风内动。

【病机与证候特点】以阴虚阳亢，肝风内动，筋脉失养为主要病机，表现在肝阳化风、热极生风的实证和阴虚动风、血虚生风的虚证等方面。以抽搐、震颤、麻木为主要表现，症见突然昏倒，意识模糊，语言不清，口眼歪斜，半身不遂，甚至昏迷，舌红，脉弦滑。或高热神昏，四肢抽搐，颈项强直，或烦躁谵语，舌红绛，苔黄燥，脉弦数。或手足蠕动，眩晕耳鸣，五心烦热，潮热颧红，舌红少津，脉弦细数。或眩晕，肢体震颤麻木，肌肉瞤动，皮肤瘙痒，舌淡白，脉细弱。

（五）寒滞肝脉证

【概念】是指寒邪内侵，阻滞肝经所表现的证候。

【病因】常因外感寒邪，寒滞肝脉所致。

【病机与证候特点】以寒邪阻滞肝经，肝经循行部位气血运行受阻为主要病机，表现在肝经循行部位冷痛等方面。症见少腹冷痛，牵引睾丸坠胀作痛，得温痛减，遇寒加重，形寒肢冷，或巅顶冷痛，舌淡苔白，脉沉紧或弦紧。

（六）肝胆湿热证

【概念】是指湿热蕴结肝胆所表现的证候。

【病因】常因外感湿热之邪，或嗜食肥甘，湿热内生，或脾失健运，湿从热化，蕴结肝胆所致。

【病机与证候特点】以湿热蕴结肝胆，疏泄功能失常为主要病机，表现在疏泄失常和湿热内盛等方面。症见胁肋胀痛，口苦厌食，身目发黄如橘皮色，尿黄短赤，伴发热口渴，恶心呕吐，食少腹胀，或阴部潮湿、瘙痒、湿疹，舌红，苔黄腻，脉弦滑数。

五、肾与膀胱病的病机与辨证

肾与膀胱相表里。肾的病变主要表现为生长、发育和生殖功能障碍，水液代谢失常以及二便异常，纳气异常以致呼吸失调等方面。常见腰膝酸痛，眩晕，耳鸣耳聋，发脱齿摇，水肿，小便余沥不尽，五更泄泻，呼吸表浅，呼多吸少，男子阳痿早泄，遗精，精少不育，女子经少经闭，不孕，小儿生长发育迟缓等症状。肾病多为虚证，主要为精气阴阳的亏虚证候。膀胱的病变主要表现为排尿异常。病证多为膀胱湿热证。

（一）肾精不足证

【概念】是指肾精亏虚，髓海失充所表现的证候。

【病因】常因先天禀赋不足，或后天失养，房劳、劳累过度所致。

【病机与证候特点】以肾精亏虚，髓海失充，生长、发育、生殖功能减弱为主要病机，表现在生长发育迟缓，生殖功能低下，早衰等方面。症见小儿生长发育迟缓，智力低下，囟门迟闭，骨骼痿软；男女性欲低下，男子精少不育，女子经闭不孕；成人早衰，伴发脱齿摇，耳鸣耳聋，腰膝痿软，舌淡，脉弱。

（二）肾阴虚证

【概念】是指肾阴亏虚，失去滋养所表现的证候。

【病因】常因久病耗损肾阴，或温热病邪消灼肾阴，或房事过度伤精，或情志内伤，暗耗精血而致。

【病机与证候特点】以肾阴不足，虚热内扰为主要病机，表现在肾藏精功能失调和阴虚内热等方面。症见头晕目眩，腰膝酸痛，耳鸣，潮热盗汗，五心烦热，口干，齿摇发脱，遗精，舌红少苔，脉细数。

（三）肾阳虚证

【概念】是指肾阳虚衰，温煦失职所表现的证候。

【病因】常因素体阳虚，或年高命门火衰，或久病伤及肾阳，或房劳太过损及肾阳而致。

【病机与证候特点】以肾阳亏虚，温煦和气化失常为主要病机，表现在肾藏精功能失常，生殖功能减退和虚寒内生等方面。症见腰膝冷痛，面色㿠白，下肢不温，男子阳痿精冷，女子宫寒不孕，或小便清长，夜尿频多，或五更泄泻，完谷不化，舌淡胖苔白，脉沉迟无力。

（四）肾虚水泛证

【概念】是指肾阳虚衰，温煦失职，气化失司，以致水液代谢障碍所表现的证候。

【病因】常因久病或房劳伤肾，肾阳亏耗等，引起气化无权，水湿泛滥。

【病机与证候特点】以肾阳亏虚，温煦失职，气化失司，致水液代谢障碍为主要病机，表现在水湿泛滥和肾阳不足等方面。症见全身浮肿，腰以下为甚，小便短少，腰膝酸软，畏寒肢冷，便溏，或心悸，咳喘，舌淡胖，苔白滑，脉沉细。

（五）肾不纳气证

【概念】是指肾气亏虚，纳气功能失职所表现的证候。

【病因】常因先天禀赋不足，或久病耗伤肾气，或年老肾气衰弱所致。

【病机与证候特点】以肾气亏虚，摄纳无力为主要病机，表现在肾的摄纳功能减退和气虚等方面。症见久病咳喘，呼多吸少，动则加剧，腰膝酸软，自汗乏力，舌淡，脉弱。

（六）膀胱湿热证

【概念】是指湿热蕴结膀胱，以致气化失职所表现的证候。

【病因】常因外感湿热，侵袭膀胱；或饮食不节，酿生湿热，下注膀胱所致。

【病机与证候特点】以湿热蕴结膀胱，气化异常为主要病机，表现在膀胱排尿异常和湿热蕴结等方面。症见小便频急涩痛短赤，或血尿，或小便浑浊，或尿有砂石，舌红，苔黄腻，脉滑数。

六、脏腑兼病的病机与辨证

凡两个或两个以上脏腑的病证同时并见者称为脏腑兼病。发生兼病的脏腑在生理和病理上常有密切的联系。

（一）心肾不交证

【概念】是指心肾水火既济失调，心肾阴虚、心阳偏亢所表现的证候。

【病因】常因劳神太过，暗耗阴精；或情志抑郁，化火伤阴；或虚劳久病，房事不节等导致心肾阴亏，虚阳偏亢，上扰心神而致。

【病机与证候特点】以肾阴不足，心火偏亢为主要病机，表现在心火偏盛，扰乱心神；肾阴不足，藏精功能失常和阴虚内热等方面。症见虚烦不眠，心悸健忘，头晕耳鸣，腰膝酸软，多梦遗精，潮热盗汗，舌红少苔，脉细数。

（二）心脾两虚证

【概念】是指心血虚、脾气虚所表现的证候。

【病因】常因思虑过度，暗耗心血；或饮食不节，损伤脾胃；或慢性失血等，使气血损耗，渐致心脾气血两虚。

【病机与证候特点】以心血不足，脾气虚弱为主要病机，表现在心血亏虚，血行异常，心神失养；脾气虚弱，运化和统血功能减弱和气血两虚等方面。症见心悸怔忡，失眠健忘，食少腹胀，大便溏薄，或见各种慢性出血，面色萎黄，体倦无力，舌淡苔白，脉细无力。

（三）肝脾不调证

【概念】是指肝气郁结，脾失健运所表现的证候。

【病因】常因情志不遂，致肝气郁结，疏泄失常，横逆乘脾所致。

【病机与证候特点】以肝失疏泄，脾失健运为主要病机，表现在肝郁和脾虚等方面。症见胁肋胀痛，不欲食，抑郁或急躁易怒，腹胀肠鸣，便溏不爽，或大便溏结不调，或腹痛欲泻，泻后痛减，舌苔白，脉弦。

（四）肝胃不和证

【概念】是指肝气郁结，胃失和降所表现的证候。

【病因】常因情志不遂，致肝气郁结，疏泄失常，横逆犯胃所致。

【病机与证候特点】以肝气郁结，横逆犯胃为主要病机，表现在肝疏泄失常和胃受纳、降浊失常等方面。症见胸胁胀满，胃脘疼痛，食欲不振，嗳气吞酸，嘈杂呕恶，抑郁或急躁易怒，苔薄白，脉弦。

（五）肝肾阴虚证

【概念】是指肝肾阴液不足，虚热内扰所表现的证候。

【病因】常因久病，或肝郁化火伤及肝肾之阴，或房事过度，耗伤精血等所致。

【病机与证候特点】以肝肾阴虚，虚热内扰为主要病机，表现在肝肾阴液不足，濡养功能减弱和阴虚内热等方面。症见腰膝酸软，头晕耳鸣，失眠健忘，急躁易怒，颧红潮热，五心烦热，男子遗精，女子经少，舌红苔少，脉细数。

（六）脾肾阳虚证

【概念】是指脾肾阳气不足，温煦、气化失常，以致虚寒内生，水液代谢障碍和消化吸收异常所表现的证候。

【病因】常因久病损伤脾肾之阳；或久泻久痢，脾病及肾；或阳虚水泛，肾病及脾等原因所致。

【病机与证候特点】以脾肾阳气不足，温煦、气化失常，虚寒内生为主要病机，表现在水液代谢障碍和消化吸收异常等方面。症见形寒肢冷，腰腹冷痛，或面部肢体浮肿，小便不利，或五更泄泻，完谷不化，舌淡胖有齿痕，苔白滑，脉沉弱。

（七）肺脾气虚证

【概念】是指气虚致脾失健运，肺失清肃所表现的证候。

【病因】常因久病咳喘及脾，或劳倦伤脾及肺等导致。

【病机与证候特点】以脾肺之气不足，功能减弱为主要病机，表现在肺的呼吸功能减弱和脾的健运功能不足，以及气的推动和固摄减弱等方面。症见久咳气短，痰多清稀，食欲不振，腹胀便溏，倦怠无力，或面足浮肿，舌淡苔白滑，脉弱。

（八）肺肾阴虚证

【概念】是指肺肾阴液不足，虚热内扰所表现的证候。

【病因】常因燥热、痨虫、久病咳喘等损伤肺阴，病久及肾；或房劳太过，肾阴耗伤，肺失濡润所致。

【病机与证候特点】以肺肾阴液不足，虚热内扰为主要病机，表现在肺主气异常，肾主藏精失常和阴虚内热等方面。症见咳嗽痰少，或咯血，腰膝酸软，消瘦盗汗，潮热颧红，口干咽燥，男子遗精，女子经少，舌红少苔，脉细数。

第四节　其他病机与辨证

一、六经病证的病机与辨证

六经辨证，是分析外感病证太阳、阳明、少阳、太阴、少阴和厥阴各阶段的病位病性、邪正盛衰和病势趋向及其转化的病机，进行辨证的方法。

汉代张仲景在《伤寒论》中，根据《内经》理论，结合临床实践积累的经验，把外感病（主要由风邪、寒邪引起）所出现的症状，沿用六经名称，归纳成六类证候。以阴阳为纲，归纳为三阳病（太阳病、阳明病、少阳病）、三阴病（太阴病、少阴病、厥阴病）两大类。三阳病以阳经和六腑病变为基础，多为热证、实证；三阴病以阴经和五脏病变为基础，多为寒证、虚证。

（一）太阳病证

是指风寒之邪侵袭太阳经，邪正抗争于肌表所表现的病证。症见恶寒发热、头痛项强、苔白脉浮等。常为外感病的初期阶段。

由于患者感受风寒邪气偏重不同及体质差异，太阳病又分为太阳伤寒证和太阳中风证。

1. 太阳伤寒证　亦称"外感风寒表实证"，是外感风寒以寒为主的证候。症见恶寒发热，无汗，头身疼痛，脉浮紧。

2. 太阳中风证　亦称"外感风寒表虚证"，是外感风寒以风为主的证候。症见恶风发热，汗出，头痛，脉浮缓。

（二）阳明病证

是指外邪传入阳明胃肠化热化燥所表现的证候。因体质差异和邪气侵犯的部位不同，阳明病证又分为阳明经证和阳明腑实证。

1. 阳明经证　是指邪入阳明之经，邪热炽盛，充斥全身，尚未在肠中形成燥屎所表现的证候。症见"四大症（身大热、汗大出、口大渴、脉洪大）"，面赤心烦，舌红，苔黄燥。

2. 阳明腑实证　是指邪入阳明之腑，邪热与肠中糟粕相搏结形成燥屎，致使腑气不通所表现的证候。症见"痞满燥实（脐腹胀满，疼痛拒按，大便燥结）"，潮热，神昏谵语，甚则热结旁流，舌红，苔黄燥，脉沉实，或迟。

（三）少阳病证

亦称半表半里证。是指外感病过程中，邪气内侵，邪正相争于半表半里所表现的证候。症见寒热往来，口苦咽干，目眩，胸胁苦满，不欲饮食，苔白脉弦。

（四）太阴病证

是指外感病的中后期，邪气由阳经传入阴经，正气开始衰弱所表现的证候。表现为脾阳虚衰，寒湿内盛的里虚寒证。症见食欲不振，腹满疼痛，喜温喜按，呕吐泄泻，口淡不渴，苔薄白，脉缓。

（五）少阴病证

是指外感病的后期阶段，伤及心肾，全身阴阳衰惫，为疾病的严重阶段。少阴病有寒化证和热化证之分，临床以寒化证为主。

1. 少阴寒化证　是指邪犯少阴，从阴化寒，出现心肾阳气虚衰为主的病证。症见无热恶寒，精神萎靡，但欲寐，四肢厥冷，下利清谷，脉微细。

2. 少阴热化证　是指邪犯少阴，从阳化热，出现心肾阴虚阳亢为主的病证。症见心烦不眠，口燥咽干，舌红少苔，脉细数。

（六）厥阴病证

是指外感病发展到末期，出现以阴阳对峙、寒热错杂、厥热胜复等为特点的证候。表现既可以极寒或极热，也可以寒热错杂，以肝、胆、胃的症状为主。症见消渴，气上撞心，心中疼热，饥不欲食，食则吐蛔等。

二、卫气营血病证的病机与辨证

卫气营血辨证，是外感温热病的辨证纲领。清代名医叶天士创立卫气营血辨证，将外感温热病发展过程中所反映的不同病理阶段，分为卫分证、气分证、营分证、血分证四类，用以说明病位深浅、病势轻重及各阶段的演变规律，丰富了外感病辨证的内容。

温热病是感受温热病邪所引起的急性热病的总称，特点是起病急、发展快、变证多。在证候方面，初起即见热象明显，多伴口渴；在病理方面，容易化燥伤阴，甚则耗血动血；在病变过程中，易见神昏谵语、斑疹、吐血衄血等；疾病后期，容易发生痉厥等动风证候。

（一）卫分证

是指温热疫疠邪气侵犯肌表，肺卫功能失常所表现的证候。一般常见于温热病的初期。症见发热重恶寒轻，头痛，口干微渴，咳嗽，咽痛，舌尖红，苔薄黄，脉浮数。

（二）气分证

是指温热疫疠邪气传入气分，正盛邪实，邪正剧争，阳热亢盛的里热证候。症见高热，汗出，口渴，烦躁，舌红苔黄，脉洪大而数。

（三）营分证

是指温热病邪气内陷深重，病位在心和心包络，表现为营阴受损、心神被扰等方面的证候。症见身热夜甚，心烦不寐，甚或神昏谵语，口不甚渴或不渴，斑疹隐隐，舌红绛无苔，脉细数。

（四）血分证

是温热病发展过程中最为深重的阶段，病变以心、肝、肾为主，具有耗血、动血、伤阴、动风等特点。症见神昏谵语，手足抽搐，吐血、衄血、尿血或便血，斑疹显露，舌质深绛，脉数。或暮热早凉，五心烦热，形体羸瘦，神疲耳聋，手足蠕动，舌干少苔，脉虚细。

三、三焦病证的病机与辨证

三焦辨证是清代名医吴鞠通根据《内经》三焦所属部位的概念，将外感温热病的证候规律归纳为上焦、中焦、下焦三个阶段，着重阐述三焦所属脏腑在温热病过程中的病理变化，用以说明病变部位、病情轻重和疾病的传变规律，以此作为辨证论治的依据。三焦辨证常见证候有上焦病证、中焦病证和下焦病证。

（一）上焦病证

是指温热病邪侵袭上焦肺和心（心包）所表现的证候，为温病的初期阶段。肺主气属卫，故温病初期，肺卫受邪，若感邪重则可逆传心包。

（二）中焦病证

是指温热病邪侵犯中焦脾胃所表现的证候，为温病的中期阶段。阳明主燥，太阴主湿，若邪从燥化，则可导致阳明燥热证；若邪从湿化，则演变为太阴湿热证。

（三）下焦病证

是指温热病邪久羁，深入下焦，劫伤肝肾之阴，导致虚热内扰和虚风内动的证候，为温病的后期阶段。常见肝肾阴虚和阴虚风动之证。

📖 知识拓展

中医各辨证方法间的关系

中医的辨证方法多种多样，各有侧重和应用范围，但彼此之间又相互联系、互为补充。八纲辨证是纲领性的方法，通过阴阳、表里、寒热、虚实四对纲领性证候来分析疾病；病因辨证则从病因出发，探究疾病的根本原因；脏腑辨证则根据脏腑的生理病理特点，分析疾病在脏腑的病变；气血津液辨证则关注气、血、津液的生成和运行变化；经络辨证则以经络学说为基础，判断病变发生的经脉及脏腑；六经辨证、卫气营血辨证和三焦辨证主要用于外感病的辨证，其中六经辨证侧重伤寒病，卫气营血和三焦辨证则针对温病。

这些辨证方法各有特色，但临床应用时需综合运用，相互参考，以全面准确地判断疾病的本质和病机。同时，它们之间也相互补充，例如脏腑辨证与气血津液辨证在病理上相互影响，需要相互参照；经络辨证与脏腑辨证则各有侧重，但可相互补充，以全面分析疾病的病位和性质。

总之，中医的辨证方法是一个复杂的系统，需要综合运用各种方法，才能准确地判断疾病的本质和病机，为治疗提供有力的依据。

答案解析

思考题

1. 试述表证的概念及其临床表现。
2. 试述气虚证、血虚证的概念及其临床表现。
3. 试述阳虚、阴虚的概念及其临床表现。
4. 亡阳与亡阴的汗出各有何特点？
5. 试述血瘀证的概念及其临床表现。
6. 试述心血虚证与心阴虚证临床表现的异同。
7. 试述脾胃气虚证的概念及其临床表现。
8. 试述肝火上炎证与肝阳上亢证临床表现的异同。
9. 试述肾阳虚证的概念及其临床表现。

书网融合……

本章小结

微课

习题

第十章　预防与治则

1. 通过本章的学习，掌握治标与治本、扶正与祛邪的含义及其运用原则。熟悉未病先防、既病防变的预防原则及方法，因时因地因人制宜的含义及其应用原则，正治和反治的含义。
2. 具有治未病的格局思维。
3. 培养学生用发展的眼光处理问题的能力。

第一节　预　防

预防是采取一定措施，防止疾病的发生和发展，即"治未病"。中医"治未病"思想首见于《内经》，这种未雨绸缪、防微杜渐的预防思想对后世有着深远的影响，是中医学的重要理论。"治未病"包括未病先防和既病防变两个方面。

一、未病先防

未病先防就是在疾病发生之前，做好各种预防工作，以避免疾病的发生。未病先防须注意以下两个方面。

1. 调养身体，增强体质　调养身体包括调摄精神、加强锻炼、生活起居有规律三个方面。精神情志活动与人体的生理、病理变化关系非常密切，注意调摄精神，避免七情过激，可以增强正气抗邪能力。经常锻炼身体，能促进气血运行，气机调畅，增强机体抗病能力，以预防或减少疾病的发生。生活起居有规律包括起居有常，饮食有节。劳逸适度，指顺应自然，生活起居、劳动休息、饮食等有一定的规律和适当的限度，使人体的阴阳消长始终处于相对平衡状态。

2. 药物预防和人工免疫　《素问·刺法论》中有"小金丹……服十粒，无疫干也"的记载，可见我国很早就已开始用药物预防疾病了。我国在 16 世纪就发明了人痘接种法预防天花，是人工免疫的先驱，为后世预防接种免疫学的发展开辟了道路。近年来用中药预防多种疾病收到了很好的效果，如板蓝根、大青叶预防流感、腮腺炎，马齿苋预防细菌性痢疾等，方法简便易行、用之有效。

二、既病防变

既病防变就是疾病已经发生，应争取早期诊断、早期治疗，以防止疾病的发展与传变。既病防变包括三个方面的内容，按照治疗疾病的阶段依次为："有病早治"，是防在疾病未加重之时；"先安未受邪之地"，是防在疾病未演变之时；"病后止遗"，是在疾病治愈之时，防临床后遗症。

先安未受邪之地

当某一脏腑发生疾病时，根据五行相克规律或者疾病的内在规律，分析出疾病即将传变的脏腑，而对即将传入的脏腑先行助正治疗，使其不能传入而发病。如肝木克脾土，肝病极易传变及脾，故而在未传之前，先行健脾。正如张仲景在《金匮要略》所云："见肝之病，知肝传脾，当先实脾。"

第二节　治　则

治则是治疗疾病所必须遵循的基本原则，是中医学基础理论的重要组成部分。治则是在整体观念和辨证论治指导下制订的，对临床治疗、立法、处方用药均具有指导意义。

治则是用以指导治疗的总则，而治法是治则的具体体现，是治疗疾病的具体方法。如各种病证均离不开邪正斗争、消长盛衰的变化，因而扶正祛邪即为治则，而在此原则指导下所采取的益气、养血、滋阴、补阳等治疗方法，就是扶正的具体方法；发汗、涌吐、攻下等治疗方法，则是祛邪的具体方法。

一、治病求本

"治病求本"是中医治则理论体系中最高层次的治疗原则。"求"就是详细正确地辨证，"本"是疾病的本质、根本，即病机，包括病因、病位、病性、邪正关系等，所以治病求本的核心内容就是辨证论治。中医临床治疗疾病时，必须根据辨证论治的精神，充分了解疾病的各个方面症状表现的全部情况，从中找出疾病的本质，从根本上治疗疾病，以达到治愈疾病、使患者恢复健康的目的，这就是"治病求本"。临床上运用治病求本这一治疗原则时必须掌握正治与反治、标本缓急。

（一）正治与反治

疾病的变化是错综复杂的，在一般情况下疾病的本质和反映出来的现象是一致的，但有时也会出现不一致的情况。正治与反治，是指所用药物性质的寒热、补泻，与疾病本质和现象之间的从逆关系，《素问·至真要大论》曰："逆者正治，从者反治。"

1. 正治　是逆其证候性质而治的治则，即采用性能与疾病本质相反的药物来治疗的方法，又称"逆治"。适用于疾病的本质和现象一致的病证，包括寒者热之、热者寒之；虚则补之、实则泻之等。

（1）寒者热之　是指寒证见寒象，采用温热法治疗，如表寒证用辛温解表法，里寒证用温里法。

（2）热者寒之　是指热证见热象，采用寒凉法治疗，如表热证用辛凉解表法，里热证用清热法。

（3）虚则补之　是指虚证见虚象，采用补益法治疗，如阳气虚用温阳益气法，阴血虚用滋阴养血法。

（4）实则泻之　是指实证见实象，采用攻逐法治疗，如食滞用消导法，血瘀证用祛瘀法。

2. 反治　是顺从疾病假象而治的治则，即采用性能和疾病表面现象相同的药物来治疗的方法，又称"从治"。适用于疾病的本质和现象不一致的病证，如某些复杂严重的疾病，出现真寒假热、真热假寒、实证如虚、虚证如实的假象，在辨证论治时必须透过现象究其本质，采用顺从病象的治法，实质上还是在治病求本的原则指导下，针对疾病的本质进行治疗。包括热因热用、寒因寒用、塞因塞用、通因通用等。

（1）热因热用　是指寒证见热象，即真寒假热证，当采用温热药治疗。如亡阳虚脱的患者，本质是阳衰内寒，阴邪太盛，格阳于外，致使阳气上浮反见面红、心烦、发热等假热现象，中医称为"戴阳证"，治宜用温热的人参、附子回阳救逆。

（2）寒因寒用　是指热证见寒象，即真热假寒证，当采用寒凉药治疗。如肺炎患者，高热而又有四肢厥冷，中医称为"热厥证"。这是邪热内炽，里热太甚，阳郁于内，阴格于外，阳气不能畅达四肢所致。这种病理变化称"阳盛格阴"，治宜用寒药解除真热。

（3）塞因塞用 是指虚证见实象，此为因虚而闭塞的真虚假实证，当用补益法治疗。如脾胃气虚，运化失健所致的腹部胀满不畅，用补中益气、温运脾阳的方法治疗；气虚血枯的闭经用补益气血法治之。

（4）通因通用 是指实证见虚象，适用于实邪致泻的病证，采用具有通利泻下作用的方药治疗，如食滞胃肠之腹泻，用消导泻下法治之；痢疾患者，尽管泻下次数较多，但有里急后重，腹泻不爽，辨明是肠内湿热积滞时，不但不用止泻药，相反要用清热泻下药物才能去除肠内积滞，这就是"通因通用"。

以上所说的反治法主要是针对疾病所反映于外的现象而言，虽与正治法相反，且具体措施各有不同，但从根本上讲，与正治法是完全一致的，都是针对疾病本质而设的治疗法则。

（二）标本缓急

标和本是相对的一对概念，具体说明病变过程中矛盾的主次关系。临床上，标本是用以说明疾病过程中矛盾的主次、先后、轻重缓急关系的。本为根本，是本质；标为支末，是现象。从疾病本身来说，病因是本，症状是标；从正邪双方来说，正气是本，邪气是标；从病变部位来说，内脏为本，体表为标；从疾病发生的先后来说，原发病为本，继发病为标。

疾病的发生发展是复杂的，病情也是不断变化的，因此，标本缓急也会随之而改变。在治疗过程中必须正确区分先后缓急，抓住主要矛盾。

1. 急则治标 当标病甚急，如不及时解决将危及生命时，则"急则治其标"。如大出血的患者，无论属于何种出血，均应采取应急措施，先止血，待血止后再治其本。夏日中暑，出现猝然昏倒，不省人事，身热肢厥等症状，宜先用通关开窍之法治其标，使其苏醒，然后再清暑养阴以治其本。又如，素体气血两虚之人，若新感外邪，则旧病气血两虚为本，新感外邪为标，而补益气血，非一朝一夕之事，若不先祛其表邪，则邪气可能乘虚深入，发生传变，故当先解表祛邪治标，再补益气血治本。

2. 缓则治本 病情缓和、慢性病或急性病恢复期，以脏腑功能失调引起者为多，标症不急，治疗当采用治本的办法。即找出疾病的本质，针对主要病因、病证进行治疗，一旦解除病证的根本，则标症自愈。如肺阴虚而出现的咳嗽，肺阴虚为本，咳嗽为标，标症不至于危及生命，在这种情况下，就应该治其本，用滋阴润肺之法，阴虚纠正了，咳嗽也就消除了。又如，脾虚所致的泄泻，脾虚是本，泄泻是标，只需健脾益气，泄泻即可逐渐痊愈。

3. 标本同治 当标本均急，在一定时间和条件下不允许单治标或单治本时，或标本均不太急，则"标本兼治"。如气虚又患感冒，气虚为本，感冒为标，此时单纯治本而益气，则使邪气留滞，表证不解；单纯解表，则汗出又伤气，使气虚更甚，所以须用益气解表的方法，标本同治。

二、扶正与祛邪

（一）扶正祛邪的含义

扶正，即扶助正气，就是使用扶助正气的药物或针灸等其他疗法，配合适当的营养和功能锻炼等辅助方法，以增强体质，提高机体抗邪能力；祛邪，即祛除病邪，使邪去正安。两者之间相互为用，相辅相成，即"正足邪自祛""邪去正自安"。

（二）扶正祛邪的运用

1. 单独使用 扶正适用于正虚邪不盛的虚性病证，临床上根据患者气虚、血虚、阳虚、阴虚等具体情况，分别运用益气、养血、助阳、滋阴等方法；祛邪适用于邪实而正气未衰的实性病证，临床上根据患者具体情况，可分别运用发汗、涌吐、攻下、和解、祛寒、清热、消导以及针灸、手术等方法祛邪外出。

2. 先后使用 先祛邪后扶正，适用于邪盛正虚，但正气尚耐攻伐之证，若先扶正反而固邪，故当先祛邪，然后再进行调补，正气复，病证即愈；先扶正后祛邪，适用于正虚邪实，正气虚不耐攻伐的病证，即先补后攻，若先祛邪则更伤正气，因此，必须先扶正，使正气适当恢复，能承受攻邪时，然后再祛邪。

3. 同时使用 即攻补兼施，适用于正虚邪实两方面都不甚急的病证，尤其适用于慢性病的治疗。具体运用时必须区别正虚邪实的主次关系，灵活运用。如以正虚为主要矛盾，单纯用补法又恋邪，单纯攻邪又易伤正，此时则应以扶正为主兼祛邪，如气虚感冒，则应以补气为主兼解表；若以邪实为主要矛盾，单攻邪又易伤正，单补正又易恋邪，此时治当以祛邪为主兼扶正。

三、调整阴阳

疾病的发生，从根本上说是阴阳的相对平衡遭到破坏，出现偏盛偏衰，因此，调整阴阳，即是损其偏盛，补其偏衰，恢复阴阳相对平衡，促进阴平阳秘的治疗法则。

（一）损其有余

阴阳偏盛引起的实热证、实寒证，当依据"实则泻之"的原则损其有余。阴盛则损其阴，阳胜则损其阳，如寒者热之、热者寒之等。

（二）补其不足

阴阳偏衰引起的病证，当补其不足。阳虚则寒，即虚寒证，采用"益火之源，以消阴翳"之法，即扶阳益火法；阴虚则热，即虚热证，须用"壮水之主，以制阳光"之法，即滋阴壮水法；阴阳两虚，则应阴阳双补。

另外，治阴虚时善用"阳中求阴"，治阳虚时善用"阴中求阳"，以求"生化无穷""泉源不竭"。

四、三因制宜

三因制宜，即因时制宜、因地制宜和因人制宜，指的是在治疗疾病的过程中，必须全面权衡和考虑气候、地域、环境及患者体质、性别、年龄等多方面因素，分析其对疾病的影响，从而采用适宜的治疗方法。

（一）因时制宜

根据不同季节的气候特点来考虑用药原则。一年之中，季节变更带来温热凉寒的气候变化，对人体产生一定的影响，人体在适应自然界气候变化的过程中必定做出相应的反应。在病理状态下，治疗用药必须结合不同气候变化的特点。如炎夏季节，人体毛窍开放而易于汗出，即使感受风寒邪气而致病，辛温发散药物也不宜过用，以免汗多而伤津耗气。正如《素问·六元正纪大论》所说："用寒远寒，用凉远凉，用温远温，用热远热，食宜同法。"

（二）因地制宜

根据不同地区的地域环境特点来考虑治疗用药原则。不同地域，地势有高低，气候、水土各异，生活习惯也各不相同，因而在治疗疾病时需考虑地域环境特点。如江南地区，温暖潮湿，外感邪气以风热居多，多用辛凉药物；北方地区，天寒地冻，外感则以风寒居多，多用辛温之品等。再如，同为外感风寒证，西北严寒地区，用辛温解表药较重，常用桂枝、麻黄；东南温热地区，用辛温解表药较轻，多用荆芥、防风。

（三）因人制宜

因人制宜，是指根据患者的年龄、性别、体质等不同特点来指导治疗用药的原则。

1. 年龄　不同年龄生理状况和气血盈亏不同，治疗用药亦有别。如小儿为纯阳之体，忌投峻攻，少用补益，药量宜轻；老年人功能衰退，气血亏虚，故应慎用攻法，多用补益。

2. 性别　女性有经、带、胎、产等生理特点，用药应与男性有别。

3. 体质　阳盛或阴虚体质，慎用温热；阳虚或阴盛体质，慎用寒凉。耐药性强者可用峻烈之药；耐药性弱者则应慎用。

答案解析

思考题

1. 简述"治病求本"的具体运用。
2. 如何正确运用三因制宜？

书网融合……

本章小结

微课

习题

第十一章 中药学基本知识

PPT

学习目标

1. 通过本章的学习，掌握中药学理论体系形成和发展中的主要经典著作；中药的四气、五味、升降浮沉、归经、毒性理论；药物的"七情"配伍与配伍禁忌。了解中药学在世界医药界所处的地位及现代中药学的新进展与新成就；中药的产地和采集方法；中药炮制的目的和方法；妊娠用药禁忌，服药的饮食禁忌；中药的用药剂量。

2. 具有把中药四气、五味、升降浮沉、归经结合起来全面分析，准确掌握中药性能的能力；理解配伍、七情概念的能力，准确理解中药配伍关系的能力；熟练背诵"十八反""十九畏"歌诀的能力。

3. 树立中医药文化自信和专业自信，弘扬努力探求中医药专业基础理论的学习精神。

第一节 中药与中药学的概念

中药是我国传统药物的主要组成部分。中药是指在中医药理论指导下，用于预防、治疗、诊断疾病并具有康复与保健作用的物质。充分反映了我国自然资源及历史、文化等方面的若干特点。

我国中药资源丰富，现有中药已达 12807 种，其中植物药 11146 种（占 87% 以上）、动物药 1581 种、矿物药 80 种。对这些宝贵资源的开发与利用，已有悠久的历史。几千年来，我国人民就是利用这些资源作为防病治病的重要武器，以保障人民的健康和民族的繁衍。由于中药以植物类药材居多，所以自古以来人们习惯把中药称为"本草"。明代中、末期以后，随着西医药传入我国，"中药"一词逐渐形成，主要用于与传入的西药相区别。

需要与中药相区别的名词术语主要有：中药材、饮片、中成药。中药材是指来源于天然的植物、动物和矿物的绝大多数中药，从自然界收集起来，只经过清洁、干燥等简单处理，未经过特殊加工炮制，不能直接用于配方和制剂的中药资源；饮片是指根据中药材的性质和临床应用的需要，对中药材进行必要的再次加工处理，使之成为薄片、节段、块状或颗粒等不同形状，或经过特殊炮制，可以直接用于制剂，或供药房配方使用的处方原料；中成药是以中药材为原料，在中医药理论指导下，按规定处方和标准制成一定剂型的现成药物。

中药学是研究和介绍中药的基本理论和具体中药的来源、产地、采集、炮制、性能、功效及临床应用规律等知识的一门学科，古代称为"本草学"。它是我国传统医药学的重要组成部分，使"理、法、方、药"有机地结合在一起，也是中药专业的一门重要的专业基础课。

第二节 中药学发展简史

我们的祖先在原始时代对药物的认识，是与觅食活动紧密相连的。他们通过采食植物和狩猎，得以接触并逐渐了解这些植物和动物及其对人体的影响，如有的可以充饥，有的可以治病，有的则引起中毒，甚至造成死亡，逐渐认识到某些自然产物的药效和毒性。我国古籍中记述的"神农尝百草之滋味，一日而遇七十毒"的传说，就生动地反映了人们认识药物的实践过程。通过无数次有意识的试验、观察，逐步形成了最初的药学知识。

据医史学家的研究，原始社会人类用以充饥的食物大多是植物类，因此最先发现的药物也是植物药。随着生产力的发展和进步，人类对药物和食物的认识不断提高，对植物药和动物药的认识也逐渐深化。到了原始社会后期，随着采石、开矿和冶炼的兴起，又相继发现了矿物药。在这一时期，酿酒业也随之兴盛，古人意识到酒不仅是一种饮料，更是具有温通血脉、行药势和作为溶媒等方面的作用，故将酒誉为"百药之长"。

随着文字的创造和使用，药物知识也有了文字记载。商代金文中已有"药"字。至《周礼·天官》就有"以五味、五谷、五药养其病"的记载，对于其中的"五药"，汉代郑玄注曰"五药：草、木、虫、石、谷"。东汉许慎在《说文解字》中说："药，治病草也。"明确指出了"药"即治病之物，并以"草（植物）"类居多的客观事实。而"医师"一职，则是"掌医之政令，聚毒药以供医事"。

一、秦汉时期

药学已初具规模。现存最早的药学专著是《神农本草经》（简称《本经》）。该书虽托"神农"之名，实非出于一时一人之手，最后成书不晚于公元 2 世纪（东汉末年）。《本经》原书早佚，目前的各种版本均系明清以来学者整理而成。各论载药 365 种，按药物的有毒无毒、养身延年与祛邪治病的不同，分为上、中、下三品，即后世所称的"三品分类法"。所记各药功用大多朴实有验，历用不衰，如黄连治痢、阿胶止血、人参补虚、乌头止痛、半夏止呕、茵陈退黄等。《本经》系统地总结了我国汉代以前药学发展的成就，为后世本草学的发展奠定了基础。

这一时期，通过境内外的交流，西域的红花、大蒜、胡桃，越南的薏苡仁等相继传入中国，边远地区的麝香、羚羊角、琥珀、龙眼等药源源不断地进入内地，华佗发明了"麻沸散"作为外科手术麻醉剂，以及东汉炼丹术的应用等，都在不同程度上促进了本草学的发展。

二、魏晋南北朝时期

汉末以来医家应用的药物种类日渐增多，本草著作的数量和种类也大大增加。首推陶弘景（南北朝梁代）所辑《本草经集注》。该书约完成于公元 500 年，在各论首创按药物自然属性分类的方法，将所载 730 种药物分为玉石、草木、虫兽、果、菜、米食及有名未用七类。该书第一次系统、全面地整理、补充了《本经》的内容，反映了魏晋南北朝时期的主要药学成就，初步确立了综合性本草著作的编写模式。

三、隋唐时期

医药教育开始兴盛，太医署内设有主药、药园师等药学类专职。唐政权建立带来经济、文化、中外交流的发展，从海外输入的药品亦相应增加。因此，对本草学进行一次大规模的整理，既是当时的迫切需要，也是本草学发展的必然结果。公元 659 年（唐显庆四年），朝廷颁行了由李勣、苏敬等主持编纂的《新修本草》（又称《唐本草》）。该书的完成，依靠了国家的行政力量和充分的人力物力，是我国历史上第一部官修药典性本草，被今人喻为世界上第一部药典，比公元 1546 年问世的欧洲纽伦堡药典《科德药方书》早 887 年。全书收载药物共 850 种，除本草正文外，还增加了药物图谱，并附以文字说明，这种图文对照的方法，开创了世界药学著作的先例，无论形式和内容都有崭新的特色，不仅反映了唐代的药学成就，对后世医药学的发展也有深远的影响。

唐代已开始使用动物组织、器官及激素制剂。《唐本草》记载了用羊肝治疗夜盲和改善视力的经验；《本草拾遗》记录了人胞作为强壮剂的效力。唐至五代时期对某些食物药和外来药都有了专门的研究。孙思邈在《千金方》中已专设食治篇。由张鼎改编增补而成的《食疗本草》，全面总结了唐以前的营养学和食治经验，是这一时期最有代表性的食疗专书。

四、宋金元时期

由于经济、文化、科学技术和商业、交通的发展，尤其是雕版印刷技术的应用，为宋代本草学术的发展提供了有利条件。如唐慎微的《经史证类备急本草》（简称《证类本草》），首刊于 1108 年，研究整理了大量经史文献中有关药学的资料，内容丰富。全书共 30 卷，载药 1746 种，附方 3000 余首。该书对所收载的资料采用原文照录、注明出处的方法，使宋以前许多本草资料得以保存，具有很高的学术价值、实用价值和文献价值。

国家药局的设立，是北宋的一大创举，也是我国乃至世界药学史上的重大事件。1076 年，宋政府开设由国家经营的熟药所，其后又发展为修合药所（后改名为"医药和剂局"）及出卖药所（后改名为"惠民局"）。药局的开设促进了药材检验、成药生产的发展，带动了炮制、制剂技术的完善，并制定了制剂规范，《太平惠民和剂局方》即是这方面的重要贡献。

元代忽思慧所著的《饮膳正要》是饮食疗法的专门著作，记录了不少回族、蒙古族的食疗方药和有关膳食的烹饪方法，至今仍有较高的参考价值。

五、明朝时期

随着医药学的发展，以及药学技术的进一步积累，沿用已久的《证类本草》已不能满足时代的要求。伟大的医药学家李时珍（1518—1593 年），以毕生精力，亲历实践，广收博采，实地考察，对本草学进行了全面地整理总结，历时 27 年，在公元 1578 年（明万历六年）完成了巨著《本草纲目》。全书52 卷，约 200 万字，载药 1892 种（新增 374 种），附图 1100 多幅，附方 11000 余首，按自然属性分列为 16 部共 60 类。书中不仅汇集了大量前人资料，也记述了李时珍丰富的研究成果和新经验，对过去本草中的一些谬误也进行了指正。它全面总结了中国 16 世纪以前本草学的成就，在植物、动物、矿物、农学、气象等自然科学的许多方面中均有重要贡献。该书 17 世纪初即传播海外，先后有多种文字译本，丰富了世界医药科学宝库。

六、清朝时期

本草著作数量众多，达 400 多种。随着对药物认识的丰富，有必要对大型综合本草进行补充和订正。赵学敏在广泛收集民间用药和注意研究外来药的基础上撰成了《本草纲目拾遗》（简称《纲目拾遗》），初稿成于 1765 年（清乾隆三十年），定稿于公元 1803 年（清嘉庆八年）。全书共 10 卷，载药921 种，其中新增药 716 种，创古本草新增药品之冠，极大地丰富了本草学。对《本草纲目》中略而不详之处加以补充，错误之处加以订正，还收录了大量今已散佚的方药书籍的部分内容，具有很高的实用价值和文献价值。

七、民国时期

辛亥革命以后，西方文化及西方医药学在我国进一步传播，与此相应，社会和医药界对传统的中国医药学逐渐有了"中医""中药"之称。

随着中医学校的建立，涌现了一批适应教学和临床运用需要的中药学讲义。药学辞典类大型工具书的编纂，是民国时期本草学中的一件大事。其中成就和影响最大者，当推陈存仁的《中国药学大辞典》（1935 年）。该书收录词目约 4300 条，汇集古今有关论述与研究成果，资料繁博，查阅方便，不失为一部具有重要影响的大型药学辞书。

八、现代时期

新中国成立以后，党和政府高度重视中医药事业，并制定了一系列的政策和有力措施发展中医药事业。随着现代自然科学技术的进步和国家经济的发展，本草学也取得了前所未有的成就。

20 世纪 50 年代以来，国家先后数次组织各方面人员对中药资源进行了大规模调查。在此基础上编写了全国性的中药志及一大批药用植物志、药用动物志及地区性的中药志。对一些进口药材国产资源的开发也取得了显著成就，如在普查中发现的国产沉香、马钱子、安息香、阿魏、萝芙木等，已经被开发利用，并能在很大程度上满足国内需求。中药资源保护、植物药异地引种和人工栽培、药用动物的驯化等，皆取得了很大成绩。

从 1954 年起，各地出版部门根据原卫生部的安排和建议，积极进行中医药文献的整理刊行。20 世纪 60 年代以来，对亡佚本草的辑复也取得了突出成绩，其中有些已正式出版发行，当前涌现的中药新著，不仅数量多，而且门类齐全，对本草学的研究具有重大意义，将本草学提高到崭新的水平。其中最能反映当代本草学术成就的，有各版《中华人民共和国药典》《中药志》《全国中草药汇编》《中药大辞典》《原色中国本草图鉴》《中国民族药志》《中华本草》等。《中华人民共和国药典》以法典的形式确定了中药在当代医药卫生事业中的地位，也为中药材及中药制剂质量的提高和标准的确定起到了巨大的促进作用。《中华本草》是由国家中医药管理局主持、南京中医药大学总编审、全国 60 多个单位 500 余名专家参加，历时 10 年完成的划时代本草巨著。该书是一部全面总结中华民族 2000 多年传统药学成就、集中反映 20 世纪中药学科发展的综合性本草著作。对我国传统医药走向世界具有十分重要的历史意义。

随着现代自然科学的迅速发展以及中药职业自身发展的需要，中药的现代研究无论在深度和广度上都取得了巨大成就，并大大促进了中药鉴定学、中药化学、中药药理学、中药炮制学、中药药剂学等分支学科的发展。20 世纪末，我国的中药教育形成了从中专、大专、本科到硕士、博士研究生及博士后不同层次的完整培养体系。为了适应中医药教育的需要，中药学教材也多次进行编写修订，质量不断提高。

第三节 中药的产地与采集

中药绝大部分都是来自天然的动物、植物、矿物。《本经》中即说："阴干曝干，采造时月，生熟，土地所出，真伪陈新，并各有法。"中药的产地、采集等，对于保证和提高药材的质量和保护药源都有十分重要的意义。

一、中药的产地

我国疆域辽阔，自然地理环境复杂，天然药材大多都有一定的地域性。古代医药学家经过长期使用、观察和比较，认识到分布较广的药材，由于自然条件的不同，其质量优劣不一样，逐渐形成了"道地药材"的概念。

所谓道地药材，又称"地道药材"，是优质纯真药材的专用名词，是指历史悠久、产地适宜、品种优良、产量宏丰、炮制考究、疗效突出、带有地域特点的药材。道地药材的确定，与药材的产地、品种、质量等多种因素有关，而临床疗效则是其关键因素。长期以来，四川的黄连、附子、川芎、川贝母，东北的人参、细辛、五味子，河南的怀山药、怀菊花、怀牛膝、怀地黄（四大怀药），甘肃的当归，山东的阿胶，山西的党参，宁夏的枸杞，广东的砂仁，广西的肉桂，江苏的薄荷等，都是道地药材，以上药材自古以来都被称为道地药材，沿用至今。

道地药材是在长期的生产和用药实践中形成的，但并不是一成不变的。如环境条件的变化使上党人参绝灭，人们遂贵东北人参；川芎在宋代始成为道地药材；三七原产广西，称为广三七、田七，云南产者后来居上，称为滇三七，成为三七的新道地产区。

合理规划，大力发展道地药材，积极保护道地药材的生态环境，保护珍稀药材资源，加强基础研究，明确药材品种、品质与生态环境的内在联系，对发展中医药事业意义深远。

二、中药的采集

中药的采收时节和方法是确保药物质量的重要环节之一，药材所含的有效成分是其临床使用的物质基础，在植物、动物类药中，这些成分的含量高低，因采收时间的不同而出现明显差异，孙思邈《备急千金要方》云："早则药势未成，晚则盛时已歇。"《千金翼方》亦云："不依时采取，与朽木无殊，虚费人工，卒无裨益。"适时而合理的采收，不但可以保证药材质量，还能增加产量，并且能保护药材资源。

对于植物类药，按药用部位的不同可归纳为以下几方面。

全草：大多数在植物枝叶茂盛、或初见花时采集，从根以上割取地上部分，如益母草、荆芥、广藿香等；如须连根入药的则可拔起全株，如车前草、蒲公英、细辛等。

叶：通常在花蕾将放或正盛开的时候采集，如枇杷叶、荷叶、大青叶、艾叶等。有些特定的药物如桑叶，需在深秋或初冬经霜后采集。

花：花类药材，一般采收未开放的花蕾或刚开放的花朵，如野菊花、金银花、月季花等。花朵次第开放者，应分次摘取，如菊花、旋覆花等。以花粉入药者如蒲黄，须在花朵盛开时采取。

果实、种子：除青皮、枳实、覆盆子等少数药材要在果实未成熟时采收果皮或果实外，一般都在果实成熟时采收，如瓜蒌、川楝子等。以种子入药者，通常在果实成熟后采集，如莲子、白果、菟丝子等。容易变质的浆果如枸杞子、女贞子等，最好在略熟时于清晨或傍晚时分采收。

根、根（块）茎：一般以早春或深秋时节（即农历二月或八月）采收为佳，因为"春初津润始萌，未充枝叶，势力淳浓""至秋枝叶干枯，津润归流于下"，且"春宁宜早，秋宁宜晚"（《本草纲目》）。现代研究也证明，早春及深秋时植物的根或根（块）茎中有效成分含量较高，此时采集产量和质量都较高，如天麻、葛根、玉竹、大黄等。但半夏、延胡索等块茎药材，则要在夏天采收。

树皮、根皮：通常在春、夏时节植物生长旺盛，植物体内浆液充沛时采集，容易剥离，药性较强，如黄柏、杜仲、厚朴等。剥树皮避免整圈剥下或伐树，以保护植株。另有些植物根皮则以秋后采收为宜，如牡丹皮、苦楝皮、地骨皮等。

动物类药材的采集，不具有明显的规律性，因品种不同而采收各异。如桑螵蛸为螳螂的卵鞘，这类药材多在秋季卵鞘形成后采集，并用开水煮烫以杀死虫卵，以免来年春天虫卵孵化。鹿茸应在清明后45～50天锯取头茬茸，过时则角化。制取阿胶的驴皮，应于冬至后剥取，此时皮厚而质优。小昆虫类应在数量多的活动期捕获，如斑蝥于夏秋清晨露水未干时捕捉，此时其翅受湿而不能飞起，且可减轻对皮肤刺激。

矿物类药材的成分较为稳定，故全年随时可采收。

第四节　中药的炮制

炮制，历史上又称"炮炙""修治""修事"，是指中药在应用或制成各种剂型前，根据中医药理论，依照辨证施治用药的需要和药材自身性质，以及调剂、制剂的不同要求，而进行必要的加工处理的过程。它是我国制备中药饮片的一门传统技术，也是体现中医药学特色的专用制药术语。少数毒烈药物的炮制，更是保证用药安全的重要措施。

一、炮制的目的

（一）纯净药材，保证质量，分拣药物，区分等级

经过挑拣修治，水洗清洁，去除原药材附着的泥土、夹带沙石等异物及非药用部分，方可使药物纯净，以供药用。如石膏挑出沙石、茯苓去净泥土、防风去掉芦头、黄柏刮净粗皮、枇杷叶刷去毛等。再如人参、鹿茸、冬虫夏草、三七等贵重药材尚须分拣，区分优劣等级。

（二）切制饮片，便于调剂制剂

将净选后的中药材，经过软化、切削、干燥等加工工序，制成一定规格的饮片（如片、段、丝、块等）。它便于准确称量、计量，按处方调剂，同时增加饮片与溶剂之间的接触面积，利于有效成分的煎出，便于制剂。

（三）干燥药材，利于贮藏

药材经晒干、阴干、烘干、炒制等炮制加工处理，使之干燥，并使所含酶类失去活性，防止霉变，便于保存。

（四）矫味、矫臭，便于服用

一些有特殊气味的药物，经过麸炒、酒制、醋制等处理后，能起到矫味和矫臭的作用，如酒制乌梢蛇、醋炒五灵脂、麸炒白僵蚕等，以便临床服用。

（五）降低毒副作用，保证安全用药

对一些毒副作用较强的药物经过加工炮制后，可以明显降低药物的毒性和副作用，保证安全用药。如巴豆去油制霜，醋煮甘遂、京大戟，姜矾水制半夏、天南星等，均能降低其毒副作用。

（六）增强药物功能，提高临床疗效

如延胡索醋制以后能增强活血止痛功效；百部、紫菀、款冬花蜜制可增强润肺止咳作用；大黄酒制后活血作用增强。

（七）改变药物性能，扩大应用范围

如生地黄功专清热凉血、养阴生津，而蒸制成熟地黄后药性变温，则可补血滋阴；生天南星加生姜、白矾制后称制南星，性温燥，能燥湿化痰、祛风止痉，经牛胆汁制后称胆南星，药性变凉，可清化热痰、息风定惊。

（八）引药入经，便于定向用药

有些药物经炮制后，可以在特定脏腑经络中发挥治疗作用，如知母、黄柏、杜仲经盐炙后，可增强

入肾经的作用；如柴胡、香附、青皮经醋炙后，可增强入肝经的作用。

二、炮制的方法

（一）修治

1. 纯净药材　借助一定的工具，用手工或机械的方法，如挑、拣、筛、簸、刷、刮、刷等方法，去掉泥土杂质、非药用部分及药效作用不一致的部分，使药物清洁纯净。如拣去辛夷花的枝、叶；刷除枇杷叶、石韦叶背面的绒毛；刮去厚朴、肉桂的粗皮等。

2. 粉碎药材　以捣、碾、研、磨、镑、锉等方法，使药材粉碎达到一定粉碎度，以符合制剂和其他炮制的要求。如水牛角、羚羊角等用镑刀镑成薄片或碎屑，或以锉刀锉成粉末，便于制剂或服用；用药碾子、粉碎机直接研磨成粉末，如人参粉、贝母粉、三七粉等。

3. 切制药材　用刀具采用切、铡的方法将药切成片、段、丝、块等一定的规格，使药物有效成分易于溶出，并便于进行其他炮制，也利于干燥、贮藏和调剂时称量。如槟榔切薄片；白术切厚片；甘草切圆片；麻黄、白茅根切段；葛根切块等。

（二）水制

用水或其他液体辅料处理药材的方法称为水制法。其目的主要是清洁药物、除去杂质、软化药物及调整药性等。常见的水制方法有漂洗、浸泡、闷润、喷洒、水飞等。

1. 漂洗　其方法是将药物置于宽水或长流水中，反复地换水，以除去杂质、盐味及腥味。如海藻、昆布漂去盐分等。

2. 浸泡　将质地松软或经水泡易损失有效成分的药物，置于水中浸湿后立即取出，称为"浸"，又称"沾水"；而将药物置于清水或辅料药液中，使水分渗入，药材软化，便于切制，或用以除去药物的毒性及非药用部分，称为"泡"。如用白矾水浸泡半夏、天南星等。

3. 闷润　根据药材质地的软坚、加工时的气温、工具的不同，而采用淋润、洗润、泡润、浸润、伏润、盖润等多种方法，使清水或其他液体辅料徐徐渗入，至内外湿度均匀，便于切制饮片。如淋润荆芥、泡润槟榔、伏润天麻、盖润大黄等。

4. 喷洒　对一些不宜用水浸泡，但又需潮湿者，可采用喷洒湿润的方法。而在炒制药物时，按不同要求，可喷洒清水、酒、醋、蜜水、姜汁等辅料药液。

5. 水飞　是借药物粗细粉末在水中悬浮性不同分取药材极细粉末的方法。将不溶于水的药材粉碎后置乳钵、碾槽、球磨机等容器内，加水共研，然后再加入多量的水搅拌，粗粉即下沉，细粉混悬于水中，倾出，粗粉再研再飞，倾出的混悬液静置沉淀后，分出，干燥后即成极细粉末。常用于矿物类、贝壳类药物的制粉，如水飞朱砂、炉甘石、滑石等。

（三）火制

火制是将药物经火加热处理的方法。分为炒、炙、煅、煨等。

1. 炒　可分为清炒法（单炒法）和加辅料炒法（合炒法）。

（1）清炒法　根据加热程度不同分为炒黄、炒焦和炒炭。

炒黄：是将药物炒至表面微黄或能嗅到药物固有的气味为度，如炒牛蒡子。

炒焦：是将药物炒至表面呈焦黄，或焦褐色，内部颜色加深，并具有焦香气味，如焦山楂、焦白术、焦麦芽等。

炒炭：是将药物炒至外部枯黑，内部焦黄为度，即"炒炭存性"，如艾叶炭、地榆炭、姜炭等。

炒黄、炒焦使药材易于粉碎加工，并缓和药性。种子类药材炒后则煎煮时有效成分易于溶出。而炒炭能缓和药物的烈性或副作用，或增强其收敛止血、止泻的作用。

（2）加辅料炒法　根据所加辅料的不同而分为麦麸炒、米炒、土炒、砂炒、蛤粉炒和滑石粉炒等方法。可减少药物的刺激性，增强疗效，如麸炒白术、蛤粉炒阿胶等。

2. 炙　将药物与液体辅料共置锅中加热拌炒，使液体辅料渗入药物组织内部或附着于药物表面，以改变药性、增强疗效或降低毒副作用的方法。常用的液体辅料有蜜、酒、醋、姜汁、盐水等。如蜜炙百部、款冬花，酒炙川芎、当归，醋炙香附、柴胡，盐炙杜仲等。

3. 煅　将药物用猛火直接或间接煅烧，使质地松脆，易于粉碎，便于有效成分的煎出。坚硬的矿物药或贝壳类药多直接煅烧，如煅紫石英、龙骨、牡蛎。间接煅烧是将质地轻的药物置于耐火容器中密闭煅烧，如煅棕榈炭、血余炭等。

4. 煨　将药物用湿面或湿纸包裹，置于热火灰中或用吸油纸与药物隔层分开进行加热的方法。如煨肉豆蔻、煨木香、煨葛根等。

（四）水火共制

这类炮制方法既要用水又要用火，有些药物还必须加入其他辅料进行炮制，包括煮、蒸、炖、焯、淬等方法。

1. 煮法　是将药物与水或辅料置锅中同煮的方法。如醋煮芫花、姜矾煮半夏。

2. 蒸法　是以水蒸气或附加成分将药物蒸熟的加工方法。如清蒸玄参、桑螵蛸，酒蒸山茱萸、大黄等。

3. 炖法　是蒸法的演变和发展，其方法是将药物置于钢罐中或搪瓷器皿中，同时加入一定的液体辅料，盖严后，放入水锅中炖一定时间。如炖制熟地黄及黄精等。

4. 焯法　是将药物快速放入沸水中短暂潦过，立即取出的方法。其常用于种子类药物的去皮及肉质多汁类药物的干燥处理。如焯杏仁、桃仁、扁豆以去皮；焯马齿苋、天冬以便于晒干贮存。

5. 淬法　是将药物煅烧红后，迅速投入冷水或液体辅料中，使其酥脆的方法。如醋淬自然铜、鳖甲，黄连煮汁淬炉甘石等。

（五）其他制法

1. 制霜　药物经过去油制成松散粉末或析出细小结晶或升华、煎熬成粉渣的方法。根据操作方法不同分为去油制霜（如巴豆霜）、渗析制霜（如西瓜霜）、升华制霜（如砒霜）、煎煮制霜（如鹿角霜）等。

2. 发酵　在一定条件（如温度等）下使药物发酵，从而改变药物原来的性质，可增强和胃消食的作用，如六神曲、建曲、半夏曲等。

3. 发芽　将具有发芽能力的种子药材用水浸泡后，经常保持一定的湿度和温度，使其萌发幼芽的方法，如稻芽、谷芽、麦芽。

4. 提净　多为水溶性天然结晶药物，先经过水溶除去杂质，再经浓缩、静置后析出结晶即成。如将朴硝精制成芒硝、玄明粉。

5. 药拌　药物中加入其他碾成粉末的固体辅料拌染而成，如朱砂拌茯神、砂仁拌熟地黄。

第五节　中药的性能

中药的性能，是前人在长期、反复的医疗实践中，对为数众多的药物的各种性质及其医疗作用的了解与认识不断深化，逐渐形成的中医用药的一套理论。把药物治病的多种多样的性质和作用概括为四气、五味、归经、升降浮沉及有毒、无毒等方面，又称为"药性"。药性理论是中药理论的核心，以阴阳、五行、脏腑、经络、治疗法则等医学理论为基础，是中医学理论体系中的一个重要组成部分。以药物的特殊性来纠正疾病所表现出的阴阳偏盛或偏衰，使机体在最大程度上恢复至正常状态。

一、四气

（一）概念

四气，又称"四性"，是指药物具有寒、热、温、凉四种不同的药性，反映药物在影响人体阴阳盛衰、寒热变化方面的作用倾向。寒凉与温热属两种不同的性质，寒凉属阴，温热属阳。而寒与凉、温与热只是程度上的差异，凉者寒之渐，温者热之微。对于有些药物，还标以大寒、大热、微寒、微温等加以区别，这是对中药药性程度不同的进一步区别。

另外，还有一些药物无明显的寒热偏性，称为平性药。平性药可随药物配伍的不同而产生偏寒、偏热之性，但仍未超出四气的范围。故从本质而言，四性实际上是指寒热二性。

（二）药物的四气与气味区别

药物的四气是指药物的"寒热温凉"四种偏性，用"四性"描述更确切，是不能通过嗅觉判别的。药物的气味是指"香臭腥臊"这些通过嗅觉能够判别的药物的自然味道。但由于历史上一直习惯用"四气"表示药物的这些性质，后人也就不再更改，但必须明白其本质意义，不能混淆。

（三）四气的归纳

药性的寒热温凉，是从药物作用于机体所发生的反应概括出来的，与所治疾病的寒热性质是相对应的。疾病有热证和寒证的不同，根据药物用于热证和寒证所反映出的不同效果，可确定该药物的药性属寒或属热。一般来讲，能够减轻或消除热证的药物，属于寒性或凉性，如石膏、知母对发热口渴等热证有清热泻火的作用，表明这种药物具有寒凉之性；能够减轻或消除寒证的药物，属于热性或温性，如附子、干姜对脘腹冷痛、四肢厥逆等寒证有散寒助阳的作用，表明这种药物具有温热之性。因此，药物的四气是通过长期临床实践总结出来的。

（四）四气的应用

按照"阴胜则阳病，阳胜则阴病；阳胜则热，阴胜则寒"的病理机制，采用"寒者热之，热者寒之"作为一般用药规律。如阳证、热证，用阴性寒凉药治疗；阴证、寒证，用阳性温热药治疗，达到调整阴阳偏盛的目的。平性药则根据寒热的不同，配伍温热药和寒凉药。可见，四气的作用与疾病的属性是根本对立的。寒凉药用于清热、泻火、解毒、定惊等；温热药用于散寒、温里、助阳等。

二、五味

（一）概念

五味是指药物具有酸、苦、甘、辛、咸五种不同的药味，分属五脏而合五行。有些药物还具有涩味和淡味，所以实际上不止五味，但是习惯上称为"五味"。五味有不同的阴阳属性：辛、甘属阳；酸、苦、咸属阴。

中药"味"的含义实际上有两种：一是指药物的味道，可由口尝辨别，因其有具体的味感可辨，又称"具体五味"，如黄连、黄柏味苦，枸杞味甘，芒硝、食盐味咸；二是代表药物功能的味，是通过观察药物的实际疗效总结出来的，又称"抽象五味"。如葛根口尝无辛味，但能解表散邪，根据"辛能散能行"的特点，确定其味辛；磁石口尝无咸味，因能入肾潜镇浮阳，而肾在五行之中属水，与咸相对应，因而确定其味咸。

（二）五味的作用

1. 酸（涩）　能收、能涩，用于气血津液耗散滑脱病证。"收"是收敛，"涩"是固涩，如山茱萸、五味子能涩精敛汗；石榴皮、五倍子能涩肠止泻；桑螵蛸能治尿频等。涩味药与酸味药的作用相似，如龙骨、牡蛎涩精，赤石脂涩肠等。两者不同之处在于酸能生津、酸甘化阴等皆是涩味药所不具备的作用。

2. 苦　能泄、能燥、能坚，用于热证及湿证。"泄"有通泄、降泄、清泄之意。通泄是指攻积导滞，如大黄能泻热通便，用于热结便秘；降泄是指降气平喘和降逆止呕，如苦杏仁用于肺气上逆之咳喘，枇杷叶用于胃气上逆之呕吐等；清泄是指清热泻火，用于实热证，如栀子治疗火毒热盛之证。"燥"有燥湿说，多用于湿证。湿证有寒湿、湿热的不同，如治寒湿用苍术、厚朴；治湿热用黄连、龙胆草、苦参等。"坚"的含义有二：一指坚阴，意即泻火存阴，如黄柏、知母泻相火以存肾阴，治肾阴虚火旺证；二指坚厚肠胃，如投用少量苦味的黄连有厚肠止泻的作用等。

3. 甘　能补、能和、能缓，用于虚证或拘挛疼痛。"补"是补益诸虚，如补气药中的人参、黄芪，补阴药中的沙参、麦冬，补阳药中的鹿茸、淫羊藿，补血药中的当归、熟地等；"和"有和中、补中之意，与脾胃关系密切，如消食药中的山楂、神曲、麦芽等；"缓"是缓急、和缓之意，可缓和拘挛疼痛，还可调和诸药和解毒，如甘草、饴糖等。

4. 辛　能散、能行，用于表证和气滞血瘀证。"散"是发散表邪，如解表药中的麻黄、薄荷等；"行"是行气、活血，如行气药中的陈皮、香附，活血药中的桃仁、红花等。一些具有芳香气味的药物往往也标为"辛"，亦称"辛香之气"。芳香药除有能散能行的特点外，还包含了芳香辟秽、芳香化湿、芳香开窍等作用。

5. 咸　能软、能泻，用于瘿瘤、瘰疬、痰核、痞块及燥结便秘等证。"软"是软坚散结，"泻"是软坚泻下。如瓦楞子、牡蛎能软坚散结治瘿瘤；芒硝能软化燥屎而泻下通便等。

6. 淡　能渗、能利，用于水肿、小便不利等证。"渗"是渗湿，"利"是利尿，如茯苓、猪苓等。

性和味分别从不同的角度说明药物的作用，每味药都具有性和味，不同的性味表示有不同的作用，同性异味或同味异性的药物作用是不同的，因同性的药物尚有五味的不同，同味的药物尚有四气的不同。因此，两者必须合参才能描述出完整的药物功效。例如，人参、麦冬都有甘味，皆能补益，而前者味甘性温，温补元气；后者味甘性寒，偏于养阴清热。麻黄、薄荷皆有辛味，均能发散表邪，但麻黄味辛性温，能发散风寒；而薄荷味辛性凉，用以发散风热。

三、归经

（一）概念

"归"是作用的归属，也有入、走、行、通之义；"经"是经络、脏腑的总称。归经是药物作用定位概念，描述药物对机体某部位的选择性作用，即主要对某经（脏腑及其经络）或某几经发生明显的作用，而对其他脏腑经络作用较小或没有作用。

如同是温热药，有的治胃寒，有的治肝寒，也有的治血寒；同是寒凉药有的清肺热，有的清肝热，也有的清小肠热；同是补益药，有的补脾虚，有的补肾虚，也有的补肺不足，这些都与归经密切相关。

（二）药物归经的确定

归经学说是以脏腑、经络理论为基础，以所治具体病证为依据。经络能沟通人体内外表里，在病变时，体表的疾病可以反映到内脏；内脏的病变也可以反映到体表，这都是通过经络来系统认识的。

例如，肺经病变见咳喘，桔梗、杏仁能治胸闷、咳喘，说明桔梗、杏仁归肺经；肝经病变见胁痛、抽搐，全蝎能定抽搐，说明全蝎归肝经；心经病变见心悸、失眠，朱砂能安神定悸，说明朱砂归心经等。这都说明归经的理论是从疗效观察中总结出来的，为归经理论的运用奠定了基础。

（三）药物归经的应用

1. 指导临床用药　如症见咳嗽、气喘的肺经病变，可选用苦杏仁、紫苏子等治疗肺经病变的药物；症见失眠、心悸的心经病变，可选用茯神、朱砂等治疗心经病变的药物。

2. 根据脏腑、经络之间的关系选用配合治疗的药物　如肺病见脾虚时，可以补脾益肺，除选用肺经的药物以外，还应选用脾经药物配合治疗，才能收到良好疗效。

3. 引经报使、直达病所　中药治疗以方药为主，除注意单味药归经外，再加一二味引经药可增强方药的定位性和定向性。如参苓白术散中的桔梗就是舟楫之药，能引诸药上行于肺，成为补益脾肺之良方。

4. 与性味相合有助于记忆药物的功效　如苦杏仁，味苦性温，入肺和大肠经，苦能降气，温能通阳，入肺经能止咳平喘，入大肠经又能润肠通便。

归经的理论来源于对中药治疗效果的长期观察，对临床用药具有一定的指导意义。但也应结合药物的四气、五味、升降浮沉等特性综合运用。

四、升降浮沉

（一）概念

升降浮沉是指药物向上、向下、向外、向内的作用趋向，是针对人体的病势趋向而言。各种疾病的病势常表现出向上（如咳喘、呕吐）、向下（如泻痢、崩漏、脱肛、子宫下垂）、向外（发热、自汗、盗汗）、向内（表证不解、疗毒内陷）等不同的趋向，针对病情选用适宜的药物，可以消除或改善这些疾病状态。

（二）药物的升降浮沉特性

升是上升，降是下降，浮是向外发散，沉是向内收敛。其意义是调整人体功能趋于正常，因势利导引邪外出。升降浮沉之中，升浮属阳，沉降属阴。一般来说，具有升阳发散、祛风解表、涌吐、开窍等作用的药物都能上行向外，药性升浮；而具有清热、泻下、渗利水湿、重镇安神、潜阳息风、消积导滞、降逆止呕、收敛固涩、止咳平喘等功效的药物，则能下行向内，药性沉降。但少数药物的作用趋向不明显或存在双向性，如麻黄既能发汗解表，又能平喘利水；川芎既能"上行头目"，又能"下行血海"。

（三）升降浮沉的应用

考虑药物的升降浮沉乃为中药临床应用的原则之一。凡病变部位在上、在表者，宜用升浮药，如外感表证用解表药；凡病变部位在下、在里者，宜用沉降药，如肠燥便秘用大黄、芒硝等沉降品。病势上逆者，宜降不宜升，如肝火上炎、肝阳上亢引起的头痛、眩晕、目赤等，当用石决明、牡蛎、黄连等沉降药物以清热降火、平肝潜阳；病势下陷者宜升不宜降，如久泻脱肛或子宫脱垂，当用党参、黄芪、升麻等升浮药以益气升阳。

（四）升降浮沉与药物性味关系

一般来说，具辛甘之味和温热之性的药物，其药性多升浮，如麻黄之辛温、桂枝之辛甘温等发散药；而具酸苦咸之味和寒凉之性的药物，其药性多沉降，如大黄之苦寒、芒硝之咸寒等泻下药。但也有例外，如柴胡，味苦性微寒，有疏肝解郁、升举脾胃清阳之气的作用。因此，李时珍曰："酸咸无升、辛甘无降、寒无浮、热无沉。"基本总结了药物升降沉浮与药物性味的基本关系。

（五）升降浮沉与药材质地关系

一般来说，质地轻的药材如花、叶、皮、枝等多升浮，如桑叶、菊花等；质地重的药材如种子、果实、矿物、贝壳等多沉降，如朱砂、龙骨、大黄等。但并非绝对，如诸花皆升，旋覆独降；诸子皆降，苍耳独升。

（六）影响药物升降浮沉的因素

主要包括炮制和配伍两大方面。大多数药物经炮制以后，其升降浮沉之性也随之发生变化。如酒炒则升，姜汁炒则散，醋炒则收敛，盐炒则下行等。药物的配伍是影响其升降浮沉的主要因素。一般来说，升浮药在与大量沉降药配伍时，便随势下降；反之，沉降药与较多的升浮药同用时，其性也随之上升。在某些情况下，可利用药物升降配合以斡旋气机，恢复脏腑功能。如血府逐瘀汤中用柴胡、枳壳二药，一升一降，共助气血周行。此外，用引经药也可改变作用趋向。如桔梗能载药上行，牛膝能引药下行。故李时珍曰："升降在物，亦在人也。"

五、有毒与无毒

（一）概念

广义的"毒性"是指药物的偏性，西汉以前以"毒药"为一切药物的总称。张景岳说："是凡可解邪安正者，均可称为毒药，故曰毒药攻邪也。"说明毒性作为药物性能之一，是一种偏性，以偏纠偏是药物治病的基本原理。

东汉时期，《本经》提出了"有毒""无毒"的区分，根据药物毒性大小和治疗原理，将药物分为上、中、下三品，对药物毒性的认识和理解更加深入。大体上将攻病愈疾的药物称为有毒，可以久服补虚的药物看作无毒。

狭义的毒药是指具有一定毒性和副作用的药物，使用不当，就可能导致中毒。为了确保用药安全，后世许多本草书籍都在药物的性味之下标注了"大毒""小毒"等。

现代对中药有毒、无毒的认识倾向于广义毒性，逐步认识到以毒性成分量化的方式理解毒性的概念，控制中药质量，防止中毒事件的发生。

（二）中药中毒的原因

1. 药物因素 是引起中药中毒的主要原因。常见药物因素包括：品种混乱，如广豆根、山豆根、木通类、防己类药材来源混乱；未炮制或炮制不当，如乌头、半夏等；药物不纯或污染，如蜂蜜受雷公藤、闹羊花、钩吻、曼陀罗、博落回及毛茛科植物花粉或霉菌污染；剂型改变，如中药注射剂，很多是在新中国成立后至药品管理法颁布前这段时期研制出来的，缺乏科学的安全性评价，导致近年来我国连续发生中药注射剂中毒事件。另外，配伍不当、用法不当、药不对证也是药物因素中毒的根源。

2. 机体因素 包括年龄、体质差异等。如儿童是稚阳之体，不宜用鹿茸、人参等大补之药，否则可导致出血等中毒反应；老年人血管弹性欠佳，不宜用麻黄等升压之药，否则，容易造成血管破裂。另外，种族差异等也可导致中药中毒事件发生。

3. 其他因素 包括地理条件、气候寒暖、饮食起居、给药时间、给药环境等，这些因素会影响药物毒性成分在机体内吸收、代谢和排泄。

总之，药物的毒性是相对的，当药物治疗剂量与中毒剂量接近或相当，临床应用安全度小，容易引起中毒反应；被认为无毒的药物，虽然安全度较大，但是并非完全不会引起中毒反应，人参、艾叶等皆有中毒反应的报道。中毒反应的发生与诸多因素有关，毒性药物使用合理，可以减轻或消除毒性反应。

第六节　中药的配伍

配伍是根据临床症状、病因和病机，按照用药的法则，适当地选择两种以上的药物配合使用，以增强疗效、降低毒性、更好地发挥治疗的作用。配伍理论也是中药的基本理论之一，离不开中医的整体观念和辨证施治的理论指导。

药物通过配伍，一是效价在量上相加；二是通过药物之间的合作、协同作用，疗效增加。例如，黄连的复方比黄连的单方抗菌作用强，附子配干姜比单用附子作用好。

一、药物"七情"

前人把单味药的应用同药与药之间的配伍关系总结为七个方面，称为药物"七情"，即单行、相须、相使、相畏、相杀、相恶、相反。

1. 单行　指用单味药治病，无需与其他药物配伍。一般针对比较单一的病证，选用单味针对性较强的药物即可获得疗效。如独参汤，为补气固脱的有效良方；清金散，单用一味黄芩治肺热咳嗽轻证。还有许多行之有效的"单方"，如马齿苋治痢疾、鹤草芽驱绦虫等。

单行的特点是简便、廉验，便于推广和应用。但单味药也是一个小复方，具有多种功能和多种成分。如补益药中的黄芪，有补气升阳、托疮生肌、利水退肿等作用，药理研究发现其对神经系统有镇静作用，对心血管系统有降压作用，对内分泌系统有促进雌激素分泌的作用。再如，人参、鹿茸有双相调节作用，既可升高血压，又可降低血压。所以，单行是以其天然的、多种成分合奏而呈现药理作用的，决不是单一成分的作用。

2. 相须　指功效类似的药物配伍应用，产生协同作用，提高疗效。如人参配黄芪可以增强补气之功；石膏配知母明显增强清热泻火能力；大黄配芒硝则泻下通便作用更强；全蝎、蜈蚣同用，能明显增强止痉定搐的作用。还有金银花与连翘、麻黄与桂枝等都是相须配伍的药对。

3. 相使　指药物在性能、功效方面有某些共性，或者性能、功效虽不相同，但可相互补充而提高疗效，以其中一种药物为主，另一种药物为辅的配伍。如补气利水的黄芪与健脾利湿的茯苓配伍时，茯苓能提高黄芪补气利水的治疗效果；黄连配木香治疗湿热痢疾，以黄连清热止痢为主，木香行气导滞为辅，可增强黄连治疗湿热痢疾的效果。前人在实践中还发现有些药物合用，能产生与原有药物均不相同的功效，如桂枝配白芍能调和营卫、柴胡配黄芩能和解少阳、肉桂配黄连能交通心肾等。

4. 相畏　指两种药物配伍，一种药物的毒性或副作用，能被另一种药物减轻或消除。如生半夏、生南星畏生姜、白矾，常用其共同炮制，以解半夏、南星之毒；麻黄与石膏配伍，以石膏的寒凉之性抑制麻黄辛温发散，治疗肺热咳喘。

5. 相杀　指一种药物能减轻或消除另一种药物的毒性或副作用。如生姜能减轻或消除生半夏和生南星的毒性或副作用，所以说生姜杀半夏、南星毒。

由此可见，相畏、相杀实际上是同一配伍关系的两种提法。相畏是受制于他药，相杀是制约他药。

6. 相恶　指两种药物合用后，因相互抑制而功效减低，甚至丧失药效。如人参恶莱菔子，因莱菔子能削弱人参的补气作用。其他如生姜恶黄芩、天花粉恶干姜等。

7. 相反　指两种药物合用后，能产生新的毒性或副作用，或增强原有的毒性或副作用，属于配伍禁忌。如"十八反""十九畏"中的乌头反半夏、甘草反甘遂等；朱砂与昆布等含碘药物同用，生成碘化汞。

七情中除单行无配伍关系外，相须和相使的配伍是因产生协同作用而提高疗效，属七情中的最佳配伍；相畏和相杀的配伍是通过相互作用，减轻或消除原有药物的毒性，目的也在于提高疗效；相恶的配伍可能会因互相拮抗而抵消原有功效，故在选药时应加以注意；相反的配伍是因相互作用产生毒性或副作用，属于配伍禁忌。

二、中药的配伍原则

中药配伍的基本原则概括如下：有些药物因产生协同作用而增进疗效，临床应充分利用；有些药物可能因互相拮抗而抵消、削弱其原有功效，配伍用药时应加以注意；有些药物由于相互作用而能减轻甚至消除原有的毒性或副作用，在使用烈性药物或毒性较大的药物时必须考虑选用该配伍；有些药物因相互作用而产生或增强毒性，属于配伍禁忌，原则上应避免使用该配伍。

第七节　中药的用药禁忌

一、配伍禁忌

在复方配伍中，有些药物应避免合用，称配伍禁忌。历代关于配伍禁忌的说法不是很一致，到金元时期概括出"十八反"，明朝时期概括出"十九畏"，并编成歌诀。

（一）十八反

歌诀：本草明言十八反，半蒌贝蔹及攻乌，藻戟遂芫俱战草，诸参辛芍叛藜芦。

意指：乌头反贝母、瓜蒌、半夏、白蔹、白及；甘草反甘遂、大戟、海藻、芫花；藜芦反人参、沙参、丹参、苦参、玄参、细辛、芍药。

（二）十九畏

歌诀：

硫黄原是火中精，朴硝一见便相争；

水银莫与砒霜见，狼毒最怕密陀僧；

巴豆性烈最为上，偏与牵牛不顺情；

丁香莫与郁金见，牙硝难合京三棱；

川乌草乌不顺犀，人参最怕五灵脂；

官桂善能调冷气，若逢石脂便相欺；

大凡修合看顺逆，炮燀炙煿莫相依。

意指：硫黄畏朴硝，水银畏砒霜，狼毒畏密陀僧，巴豆畏牵牛，丁香畏郁金，牙硝畏三棱，川乌、草乌畏犀角，人参畏五灵脂，官桂畏石脂。

注意："十九畏"的概念与相畏是不同的，"十九畏"是配伍禁忌，而相畏是中药七情之一，内容如前述。

对于"十八反"和"十九畏"，有一部分与实际应用有些出入，历代医家也有所论及，近代也有许多动物实验的报道，但结果很不一致，总之，对于"十八反"和"十九畏"仍需深入研究，揭示其本质，更好地为临床服务。

二、妊娠禁忌

有些药物具有损害胎元和致流产的副作用，为妊娠禁忌药。一般分为禁用、慎用两类。

（一）禁用药

是指毒性大、药性猛烈的药物。如剧烈泻下药巴豆；催吐药藜芦、瓜蒂、胆矾；破血通经药三棱、莪术、水蛭、虻虫、干漆；峻下逐水药大戟、甘遂、芫花、商陆、牵牛子；开窍药麝香、蟾酥；其他剧毒药水银、砒石、斑蝥、马钱子、川乌、草乌、生附子、雄黄、轻粉等。凡属禁用药绝对不能使用。

（二）慎用药

是指烈性药或有小毒的药物。如泻下药大黄、芒硝、芦荟、番泻叶；活血祛瘀药牛膝、川芎、桃仁、红花；行气药枳实、枳壳；利尿通淋药冬葵子；辛热药附子、干姜、肉桂；其他如半夏、天南星、礞石、常山等。凡属慎用药应根据孕妇病情，酌情使用，无特殊需要应尽量避免。

三、饮食禁忌

是指服药期间对某些食物的禁忌，简称"食忌"或"忌口"。古代文献中有常山忌葱；地黄、何首乌忌葱、蒜、萝卜；薄荷忌鳖肉；茯苓忌醋；土茯苓忌茶；鳖甲忌苋菜；蜜忌葱等记载。一般来说，在服药期间，忌食生冷、黏腻、不消化及刺激性食物；皮肤病忌食鱼、虾、蟹等腥膻发物、辛辣刺激物；寒病忌食生冷；热病忌食辛辣、油腻等。

四、证候禁忌

证候禁忌是指治疗一些病证时，药物的选用会有禁忌。辨证论治是中药运用的重要基础理论之一，中医根据病证组方遣药，而选药的主要依据是药物的性味、归经、升降浮沉等特性。由于药物的药性不同，其作用各有专长和一定的适用范围，因此，临床用药也就有所禁忌，即"证候禁忌"。

如麻黄辛温，功能发汗解表、散风寒，又能宣肺平喘。用于无汗或少汗、喘咳的外感风寒表实证，能够发汗解表、止咳平喘，达到祛除寒邪的治疗目的。而对表虚自汗或阴虚盗汗、肺肾虚喘等虚证，使用麻黄可加重汗出，病情会进一步加重而不是治愈，严重的可进一步耗伤元气，甚至危及生命。因此，这类证候禁止使用麻黄。

又如，黄精甘平，功能滋阴补肺、补脾益气，主要用于肺虚燥咳、脾胃虚弱及肾虚精亏的病证。但其性质滋腻，易助湿邪，因此，不宜用于脾虚有湿、咳嗽痰多以及中寒便溏等病证。

病位在表者宜发散而不宜收敛，表证须用紫苏、生姜等升浮药以发汗解表，不能用浮小麦、糯稻根等收敛止汗药。

一般来说，病位在里者宜用清热、泻下或温里、利水等沉降药物，忌用解表药物等。例如，肝阳上亢的头痛，宜用牡蛎、石决明等潜降药，误用升散药物，反而造成肝阳更亢盛；脾阳下陷的泄泻，误用泄降药物，反而造成中气更为下陷，以至久泻不止。病势上逆者宜降不宜升，如胃气上逆的呕吐，当用姜半夏降逆止呕，不可用瓜蒂等涌吐药；病势下陷者宜升不宜降，如久泻脱肛，当用黄芪、党参、升麻、柴胡等益气升提，不可用大黄等通便药。

总之，药性平和的药物无证候禁忌，而药性峻烈的药物常有证候用药禁忌，具体内容详见各论中药物的"使用注意"部分。

第八节 中药的用药剂量、计量单位与用法

一、中药的用药剂量

用药剂量简称"用量"，是指一味干燥后的生药在汤剂中的成人每日内服量。用量是否得当，是确

保用药安全的重要因素之一。清代名医徐大椿说："用药如用兵。"不仅选药有讲究，在用量上也要注意，应掌握药物的准确用量。用量的多少应根据所用药物的性质、临床需要以及患者的体质状况、病情状况来确定。影响中药的用药剂量的因素如下。

（一）药物方面

1. 药材质量 珍贵、质优药材药力充足，用量无需过大；质次者药力不足，用量可稍大。

2. 药材质地 花、叶类质松、体轻的药材当轻用，一般 3 ~ 10g；金、石、贝类质坚、体重药材用量宜重，一般 10 ~ 30g；鲜品药材用量较大，一般 30 ~ 60g。毒性药材根据实际情况使用。

3. 药材性味 性平味淡、作用温和的药材可以重用；性味较浓、作用强烈的药材需要轻用。

4. 有毒与无毒 有毒药物用量应严格控制在安全范围内，无毒药物用量可加大。

（二）应用方面

1. 配伍与否 一般单味药应用时，用量较大；入复方应用时，用量可略小；同一药在复方中做主药的用量宜重。

2. 剂型差异 药物入汤剂时用量一般较作丸、散剂时大。

3. 用药目的 临床上，由于用药目的不同，同一药物用量可以不同。如槟榔，当取其行气、利水、消积功效时，常用量为 6 ~ 15g；当用作杀虫（绦虫、姜片虫）时，则须用 60 ~ 120g。即使药物用作同一功效，也因目的不同而用量不同。如牵牛子用于泻下时，通便导滞用量宜轻；峻下逐水则用量宜重。

（三）患者方面

1. 性别 一般情况下，男女用量差别不大，但女性在月经期、妊娠期，使用活血祛瘀通经药物用量不宜过大。

2. 年龄 患者年龄大小，对药物的耐受程度是不同的，故药物用量也应随之而变化。年老体虚人用量宜轻；小儿用药，5 岁以下为成人的 1/4，5 岁以上为成人的 1/2，10 岁以上接近成人量；青壮年、体实、病情急重者，用量酌增。

3. 体质强弱 身强体壮者用量可重；体质虚弱者用量宜轻，即使使用补益药物，用量也宜以小剂量开始，以免虚不受补。

4. 病程长短 新发病患者正气损伤较小，用量可稍重；久病羸弱者用量宜轻。

5. 病势轻重 急病、重病者用量宜重；缓病轻病者用量宜轻。若病重药轻，则如杯水车薪，病势得不到控制；若病轻药重，则恐诛伐太过，导致正气受损，逆转病势。

6. 气候季节 中医学认为，人与自然息息相关，因此，药物用量应随着季节变化而变化。如气候炎热，用辛温发散药时用量宜轻；气候寒冷，用温里药时用量宜重。

此外，患者的职业、生活习惯等差异以及居住、工作环境等，对药物用量都有影响。只有因时、因地、因人制宜，才能更好地把握用量。

二、中药的计量单位

我国古代计量单位有重量（铢、两、钱、斤等）、度量（尺、寸等）和容量（斗、升、合等）多种，还有可与上述计量方法换算的"撮、枚"等粗略计量方法。明清以后，普遍采用十六进制单位，从 1979 年 1 月 1 日起，对中药生药的计量一律采用公制，重量用"克""毫克"，容量用"升""毫升"。

十六进制与公制计量单位的换算关系如下：

一市斤（16 两）＝0.5 千克＝500 克

为便于处方和配药，按如下近似值进行换算：

一两（十六进制）＝30 克

一钱＝3 克

一分＝0.3 克

一厘＝0.03 克

三、中药的用法

中药的用法内容非常广泛，本节主要讨论中药的煎法和服法。

（一）煎法

1. 煎药器具　以砂锅、砂罐为好，其次可用搪瓷器皿或不锈钢锅，忌用铁、铜、铝等金属器皿，以免发生化学变化。

2. 用水量　先将药物放入容器内，加水浸过药面约 2cm 为宜，浸泡 20～30 分钟后，再行煎煮。

3. 煎煮火候　煎煮一般的药宜先用武火后用文火，沸后用文火，以免药汁溢出或过快熬干。煎药应加盖，以防止挥发性成分的损失。

4. 煎煮次数　一般每剂药煎煮 2～3 次，过滤后服用即可。

5. 部分药物的特殊煎法

（1）先煎　矿石、贝壳及化石类药物，如石决明、牡蛎、生石膏、赭石等宜打碎先煎；某些有毒的药物如附子、乌头等宜先煎 1～2 小时以降低毒性。

（2）后下　含挥发油的药物（木香、薄荷等）、受热易破坏有效成分的药物（如大黄等）宜后下。

（3）久煎　补益滋腻药物、贝壳、甲壳、化石、多数矿物药宜久煎。

（4）急煎　解表药、清热药、芳香性药物宜急煎。

（5）另煎　需另炖或入丸散较贵重的药物，如羚羊角、人参、三七、川贝等宜另煎。

（6）包煎　粉末状药物、细小植物种子药（车前子、苏子）、有茸毛的药物（辛夷）、易使药液混浊的药物（赤石脂、灶心土、乳香、没药、五灵脂等），用纱布包好，放入锅内煎煮。

（7）溶化　不宜煎煮的药物如芒硝宜溶化。

（8）烊化　胶质、黏度大的药物如阿胶、龟胶、鹿角胶宜烊化。

（9）泡服　含挥发油、量小的药物如红花、肉桂等宜泡服。

（10）冲服　散、丹、小丸、药物自然汁如琥珀、紫雪丹、竹沥、姜汁等宜冲服。

（二）服法

汤剂以温服为好，通常每天服 1 剂，分 2～3 次服。发散风寒药宜热服；呕吐或药物中毒宜小量频服；滋补药宜饭前服；对胃肠有刺激的药宜饭后服；其他药一般饭后服；泻下药或驱虫药多空腹服；安神药宜睡前服。

知识拓展

中药颗粒剂

中药颗粒剂，作为现代中药制剂的一种重要形式，是在传统中药汤剂基础上发展而来的。它通过将中药提取物与适宜的辅料或细粉混合制成具有一定粒度的颗粒状制剂，其剂量通常是根据传统饮片的药效、成分含量以及现代制药工艺进行换算而定。它具有诸多优点：第一，中药颗粒剂服用方便，无需繁琐的煎煮过程，只需用适量开水冲服即可，特别适合现代快节奏的生活；第二，中药颗粒剂剂量准确，药效稳定，通过现代制药技术提取和加工，保留了中药的有效成分，同时提高了药物的生物利用度；第三，中药颗粒剂便于携带和储存，适合出差、旅行等场合使用。

答案解析

思考题

1. 中药多源于天然产物，天然药亦源于天然产物，如何区分天然药与中药？

2. 《神农本草经》《本草经集注》《新修本草》的成书年代、作者、主要贡献各是什么？

3. 道地药材的概念是什么，说出10种常见的道地药材。

4. 简述中药炮制的目的。

5. 简述辛味、甘味、苦味的作用和临床意义。

6. 如何理解李时珍所说的"升降在物，亦在人也"？

7. 临床用药时，如何正确理解中药的配伍关系？

8. 简述中药配伍的方法及其涵义。

9. "十九畏"与"相畏"相同吗，为什么？

10. 中药有哪些特殊煎煮方法，意义何在？

书网融合……

本章小结　　　　　微课　　　　　习题

第十二章 解表药

PPT

📖 学习目标

1. 通过本章的学习，掌握解表药的概念、功效、适应证、分类、配伍应用和使用注意；麻黄、桂枝、紫苏叶、生姜、荆芥、防风、羌活、白芷、细辛、薄荷、牛蒡子、蝉蜕、桑叶、菊花、柴胡、葛根的分类归属、性味归经、功效应用、特殊用法用量、使用注意和配伍应用。熟悉香薷、藁本、苍耳子、蔓荆子、升麻的分类归属、功效应用及使用注意。了解辛夷、西河柳、淡豆豉、浮萍、木贼的分类归属和功效主治。

2. 具有应用解表药辨证治疗表证的能力。

3. 提升解决问题的能力。

凡以发散表邪、解除表证为主要作用，用于治疗表证的药物，称为解表药，又称发表药。

解表药多味辛，辛能发散，故有发汗解表功效，主要用于外感表证。本类药物中味辛性温者称为辛温解表药，具有发散风寒的作用，用于治疗恶寒重、发热轻、头身疼痛、无汗（或有汗）、脉浮紧的外感风寒表证；味辛性凉者称为辛凉解表药，具有发散风热的作用，用于治疗恶寒轻、发热重、口渴、脉浮数的外感风热表证。部分解表药除有解表功能外，还有宣肺平喘、透疹、利水消肿、消散疮疡、祛除湿邪等作用，还可用于咳喘、疹发不畅、水肿及疮疡初起兼有表证，肢体疼痛风湿在表者。

使用解表药时，除针对外感风寒、风热表邪的不同相应选择辛温解表、辛凉解表药物外，还必须根据患者的体质差异和四时气候变化，进行适当配伍。对虚人外感，正虚邪实者，应与相应的补益药配伍使用，以扶正祛邪；暑多夹湿，秋多兼燥，又当配伍祛湿、润燥等药。

使用发汗力强的解表药时以微汗出为宜，不可过量，以免汗出过多致耗气伤津，对自汗、盗汗以及久患疮疡、淋病、失血患者应慎用或禁用。本章药物多为辛散之品，入汤剂不宜久煎，以免有效成分挥发而降低药效。

第一节 辛温解表药

本类药物性味多辛温，以发散风寒为主要功效。主要用于外感风寒所致的恶寒发热、无汗或汗出不畅、头疼身痛、口不渴、舌苔薄白、脉浮紧等风寒表证。部分药物兼有宣肺平喘、利水、胜湿止痛等功效，可用于咳喘、水肿、痹证等。

麻黄 Mahuang
《神农本草经》

【来源】为麻黄科植物草麻黄 *Ephedra sinica* Stapf、中麻黄 *Ephedra intermedia* Schrenk et C. A. Mey. 或木贼麻黄 *Ephedra equisetina* Bge. 的干燥草质茎。主产于河北、山西、内蒙古、甘肃等地。秋季采割绿色的草质茎，晒干。切段生用、蜜炙或捣绒用。处方别名有生麻黄、蜜麻黄、麻黄绒。

【性味归经】辛、微苦，温。归肺、膀胱经。

【功效应用】发汗散寒，宣肺平喘，利水消肿。

1. 发汗散寒　用于风寒感冒。本品长于开腠理、透毛窍，发汗解表力强，为发汗解表第一要药。见恶寒发热、头身疼痛、无汗、脉浮紧等表实证，常与桂枝相须配伍使用，如麻黄汤。

2. 宣肺平喘　用于胸闷喘咳。本品善散邪宣肺以平喘止咳，故邪壅于肺、肺气不宣之咳嗽气喘，无论寒、热、痰、饮，有无表证均可使用，风寒表证兼有咳嗽者尤宜。常配苦杏仁使用，如三拗汤、麻杏石甘汤。

3. 利水消肿　用于风水浮肿。本品既发汗解表，又宣肺通调水道以利水消肿，治风邪袭表、肺失宣降的水肿、小便不利、浮肿的风水证，常配甘草使用，如甘草麻黄汤。

此外，配其他相应药物还可用于风湿痹证、阴疽、痰核等。

【用法用量】煎服，2~10g。解表宜生用；平喘宜蜜炙用；少儿、年老体弱者宜用麻黄绒。

【使用注意】表虚自汗、阴虚盗汗及肾虚咳喘者忌用；高血压和失眠患者慎用。

【配伍应用】

麻黄配桂枝　麻黄辛温，功善宣肺发汗解表；桂枝辛甘温，功能发汗解表、助阳通脉。两药相合，发汗解表力强，治风寒表实无汗功著。

桂枝 Guizhi
《名医别录》

【来源】为樟科植物肉桂 *Cinnamomum cassia* Presl 的干燥嫩枝。主产于广东、广西及云南。春、夏二季采收，除去叶，晒干或切片晒干。切段生用或蜜炙用。处方别名有川桂枝、嫩桂枝、桂枝尖。

【性味归经】辛、甘，温。归心、肺、膀胱经。

【功效应用】发汗解肌，温通经脉，助阳化气，平冲降气。

1. 发汗解肌　用于风寒感冒。本品治风寒感冒表实表虚皆宜，如表虚有汗，常配白芍，以调和营卫、发表解肌，如桂枝汤；若表实无汗，常与麻黄相须配伍使用，增强麻黄发汗解表之力，如麻黄汤。

2. 温通经脉　用于脘腹冷痛，血寒经闭，关节痹痛等寒邪阻滞病证。本品辛散温通，长于温散阻滞经脉的寒邪，并能通络止痛，常配其他温经散寒止痛药。

3. 助阳化气　用于水肿、痰饮证。本品既温运脾阳，又助膀胱气化，故脾阳虚不能运化水湿及膀胱气化失司之水肿、小便不利者尤宜，常配茯苓、猪苓等，如五苓散；治水湿内停的痰饮者，常配茯苓、白术等，如苓桂术甘汤。

4. 平冲降气　用于心悸，奔豚。本品能助心阳，通血脉，止悸动。治心动悸，脉结代者，常配甘草、人参等，如炙甘草汤；治奔豚者，常重用本品，如桂枝加桂汤。

【用法用量】煎服，3~10g。

【使用注意】温热病、阴虚火旺及血热妄行之出血证忌用。孕妇及月经过多者慎用。

【配伍应用】

桂枝配白芍　桂枝辛甘性温，功能发表助阳、温通经脉；白芍酸甘微寒，功能养血敛阴止汗。两药相合，收散并举，共奏调和营卫、散风敛营、解肌发表之功，治风寒表虚有汗每用。

紫苏叶 Zisuye
《名医别录》

【来源】为唇形科植物紫苏 *Perilla frutescens*（L.）Britt. 的干燥叶（或带嫩枝的叶）。我国南北均产。夏季枝叶茂盛时采收，除去杂质，晒干。切段生用。处方别名为苏叶。

【性味归经】辛，温。归肺、脾经。

【功效应用】解表散寒，行气和胃。

1. 解表散寒　用于风寒感冒。本品既散肺经风寒，又理脾胃气滞，治风寒感冒兼气滞腹胀、恶心呕吐等肠胃型感冒尤宜，常配香附、陈皮等，如香苏散；兼咳喘痰多者，常配苦杏仁、桔梗等，如杏苏散。

2. 行气和胃　用于脾胃气滞证。本品行气以宽中除胀，和胃止呕。治胸闷不舒、恶心呕吐者，常配藿香、陈皮等，如藿香正气散；治妊娠呕吐者，常配陈皮、砂仁，以增强止呕安胎之效。

此外，本品有解鱼蟹毒的功效，可用于食鱼蟹中毒引起的腹痛吐泻。

【用法用量】5～10g，不宜久煎。

知识拓展

紫苏的附药

紫苏梗：为紫苏的干燥茎。辛、温。归肺、脾经。具有理气宽中、止痛、安胎之功效。适用于胸膈痞闷，胃脘疼痛，嗳气呕吐，胎动不安等。

生姜 Shengjiang
《名医别录》

【来源】　为姜科植物姜 *Zingiber officinale* Rosc. 的新鲜根茎。各地均产。秋、冬二季采挖，除去须根和泥沙。切片生用。处方别名为姜。

【性味归经】　辛，微温。归肺、脾、胃经。

【功效应用】　解表散寒，温中止呕，化痰止咳，解鱼蟹毒。

1. 解表散寒　用于风寒感冒初期。本品发汗解表力弱，多用于轻证，可加红糖或配葱白煎服；重者，则作为辅药与其他辛温解表药配伍，如桂枝汤。

2. 温中止呕　用于胃寒呕吐。本品善温胃散寒、和中降逆止呕，素有"呕家圣药"之称。治胃寒呕吐者尤宜，常配半夏，如小半夏汤；治热证呕吐者，可配竹茹、黄连等。

3. 化痰止咳　用于寒痰咳嗽。本品能温肺散寒、化痰止咳，常配苦杏仁、陈皮、半夏等，如杏苏二陈汤。

此外，本品有解鱼蟹毒的功效，可用于食鱼蟹中毒引起的腹痛吐泻；还可解半夏、天南星之毒。

【用法用量】　煎服或捣汁服，3～10g。

【使用注意】　阴虚内热及热盛者忌用。

知识拓展

生姜的附药

生姜皮：为生姜的外皮。性味辛，凉。归脾、胃经。具有利水消肿之功效。用于水肿证。煎服，3～10g。

生姜汁：生姜洗净后捣烂，绞取其汁入药。性味辛，微温。归肺、脾、胃经。具有化痰止呕功效。用于中风痰迷，口噤昏厥，呕吐不止等。冲服，3～10 滴。

煨生姜：生姜用纸包浸湿置火上煨熟入药。性味辛，温。归脾、胃经。具有温中止呕、止泻功效。适用于脾胃虚寒，腹痛、呕吐、泄泻等。煎服，3～10g。

香薷 Xiangru
《名医别录》

【来源】 为唇形科植物石香薷 *Mosla chinensis* Maxim. 或江香薷 *Mosla chinensis* 'Jiangxiangru' 的干燥地上部分。前者习称"青香薷"，后者习称"江香薷"。青香薷主产于广西、湖南、湖北等地；江香薷主产于江西宜分县。夏季茎叶茂盛、花盛时择晴天采割，除去杂质，阴干。生用。处方别名有陈香薷、香薷穗、西香薷、香茹。

【性味归经】 辛，微温。归肺、胃经。

【功效应用】 发汗解表，化湿和中。

发汗解表，化湿和中 用于暑湿感冒。本品外能发汗解表，内能化湿和中，故善治暑天夏月乘凉饮冷、外感风寒、内有湿浊之阴暑证，素有"夏月麻黄"之称。症见恶寒发热、头痛无汗、腹痛吐泻等，常配扁豆、厚朴，如香薷散。

【用法用量】 煎服，3～10g。发汗解表，用量不宜过大，不宜久煎，多热服。

【使用注意】 暑热证及表虚有汗者忌用。

荆芥 Jingjie
《神农本草经》

【来源】 为唇形科植物荆芥 *Schizonepeta tenuifolia* Briq. 的干燥地上部分。主产于江苏、浙江、河南等地。夏、秋二季花开到顶、穗绿时采割，除去杂质，晒干。切段生用、炒黄或炒炭用。处方别名有荆芥穗、荆芥炭、炒芥穗。

【性味归经】 辛，微温。归肺、肝经。

【功效应用】 解表散风，透疹，消疮；炒炭止血。

1. 解表散风 用于感冒头痛。本品为解表散风之通用药，故风寒、风热表证均可使用。治风寒者，常配防风、羌活等，如荆防败毒散；治风热者，常配金银花、连翘、薄荷等，如银翘散。

2. 透疹 用于麻疹透发不畅或风疹瘙痒。本品轻扬透散而宣散透疹、祛风止痒。治麻疹透发不畅，常配薄荷、蝉蜕、紫草等，如透疹汤；治风疹瘙痒，常配防风、苦参、赤芍等，如消风散。

3. 消疮 用于疮疡初起兼有表证。本品有消散疮疡之功。偏于风寒者，常配防风、羌活等，如荆防败毒散；偏于风热者，常配金银花、连翘等，如银翘败毒散。

4. 止血 用于衄血、吐血、便血、崩漏等。本品炒炭有止血之功，可用于各种出血证，应辨清寒热虚实证型，予以相应配伍。

【用法用量】 煎服，5～10g。不宜久煎。发表透疹消疮宜生用，止血宜炒炭，荆芥穗发汗力强。

【使用注意】 本品辛温发散，耗气伤阴，故体虚多汗、阴虚头痛者忌服。

防风 Fangfeng
《神农本草经》

【来源】 为伞形科植物防风 *Saposhnikovia divaricata* (Turcz.) Schischk. 的干燥根。主产于东北及内蒙古东部。春、秋二季采挖未抽花茎植株的根，除去须根和泥沙，晒干。切片生用或炒炭用。处方别名有屏风、水风、苏风、青防风等。

【性味归经】 辛、甘，微温。归膀胱、肝、脾经。

【功效应用】 祛风解表，胜湿止痛，止痉。

1. 祛风解表 用于感冒头痛，风疹瘙痒。本品甘缓微温不峻，为治风通用药，治外感表证，不论寒热虚实，均可配伍应用。治外感风寒者，常配荆芥，如荆防败毒散；治外感风热者，可配连翘、黄芩、薄荷等；治风疹或皮疹瘙痒者，常配荆芥、苦参、当归等，如消风散。

2. 胜湿止痛 用于风湿痹痛。本品既祛风散寒，又祛经络及筋骨风湿而止痛。治风湿寒痹，肢节疼痛、筋脉挛急者，常配羌活、秦艽等，如蠲痹汤。

3. 止痉 用于破伤风。本品既散外风，又息内风以止痉。症见痉挛抽搐者，常配天南星、天麻、白附子等，如玉真散。

【用法用量】煎服，5~10g。

【使用注意】燥热、阴血亏虚、热病动风者慎用或忌用。

羌活 Qianghuo
《神农本草经》

【来源】为伞形科植物羌活 *Notopterygium incisum* Ting ex H. T. Chang 或宽叶羌活 *Notopterygium franchetii* H. de Boiss. 的干燥根茎和根。主产于四川、青海、云南等地。春、秋二季采挖，除去须根及泥沙，晒干。切片，生用。处方别名有川羌活、西羌活、羌青等。

【性味归经】辛、苦，温。归膀胱、肾经。

【功效应用】解表散寒，祛风除湿，止痛。

1. 解表散寒 用于风寒感冒。本品升浮发散之力强，又除湿止痛。治风寒感冒夹湿之肢体酸痛、头痛项强者尤宜，常配防风、细辛、川芎等，如九味羌活汤。

2. 祛风除湿，止痛 用于头痛项强，风湿痹痛，肩背酸痛。本品祛风除湿、止痛作用较强。治上半身风寒湿痹、肩背肢节酸痛者尤宜，常配防风、姜黄、当归等，如蠲痹汤；本品善达巅顶以发散太阳经风寒湿邪，用治风寒、风湿之太阳头风头痛，可配川芎、白芷、藁本等，如羌活芎藁汤。

【用法用量】煎服，3~10g。

【使用注意】本品辛温燥烈，伤阴耗血，故阴血亏虚者慎用。用量过多，易致呕吐，脾胃虚弱者不宜服。

藁本 Gaoben
《神农本草经》

【来源】为伞形科植物藁本 *Ligusticum sinense* Oliv. 或辽藁本 *Ligusticum jeholense* Nakai et Kitag. 的干燥根茎和根。主产于陕西、甘肃、河南等地。秋季茎叶枯萎或次春出苗时采挖，除去泥沙，晒干或烘干。切片，生用。处方别名有西芎、地新、香藁本等。

【性味归经】辛，温。归膀胱经。

【功效应用】祛风，散寒，除湿，止痛。

1. 祛风，散寒 用于风寒感冒，巅顶疼痛。本品辛散温通，善达巅顶止痛。治太阳风寒循经上犯之头痛、鼻塞。巅顶头痛甚者，常配羌活、苍术、川芎等，如神术散；治外感风寒夹湿之头身疼痛明显者，常配羌活、独活、防风等，如羌活胜湿汤。

2. 除湿，止痛 用于风湿痹痛。本品既发表散寒，又祛风除湿、通痹止痛。治风湿相搏之一身尽痛者，常配羌活、防风、苍术等，如除风湿羌活汤。

【用法用量】煎服，3~10g。

【使用注意】本品辛温香燥，故阴血亏虚、肝阳上亢、火热内盛之头痛者忌用。

白芷 Baizhi
《神农本草经》

【来源】为伞形科植物白芷 *Angelica dahurica*（Fisch. ex Hoffm.）Benth. et Hook. f. 或杭白芷 *Angelica dahurica*（Fisch. ex Hoffm.）Benth. et Hook. f. var. *formosana*（Boiss.）Shan et Yuan 的干燥根。主产于河南长葛、禹州者称"禹白芷"，产于河北安国者称"祁白芷"。夏、秋间叶黄时采挖，除去须根和泥沙，晒干或低温干燥。切片，生用。处方别名有芳芷、泽芳、香白芷等。

【性味归经】辛，温。归胃、大肠、肺经。

【功效应用】解表散寒，祛风止痛，宣通鼻窍，燥湿止带，消肿排脓。

1. 解表散寒 用于感冒头痛，鼻塞流涕。本品祛风解表散寒之力较温和，以止痛、通鼻窍见长。治外感风寒之头身疼痛、鼻塞流涕者，常配防风、羌活、川芎等，如九味羌活汤。

2. 祛风止痛 用于阳明头痛，眉棱骨痛，牙痛。本品长于止痛，善入足阳明胃经。治阳明头痛、眉棱骨痛、头风痛，属外感风寒者，可单用，即都梁丸；或与防风、细辛、川芎等同用，如川芎茶调散；属外感风热者，可配薄荷、菊花、蔓荆子等；治风冷牙痛者，可配细辛、全蝎、川芎等，如一捻金散；治风热牙痛者，可配石膏、荆芥穗等，如风热散。

3. 宣通鼻窍 用于鼻渊、鼻鼽。本品祛风、散寒、燥湿，可宣利肺气，升阳明清气，通鼻窍而止疼痛，故可用治鼻渊之鼻塞不通，浊涕不止，常配苍耳子、辛夷等，如苍耳子散。

4. 燥湿止带 用于带下。本品善除阳明经湿邪而燥湿止带。治寒湿下注之白带过多者，可配鹿角霜、白术、山药等；治湿热下注之带下黄赤者，宜配车前子、黄柏等。

5. 消肿排脓 用于疮痈肿毒。本品消肿排脓而疗疮。治疮疡初起之红肿热痛者，常配金银花、当归等，如仙方活命饮；治脓成难溃者，常配人参、黄芪、当归等，如托里消毒散、托里透脓散。

【用法用量】煎服，3~10g。

【使用注意】本品辛香温燥，阴虚血热者忌服。

细辛 Xixin
《神农本草经》

【来源】为马兜铃科植物北细辛 *Asarum heterotropoides* Fr. Schmidt var. *mandshuricum*（Maxim.）Kitag.、汉城细辛 *Asarum sieboldii* Miq. var. *seoulense* Nakai 或华细辛 *Asarum sieboldii* Miq. 的干燥根和根茎。前两种习称"辽细辛"，主产于东北地区；华细辛主产于陕西、河南、山东等地。夏季果熟期或初秋采挖，除去地上部分和泥沙，阴干。切段，生用。处方别名有小辛、独叶草、山人参等。

【性味归经】辛，温。归心、肺、肾经。

【功效应用】解表散寒，祛风止痛，通窍，温肺化饮。

1. 解表散寒 用于风寒感冒。本品善解表散寒，祛风止痛。治外感风寒之头身疼痛较甚者，常配羌活、防风、白芷等，如九味羌活汤；治阳虚外感之恶寒发热、无汗、脉反沉者，常配麻黄、附子，如麻黄附子细辛汤。

2. 祛风止痛 用于头痛、牙痛、风湿痹痛。本品善祛风散寒，止痛之力颇强。治少阴头痛、足寒气逆、脉象沉细者，常配独活、川芎等，如独活细辛汤；治外感风邪之偏正头痛者，常配川芎、白芷、羌活，如川芎茶调散；治风冷牙痛者，可单用或与白芷、荜茇煎汤含漱；治风湿痹痛、腰膝冷痛者，常配独活、桑寄生、防风等，如独活寄生汤。

3. 通窍 用于鼻渊、鼻塞流涕、鼻鼽。本品散风邪，化湿浊，通鼻窍，为治鼻渊之良药。治鼻渊等鼻科疾病之鼻塞、流涕、头痛者，常配白芷、苍耳子、辛夷等。

4. 温肺化饮 用于痰饮喘咳。本品温肺寒，化痰饮，为治寒饮伏肺之要药。治外感风寒、水饮内停之恶寒发热、无汗、喘咳、痰多清稀者，常配麻黄、桂枝、干姜等，如小青龙汤；治寒痰停饮之咳嗽胸满、气逆喘急者，可配茯苓、干姜、五味子等，如苓甘五味姜辛汤。

【用法用量】煎服，1～3g；散剂每次服0.5～1g。外用适量，可研末吹鼻或外敷，亦可煎汤含漱。

【使用注意】阴虚阳亢头痛、肺燥伤阴干咳者忌用。用量过大或煎煮时间过短，易引起中毒。不宜与藜芦同用。

苍耳子 Cang'erzi
《神农本草经》

【来源】为菊科植物苍耳 *Xanthium sibiricum* Patr. 的干燥成熟带总苞的果实。全国各地均产。秋季果实成熟时采收，干燥，除去梗、叶等杂质。炒去硬刺用。处方别名有苍子、胡苍子等。

【性味归经】辛、苦，温；有毒。归肺经。

【功效应用】散风寒，通鼻窍，祛风湿。

1. 散风寒　用于风寒头痛。本品既外散风寒，又通鼻窍、止痛，治外感风寒之恶寒发热、头身疼痛、鼻塞流涕者，可配防风、白芷、羌活等。

2. 通鼻窍　用于鼻渊、鼻塞流涕、鼻鼽。本品善通鼻窍以除鼻塞、止前额及鼻内胀痛。治鼻渊头痛、不闻香臭、时流浊涕者，内服外用均可，为治鼻渊之良药。亦常用于其他鼻病，如伤风鼻塞、鼻窒、鼻鼽等。

3. 祛风湿　用于湿痹拘挛。本品祛风除湿，通络止痛。治风湿痹证之关节疼痛、四肢拘挛者，可单用或配羌活、威灵仙、木瓜等。

此外，本品祛风止痒。治风疹瘙痒者，配地肤子、白鲜皮、蒺藜等；治疥癣麻风者，本品研末，大风子油为丸。

【用法用量】煎服，3～10g；或入丸、散。本品炒后碾去刺用，便于配方，利于有效成分煎出，并可降低毒性。外用适量。

【使用注意】血虚头痛者不宜服用。过量服用易致中毒。

第二节　辛凉解表药

本类药物性味多辛苦而偏寒凉，辛以发散，凉可祛热，故以发散风热为主要作用，发汗解表作用较辛温解表药缓和。主要适用于风热感冒以及温病初起邪在卫分，症见发热、微恶风寒、咽干口渴、头痛目赤、舌边尖红、苔薄黄、脉浮数等。部分辛凉解表药分别兼有清头目、利咽喉、透疹、止痒、止咳的作用。

薄荷 Bohe
《新修本草》

【来源】为唇形科植物薄荷 *Mentha haplocalyx* Briq. 的干燥地上部分。主产于江苏、浙江、湖南等地。夏、秋二季茎叶茂盛或花开至三轮时选晴天采割，晒干或阴干。切段，生用。处方别名有苏薄荷、鸡苏、升阳菜、夜息香、卜荷等。

【性味归经】辛，凉。归肺、肝经。

【功效应用】疏散风热，清利头目，利咽，透疹，疏肝行气。

1. 疏散风热　用于风热感冒，风温初起。本品发散表邪之力较强，为疏散风热常用之品。治风热感冒或风温初起、邪在卫分之发热、微恶风寒、头痛者，常配金银花、连翘、牛蒡子等，如银翘散。

2. 清利头目，利咽　用于头痛、目赤、喉痹、口疮。本品功善疏散上焦风热，以清利头目与咽喉。治风热上攻之头痛、目赤者，宜配菊花、牛蒡子等，如薄荷汤；治风热壅盛之喉痹、口疮者，常配桔梗、生甘草、僵蚕，如六味汤。

3. 透疹　用于麻疹、风疹。本品有疏散风热、宣毒透疹、祛风止痒之功。治风热束表之麻疹不透者，常配蝉蜕、牛蒡子、柽柳等，如竹叶柳蒡汤；治风疹瘙痒者，可配荆芥、防风、僵蚕等。

4. 疏肝行气　用于胸胁胀闷。本品兼入肝经，能疏肝解郁。治肝郁气滞之胸胁胀痛、月经不调者，常配柴胡、白芍、当归等，如逍遥散。

【用法用量】煎服，3~6g，宜后下。发汗宜用叶，行气宜用梗。

【使用注意】本品发汗耗气，故体虚多汗者不宜用。

牛蒡子 Niubangzi
《名医别录》

【来源】为菊科植物牛蒡 *Arctium lappa* L. 的干燥成熟果实。主产于东北及浙江省，四川、湖北、河北等地亦产。秋季果实成熟时采收果序，晒干，打下果实，除去杂质，再晒干。生用或炒用，用时捣碎。处方别名有大力子、鼠粘子、恶实等。

【性味归经】辛、苦，寒。归肺、胃经。

【功效应用】疏散风热，宣肺透疹，解毒利咽。

1. 疏散风热　用于风热感冒，咳嗽痰多。本品疏散风热之力虽不及薄荷，但长于宣肺祛痰，清利咽喉。治风热感冒之发热、咽喉肿痛者，常配金银花、连翘、桔梗等，如银翘散；治风热咳嗽、痰多不畅者，常配桑叶、桔梗、前胡等。

2. 宣肺透疹　用于麻疹，风疹。本品能疏散风热，透泄热毒而促疹透发。治麻疹不透或透而复隐者，常配薄荷、柽柳、竹叶等，如竹叶柳蒡汤；治风疹瘙痒者，常配荆芥、蝉蜕、苍术等，如消风散。

3. 解毒利咽　用于咽喉肿痛，痄腮，丹毒，痈肿疮毒。本品既外散风热，又内解热毒，并清利咽喉。治咽喉肿痛者，无论外感风热或热毒壅盛均可。治瘟毒发颐之痄腮、丹毒者，常配黄芩、黄连、板蓝根等，如普济消毒饮。

【用法用量】煎服，6~12 g。炒用寒性略减。

【使用注意】本品性寒滑利，故气虚便溏者忌服。

蝉蜕 Chantui
《名医别录》

【来源】为蝉科昆虫黑蚱 *Cryptotympana pustulata* Fabricius 的若虫羽化时脱落的皮壳。主产于山东、河北、河南、江苏等地，全国大部分地区亦产。夏、秋二季收集，除去泥沙，晒干。生用。处方别名有蝉衣、枯蝉、虫退、蝉壳等。

【性味归经】甘，寒。归肺、肝经。

【功效应用】疏散风热，利咽，透疹，明目退翳，解痉。

1. 疏散风热，利咽　用于风热感冒，咽痛音哑。本品疏散清透，利咽开音。治风热感冒之发热恶风、头痛口渴者，常配薄荷、牛蒡子、前胡等；治风热火毒上攻之咽喉肿痛、声音嘶哑者，常配薄荷、牛蒡子、金银花等，如蝉薄饮。

2. 透疹　用于麻疹不透，风疹瘙痒。本品疏散风热，透疹止痒。治风热外束之麻疹不透者，常配薄荷、紫草等，如透疹汤；治风疹瘙痒者，常配荆芥、防风、苦参等，如消风散。

3. 明目退翳　用于目赤翳障。本品疏散肝经风热而有明目退翳之功，故治风热上攻或肝火上炎之目赤肿痛、翳膜遮睛者，常配菊花、蒺藜、决明子等，如蝉花散。

4. 解痉　用于惊风抽搐，破伤风。本品既能疏散肝经风热，又可凉肝息风止痉。治小儿急惊风，可配天竺黄、栀子、僵蚕等，如天竺黄散；治小儿慢惊风，常配全蝎、天南星等，如蝉蝎散；治破伤风之牙关紧闭、手足抽搐、角弓反张者，常配天麻、僵蚕、全蝎等，如五虎追风散。

【用法用量】煎服，3~6g；或入丸、散。一般病证用量宜小；解痉用量宜大。

【使用注意】孕妇慎用。

【配伍应用】

蝉蜕配胖大海 蝉蜕甘寒质轻，功能疏散风热、宣肺疗哑；胖大海甘寒，功能清宣肺气、利咽开音。两药相合，清宣肺气、利咽开音力强，善治风热或肺热之咽痛音哑。

桑叶 Sangye
《神农本草经》

【来源】为桑科植物桑 *Morus alba* L. 的干燥叶。我国各地大都有野生或栽培。初霜后采收，除去杂质，晒干。生用或蜜炙用。处方别名有冬桑叶、霜桑叶、双叶、铁扇子等。

【性味归经】甘、苦，寒。归肺、肝经。

【功效应用】疏散风热，清肺润燥，清肝明目。

1. 疏散风热 用于风热感冒。本品虽疏散风热之力较缓，但又能清肺热、润肺燥。故用于风热感冒或温病初起兼有肺热燥咳者尤宜，常配菊花、连翘、桔梗等，如桑菊饮。

2. 清肺润燥 用于肺热燥咳。本品既清肺热，又润肺燥。治肺热或燥热伤肺之咳嗽痰少、鼻咽干燥者，可配苦杏仁、沙参、贝母等，如桑杏汤。

3. 清肝明目 用于头晕头痛，目赤昏花。本品有平抑肝阳、清肝明目之功。治肝阳上亢之头晕头痛者，常配菊花、石决明、白芍等；治风热上攻、肝火上炎之目赤、涩痛、多泪者，可配菊花、蝉蜕、夏枯草等；治肝肾精血不足而目失所养之眼目昏花、视物不清者，常配黑芝麻，如桑麻丸。

【用法用量】煎服，5~10 g；或入丸、散。外用煎水洗眼。润肺止咳宜蜜炙用。

【使用注意】脾胃虚寒者慎服。

【配伍应用】

桑叶配菊花 桑叶甘苦寒，菊花甘苦微寒，二药均能疏散风热、平肝明目，合用后药力更强，善治风热感冒、温病初起、风热或肝热目赤、肝阳眩晕及肝肾亏虚目暗不明。

菊花 Juhua
《神农本草经》

【来源】为菊科植物菊 *Chrysanthemum morifolium* Ramat. 的干燥头状花序。主产于浙江、安徽、河南等省。9—11月花盛开时分批采收，阴干或焙干，或熏、蒸后晒干。药材按产地和加工方法不同，分为"亳菊""滁菊""贡菊""杭菊""怀菊"。生用。处方别名有甘菊花、杭菊花、滁菊花、黄菊花、白菊花等。

【性味归经】甘、苦，微寒。归肺、肝经。

【功效应用】散风清热，平肝明目，清热解毒。

1. 散风清热 用于风热感冒。本品辛香轻散，苦寒清泄，有散风清热之功。治外感风热之头痛、发热、目赤肿痛者，常配桑叶、薄荷、连翘等，如桑菊饮。

2. 平肝明目 用于头痛眩晕，目赤肿痛，眼目昏花。本品既散风清热，又入肝经平抑肝阳、清肝明目。治肝阳上亢及肝风头痛、眩晕者，常配石决明、白芍等；治肝经风热或肝火上攻之目赤肿痛者，可配桑叶、决明子、夏枯草等；治肝肾不足之目暗昏花者，常配枸杞子、熟地黄等，如杞菊地黄丸。

3. 清热解毒 用于疮痈肿毒。本品有清热解毒之功。尤善治疔毒，常配金银花、生甘草，如甘菊散。

【用法用量】煎服，5～10g；或入丸、散。散风清热多用黄菊花，平肝明目多用白菊花。

【使用注意】脾胃虚寒者慎服。

【配伍应用】

菊花配枸杞子　菊花甘苦微寒，功效清肝明目、益阴平肝；枸杞子甘平，功效滋补肝肾明目。二药合用，补肝肾明目力强，肝肾亏虚之视物昏花用之效佳。

蔓荆子 Manjingzi
《神农本草经》

【来源】为马鞭草科植物单叶蔓荆 *Vitex trifolia* L. var. *simplicifolia* Cham. 或蔓荆 *Vitex trifolia* L. 的干燥成熟果实。单叶蔓荆主产于山东、江西、浙江等省；蔓荆主产于广东、广西等地。秋季果实成熟时采收，除去杂质，晒干。生用或炒用。处方别名有万京子、荆子、万金子、蔓青子等。

【性味归经】辛、苦，微寒。归膀胱、肝、胃经。

【功效应用】疏散风热，清利头目。

1. 疏散风热　用于风热感冒头痛。本品虽疏散风热之力较弱，但偏于清利头目、疏散头面之邪。风热感冒而头昏头痛者尤宜，常配薄荷、菊花等；治风邪上攻之偏头痛者，常配川芎、白芷、细辛等。

2. 清利头目　用于齿龈肿痛，目赤多泪，目暗不明，头晕目眩。本品既疏散风热，又清利头目。治风热上攻者，常配菊花、蝉蜕、蒺藜等；治中气不足、诸阳不升者，常配黄芪、人参、升麻等，如益气聪明汤。

【用法用量】煎服，5～10g；或浸酒，或入丸、散用。

【使用注意】本品辛苦微寒，故血虚有火之头痛目眩及胃虚者慎服。

柴胡 Chaihu
《神农本草经》

【来源】为伞形科植物柴胡 *Bupleurum chinense* DC. 或狭叶柴胡 *Bupleurum scorzonerifolium* Willd. 的干燥根。按性状不同，分别习称"北柴胡"和"南柴胡"。北柴胡主产于河北、河南、辽宁等省；南柴胡主产于湖北、四川、安徽等省。春、秋二季采挖，除去茎叶和泥沙，干燥。切段，生用或醋炙用。处方别名有北柴胡、嫩柴胡、春柴胡、醋柴胡等。

【性味归经】辛、苦，微寒。归肝、胆、肺经。

【功效应用】疏散退热，疏肝解郁，升举阳气。

1. 疏散退热　用于感冒发热，寒热往来。本品善祛邪解表退热和疏散少阳半表半里之邪。治外感发热者，常配葛根、黄芩等，如柴胡解肌汤；治少阳证之寒热往来者，为之要药，常配黄芩、半夏等，如小柴胡汤。

2. 疏肝解郁　用于胸胁胀痛，月经不调。本品善疏散肝经之气机郁滞，为治肝郁气滞之要药。治肝郁气滞之胸胁胀痛者，常配香附、川芎等，如柴胡疏肝散；属肝郁血虚、脾失健运之月经不调者，常配当归、白芍等，如逍遥散。

3. 升举阳气　用于子宫脱垂，脱肛。本品善升举清阳之气而举陷。治气虚子宫脱垂、脱肛、胃下垂者，常配升麻、黄芪等，如补中益气汤。

【用法用量】煎服，3～10g。解表退热宜生用，疏散肝郁宜醋炙用，调经多酒炙用，升阳可生用或酒炙用。

【配伍应用】

柴胡配黄芩 柴胡辛苦微寒，善疏散退热；黄芩苦寒，善清热泻火。二药合用，清解半表半里之邪热效强，治少阳寒热往来效著。

升麻 Shengma
《神农本草经》

【来源】 为毛茛科植物大三叶升麻 *Cimicifuga heracleifolia* Kom.、兴安升麻 *Cimicifuga dahurica* (Turcz.) Maxim. 或升麻 *Cimicifuga foetida* L. 的干燥根茎。主产于辽宁、吉林、黑龙江。秋季采挖，除去泥沙，晒至须根干时，燎去或除去须根，晒干。切片，生用或蜜炙用。处方别名有绿升麻、炙升麻、黑升麻、空升麻、周麻等。

【性味归经】 辛、微甘，微寒。归肺、脾、胃、大肠经。

【功效应用】 发表透疹，清热解毒，升举阳气。

1. 发表透疹 用于风热头痛，麻疹不透。本品可升散发表，宣毒透疹。治风热头痛，常配生石膏、黄芩、白芷等；治麻疹不透，常配葛根、白芍等，如升麻葛根汤。

2. 清热解毒 用于齿痛、口疮，咽喉肿痛，阳毒发斑。本品可用于治疗多种热毒证。治胃火上攻之齿痛、口疮者，常配黄连、石膏等，如清胃散；治风热上壅之咽喉肿痛者，常配桔梗、玄参等；治阳毒发斑者，可配大青叶、石膏等。

3. 升举阳气 用于脱肛、子宫脱垂。本品善引清阳之气上升，为升阳举陷之要药。治脾虚下陷之脱肛、子宫脱垂、胃下垂，常配柴胡、人参、黄芪等，如补中益气汤。

【用法用量】 煎服，3～10g。发表透疹、清热解毒宜生用，可用至15g；升阳举陷宜炙用。外用适量。

【使用注意】 本品善于升发，故热盛火炎、阴虚火旺、阴虚阳亢、气逆不降及麻疹已透者，均当忌用。

葛根 Gegen
《神农本草经》

【来源】 为豆科植物野葛 *Pueraria lobata* (Willd.) Ohwi 的干燥根。习称野葛。主产于湖南、河南、广东等省。秋、冬二季采挖，趁鲜切成厚片或小块，干燥。生用或煨用。处方别名有野葛、甘葛、粉葛、葛麻茹、葛子根等。

【性味归经】 甘、辛，凉。归脾、胃、肺经。

【功效应用】 解肌退热，生津止渴，透疹，升阳止泻，通经活络，解酒毒。

1. 解肌退热 用于外感发热头痛，项背强痛。本品善疏散肌腠经络之邪气而解肌发表退热，为治项背强痛之要药。属风寒表证者，常配桂枝、麻黄等，如葛根汤；属风热表证者，常配黄芩、石膏等。

2. 生津止渴 用于口渴、消渴。本品生用具生津止渴之功。治热病表证口渴及消渴者，可单用或配麦冬、天花粉等，如玉泉丸。

3. 透疹 用于麻疹不透。本品有透发麻疹之功。治麻疹初起、疹出不畅者，常配升麻、芍药等，如升麻葛根汤。

4. 升阳止泻 用于热痢、泄泻。本品善鼓舞脾胃清阳之气上升而奏止泻之功。治热泻、热痢兼有表证者，多配黄连、黄芩等，如葛根芩连汤；治脾虚泄泻者，常配党参、白术等，如七味白术散。

此外，本品还能通经活络，解酒毒，用于眩晕头痛、中风偏瘫、胸痹心痛、酒毒伤中等。

【用法用量】 煎服，10～15g；或入丸、散，或鲜品捣汁服。退热生津宜生用，止泻宜煨用。

其他解表药小结见表 12 - 1。

表 12 - 1　其他解表药

分类	药名	性味归经	功效	主治
辛温解表药	辛夷	辛，温 肺、胃	散风寒 通鼻窍	风寒头痛，鼻塞流涕，鼻鼽，鼻渊
	西河柳	甘、辛，平 心、肺、胃	发表透疹 祛风除湿	麻疹不透，风湿痹痛
辛凉解表药	淡豆豉	苦、辛，凉 肺、胃	解表，除烦 宣发郁热	感冒，寒热头痛，烦躁胸闷，虚烦不眠
	浮萍	辛，寒 肺	宣散风热 透疹，利尿	麻疹不透，风疹瘙痒，水肿尿少
	木贼	甘、苦，平 肺、肝	疏散风热 明目退翳	风热目赤，迎风流泪，目生云翳

答案解析

思考题

1. 试述解表药的使用注意有哪些？

2. 柴胡、升麻、葛根均能升阳举陷，三者在使用中有何不同？

3. 试述荆芥与防风在治疗外感表证上有何异同？

书网融合……

本章小结

微课

习题

第十三章　清热药

PPT

📖 学习目标

　　1. 通过本章的学习，掌握清热药的概念、性能特点、功效、适应证和使用注意；石膏、知母、生地黄、玄参、牡丹皮、黄芩、黄连、金银花、连翘、牛黄、青蒿的分类归属、性味归经、功效应用、特殊用法用量、使用注意及配伍应用。熟悉栀子、夏枯草、决明子、黄柏、大青叶、绵马贯众、地骨皮的分类归属、性味归经、功效应用及使用注意。了解清热药的配伍应用及分类；赤芍、蒲公英、白头翁、芦根、淡竹叶、紫草、水牛角、龙胆、苦参、白鲜皮、紫花地丁、重楼、鱼腥草、大血藤、土茯苓、马齿苋、鸦胆子、秦皮、射干、山豆根、银柴胡、胡黄连、白薇的分类归属和功效主治。

　　2. 具有应用清热药辨证治疗热证的能力。

　　3. 树立科学的思维方法。

　　凡以清法为主，具有清除里热的作用，用于治疗里热证的药物，称为清热药。

　　清热药性多寒凉，具有清热泻火、凉血解毒、燥湿、清虚热等功效。根据其药性的不同，清热药分为清热泻火药、清热凉血药、清热燥湿药、清热解毒药和清虚热药等五类。

　　里热证有实热、虚热之分，又有气分热和血分热之别，尚有湿热、热毒之异，因此，使用清热药时，首先要辨证准确；其次，兼有表邪者，应配伍解表药，以表里双解；见烦躁惊悸、出血、抽搐、神昏者，应相应配伍镇静安神、凉血止血、息风止痉、豁痰开窍药等。

　　清热药大多寒凉，易伤脾胃，故脾胃虚弱、食少便溏者慎用。真寒假热、阴盛格阳者忌用；苦燥伤阴，故阴虚者慎用，或配伍养阴生津之品。

　　使用本类药物，须中病即止，以防伤正气。

第一节　清热泻火药

　　以清气分热或脏腑热邪为主要作用，用以改善或消除实热证的药物，称为清热泻火药。主治温热病邪入气分证，症见高热、烦躁、口渴、汗出，甚至神昏、脉洪大；以及脏腑实热证，见肺热咳嗽、胃热口渴、心火烦躁、肝火目赤等。

　　本类药物性味多苦寒或甘寒，易伤阳气，体虚有里热证时，应注意顾护正气，当配伍补虚药；虚寒证忌服。

石膏 Shigao
《神农本草经》

【来源】为硫酸盐类矿物石膏族石膏，主要成分为含水硫酸钙（$CaSO_4 \cdot 2H_2O$）。采挖后，除去杂石及泥沙。打碎生用或煅用。处方别名有生石膏、煅石膏。

【性味归经】甘、辛，大寒。归肺、胃经。

【功效应用】生用：清热泻火，除烦止渴；煅用：收湿敛疮，生肌止血。

1. 清热泻火，除烦止渴　用于外感热病，高热烦渴，肺热咳喘，胃火亢盛，头痛，牙痛。本品为治温热病气分实热证及肺胃热盛的要药。外感热病，高热烦渴，汗出、脉洪大者，常与知母相须配伍使用，如白虎汤；治邪热壅肺的高热、咳喘，常配麻黄、杏仁、甘草，以清肺热而平喘，即麻杏石甘汤；胃火上炎之牙痛、头痛，配生地黄、牛膝、知母等，如玉女煎。

2. 收湿敛疮，生肌止血　本品煅后外用能收湿敛疮，用于疮疡溃后不敛，湿疹瘙痒，水火烫伤，外伤出血。可单用或配黄柏、青黛等外用。

【用法用量】生石膏煎服，15～60g，打碎先煎30分钟。煅石膏适量外用，研末撒敷患处。

【使用注意】内服只用于实证，虚证禁用。煅石膏严禁内服；脾胃虚寒、阴虚、血虚发热者忌服。

【配伍应用】

石膏配知母　石膏生用甘辛大寒，功能清热泻火、除烦止渴；知母苦甘而寒，功能清热泻火、滋阴润燥。两药相合，清热泻火、滋阴生津力强，既治热病气分高热证，又治肺胃火热伤津证。

知母 Zhimu
《神农本草经》

【来源】为百合科植物知母 *Anemarrhena asphodeloides* Beg. 的干燥根茎。主产于河北、山西、陕西等地。春、秋二季采挖，除去须根和泥沙，晒干。生用或盐水炙用。处方别名有肥知母、盐知母。

【性味归经】苦、甘，寒。归肺、胃、肾经。

【功效应用】清热泻火，滋阴润燥。

1. 清热泻火　用于温热病气分实热证。外感热病，症见高热烦渴、汗出、脉洪大者，常与石膏相须使用，如白虎汤。

2. 滋阴润燥　用于肺热燥咳，骨蒸潮热，内热消渴，肠燥便秘。肺热燥咳常配贝母，如二母丸；阴虚火旺、肺肾阴虚所致的骨蒸潮热、盗汗、心烦等，常与黄柏相须使用，加入养阴药中，如知柏地黄丸；阴虚消渴，症见口渴、多饮、多尿者，常与天花粉、五味子合用，如玉液汤；也可用于治疗肠燥便秘。

【用法用量】煎服，6～12g。清热泻火宜生用；滋阴润燥宜盐水炙用。

【使用注意】脾虚便溏者慎用。

【配伍应用】

1. 知母配黄柏　知母苦甘性寒，功能清热泻火、滋阴润燥；黄柏苦寒，功能清热泻火。两药相合，清热降火坚阴，用治阴虚火旺之证效佳。

2. 知母配川贝母　知母苦甘性寒，功能清热泻火、滋阴润燥；川贝母苦甘微寒，功能清热化痰、润肺止咳。两药相合，既滋阴润肺，又清热化痰，善治阴虚劳嗽、肺燥咳嗽。

栀子 Zhizi
《神农本草经》

【来源】为茜草科植物栀子 *Gardenia jasminoides* Ellis 的干燥成熟果实。主产于长江以南各省，江西为正品。秋季采收。生用、炒用或炒炭用。处方别名有越桃、山栀子、黑山栀、焦山栀、小山栀。

【性味归经】苦，寒。归心、肺、三焦经。

【功效应用】泻火除烦，清热利湿，凉血解毒；外用消肿止痛。

1. 泻火除烦　用于热病心烦。本品为治热病烦闷的要药。常与淡豆豉合用，以宣泄邪热、解郁除烦，如栀子豉汤。也可用于表里俱实的热证，症见高热烦躁、神昏谵语者，常与黄连、连翘等清热解毒药配伍，如清瘟败毒饮。

2. 清热利湿　用于湿热黄疸，淋证涩痛。湿热蕴结肝胆所致的湿热黄疸，常与茵陈、大黄等配伍，即茵陈蒿汤。也可用于湿热下注的淋证，常配伍生地黄、木通、车前子等。

3. 凉血解毒　用于血热吐衄，目赤肿痛，火毒疮疡。由血热而致各种出血，常炒炭与白茅根、生地黄、黄芩等凉血止血药同用；目赤肿痛可与金银花、蒲公英、连翘等清热解毒药同用，还能泻火解毒，用于火毒疮疡。

4. 消肿止痛　外治可用于扭挫伤痛，可生用研末，酒调外敷。

【用法用量】煎服，6~10g。泻火宜生用；止血宜炒焦用；外用生品适量，研末调敷。

【使用注意】脾虚便溏及虚寒者证不宜使用。

【配伍应用】

1. 栀子配淡豆豉　栀子苦寒，善清热泻火除烦；豆豉苦辛凉，善宣散郁热而除烦。两药相合，清散郁热除烦力增强，治疗温病初起胸中烦闷及虚烦不眠效佳。

2. 栀子配茵陈　栀子苦寒，功能泻火除烦、利湿退黄；茵陈苦微寒，功能清热利湿退黄。两药合用，清热利湿退黄力增强，治湿热黄疸效佳。

夏枯草 Xiakucao
《神农本草经》

【来源】为唇形科植物夏枯草 *Prunella vulgaris* L. 的干燥果穗。主产于江苏、浙江、安徽、河南、湖北等地。夏季果穗呈棕红色时采收，晒干。生用。至夏则枯而命名。

【性味归经】辛、苦，寒。归肝、胆经。

【功效应用】清肝泻火，明目，散结消肿。

1. 清肝泻火，明目　用于目赤肿痛，目珠夜痛，头痛眩晕。治肝火上炎，目赤肿痛，常与菊花、石决明等同用。本品清肝中略兼养肝，若目赤疼痛日久阴血受损而目珠夜痛，可与当归、枸杞子等养血柔肝药同用。

2. 散结消肿　用于痰火郁结之瘰疬瘿瘤、乳痈、乳癖、乳房胀痛、痄腮、癌肿初期，可单用熬膏，或配伍海藻、昆布、玄参等软坚散结药。

【用法用量】煎服，9~15g。

【使用注意】脾胃虚弱者慎用。

决明子 Juemingzi
《神农本草经》

【来源】为豆科植物钝叶决明 *Cassia obtusifolia* L. 或决明（小决明）*Cassia tora* L. 的干燥成熟种子。主产于安徽、广西、四川、浙江、广东等地。秋季采收，晒干。用时捣碎。生用或炒用。处方别名有草决明等。

【性味归经】甘、苦、咸，微寒。归肝、大肠经。

【功效应用】清热明目，润肠通便。

1. 清热明目　用于目赤涩痛，羞明多泪，头痛眩晕，目暗不明。治肝经风热上攻或肝火上炎所致的目赤肿痛、羞明流泪、目暗不明，可单用略炒，水煎代茶；治肝火上攻或肝阳上亢之头痛眩晕，配菊花、钩藤、生牡蛎等。

2. 润肠通便　用于大便秘结，常与瓜蒌仁、郁李仁等润肠药同用。

【用法用量】煎服，9~15g。

【使用注意】便溏者慎用。

第二节　清热凉血药

以清热凉血为主要作用，用于改善或消除营血分热证的药物，称为清热凉血药。主治温热病邪入营血，症见身热夜甚、烦躁不眠，甚至神昏谵语、斑疹隐隐、各种出血，舌质深绛，脉细数等。

本类药物多为甘苦咸寒之品，药性滋腻，故湿盛便溏者慎用。

生地黄 Shengdihuang

《神农本草经》

【来源】为玄参科植物地黄 *Rehmannia glutinosa* Libosch. 的新鲜或干燥块根。特产于河南，为"四大怀药"之一。秋季采挖，除去芦头、须根及泥沙，鲜用；或将地黄缓缓烘焙至约八成干。前者习称"鲜地黄"，后者习称"生地黄"。

【性味归经】甘、苦，寒。归心、肝、肾经。

【功效应用】清热凉血，养阴生津。

1. 清热凉血　本品为清热凉血的要药。用于热入营血，温毒发斑，吐血衄血，配水牛角、玄参，如清营汤。用于血热妄行之出血证，常与侧柏叶、荷叶、艾叶同用，如四生丸。

2. 养阴生津　用于热病伤阴，阴虚发热，骨蒸劳热，常与麦冬、沙参等同用，如益胃汤；内热消渴，津伤便秘，舌绛烦渴者，常配葛根、天花粉等，如玉泉散。

【用法用量】10～15g，水煎服。

【使用注意】脾虚便溏者不宜用。

玄参 Xuanshen

《神农本草经》

【来源】为玄参科植物玄参 *Scrophularia ningpoensis* Hemsl. 的干燥根。主产于浙江、江苏、四川、湖北等地。冬季茎叶枯时采挖，干燥。切片生用。处方别名有元参、黑参、乌玄参。

【性味归经】甘、苦、咸，微寒。归肺、胃、肾经。

【功效应用】清热凉血，滋阴降火，解毒散结。

1. 清热凉血　用于温热病热入营血，温毒发斑。治热入营血常配生地黄、金银花等，如清营汤；温毒发斑常配芍药、丹皮，如犀角地黄汤。

2. 滋阴降火　用于热病伤阴，骨蒸劳嗽，津伤便秘。肺热伤阴，烦渴燥咳，可与贝母、百合等配伍，如百合固金汤；阴虚发热、骨蒸劳嗽，常与地骨皮等同用；津伤便秘，常配生地黄、麦冬，即增液汤。

3. 解毒散结　用于痰核瘰疬，常配牡蛎、浙贝母，如消瘰丸；痈肿疮毒、脱疽，常配当归、金银花等，如四妙勇安汤；目赤、咽痛、白喉，常配连翘、板蓝根等。

【用法用量】煎服，9～15g。

【使用注意】脾虚便溏者不宜用。反藜芦。

牡丹皮 Mudanpi

《神农本草经》

【来源】为毛茛科植物牡丹 *Paeonia suffruticosa* Andr. 的干燥根皮。特产于安徽，还产于河南、四川、河北等地。秋季采挖，除去木心，晒干。生用或炒用。处方别名有丹皮、粉丹皮。

【性味归经】苦、辛，微寒。归心、肝、肾经。

【功效应用】清热凉血，活血化瘀。

1. 清热凉血 用于热入营血，温毒发斑，吐血衄血，夜热早凉，无汗骨蒸。治热病斑疹、吐血、衄血，常配水牛角、生地黄，如犀角地黄汤；本品能清透阴分伏热，用治热病伤阴，邪伏阴分，夜热早凉，热退无汗，常配青蒿、鳖甲等，如青蒿鳖甲汤。

2. 活血化瘀 本品具有凉血不留瘀、活血不动血的特点。用于经闭痛经，跌扑伤痛，痈肿疮毒。血瘀经闭、痛经、癥瘕等，常配桂枝、桃仁，如桂枝茯苓丸；也可与乳香、没药等同用，治跌打损伤；治肠痈初起，多配大黄、芒硝、桃仁等，即大黄牡丹皮汤。

【用法用量】煎服，6~12g。清热凉血生用；活血化瘀炒用；止血炒炭用。

【使用注意】孕妇及月经过多慎用。

赤芍 Chishao
《开宝本草》

【来源】为毛茛科植物芍药 *Paeonia lactiflora* Pall. 或川赤芍 *Paeonia veitchii* Lynch 的干燥根。全国大部分地区均产。春、秋二季采挖，晒干，切片。生用或炒用。

【性味归经】苦，微寒。归肝经。

【功效应用】清热凉血，散瘀止痛。

1. 清热凉血 用于热入营血，温毒发斑，吐血衄血。热入营血，温毒发斑常配水牛角、牡丹皮、生地黄等；治血热吐衄，常与生地黄、大黄、白茅根等同用。

2. 散瘀止痛 用于肝郁胁痛，经闭痛经，癥瘕腹痛，跌打损伤。本品苦寒入肝经血分，有活血散瘀止痛之功，治肝郁血滞之胁痛，可配柴胡、牡丹皮等，如赤芍药散；治血滞经闭、痛经、癥瘕腹痛，可配当归、川芎、延胡索等，如少腹逐瘀汤；治跌打损伤，瘀肿疼痛，常配桃仁、红花、当归等。

此外，本品可入肝经而清肝火，用于目赤肿痛，痈肿疮疡，常配荆芥、薄荷等；本品清热凉血、散瘀消肿，可用治热毒疮疡，多配天花粉、乳香等，如仙方活命饮。

【用法用量】煎服，6~12g；或入丸散。

【使用注意】本品苦而微寒，故闭经、痛经属寒者不宜用。不宜与藜芦同用。

第三节 清热燥湿药

以清除湿热为主要作用，用于改善或消除湿热病证的药物，称为清热燥湿药。主治湿热病证及脏腑火热证，由于湿热阻滞的部位不同，其表现各异，分述如下。

1. 暑湿和湿温证 湿热内阻，症见发热、身热不扬、胸脘痞闷、恶心呕吐、苔黄腻等。

2. 脾胃湿热证 湿热阻滞中焦，症见脘腹痞满、呕吐、下利等。

3. 肝胆湿热证 湿热蕴结肝胆，胆汁外溢，症见一身面目俱黄、小便短赤等。

4. 肠道湿热证 湿热阻于大肠，传导失司，症见高热腹痛、泻痢、便下脓血。

5. 湿热淋证 湿热下注于膀胱，症见尿频尿急、小便涩痛不畅等。

6. 湿热带下证 湿热下注于带脉，症见带下量多、色黄而臭。

7. 湿热疮疡证 湿热郁于肌表，症见湿疹、湿疮等。

本类药物苦寒伐胃，苦燥伤阴，寒凉伤阳，凡脾胃虚寒或阴津亏虚者当慎用，或酌情配伍健脾益胃、生津养阴药。

黄芩 Huangqin
《神农本草经》

【来源】为唇形科植物黄芩 *Scutellaria baicalensis* Georgi. 的干燥根。主产于河北、山西、河南、陕西、内蒙古等地。春、秋采挖，晒干。生用或炒用、酒炙用。处方别名有酒芩、条芩、子芩、枯芩、黄芩炭。

【性味归经】苦，寒。归肺、胆、脾、大肠、小肠经。

【功效应用】清热燥湿，泻火解毒，止血，安胎。

1. 清热燥湿 用于湿温、暑湿，胸闷呕恶，湿热痞满，泻痢，黄疸。本品善清上焦湿热，用于治疗湿热内蕴所致发热、呕恶，痞满，常配滑石、通草等，如黄芩滑石汤；用于肝胆湿热黄疸，可助栀子、茵陈以增强清肝利胆之功；用于治疗肠胃湿热之泻痢，常与黄连配伍；若见下焦湿热，可配生地黄、木通等，如火府丹；用于治疗湿热疮疡，常与天花粉、白芷、连翘等配伍。

2. 泻火解毒 入肺能清泻肺火，以清肺热为长。用于肺热咳嗽，单用即效，如清金散；兼入少阳胆经，与柴胡同用，有和解少阳之功，如小柴胡汤；若用于治疗火毒炽盛所致的痈肿疮毒、高热烦渴、咽喉肿痛等，可与金银花、连翘、牛蒡子等同用。

3. 止血 用于血热吐衄，常配伍生地黄、三七、白茅根等凉血止血药。

4. 安胎 用于内热胎动不安。本品性寒，能清热安胎，配当归、白术等，如当归散。

【用法用量】煎服，3~10g。清热生用，安胎炒用，止血炒炭，清上焦热宜酒炒。

【使用注意】脾胃虚寒者不宜用。

黄连 Huanglian
《神农本草经》

【来源】为毛茛科植物黄连 *Coptis chinensis* Franch. 、三角叶黄连 *Coptis deltoidea* C. Y. Cheng et Hsiao 或云连 *Coptis teeta* Wall. 的干燥根茎。特产于四川。秋季采挖，干燥后生用或姜炙、酒炙、吴茱萸水炒用。处方别名有川连、雅连、味连、鸡爪连、姜连、萸连、酒连。

【性味归经】苦，寒。归心、脾、胃、肝、胆、大肠经。

【功效应用】清热燥湿，泻火解毒。

1. 清热燥湿 用于湿热痞满，呕吐吞酸，泻痢，黄疸。本品善清肠胃湿热止痢，为治痢圣药。治泻痢腹痛，里急后重，常配木香，即香连丸；治泻痢身热，常配葛根、黄芩等，如葛根芩连汤。

2. 泻火解毒 本品善清心胃实火，又清肝热。用于高热神昏，心火亢盛，心烦不寐，心悸不宁，血热吐衄，目赤，牙痛，消渴。治热病高热，常与黄芩、黄柏、栀子同用，如黄连解毒汤；治心烦失眠，配白芍、阿胶，如黄连阿胶汤；治心肾不交，常配肉桂，即交泰丸；治胃热呕吐，常配半夏、竹茹等，如黄连橘皮竹茹汤；治肝胃失和、呕吐泛酸，常与吴茱萸同用，即左金丸；又治胃热消渴及胃火牙痛。

本品既能清热泻火，又可解毒，内服或外用还可治痈肿疔疮，湿疹，湿疮，耳道流脓。

【用法用量】煎服，2~5g。外用适量。酒黄连善清上焦火热，用于目赤、口疮；姜黄连清胃和胃止呕，用于寒热互结，湿热中阻，痞满呕吐；萸黄连舒肝和胃止呕，用于肝胃不和，呕吐吞酸。

【使用注意】脾胃虚弱、津伤阴亏者忌用。

【配伍应用】

1. 黄连配木香 黄连苦寒，功能清热燥湿、泻火解毒；木香辛苦性温，功能理肠胃气滞而止痛。两药相合，既能清热燥湿解毒，又可理气止痛，常用于治疗湿热泻痢腹痛、里急后重。

2. 黄连配吴茱萸　黄连苦寒，功能清热燥湿泻火；吴茱萸辛苦而热，功能燥湿疏肝下气。两药相合既能清热燥湿泻火，又可疏肝和胃制酸，多用于治疗肝火犯胃、湿热中阻之呕吐反酸。

黄柏 Huangbo
《神农本草经》

【来源】　为芸香科植物黄皮树 *Phellodendron chinense* Schneid. 的干燥树皮。称川黄柏。主产于四川、贵州。清明前后采收，晒干。生用、盐水炙、炒炭用。处方别名有盐黄柏、檗皮。

【性味归经】　苦，寒。归肾、膀胱经。

【功效应用】　清热燥湿，泻火除蒸，解毒疗疮。

1. 清热燥湿　本品善清下焦湿热，用于湿热痢疾，常配黄连、白头翁，如白头翁汤；黄疸尿赤，热淋涩痛，常配栀子、甘草，如栀子柏皮汤；带下阴痒，常配车前子等，如易黄汤；湿热所致的脚气痿躄，足膝肿痛，多与牛膝、苍术配伍，即三妙丸。

2. 泻火除蒸　本品长于清肾中虚火以退虚热，用于肾阴虚、虚火亢盛所致的骨蒸劳热、遗精盗汗等，常与知母等滋肾阴药同用，如知柏地黄丸。

3. 解毒疗疮　用于疮疡肿毒，常配黄连、栀子等内服，也可将本品研细末，加猪胆汁调敷外用；湿疹湿疮，多配苦参、荆芥煎服，或煎汁外用熏洗。

【用法用量】　煎服，3~12g。盐黄柏滋阴降火，用于阴虚火旺，盗汗骨蒸。

【使用注意】　脾胃虚弱者慎用。

【配伍应用】

黄柏配苍术　黄柏苦寒，功能清热燥湿，作用偏于下焦；苍术辛苦性温，功能燥湿健脾，兼祛风湿。两药相合，既清热又燥湿，且走下焦，用于治疗湿热诸证，特别是下焦湿热证有效。

第四节　清热解毒药

以清热解毒为主要作用，用于改善或消除热毒病证的药物，称为清热解毒药。主治热毒证，常用于治疗痈肿疔毒（以红肿热痛为特征）、痄腮、温病发斑、咽喉肿痛、热毒泻痢等病证，以及虫蛇咬伤、癌肿等见热毒证候者。

本类药物味苦性寒，容易损伤脾胃，不宜久服，应中病即止。

金银花 Jinyinhua
《名医别录》

【来源】　为忍冬科植物忍冬 *Lonicera japonica* Thunb. 的干燥花蕾或初开的花。主产于河南、山东、江西、浙江等地。夏初花含苞未放时采摘，阴干。生用或制成露剂或炒炭。处方别名有银花、双花、银花炭等。

【性味归经】　甘，寒。归肺、心、胃经。

【功效应用】　清热解毒，疏散风热。

1. 清热解毒　本品为治疮痈要药。用于治疗热毒所致的痈肿疔疮、丹毒，可单用煎服或以鲜品捣烂外敷。也可配蒲公英、野菊花等药，如五味消毒饮；用于治疗喉痹、痄腮肿痛，常配连翘、板蓝根；用于治疗热毒血痢，可单用生品浓煎频服或配黄连、白头翁等药。

2. 疏散风热　用于风热感冒或温病发热，常与连翘等药同用，如银翘散。

此外，本品可制成金银花露，有清热解暑作用，用于暑热烦渴及小儿痱子等证。

【用法用量】煎服，6～15g。

【使用注意】脾胃气虚或疮痈脓疡清稀者慎用。

知识拓展

金银花的附药

忍冬藤：为忍冬的茎叶，又名金银花藤。性味归经与金银花相似，解毒力不如金银花。但可通经络，用于风湿热痹，症见关节红肿热痛、屈伸不利等。煎服，9～30g。

连翘 Lianqiao
《神农本草经》

【来源】为木犀科植物连翘 *Forsythia suspensa*（Thunb.）Vahl 的干燥果实。主产于山西、河南等地。秋季果实初熟尚带绿色时采收，为"青翘"；果实熟透时采收，为"老翘"。处方别名有青翘、黄翘、连翘心。

【性味归经】苦，微寒。归肺、心、小肠经。

【功效应用】清热解毒，消肿散结，疏散风热。

1. 清热解毒，消肿散结　本品长于解疮毒、消痈肿，被誉为"疮家圣药"。用于治疗痈疽，瘰疬，乳痈，丹毒。治疮痈肿毒，常与金银花等解毒药同用；治疗瘰疬、乳痈，常与消痰散结药同用。

2. 疏散风热　用于风热感冒，温病初起，常与金银花、薄荷、牛蒡子等同用，如银翘散；治温热入营，高热烦渴，神昏发斑，常与黄连、生地黄等配伍，如清营汤。

此外，本品还能清心利尿，治热淋涩痛。

【用法用量】煎服，6～15g。

【使用注意】脾胃气虚或疮痈脓疡清稀者慎用。

大青叶 Daqingye
《名医别录》

【来源】为十字花科植物菘蓝 *Isatis indigotica* Fort. 的干燥叶。主产于河北、陕西等地。夏秋季采收。鲜用或晒干生用。处方别名有大青。

【性味归经】苦，寒。归心、胃经。

【功效应用】清热解毒，凉血消斑。

1. 清热解毒　本品长于清气血之火热毒，用于气血两燔证。治疮痈丹毒，可以鲜品捣烂外敷，或与蒲公英、野菊花等配伍煎服；治口舌生疮，可与大黄、黄连、栀子等同用；治热毒炽盛之咽喉肿痛，可用鲜品捣汁内服；治外感风热初起所致的咽喉肿痛，也可与金银花、连翘等配伍，以清热解毒，疏散风热；治温病高热神昏可与清热开窍醒神药同用。

2. 凉血消斑　用于热入营血之发斑发疹，痄腮，喉痹，丹毒，痈肿，常与栀子、紫草等药物配伍。

【用法用量】煎服，9～15g。

【使用注意】脾胃虚寒者忌用。

知识拓展

大青叶的附药

板蓝根：为菘蓝的根。苦，寒。归心、胃经。功能清热解毒、凉血利咽。长于解头面部局部热毒。

清热解毒之功类似大青叶，更以解毒散结为长。用于温热病发热、头痛、喉痛或发斑疹以及痄腮、痈肿疮毒等。

绵马贯众 Mianmaguanzhong
《神农本草经》

【来源】 为鳞毛蕨科植物粗茎鳞毛蕨 *Dryopteris crassirhizoma* Nakai 的干燥根茎及叶柄残基。主产于东北地区。秋季采挖，晒干。生用或炒炭用。

【性味归经】 苦，微寒；有小毒。归肝、胃经。

【功效应用】 清热解毒，驱虫。

1. 清热解毒 用于疮疡，可单用或配板蓝根、金银花等。

2. 驱虫 用于虫积腹痛。如治蛲虫病，可单用煎汁，睡前熏洗肛周。

另外，本品炒炭后能收涩止血，用于崩漏下血。

【用法用量】 煎服，4.5～9g。清热解毒、杀虫宜生用；止血宜炒炭用。

牛黄 Niuhuang
《神农本草经》

【来源】 为牛科动物牛 *Bos taurus domesticus* Gmelin 的干燥胆结石。主产于北京、天津、内蒙古等地。牛黄分为胆黄和管黄两种，以胆黄质量为佳。宰牛时，如发现胆囊、胆管或肝管中有牛黄，即滤去胆汁，将牛黄取出，除去外部薄膜，阴干，研极细粉末。处方别名有西黄、犀黄、西牛黄、丑宝、京牛黄、真牛黄。

【性味归经】 甘，凉。归心、肝经。

【功效应用】 清心，解毒，豁痰，开窍，凉肝，息风。

1. 清心，解毒 用于咽喉肿痛，口舌生疮，痈肿疔疮。本品性凉，为清热解毒之良药，用治火毒郁结之口舌生疮、咽喉肿痛、牙痛，常与黄芩、雄黄、大黄等同用，如牛黄解毒丸；用治乳岩、痰核、流注、瘰疬、恶疮等证，每与麝香、乳香、没药同用，如犀黄丸。

2. 豁痰，开窍 用于热病神昏，中风痰迷。本品性凉，其气芳香，入心经，能清心、祛痰、开窍醒神，故可用治温热病热入心包及痰热阻闭心窍所致的中风、惊风、癫痫等症，常与麝香冰片、朱砂等配伍，如安宫牛黄丸。

3. 凉肝，息风 用于惊痫抽搐，癫痫发狂。本品入心、肝二经，有清心、凉肝、息风止痉之功。常用治小儿急惊风之壮热、神昏、惊厥抽搐等症，每与朱砂、全蝎、钩藤等清热息风止痉药配伍，如牛黄散。

【用法用量】 多入丸散，0.15～0.35g。外用适量，研末敷患处。

【使用注意】 本品性凉，非实热证不宜用。孕妇慎用。

【配伍应用】

牛黄配珍珠 牛黄甘凉，功能清心，解毒，豁痰，开窍，凉肝，息风；珍珠咸寒，功能镇心定惊、清肝除翳、收敛生肌。两药相合，治咽喉肿烂、口舌生疮，发挥清热解毒生肌之功；治痰热神昏、中风痰迷，发挥清心凉肝、化痰开窍之功。

蒲公英 Pugongying
《新修本草》

【来源】 为菊科植物蒲公英 *Taraxacum mongolicum* Hand.–Mazz. 、碱地蒲公英 *Taraxacum borealisinense* Kitam. 的干燥全草。全国均产。春至秋季花初开时采收，晒干。生用或鲜用。处方别名有黄花地丁。

【性味归经】 苦、甘，寒。归肝、胃经。

【功效应用】 清热解毒，消肿散结，利尿通淋。

1. 清热解毒，消肿散结　用于疔疮肿毒，乳痈，瘰疬，目赤，咽痛，肺痈，肠痈。本品为治乳痈之要药，可用鲜品捣烂外敷，或与瓜蒌、连翘等同用；治热毒所致疮疡痈肿、咽喉肿痛、目赤肿痛，常与金银花、紫花地丁等同用，如五味消毒饮；治肠痈腹痛，常配大黄、牡丹皮等。

2. 利尿通淋　用于湿热黄疸，热淋涩痛。治湿热黄疸，常与茵陈、栀子、大黄等同用；治热淋，常配金钱草、车前子等。

【用法用量】 煎服，10～15g。外用适量。

【使用注意】 大量使用可致缓泻，故脾虚便溏者慎用。

白头翁 Baitouweng
《神农本草经》

【来源】 为毛茛科植物白头翁 *Pulsatilla chinensis*（Bge.）Regel 的干燥根。主产于东北、华北、华东等地。春秋采挖，晒干。切薄片生用。

【性味归经】 苦，寒。归胃、大肠经。

【功效应用】 清热解毒，凉血止痢。

清热解毒，凉血止痢　用于热毒血痢，阴痒带下。本品为治热毒血痢的要药。常与黄连、黄柏、秦皮配伍，即白头翁汤；也用治产后下痢，常与阿胶、黄柏、甘草同用；若赤痢日久不愈，伴腹中冷痛，可与干姜、赤石脂同用；本品与秦皮煎汤外洗，可治阴痒带下。

【用法用量】 煎服，9～15g。外用适量。

【使用注意】 虚寒泻痢者忌用。

第五节　清虚热药

以清虚热为主要作用，用于改善或消除虚热证候的药物，称为清虚热药。主治阴虚内热证，症见午后潮热或骨蒸潮热、五心烦热、颧红盗汗、遗精、舌红少苔、脉细数等。

阴虚易生内热，故常配补阴药，标本兼治。温热病后期，若余热未清，又当配伍清热凉血药。

青蒿 Qinghao
《神农本草经》

【来源】 为菊科植物黄花蒿 *Artemisia annua* L. 的干燥地上部分。全国均产。秋季采割，阴干。切段生用。

【性味归经】 苦、辛，寒。归肝、胆经。

【功效应用】 清虚热，除骨蒸，解暑热，截疟，退黄。

1. 清虚热，除骨蒸　用于温邪伤阴，夜热早凉，阴虚发热，骨蒸劳热。本品为清热凉血退蒸之要药。治热病伤阴发热，常与鳖甲配伍，标本兼治，如青蒿鳖甲汤；治阴虚内热虚劳骨蒸，可单用，也可配伍知母、鳖甲等，如清骨散。

2. 解暑热　用于暑邪发热。本品善解暑热，为治暑热外感之要药，常与藿香、荷叶清热解暑药同用。

3. 截疟　用于疟疾寒热，可单用鲜品绞汁服用，或与草果等截疟药同用。

4. 退黄　用于湿热黄疸，常与茵陈、大黄、栀子等配伍。

【用法用量】煎服，6~12g，后下；或鲜品绞汁。

【使用注意】脾胃虚弱、便溏者忌用。

【配伍应用】

1. 青蒿配白薇　青蒿苦寒辛香，功效退虚热、凉血热、透邪热；白薇苦咸而寒，功效退虚热、凉血热、透邪热兼益阴。两药相合，既善退虚热、凉血热，又兼透散，既治阴虚发热、小儿疳热（兼表邪尤宜），又治营血分有热及阴分伏热等证。

2. 青蒿配鳖甲　青蒿苦寒辛香，功效退虚热、凉血热；鳖甲咸寒质重，功效滋阴退热、潜阳。两药相合，既善清退虚热，又可滋阴凉血，治阴虚发热每用。

地骨皮 Digupi
《神农本草经》

【来源】为茄科植物枸杞 *Lycium chinense* Mill. 或宁夏枸杞 *Lycium barbarum* L. 的干燥根皮。主产于宁夏、甘肃或河南、山西等地。春初或秋后采挖，剥去根皮，晒干。切段生用。

【性味归经】甘，寒。归肺、肝、肾经。

【功效应用】凉血，除蒸，清肺降火。

1. 凉血　用于血热妄行之咯血，衄血，可单用煎服，或配其他止血药。

2. 除蒸　用于阴虚潮热，骨蒸盗汗，常与银柴胡、知母等配伍，如清骨散。

3. 清肺降火　善清肺热，用于肺热咳嗽，常与桑白皮、甘草等同用，如泻白散。

另外，本品还能泄热生津止烦渴，治内热消渴；泄肾经浮火，治虚火牙痛。

【用法用量】煎服，9~15g。

【使用注意】脾虚便溏或外感风寒发热者不宜用。

【配伍应用】

地骨皮配桑白皮　地骨皮甘寒，功效清泄肺火，并兼益阴；桑白皮甘寒清热，泻肺平喘，并兼利尿。两药相合，既可清肺火，又能利尿导热邪从小便出，且润肺而不苦泄伤阴，故治肺热咳嗽每用。

其他清热药小结见表 13-1。

表 13-1　其他清热药

分类	药名	性味归经	功效	主治
清热泻火药	芦根	甘，寒 肺、胃	清热泻火 生津止渴 除烦止呕 利尿	热病烦渴，肺热咳嗽，肺痈吐脓，胃热呕哕，热淋涩痛
	淡竹叶	甘、淡，寒 心、胃、小肠	清热泻火 除烦止渴 利尿通淋	热病烦渴，小便短赤涩痛，口舌生疮

续表

分类	药名	性味归经	功效	主治
清热凉血药	紫草	甘、咸，寒 心、肝	清热凉血 活血解毒 透疹消斑	血热毒盛，斑疹紫黑，麻疹不透，疮疡，湿疹，水火烫伤
	水牛角	苦，寒 心、肝	清热凉血 解毒 定惊	温病高热，神昏谵语，发斑发疹，吐血衄血，惊风，癫狂
清热燥湿药	龙胆	苦，寒 肝、胆	清热燥湿 泻肝胆火	湿热黄疸，阴肿阴痒，带下，湿疹瘙痒，肝火目赤，耳鸣耳聋，胁痛口苦，强中，惊风抽搐
	苦参	苦，寒 心、肝、胃、大肠、膀胱	清热燥湿 杀虫 利尿	热痢，便血，黄疸尿闭，赤白带下，阴肿阴痒，湿疹，湿疮，皮肤瘙痒，疥癣麻风；外治滴虫性阴道炎
	白鲜皮	苦，寒 脾、胃、膀胱	清热解毒 祛风燥湿	湿热疮疹，黄水淋漓，湿疹，风疹，疥癣疮癞，风湿热痹，黄疸尿赤
	秦皮	苦、涩，寒 肝、胆、大肠	清热燥湿 收涩止痢 止带，明目	湿热泻痢，赤白带下，目赤肿痛，目生翳膜
清热解毒药	紫花地丁	苦、辛，寒 心、肝	清热解毒 凉血消肿	疔疮肿毒，痈疽发背，丹毒，毒蛇咬伤
	重楼	苦，微寒 有小毒 肝	清热解毒 消肿止痛 凉肝定惊	疔疮痈肿，咽喉肿痛，蛇虫咬伤，跌扑伤痛，惊风抽搐
	鱼腥草	辛，微寒 肺	清热解毒 消痈排脓 利尿通淋	肺痈吐脓，痰热喘咳，热痢，热淋，痈肿疮毒
	大血藤	苦，平 大肠、肝	清热解毒 活血 祛风止痛	肠痈腹痛，热毒疮疡，经闭，痛经，跌扑肿痛，风湿痹痛
	土茯苓	甘、淡，平 肝、胃	解毒 除湿 通利关节	梅毒及汞中毒所致的肢体拘挛，筋骨疼痛；湿热淋浊，带下，痈肿，瘰疬，疥癣
	马齿苋	酸，寒 肝、大肠	清热解毒 凉血止血 止痢	热毒血痢，痈肿疔疮，湿疹，丹毒，蛇虫咬伤，便血，痔血，崩漏下血
	鸦胆子	苦，寒 有小毒 大肠、肝	清热解毒 截疟止痢 腐蚀赘疣	痢疾，疟疾，外治赘疣，鸡眼
	射干	苦，寒 肺	清热解毒 消痰，利咽	热毒痰火郁结，咽喉肿痛，痰涎壅盛，咳嗽气喘
	山豆根	苦，寒 有毒 肺、胃	清热解毒 消肿利咽	火毒蕴结，乳蛾喉痹，咽喉肿痛，齿龈肿痛，口舌生疮

续表

分类	药名	性味归经	功效	主治
清虚热药	银柴胡	甘，微寒 肝、胃	清虚热 除疳热	阴虚发热，骨蒸劳热，小儿疳热
	胡黄连	苦，寒 肝、胃、大肠	退虚热 除疳热 清湿热	骨蒸潮热，小儿疳热，湿热泻痢，黄疸尿赤，痔疮肿痛
	白薇	苦、咸，寒 胃、肝、肾	凉血清热 利尿通淋 解毒疗疮	热邪伤营发热，阴虚发热，骨蒸劳热，产后血虚发热，热淋，血淋，痈疽肿毒

答案解析

思考题

1. 黄芩、黄连、黄柏功效有何异同？
2. 临床应用清热药应如何配伍增强疗效？
3. 黄柏配苍术可用于何证治疗？
4. 试述生地黄与玄参功效异同点。
5. 试述牡丹皮与赤芍功效异同点。

书网融合……

本章小结　　　　　微课　　　　　习题

第十四章 泻下药

PPT

📖 **学习目标**

1. 通过本章的学习，掌握泻下药的概念、功效、适应证、分类、配伍应用和使用注意；大黄、芒硝、甘遂的分类归属、性味归经、功效应用、特殊用法用量、使用注意及配伍应用。熟悉火麻仁、芫花、京大戟的分类归属、功效应用及使用注意。了解巴豆霜、番泻叶、芦荟、郁李仁、牵牛子的分类归属和功效主治。

2. 具有应用泻下药辨证治疗里实积滞病证的能力。

3. 树立对待科研时严谨的工作作风。

凡以下法为主，具有泻下通便作用，用于治疗里实积滞证的药物，称为泻下药。

泻下药主归大肠经，具有泻下通便之功效，能引起腹泻，或滑利大肠以促进排便。通过泻下大便，排除胃肠积滞、燥屎、水饮及有害物质（毒、瘀、虫等）。根据泻下作用强弱及主治病证不同，泻下药分为攻下药、润下药、峻下逐水药三类。

里实积滞证易壅塞气机，故用于治疗气机阻滞而致的腹胀腹痛等症时，常配伍行气药以加强通腑消胀通便作用；治里实兼有表邪者，当先解表而后攻里，必要时攻下药与解表药同用，表里双解，以免表邪内陷；治里实而正虚者，应与补虚药同用，攻补兼施，攻下而不伤正。

泻下作用峻猛的攻下药、峻下逐水药，有的还有毒性，易伤正气及脾胃，故年老体弱、脾胃虚弱者当慎用；妇女胎前产后及月经期应忌用；使用作用较强的泻下药时，当中病即止，慎勿过剂，以免损伤胃气。对有毒的泻下药，需严格炮制法度、控制剂量，避免中毒，确保用药安全而有效。

第一节 攻下药

以泻下通便为主要作用，并具有清热泻火之功，用于改善或消除大便秘结、燥屎坚结及实热积滞等里实证的药物，称为攻下药。主治大便秘结不通等各种胃肠积滞证，以胀、满、痛、不通或通而不爽为共同症状。因引起积滞的病因不同，兼症各异。

攻下药还可用于外感热病所致的高热神昏、谵语发狂；或火热上炎之头痛、目赤、咽痛、牙龈肿痛、吐血、衄血等，无论有无便秘皆可使用本类药，以清除实热或导热下行。此即上病治下，"釜底抽薪"之法。此外，对肠道寄生虫，本类药与驱虫药同用，可促使虫体排出。对痢疾初起，下痢后重或饮食积滞，泻而不爽，也可适当配伍本类药，以通因通用，清除积滞，消除病因。

本类药物大多性寒味苦，使用时应根据不同的病因配伍相应的清热药、消食药等。用治冷积便秘时，必须配伍温里药。

大黄 Dahuang
《神农本草经》

【来源】 为蓼科植物掌叶大黄 *Rheum palmatum* L. 、唐古特大黄 *Rheum tanguticum* Maxim. ex Balf. 或药用大黄 *Rheum officinale* Baill. 的干燥根及根茎。掌叶大黄和唐古特大黄药材称为"北大黄"，主产于青海、甘肃等地；药用大黄药材称为"南大黄"，主产于四川。秋末茎叶枯萎时或次春发芽前采挖，刮去外皮，切块干燥。生用、酒炒、酒蒸或炒炭用。处方别名有生大黄、熟大黄、酒大黄、大黄炭、川军、酒军、锦纹、将军。

【性味归经】苦，寒。归脾、胃、大肠、肝、心包经。

【功效应用】泻下攻积，清热泻火，凉血解毒，逐瘀通经，利湿退黄。

1. 泻下攻积　用于实热积滞便秘。本品性寒味苦，既通泻大肠，又清泻热邪，为治大便秘结等胃肠积滞证的要药，尤宜于热结便秘，见高热、神昏等，与芒硝、枳实、厚朴等配伍，以增强攻下泄热作用，如大承气汤；与辛热的巴豆、干姜配伍取其攻下之功而去其寒性，治寒积便秘；还可随证配伍治热结便秘而兼津伤、气血虚者。本品通因通用，还治湿热痢疾初起、食积泻痢。

2. 清热泻火　用于温热病高热神昏或脏腑火热上炎所致目赤咽肿，痈肿疔疮，肠痈腹痛。本品清热泻火、解毒之功较好，可配伍泻火、解毒药，治温热病热邪亢盛之高热、神昏、烦躁以及目赤、咽痛、口疮、牙龈肿痛等上部火热诸证，以上病下治，"釜底抽薪"。治热毒疮痈及烧烫伤，无论内外痈、内服外用均可。

3. 凉血解毒　用于血热吐衄。本品凉血止血，治血热妄行之吐血、衄血、咯血，与清热泻火、凉血止血药配伍；治上消化道出血，可单味使用大黄粉内服。

4. 逐瘀通经　用于瘀血经闭，产后瘀阻，跌打损伤。本品通利血脉，有较好的活血祛瘀通经作用，为治瘀血证之常用药。治腹内瘀血之癥积，妇女闭经、月经不调及产后瘀滞腹痛、恶露不尽，跌打损伤，瘀肿疼痛等，常与活血化瘀药配伍使用。

5. 利湿退黄　用于湿热痢疾，黄疸尿赤，淋证，水肿。本品泻下通便，能导湿热之邪外出而促进黄疸消退，治湿热黄疸、湿热淋证。

此外，本品常用于治疗急腹症，如急性单纯性肠梗阻、急性胆囊炎、急性阑尾炎、急性胰腺炎等。外用可治烧烫伤。

【用法用量】煎服，3～15g。生大黄泻下力较强，欲攻下者宜生用；入汤剂应后下，或开水泡服，久煎则泻下力减弱。酒大黄善清上焦血分热毒，用于目赤咽肿、齿龈肿痛。熟大黄泻下力缓、泻火解毒，用于火毒疮疡。大黄炭凉血化瘀止血，用于血热有瘀出血症。外用适量，研末敷于患处。

【使用注意】脾胃虚寒、气血亏虚、无瘀血、无积滞、阴疽或痈肿溃后脓清者慎用。

【配伍应用】

大黄配芒硝　大黄苦寒，功能泻下攻积、清热泻火、解毒；芒硝咸寒，功能泻下、软坚、清热。两药相合，攻润相济，既善泻下攻积，又善润软燥屎，还善清热泻火，治实热积滞、大便燥结、坚硬难下效佳。

芒硝 Mangxiao
《名医别录》

【来源】为硫酸盐类矿物芒硝族芒硝经加工精制而成的结晶体，主含含水硫酸钠（$Na_2SO_4 \cdot 10H_2O$）。主产于海边碱土地区、矿泉、盐场附近及潮湿的山洞中。处方别名有朴硝、玄明粉、风化硝。

【性味归经】咸、苦，寒。归胃、大肠经。

【功效应用】泻下通便，润燥软坚，清火消肿。

1. 泻下通便，润燥软坚　用于实热积滞，腹满胀痛，大便燥结。本品有良好的泻热通便、润下软坚、荡涤胃肠作用。治大便燥结、腹满胀痛等症，常与大黄相须为用，如大承气汤、调胃承气汤。用治停饮积聚、心下至少腹硬满而痛，常配大黄、甘遂，以增强泻热逐水之效，如大陷胸汤。

2. 清火消肿　内可治肠痈肿痛、口疮等；外用可与冰片、硼砂等解毒疗疮药研末吹患处，如冰硼散；亦可置西瓜中制成西瓜霜；治目赤肿痛，可用玄明粉化水滴眼；治乳痈初起、肠痈、丹毒、皮肤疮痈，痔疮肿痛等，可用本品配冰片外敷。

此外，本品外敷尚可回乳。

【用法用量】6～12g，冲入药汁内或开水溶化后服。外用适量。

【使用注意】脾胃虚寒者忌服。不宜与硫黄、三棱同用。孕妇慎服。

第二节　润下药

以润肠、缓泻通便为主要作用，常用于治疗肠燥便秘的药物，称为润下药。主治年老津枯、产后血虚、热病伤津及失血等所致的肠燥便秘证。症见大便干结、排便困难等。

本类药大多为植物的种子或种仁，富含油脂，能润燥滑肠，药力较缓，故多与滋阴、补血、理气药配伍以增效。

火麻仁 Huomaren
《神农本草经》

【来源】为桑科植物大麻 *Cannabis sativa* L. 的干燥成熟果实。主产于东北及山东、河北、江苏等地。秋季采收，晒干。生用或炒用。用时打碎。处方别名有麻子仁、大麻仁。

【性味归经】甘，平。归脾、胃、大肠经。

【功效应用】润肠通便。

润肠通便　用于血虚津亏，肠燥便秘。本品能润肠通便，略兼滋养之力。治老人、产妇及体弱津液不足之肠燥便秘，可单用煮粥服，亦可与当归、熟地黄、苦杏仁等同用，以增强补血润肠之效，如益血润肠丸；治肠胃燥热、脾约便秘之证，可与大黄、厚朴等同用，以加强通便作用，如麻子仁丸。

【用法用量】煎服，10～15g。

第三节　峻下逐水药

泻下作用峻猛，以攻逐水饮为主要作用，用于改善或消除水饮内停实证的药物，称为峻下逐水药。部分药物还兼利尿功效，主治水肿、臌胀、胸胁停饮及痰饮喘满等实证。部分药物兼治风痰癫痫、疮毒及虫积等。

本类药物性味多苦寒，有毒。作用峻猛，副作用大，易伤正气，故不可久用，中病即止。用药后需与补气养胃扶正之品配用，以固护正气。体虚及孕妇忌用。使用本类药还要注意其炮制、剂量、用法及配伍禁忌内容（十八反、十九畏）等，以确保用药安全有效。

甘遂 Gansui
《神农本草经》

【来源】为大戟科植物甘遂 *Euphorbia kansui* T. N. Liou ex T. P. Wang 的干燥块根。主产于陕西、山西、河南等地。春季开花或秋末茎叶枯萎后采挖，晒干。内服醋炙后用。处方别名有生甘遂、制甘遂。

【性味归经】苦，寒；有毒。归肺、肾、大肠经。

【功效应用】泻水逐饮，消肿散结。

1. 泻水逐饮　用于水肿胀满，胸腹积水，痰饮积聚，气逆咳喘，二便不利，风痰癫痫。本品泻水逐饮力峻，服药后可连续泻下，使体内潴留水饮排出体外。可单用研末服，或与牵牛子等逐水退肿药同用，如二气汤；或与大戟、芫花为末，枣汤送服，如十枣汤。治水饮与热邪结聚所致的结胸证，可与大黄、芒硝攻下药同用，如大陷胸汤。尚能逐痰涎，治风痰癫痫。

2. 消肿散结　用于痈肿疮毒。本品有消肿散结作用，可用甘遂末水调外敷，亦可配伍使用。

【用法用量】0.5~1.5g，内服醋炙后多入丸散用。外用适量，生用。

【使用注意】本品峻泻有毒，故虚寒阴水者忌服，体弱者慎服，不可连续或过量服用。对消化道有较强的刺激性，服后易出现恶心呕吐、腹痛等副作用，用枣汤送服或研末装胶囊吞服，可减轻反应。不宜与甘草同用。孕妇禁服。

芫花 Yuanhua
《神农本草经》

【来源】为瑞香科植物芫花 *Daphne genkwa* Sieb. et Zucc. 的干燥花蕾。主产于河南、安徽、江苏、四川、山东等地。春季花未开放时采收，除去杂质，干燥。生用或炙用。处方别名有陈芫花。

【性味归经】苦、辛，温；有毒。归肺、脾、肾经。

【功效应用】内服泻水逐饮，外用杀虫疗疮。

1. 泻水逐饮　用于水肿胀满，胸腹积水，痰饮积聚，气逆咳喘，二便不利。本品有泻水逐饮的作用，尤用于胸胁之水饮，常配大戟、甘遂、大枣等，如十枣汤。用于咳嗽痰喘，本品有泻肺祛痰止咳的作用，常与大枣同煮，单食大枣。

2. 杀虫疗疮　用于疥癣秃疮，痈肿，冻疮，与雄黄共研细末，猪脂调膏外敷。

此外，近年来用治慢性气管炎属于寒湿型者，有良好效果。

【用法用量】煎服，1.5~3g，醋炒或醋煮晒干用。醋芫花研末吞服，每次 0.6~0.9g，一日 1 次。外用适量，研末调敷。

【使用注意】本品峻泻有毒，故体虚或有严重心脏病、溃疡、消化道出血者禁服。不宜连续或过量服用。不宜与甘草同用。孕妇禁服。

京大戟 Jingdaji
《神农本草经》

【来源】为大戟科植物大戟 *Euphorbia pekinensis* Rupr. 的干燥根。主产于四川、江苏、江西、广西等地。秋冬二季采挖，晒干。生用或醋煮后用。处方别名有大戟、红芽大戟。

【性味归经】苦，寒；有毒。归肺、脾、肾经。

【功效应用】泻水逐饮，消肿散结。

1. 泻水逐饮　用于水肿胀满，胸腹积水，痰饮积聚，气逆咳喘，二便不利。本品有泻水逐饮作用，似甘遂而力稍逊，常配甘遂、芫花等以增强泻下逐水作用，如十枣汤；用于胁肋隐痛、痰唾黏稠、癫痫等，配甘遂、白芥子等，如控涎丹。

2. 消肿散结　用于痈肿疮毒，瘰疬痰核。可用鲜品捣烂外敷；痰火凝结之瘰疬痰核，可用本品与鸡蛋同煮，食鸡蛋。

【用法用量】1.5~3g，入丸散服，每次 1g；内服醋制用。外用适量，生用。

【使用注意】本品峻泻有毒，故虚寒者忌服，体弱者禁服，不可连续或过量服用。对消化道有较强的刺激性，服后易出现恶心呕吐、腹痛等副作用，用枣汤送服或研末装胶囊吞服，可减轻反应。不宜与甘草同用。孕妇禁服。

知识拓展 -

红大戟

红大戟为茜草科多年生草本红大戟 *Knoxia valerianoides* Thorel et Pitard 的干燥块根。性味苦寒，功用与京大戟相似，但京大戟偏于泻下逐水，红大戟偏于消肿散结。煎服，1.5~3g。研末服，每次1g。外用适量。体虚及孕妇禁服。反甘草。

- -

巴豆霜 Badoushuang
《神农本草经》

【来源】为大戟科植物巴豆 *Croton tiglium* L. 的干燥净仁的炮制加工品。主产于四川、广西、云南等地。秋季果实成熟时采收，堆置2~3天，摊开，干燥。去皮取净仁，照制霜法制巴豆霜；或取仁研细后，测定脂肪油含量，加淀粉，使脂肪油含量符合规定（应为18.0%~20.0%），混匀，即巴豆霜，处方别名有巴霜、焦巴豆。

【性味归经】辛，热；有大毒。归胃、大肠经。

【功效应用】峻下冷积，逐水退肿，豁痰利咽；外用蚀疮。

1. 峻下冷积　用于寒积便秘，乳食停滞。本品辛热，可峻下寒积，有"斩关夺门"之功，可治腹满胀痛，大便不通，气急口噤，属寒邪食积阻滞肠道且气血未衰者。

2. 逐水退肿　用于腹水臌胀，二便不通。本品具峻下逐水作用，对大腹水肿、臌胀且二便不通有良效。

3. 豁痰利咽　用于喉风，喉痹。本品善祛痰利咽以利呼吸，对喉痹痰阻及寒痰结胸之喘满亦常用。治喉痹痰阻，呼吸急促，甚至窒息欲死者，可用巴豆霜吹入喉部，引起呕吐，以引吐痰涎；治寒痰结胸及肺痈脓痰不出，与桔梗、贝母同用。

4. 蚀疮　用于痈肿脓成不溃，疥癣恶疮，疣痣。本品外用可疗疮毒，蚀腐肉，用治痈肿脓成未溃及疥癣恶疮，常用巴豆仁研粉或加雄黄等外敷。

【用法用量】0.1~0.3g，多入丸散服。外用适量，研末敷。

【使用注意】本品辛热峻下有大毒，故体弱者禁服。服巴豆时，不宜食热粥、饮热水等热物，以免加剧泻下。服巴豆后如泻下不止，用黄连、黄柏煎汤冷服，或食冷粥以缓解。不宜与牵牛子同用。孕妇禁服。

其他泻下药小结见表14-1。

表14-1　其他泻下药

分类	药名	性味归经	功效	主治
攻下药	番泻叶	甘、苦，寒 大肠	泻热行滞 通便利水	热结积滞，便秘腹痛，水肿胀满
	芦荟	苦，寒 肝、胃、大肠	泻下通便 清肝泻火 杀虫疗疳	热结便秘，惊痫抽搐，小儿疳积；外治癣疮
润下药	郁李仁	辛、苦、甘，平 脾、大肠、小肠	润肠通便 下气利水	津枯肠燥，食积气滞，腹胀便秘，水肿，脚气，小便不利

续表

分类	药名	性味归经	功效	主治
峻下逐水药	牵牛子	苦，寒 有毒 肺、肾、大肠	泻水通便 消痰涤饮 杀虫攻积	水肿胀满，二便不通，痰饮积聚，气逆喘咳，虫积腹痛
	商陆	苦，寒 有毒 大肠、膀胱	泻下逐水 利尿 消肿散结	水肿，腹水，疮痈肿毒
	千金子	辛，温 有毒 肝、肾、大肠	泻水逐饮 破血消癥 外用疗癣蚀疣	二便不通，水肿，痰饮，积滞胀满，血瘀经闭；外治顽癣、赘疣

答案解析

1. 试述泻下药的含义、功效、应用、配伍及注意事项。

2. 泻下药分类，各类包括哪些药物，每类的特点和应用范围是什么？

3. 比较大黄、芒硝的功效应用异同点。

4. 大黄泻下攻积，临床是如何应用、如何配伍的？

5. 大黄与巴豆同为泻下药，其泻下作用有何区别？

书网融合……

本章小结　　　　　　　微课　　　　　　　习题

第十五章　祛风湿药

PPT

📖 **学习目标**

1. 通过本章的学习，掌握祛风湿药的概念、性能特点、适应证、分类和使用注意；独活、威灵仙、木瓜、徐长卿、秦艽、防己、五加皮、桑寄生的分类归属、性味归经、功效应用、使用注意及配伍应用。熟悉川乌、蕲蛇、桑枝、豨莶草的分类归属、功效应用、特殊用法用量、使用注意及配伍应用。了解海风藤、乌梢蛇、伸筋草、青风藤、络石藤、丝瓜络、路路通、穿山龙、香加皮、鹿衔草、千年健的分类归属与功效主治。

2. 具有应用祛风湿药辨证治疗痹证的能力。

3. 树立安全、合理用药的观念。

凡能祛除风寒湿邪，主要用于治疗风湿痹证的药物，称为祛风湿药。

祛风湿药多辛苦，性温或凉，能祛除留着于肌肉、经络、筋骨的风湿之邪，有的还兼有散寒、舒筋、通络、止痛、活血或补肝肾、强筋骨等作用。主要用于风湿痹证之肢体疼痛，关节不利、肿大，筋脉拘挛等症。痹证有行痹、痛痹、着痹、热痹及风湿久痹的不同，根据祛风湿药治疗痹证类型的不同，将其分为祛风湿散寒药、祛风湿清热药、祛风湿强筋骨药三类。

在使用本类药物时应根据证候，配合祛风、散寒、化湿、清热等相关药物。风湿痹证，多兼血滞，宜配活血化瘀药以活血通络；久痹气血虚弱，宜配补气养血药；筋骨软弱者，宜配补肝肾药。

痹证多属慢性疾病，为服用方便，可制成酒剂、丸剂、散剂。酒还能增强祛风湿药的功效。也可制成外敷剂型，直接用于患处。祛风湿药多辛温性燥，易伤阴耗血，阴血亏虚者慎用。

第一节　祛风湿散寒药

本类药物性味多辛苦温，有较好的祛风、除湿、散寒、止痛、通经络作用，主要适用于风寒湿痹证。配伍后亦可用于风湿热痹证。

独活 Duhuo
《神农本草经》

【来源】为伞形科植物重齿毛当归 *Angelica pubescens* Maxim. f. *biserrata* Shan et Yuan 的干燥根。主产于四川、湖北、安徽等地。春初或秋末采挖。切片，生用。处方别名有川独活、大活。

【性味归经】辛、苦，微温。归肾、膀胱经。

【功效应用】祛风除湿，通痹止痛。

祛风除湿，通痹止痛　用于风寒湿痹，腰膝疼痛，少阴伏风头痛，风寒挟湿头痛。本品辛散苦燥，气香温通，功善祛风湿，止痹痛，为治风湿痹痛主药，无论新久，均可应用。尤善治少阴伏风头痛及腰以下痹证，常与桑寄生、秦艽等同用，如独活寄生汤。

此外，本品辛能发散，苦能燥湿，温能祛寒，入太阳膀胱经，可解表散寒，治疗外感风寒湿头痛。

【用法用量】煎服，3～10g。

【使用注意】本品辛温苦燥，易伤气耗血，故素体阴虚血燥或气血亏虚，以及无风寒湿邪者慎服，肝风内动者忌服。

【配伍应用】

独活配羌活　独活微温，功效祛风湿、止痛、发表，善散在里伏风及寒湿，治腰以下风寒湿痹；羌活性温，功效散寒祛风、胜湿止痛、发表，善散肌表游风及寒湿，治上半身风寒湿痹。两药相合，走里达表，散风寒湿力强，治风湿痹痛无论上下均可。

威灵仙 Weilingxian
《新修本草》

【来源】为毛茛科植物威灵仙 *Clematis chinensis* Osbeck、棉团铁线莲 *Clematis hexapetala* Pall. 或东北铁线莲 *Clematis manshurica* Rupr. 的干燥根及根茎。前一种主产于江苏、安徽、浙江等地，应用较广；后两种部分地区应用。秋季采挖，晒干。切段，生用。处方别名有铁脚威灵仙、灵仙。

【性味归经】辛、咸，温。归膀胱经。

【功效应用】祛风湿，通经络。

祛风湿，通经络　用于风湿痹痛，肢体麻木，筋脉拘挛，屈伸不利。本品辛散善走，性温通利，善于祛风湿、通经络而止痛，为治风湿痹痛之要药。凡风湿痹痛，肢体麻木，筋脉拘挛，屈伸不利，无论上下皆可应用。可单用为末服或配伍其他祛风湿药。也可用于骨鲠咽喉。本品味咸，能软坚消骨鲠，可单用或与砂糖、醋煎后慢慢咽下。

【用法用量】煎服，6～10g。

【使用注意】本品辛散走窜，气血虚弱者慎服。

川乌 Chuanwu
《神农本草经》

【来源】为毛茛科植物乌头 *Aconitum carmichaelii* Debx. 的干燥母根。主产于四川、云南、陕西、湖南等地。6月下旬至8月上旬采挖，晒干。生用或制后用。

【性味归经】辛、苦，热；有大毒。归心、肝、肾、脾经。

【功效应用】祛风除湿，温经止痛。

1. 祛风除湿　用于风寒湿痹，关节疼痛。本品辛热升散，善于逐风寒湿邪，止痛作用明显。用治寒邪偏胜之风湿痹痛，常与麻黄、芍药、甘草等配伍。

2. 温经止痛　用于心腹冷痛，寒疝作痛及麻醉止痛。用治心痛彻背、背痛彻心者，常配赤石脂、干姜、蜀椒等；用治寒疝，绕脐腹痛，手足厥冷者，多与蜂蜜同煎，如大乌头煎。也可用于麻醉止痛。

【用法用量】煎服，1.5～3g。宜先煎、久煎。一般炮制后用。外用适量。

【使用注意】本品性热有毒，故孕妇禁用；不宜与贝母类、半夏、白及、白蔹、天花粉、瓜蒌类同用；内服一般炮制用，生品内服宜慎；酒浸、酒煎服易致中毒，应慎用。

🔖 **知识拓展** --

川乌的附药

草乌：为毛茛科植物北乌头 *Aconitum kusnezoffii* Reichb. 的干燥根。主产于东北、华北。秋季茎叶枯萎时采挖，除去须根及泥沙，干燥。生用或制后用。本品的药性、功效、应用、用法用量、使用注意与川乌相同，而毒性更强。

蕲蛇 Qishe

《雷公炮炙论》

【来源】 为蝰科动物五步蛇 *Agkistrodon* acutus（Güenther）的干燥体。主产于湖北、江西、浙江等地。多于夏、秋二季捕捉。去头、鳞，切段生用、酒炙，或黄酒润透，去鳞、骨用。处方别名有白花蛇、大白花蛇。

【性味归经】 甘、咸，温；有毒。归肝经。

【功效应用】 祛风，通络，止痉。

1. 祛风，通络 本品具走窜之性，能内走脏腑，外达肌表而透骨搜风，为祛风通络之要药。治风湿顽痹，常与防风、羌活、当归等配伍；治麻木拘挛，每与乌梢蛇、雄黄等同用；治中风口眼㖞斜，半身不遂，抽搐痉挛，每与全蝎、当归等配伍。

2. 止痉 用于破伤风，麻风，疥癣。本品善定搐止痉，既能祛外风，又能息内风，为治抽搐痉挛之常用药，常与蜈蚣等同用。

【用法用量】 煎服，3~9g；研末吞服，一次 1~1.5g，一日 2~3 次；或浸酒、熬膏；或入丸散。

> **🔍 知识拓展** --
>
> ### 蕲蛇的附药
>
> 金钱白花蛇：为眼镜蛇科动物银环蛇 *Bungarus multicinctus* Blyth 的幼蛇干燥体。分布于长江以南各地。夏、秋二季捕捉，剖开蛇腹，除去内脏，擦净血迹，用乙醇浸泡处理后，盘成圆形，用竹签固定，干燥，切段用。本品药性、功效、应用与蕲蛇相似而力较强。煎服，2~5g；研粉吞服，1~1.5g。亦可浸酒服。
>
> --

木瓜 Mugua

《名医别录》

【来源】 为蔷薇科植物贴梗海棠 *Chaenomeles speciosa*（Sweet）Nakai 的干燥近成熟果实。习称"皱皮木瓜"。主产于安徽、四川、湖北、浙江等地，安徽宣城产者称"宣木瓜"，质量较好。夏、秋二季果实绿黄时采收，晒干。切片，生用。处方别名有宣木瓜、陈木瓜。

【性味归经】 酸，温。归肝、脾经。

【功效应用】 舒筋活络，化湿和胃。

1. 舒筋活络 用于湿痹拘挛，腰膝关节酸重疼痛。本品味酸入肝，可益筋和血，又善舒筋活络，且能去湿除痹，为治湿痹、筋脉拘挛之要药，亦常用于治疗腰膝关节酸重疼痛。治疗风湿痹证，多与羌活、独活、附子配伍；若治寒湿脚气，常与苏叶、吴茱萸等同用，如鸡鸣散；若治湿热脚气，常与黄柏、萆薢同用。

2. 化湿和胃 用于暑湿吐泻，转筋挛痛，脚气水肿。本品味酸入肝舒筋活络，温香入脾化湿和胃，治湿阻中焦之腹痛吐泻转筋，偏寒者，常配吴茱萸、茴香、紫苏等，如木瓜汤；偏热者，多配蚕沙、薏苡仁、黄连等，如蚕矢汤。

此外，本品尚有消食作用，可用治疗消化不良。

【用法用量】 煎服，6~9g。

徐长卿 Xuchangqing
《神农本草经》

【来源】为萝摩科植物徐长卿 *Cynanchum paniculatum*（Bge.）Kitag. 的干燥根和根茎。主产于江苏、河北、湖南及东北等地。秋季采挖，除去杂质，阴干。处方别名有寮刁竹。

【性味归经】辛，温。归肝、胃经。

【功效应用】祛风，化湿，止痛，止痒。

1. 祛风，化湿，止痛　用于风湿痹痛，胃痛胀满，牙痛，腰痛，跌扑伤痛。本品既善祛风止痛，又善活血通络。治风湿痹痛，可单用本品，加瘦猪肉、酒同煎服；还可用治脘腹痛、牙痛等；本品能活血止痛，治跌打损伤之瘀血肿痛，轻者单用，重者配伍红花、乳香等；近年来也有用于手术后疼痛、癌肿疼痛。

2. 止痒　用于风疹、湿疹。本品可祛风止痒，内服或煎汤外洗均可。

【用法用量】煎服，3～12g，后下。

第二节　祛风湿清热药

本类药物性味多苦辛寒，具有良好的祛风湿、清热通络之功，主要用于风湿热痹证。配伍后亦可用于风寒湿痹证。

秦艽 Qinjiao
《神农本草经》

【来源】为龙胆科植物秦艽 *Gentiana macrophylla* Pall. 、麻花秦艽 *Gentiana straminea* Maxim. 、粗茎秦艽 *Gentiana crassicaulis* Duthie ex Burk. 或小秦艽 *Gentiana dahurica* Fisch. 的干燥根。主产于陕西、甘肃、内蒙古、四川等地。前三种按性状不同分别习称"秦艽"和"麻花艽"，后一种习称"小秦艽"。春、秋二季采挖。切片，生用。处方别名有西秦艽、左秦艽、大艽。

【性味归经】辛、苦，平。归胃、肝、胆经。

【功效应用】祛风湿，止痹痛，清湿热，退虚热。

1. 祛风湿，止痹痛　用于风湿痹痛，中风半身不遂，筋脉拘挛，骨节酸痛。本品质偏润而不燥，为风药中之润剂，对于风湿痹痛，无论寒热新久均可配伍应用，对热痹尤为适宜，可配防己、牡丹皮、络石藤、忍冬藤等；用治中风不遂，筋脉拘急，骨节痛，常与升麻、葛根、防风、芍药等配伍。

2. 清湿热　用于湿热黄疸。本品苦以降泄，能清肝胆湿热而退黄，可与茵陈、栀子、大黄等配伍。

3. 退虚热　用于骨蒸潮热，小儿疳积发热。本品为治虚热之要药。治骨蒸潮热，常与青蒿、地骨皮、知母等同用。

【用法用量】煎服，3～10g。

防己 Fangji
《神农本草经》

【来源】为防己科植物粉防己 *Stephania tetrandra* S. Moore 的干燥根。主产于广东、广西、云南等地。秋季采挖。切厚片，生用。处方别名有汉防己、粉防己。

【性味归经】苦，寒。归膀胱、肺经。

【功效应用】祛风止痛，利水消肿。

1. 祛风止痛　用于风湿痹痛。本品既能祛风止痛，又能清热。用治风湿痹证湿热偏盛，肢体酸重，关节红肿疼痛及湿热身痛者，尤为适宜，常配滑石、薏苡仁、蚕沙、栀子等，如宣痹汤。

2. 利水消肿　用于水肿脚气，小便不利，湿疹疮毒。本品苦寒降利，能清热利水，善下行而泄下焦膀胱湿热，尤宜于下肢水肿，小便不利者。风水脉浮，身重汗出恶风者，常与黄芪、白术、甘草等配伍，如防己黄芪汤；若一身悉肿，小便短少，宜与茯苓、黄芪、桂枝等同用，如防己茯苓汤；若湿热腹胀水肿，多与椒目、葶苈子、大黄合用，如己椒苈黄丸；治脚气肿痛，配木瓜、牛膝、桂枝、枳壳煎服。

【用法用量】煎服，5～10g。

📎 知识拓展

广防己

广防己：为马兜铃科植物广防己 *Aristolochia fangji* Y. C. Wu ex L. D. Chow et S. M. H wang 的根，称为"广防己"或"木防己"。有"木防己长于祛风止痛，粉防己长于利水消肿"之说。但由于广防己含有马兜铃酸，具有肾毒性，为保证用药安全，国家已于 2004 年发布"广防己"药用标准，以"粉防己代替"。

桑枝 Sangzhi
《本草图经》

【来源】为桑科植物桑 *Morus alba* L. 的干燥嫩枝。全国各地均产。春末夏初采收，晒干。生用或炒用。

【性味归经】微苦，平。归肝经。

【功效应用】祛风湿，利关节。

祛风湿，利关节　用于风湿痹病，肩臂、关节酸痛麻木。本品性平，祛风湿而善达四肢经络，通利关节，无论痹证新久、寒热均可应用，尤宜于风湿热痹，肩臂、关节酸痛麻木者。单用力弱，多随寒热新久之不同，配伍其他药物。偏寒者，配桂枝、威灵仙等；偏热者，配络石藤、忍冬藤等；偏气血虚者，配黄芪、鸡血藤、当归等。

【用法用量】煎服，9～15g。

豨莶草 Xixiancao
《新修本草》

【来源】为菊科植物豨莶 *Siegesbeckia orientalis* L.、腺梗稀莶 *Siegesbeckia pubescens* Makino 或毛梗豨莶 *Siegesbeckia glabrescens* Makino 的干燥地上部分。我国大部分地区有产，以湖南、湖北、江苏等地产量较大。夏、秋二季花开前及花期均可采割，晒干，切段。生用或黄酒蒸制用。

【性味归经】辛、苦，寒。归肝、肾经。

【功效应用】祛风湿，利关节，解毒。

1. 祛风湿，利关节　用于风湿痹痛，筋骨无力，腰膝酸软，四肢麻痹，半身不遂。本品善祛筋骨间风湿而通经络。生用性寒，善清湿热，治湿热痹痛，常与臭梧桐同用；制用寒性大减，多用治风寒湿痹或中风半身不遂或足弱无力，可单用酒蒸为丸，温酒吞服。

2. 解毒　用于风疹湿疮。本品清热解毒以消肿，祛风除湿以止痒，内服外用均可。

【用法用量】煎服，9～12g；或入丸散。外用适量。治风寒湿痹宜制用，治疮疡、湿疹宜生用。

【配伍应用】

豨莶草配臭梧桐　豨莶草性寒，功能祛风湿、通经络、降血压；臭梧桐性凉，功能祛风、除湿、活络、降血压。两药合用，既祛风湿、通经络，治风湿痹痛筋脉拘麻，又降血压，治高血压。风湿痹痛肢麻又兼高血压者用之最宜。

第三节　祛风湿强筋骨药

本类药物除祛风湿外，兼有一定的补肝肾、强筋骨的作用，主要用于痹证日久、肝肾虚损、腰膝酸软、足弱无力等，亦可用于肾虚腰痛、骨痿、软弱无力者。

五加皮 Wujiapi
《神农本草经》

【来源】　为五加科植物细柱五加 *Acanthopanax gracilistylus* W. W. Smith 的干燥根皮。主产于湖北、河南、安徽等地。夏、秋采挖。切厚片，生用。处方别名有南五加皮。

【性味归经】　辛、苦，温。归肝、肾经。

【功效应用】　祛风除湿，补益肝肾，强筋壮骨，利水消肿。

1. 祛风除湿　用于风湿痹病。本品善祛风湿，兼有补益之功，故尤宜于老人及久病体虚者，可单用浸酒服或配当归、牛膝、地榆等。

2. 补益肝肾，强筋壮骨　用于筋骨痿软，小儿行迟，体虚乏力。本品能补肝肾，强筋骨，治肝肾不足、腰膝痿软者，常与杜仲、牛膝等配伍；治小儿行迟无力，常配龟甲、牛膝等。

3. 利水消肿　用于水肿、脚气。本品能温肾而除湿利水，治水肿、小便不利，每与茯苓皮、大腹皮、生姜皮、地骨皮配伍，如五皮散。治脚气浮肿，常配土茯苓、大腹皮等。

【用法用量】　煎服，5～10g；或浸酒；或入丸散。

桑寄生 Sangjisheng
《神农本草经》

【来源】　为桑寄生科植物桑寄生 *Taxillus chinensis*（DC.）Danser 的干燥带叶茎枝。主产于广东、广西、云南等地。冬季至次春采割。生用。处方别名有寄生。

【性味归经】　苦、甘，平。归肝、肾经。

【功效应用】　祛风湿，补肝肾，强筋骨，安胎元。

1. 祛风湿　用于风湿痹痛，腰膝酸软。本品既能祛风湿，又能养血、益肝肾，故强筋骨力强，为治上证的常用药。常配伍独活、杜仲等，如独活寄生汤。

2. 补肝肾，强筋骨　用于筋骨无力，小儿行迟。本品能补肝肾，强筋骨，用治肝肾不足、腰膝痿软者，常与杜仲、牛膝等配伍；治小儿行迟，常配龟甲、牛膝等。

3. 安胎元　用于肝肾亏虚，崩漏经多，妊娠漏血，胎动不安，头晕目眩。本品能补肝肾而固冲任、安胎，常与阿胶、川续断、菟丝子配伍，如寿胎丸。

【用法用量】　煎服，9～15g；或入丸散，或浸酒。

【配伍应用】

桑寄生配独活　桑寄生性平，既能祛风湿，又能强筋骨；独活性温，功能散风寒湿止痛。两药相合，既祛风寒湿，又能强腰膝，治风湿痹痛、腰膝酸软。

其他祛风湿药小结见表 15-1。

表 15-1　其他祛风湿药

分类	药名	性味归经	功效	主治
祛风湿散寒药	海风藤	辛、苦，微温 肝	祛风湿 通经络 止痹痛	风寒湿痹，肢节疼痛，筋脉拘挛，屈伸不利
	乌梢蛇	甘，平 肝	祛风 通络 止痉	风湿顽痹，麻木拘挛，中风口眼㖞斜，半身不遂，抽搐痉挛，破伤风，麻风，疥癣
	伸筋草	微苦、辛，温 肝、脾、肾	祛风除湿 舒筋活络	关节酸痛，屈伸不利
祛风湿清热药	青风藤	苦、辛，平 肝、脾	祛风湿 通经络 利小便	风湿痹痛，关节肿胀，麻痹瘙痒
	络石藤	苦，微寒 心、肝、肾	祛风通络 凉血消肿	风湿热痹，筋脉拘挛，腰膝酸痛，喉痹，痈肿，跌扑损伤
	丝瓜络	甘，平 肺、胃、肝	祛风，通络 活血，下乳	痹痛拘挛，胸胁胀痛，乳汁不通，乳痈肿痛
	路路通	苦，平 肝、肾	祛风活络 利水 通经	关节痹痛，麻木拘挛，水肿胀满，乳少，经闭
	穿山龙	甘、苦，温 肝、肾、肺	祛风除湿 舒筋通络 活血止痛 止咳平喘	风湿痹病，关节肿胀，疼痛麻木，跌扑损伤，闪腰岔气，咳嗽气喘
祛风湿强筋骨药	香加皮	辛、苦，温 有毒 肝、肾、心	祛风湿 强筋骨 利水消肿	下肢浮肿，心悸气短，风寒湿痹，腰膝酸软
	鹿衔草	甘、苦，温 肝、肾	祛风湿 强筋骨 止血 止咳	风湿痹痛，肾虚腰痛，腰膝无力，月经过多，久咳劳嗽
	千年健	苦、辛，温 肝、肾	祛风湿 壮筋骨	风寒湿痹，腰膝冷痛，拘挛麻木，筋骨痿软

答案解析

思考题

1. 威灵仙、木瓜、川乌、秦艽、桑寄生、独活、羌活均可治风湿痹痛，临床如何区别使用？
2. 简述川乌的用法用量及使用注意。
3. 简述羌活与独活功效及临床应用的异同点。

书网融合……

本章小结

微课

习题

第十六章　芳香化湿药

PPT

学习目标

　　1. 通过本章的学习，掌握芳香化湿药的概念、功效、适应证、配伍应用和使用注意；广藿香、苍术、厚朴、砂仁的性味归经、功效应用、特殊用法用量、使用注意及配伍应用。熟悉佩兰、豆蔻功效应用、特殊用法用量及使用注意。了解草豆蔻、草果的功效主治。

　　2. 具有应用芳香化湿药辨证治疗湿阻中焦证的能力。

　　3. 培养扎实的中医药基本功。

　　凡气味芳香，药性温燥，以化湿运脾为主要作用，用于治疗湿阻中焦证的药物，称为芳香化湿药，又称"化湿药"。

　　芳香化湿药多辛香温燥，主归脾、胃经，有化湿健脾或燥湿运脾、和中开胃等功效。此外，部分药物还兼有解暑、行气、止呕、止泻等功效。

　　湿证有寒湿、湿热之分，因此，使用芳香化湿药时，首先要辨证准确，根据不同的湿证进行适当的配伍，寒湿者应配温里散寒药，湿热者应配清热燥湿药；又因湿阻常导致气滞，故常配行气药；脾虚生湿者，应配补气健脾药。

　　本类药多辛香温燥，易耗气伤阴，故阴虚血燥气虚者慎用；又因其气芳香，大多含挥发油，故入汤剂不宜久煎，以免降低药效。

广藿香 Guanghuoxiang

《名医别录》

　　【来源】　为唇形科多年生草本植物广藿香 *Pogostemon cablin*（Blanco）Benth. 的干燥地上部分。主产于广东、海南。夏秋季枝叶茂盛时采割，阴干。切段，生用或鲜用。处方别名有藿香、鲜藿香。

　　【性味归经】　辛，微温。归脾、胃、肺经。

　　【功效应用】　芳香化浊，发表解暑，和中止呕。

　　1. 芳香化浊　用于湿浊中阻，脘痞呕吐。本品芳香辛散而不峻，微温化湿而不燥，为芳香化湿之要药，广泛用治各种湿阻之证。用于治疗湿浊中阻、中气不运所致的脘腹痞满、少食欲呕、神疲体倦、大便溏薄等，常与佩兰配伍。

　　2. 发表解暑　用于暑湿表证，湿温初起，寒湿闭暑。本品既能化湿而解暑，又兼发表。治暑月外感风寒、内伤生冷之恶寒发热、头痛胸闷、呕恶吐泻，常配紫苏、厚朴、半夏等，如藿香正气散；治湿温时疫、邪在气分，发热倦怠，胸闷不舒，证属湿热并重者，常配黄芩、滑石、茵陈等，如甘露消毒丹。

　　3. 和中止呕　用于腹痛吐泻，鼻渊头痛。本品辛香温化，既善化湿，又能和中止呕，用治湿浊中阻之腹痛吐泻，最为适宜，各种寒热虚实之呕吐均可配伍应用。也可用于鼻渊头痛。

　　【用法用量】　煎服，3~10g，鲜品加倍，不宜久煎；或入丸散，或泡茶饮。

【使用注意】本品芳香温散，有伤阴助火之弊，故阴虚火旺者忌用。

【配伍应用】

广藿香配佩兰　广藿香微温，功效化湿和中、解暑、止呕，兼发表；佩兰性平，功效化湿解暑。两药相合，尤善化湿和中、解暑、发表。凡湿浊中阻，无论兼寒兼热，也无论有无表证，均可投用。

佩兰 Peilan
《神农本草经》

【来源】为菊科植物佩兰 *Eupatorium fortunei* Turcz. 的干燥地上部分。主产于江苏、浙江、河北等地。夏、秋二季分两次采割。切段生用，或鲜用。处方别名有香佩兰、兰草、香草、燕草、薰草、千金草。

【性味归经】辛，平。归脾、胃、肺经。

【功效应用】芳香化湿，醒脾开胃，发表解暑。

1. 芳香化湿　用于湿浊中阻。本品气味芳香，其化湿和中之功与藿香相似，治湿阻中焦，脘痞呕恶之证，常相须为用，并配苍术、厚朴等，以增强芳香化湿之功。

2. 醒脾开胃　用于湿热困脾。本品性平，芳香化湿浊，醒脾开胃，去陈腐，用治脾经湿热，口中甜腻、多涎、口臭等湿热困脾证，可单用煎汤服，或配伍黄芩、白芍、甘草等药。

3. 发表解暑　用于暑湿表证，湿温初起。本品化湿又能解暑，治暑湿证常与藿香、荷叶、青蒿等同用；治湿温初起，发热倦怠，胸闷不舒，可与滑石、薏苡仁、藿香等同用。

【用法用量】煎服，3~10g；鲜品加倍。外用适量，装香囊佩戴。

【使用注意】本品芳香、辛散，故阴虚血燥、气虚者慎服。

苍术 Cangzhu
《神农本草经》

【来源】为菊科多年生草本植物茅苍术 *Atractylodes lancea*（Thunb.）DC. 或北苍术 *Atractylodes chinensis*（DC.）Koidz. 的干燥根茎。前者主产于江苏、湖北、河南等地，后者主产于内蒙古、山西、辽宁等地。春、秋二季采挖，晒干。切厚片，生用或麸炒用。处方别名有制苍术、茅苍术、炒苍术、焦苍术。

【性味归经】辛、苦，温。归脾、胃、肝经。

【功效应用】燥湿健脾，祛风散寒，明目。

1. 燥湿健脾　用于湿阻中焦。本品有较强的燥湿健脾之功，治寒湿阻滞中焦、脾失健运之脘腹胀满，泄泻，水肿，脚气痿躄及舌苔白腻等症最为适宜，并常与厚朴、陈皮等配伍，如平胃散。

2. 祛风散寒　用于风寒感冒及风湿痹痛。本品长于胜湿，又兼发汗解表。治风寒表证夹湿者，常与防风、羌活、独活等配伍；治风寒湿痹，湿胜者尤宜，常配羌活、独活、威灵仙等；若治湿热痹痛，当与黄柏同用，即二妙散。

3. 明目　用治夜盲及眼目昏涩（如角膜软化症），可单用，或与羊肝、猪肝蒸煮同食。

【用法用量】煎服，3~9g。

【使用注意】本品辛苦温燥，故阴虚内热、气虚多汗者忌服。

厚朴 Houpo
《神农本草经》

【来源】为木兰科植物厚朴 *Magnolia officinalis* Rehd. et Wils. 或凹叶厚朴 *Magnolia officinalis* Rehd. et

Wils. var. *biloba* Rehd. et Wils. 的干燥干皮、根皮及枝皮。主产于四川、湖北、安徽等地。4—6 月剥取，干燥。生用或姜汁炙用。处方别名有制厚朴、川朴。

【性味归经】苦、辛，温。归脾、胃、肺、大肠经。

【功效应用】燥湿，消痰，下气除满。

1. 燥湿 用于湿滞伤中。本品功善燥湿、行气，为消除胀满之要药。治湿阻中焦、脾胃气滞之脘痞腹满、不思饮食、呕恶吞酸、倦怠便溏等，常与苍术、陈皮等同用，如平胃散。

2. 消痰 用于痰饮咳喘。本品既能燥湿化痰，又能下气平喘。每配止咳化痰平喘药同用；治新感风寒而发者，可与桂枝、苦杏仁等配用，如桂枝加厚朴杏子汤。

3. 下气除满 用于脘痞吐泻，食积气滞。本品能下气宽中、消积导滞，为治食滞胀满常用药。治肠胃积滞见腹胀便秘者，常与枳实、大黄配用，如厚朴三物汤。

【用法用量】煎服，3～10g；或入丸散。

【使用注意】本品苦降下气，辛温燥烈，故体虚及孕妇慎服。

【配伍应用】

厚朴配枳实 厚朴性温，功效燥湿、消积、行气；枳实微寒，功效破气消积、化痰除痞。两药相合，燥湿、消积、行气之力增强，主治湿浊中阻，或食积停滞或脾胃气滞所致的脘腹胀满，以及痰浊阻肺之喘咳、胸满、腹胀。

砂仁 Sharen
《药性论》

【来源】为姜科植物阳春砂 *Amomum villosum* Lour. 、绿壳砂 *Amomum villosum* Lour. var. *xanthioides* T. L. Wu et Senjen 或海南砂 *Amomum longiligulare* T. L. Wu 的干燥成熟果实。阳春砂主产于我国广东、广西等地，绿壳砂主产于越南、泰国、印度尼西亚等地，海南砂主产于我国广东、海南及湛江地区，以阳春砂质量为优。均于夏秋间果实成熟时采收晒干或低温干燥。用时打碎，生用。处方别名有阳春砂、盐春仁、缩砂仁。

【性味归经】辛，温。归脾、胃、肾经。

【功效应用】化湿开胃，温脾止泻，理气安胎。

1. 化湿开胃 用于湿浊中阻，脘痞不饥。本品有良好的化湿醒脾、行气温中之效。用治湿阻或气滞所致的脘痞不饥诸证，属寒湿气滞者尤宜，常配厚朴、陈皮、枳实等；若证兼脾气虚弱，又常配木香、人参、白术等，如香砂六君子汤。

2. 温脾止泻 用于脾胃虚寒，呕吐泄泻。本品能开胃止呕，温脾止泻。治脾胃虚寒之呕吐、泄泻，可单用研末吞服，或与干姜、附子、白术等配用，以增强药力。

3. 理气安胎 用于妊娠恶阻，胎动不安。本品能行气安胎。用治妊娠气滞恶阻之呕逆、不能食者，可单用本品炒熟研末服，或配生姜、陈皮、竹茹等；用治妊娠气滞之胎动不安，可配苏梗、陈皮、香附等。

【用法用量】煎服，3～6g，打碎后下；或入丸散。

【使用注意】本品辛香温燥，故阴虚火旺者慎服。

【配伍应用】

砂仁配木香 砂仁性温，功效化湿行气温中；木香性温，功效理气调中止痛。两药相合，化湿、理气、调中止痛力胜，凡湿滞、食积，或夹寒所致的脘腹胀痛即可投用。兼脾虚者，又当配伍健脾之品。

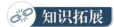 **知识拓展** --

砂仁的附药

砂仁壳：为砂仁之果壳。性味功效与砂仁相似，而温性略减，药力薄弱，适用于脾胃气滞，脘腹胀痛，呕恶食少等。用量同砂仁。

豆蔻 Doukou
《名医别录》

【来源】为姜科植物白豆蔻 *Amomum kravanh* Pierre ex Gagnep. 或爪哇白豆蔻 *Amomum compactum* Soland ex Maton 的干燥成熟果实。主产于泰国、柬埔寨、越南，我国云南、广东、广西等地亦有栽培；按产地不同分为"原豆蔻"和"印尼白蔻"。于秋季果实由绿色转成黄绿色时采收。晒干生用，用时捣碎。处方别名有白叩、圆豆蔻、白蔻仁。

【性味归经】辛，温。归肺、脾、胃经。

【功效应用】化湿行气，开胃消食，温中止呕。

1. 化湿行气，开胃消食 用于湿浊中阻，不思饮食，湿温初起，胸闷不饥。本品可化湿行气，又开胃消食，用于湿浊中阻，不思饮食，常与藿香、陈皮等同用。与黄芪、白术、人参等同用，还可用于脾虚湿阻气滞之胸腹虚胀、食少无力，如白豆蔻丸。配伍其他药也可用治湿温初起，胸闷不饥。

2. 温中止呕 用于寒湿呕逆。本品能行气宽中，温胃止呕。尤以胃寒湿阻，胸腹胀痛，食积不消呕吐最为适宜，可单用为末服，或配藿香、半夏等药，如白豆蔻汤；与砂仁、甘草等药研细末服，可用治小儿胃寒，吐乳不食。

【用法用量】煎服，3～6g，后下。

【使用注意】本品辛香温燥，故火升作呕者忌服。

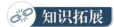 **知识拓展** --

豆蔻的附药

豆蔻壳：本品为豆蔻的果壳。性味功效与豆蔻相似，但温性不强，力亦较弱。适用于湿阻气滞所致的脘腹痞闷、食欲不振、呕吐等。

其他芳香化湿药小结见表 16-1。

表 16-1 其他芳香化湿药

分类	药名	性味归经	功效	主治
芳香化湿药	草豆蔻	辛，温 脾、胃	燥湿行气 温中止呕	寒湿内阻，脘腹胀满冷痛，嗳气呕逆，不思饮食
	草果	辛，温 脾、胃	燥湿温中 截疟除痰	寒湿内阻，脘腹胀痛，痞满呕吐，疟疾寒热，瘟疫发热

答案解析

思考题

1. 为什么化湿药常与行气药配伍使用？
2. 简述苍术与厚朴功效及临床应用的异同点。

书网融合……

本章小结　　　　微课　　　　习题

第十七章　利水渗湿药

PPT

📖 **学习目标**

1. 通过本章的学习，掌握利水渗湿药的概念、功效、适应证、分类、配伍应用和使用注意；茯苓、薏苡仁、泽泻、车前子、滑石、木通、茵陈、金钱草的分类归属、性味归经、功效应用、特殊用法用量、使用注意及配伍应用。熟悉猪苓、通草、粉萆薢、瞿麦、萹蓄、海金沙、石韦的分类归属、功效应用、特殊用法用量及使用注意。了解灯心草、地肤子、广金钱草、连钱草的分类归属和功效主治。

2. 具有应用利水渗湿药辨证治疗水肿病证的能力。

3. 树立全面思考问题的能力。

凡以通利水道、渗利水湿为主要作用，用于治疗水湿内停病证的药物，称为利水渗湿药。

利水渗湿药味多甘淡，多入肾、膀胱、小肠经。有利水渗湿、利尿通淋、利湿退黄等功效。据其药性主治的不同，利水渗湿药可分为利水消肿药、利尿通淋药、利湿退黄药三类。

应用利水渗湿药，须视不同病证，选择相应药物，并酌情配伍。水肿骤起兼有表证者，应配宣肺解表药；水肿日久，脾肾阳虚者，应配温补脾肾药；湿热合邪者，应配清热燥湿药；热伤血络而尿血者，应配凉血止血药；寒湿并重者，应配温里散寒药。此外，水湿为阴邪，易阻遏气机，多与行气药同用以增效。

利水渗湿药易耗伤津液，故阴亏津少、肾虚遗精、遗尿者慎用或忌用；有较强通利作用的药物，孕妇慎用或忌用。

第一节　利水消肿药

以利水消肿为主要作用，用于改善或消除水湿内停、泄泻、痰饮等证的药物，称为利水消肿药。主治水湿内停之水肿、小便不利，以及泄泻、痰饮等证。

茯苓 Fuling
《神农本草经》

【来源】为多孔菌科真菌茯苓 *Poria cocos*（Schw.）Wolf 的干燥菌核，寄生于松树根。内部色白者称"白茯苓"，色淡红者称"赤茯苓"，外皮称"茯苓皮"，抱有松根者称"茯神"，均供药用。主产于云南、湖北、安徽、四川等。7—9月采挖，阴干。生用。处方别名有白茯苓、云苓、赤茯苓、茯苓皮。

【性味归经】甘、淡，平。归心、肺、脾、肾经。

【功效应用】利水渗湿，健脾，宁心。

1. 利水渗湿　用于水肿尿少，痰饮眩悸。本品有良好的利水消肿作用，可用治寒热虚实各种水肿。治水肿、尿少、小便不利，多与猪苓、白术、泽泻等配伍，如五苓散；治脾肾阳虚，常配附子、白术、生姜等，如真武汤；治水热互结，热伤阴津，症见小便不利、水肿，可与滑石、猪苓、泽泻等同用，如猪苓汤。

2. 健脾　用于脾虚食少，便溏泄泻。本品有健脾之功，治脾胃虚弱、食少纳呆、体倦乏力、便溏等，多配人参、白术、甘草，即四君子汤；治脾虚泄泻，多与人参、白术、山药等配伍，如参苓白术散。

3. 宁心　用于心神不安，惊悸失眠。本品能益心脾而宁心安神。治心脾两虚、气血不足之心悸怔忡、健忘失眠，常与黄芪、当归、远志等同用，如归脾汤；治水气凌心之心悸，常与桂枝、白术、生姜等同用，如茯苓甘草汤。

【用法用量】煎服，10～15g。

【使用注意】本品甘淡渗利，阴虚无湿热、虚寒滑精、气虚下陷者慎服。

【配伍应用】

茯苓配猪苓　茯苓甘淡性平，功能利水渗湿、健脾；猪苓甘淡性平，功专利水渗湿。两药合用，利水渗湿力强，善治水湿内盛或兼脾虚。

🔆 **知识拓展**

茯苓的附药

茯苓皮：为茯苓菌核的黑色外皮。性味同茯苓，功效利水消肿。多用于水肿、小便不利。10～15g，煎服。

赤茯苓：为茯苓菌核近外皮部的淡红色部分。性味功用基本同茯苓，善泻热行水，多用于膀胱湿热之小便不利、淋浊、泻痢。10～15g，煎服。

白茯苓：为茯苓菌核切去赤茯苓后的白色部分，亦称"茯苓"。功效渗湿健脾。

茯神：为茯苓菌核生长中天然抱有松根者。有宁心安神之功，用于心悸、失眠、健忘等。10～15g，煎服。

猪苓 Zhuling
《神农本草经》

【来源】为多孔菌科真菌猪苓 *Polyporus umbellatus*（Pers.）Fries 的干燥菌核。主产于陕西、河北、四川、云南等地。春、秋二季采挖，除去泥沙，干燥。切片入药，生用。处方别名有粉猪苓。

【性味归经】甘、淡，平。归肾、膀胱经。

【功效应用】利水渗湿。

利水渗湿　本品具有较强的利水渗湿作用，凡水湿停滞者均可选用。用治水肿、小便不利，常配茯苓、桂枝、白术等，如五苓散；用治湿注带下，常配茯苓、车前子、黄柏等；用治中暑伤湿所致的水湿泄泻，常配茯苓、白术、厚朴等，如胃苓汤；用治热淋，常配木通、滑石、生地黄等，如十味导赤汤。

【用法用量】煎服，6～12g。

【使用注意】本品甘淡渗利，有伤阴之虑，故水肿兼阴虚者不宜单用。

薏苡仁 Yiyiren
《神农本草经》

【来源】为禾本科多年生草本植物薏米 *Coix lacryma - jobi* L. var. *mayuen*（Roman.）Stapf 的干燥成熟种仁。主产于福建、河北、辽宁等地。秋季采收。生用或炒用。处方别名有苡仁、薏米、炒苡仁、米仁。

【性味归经】甘、淡，凉。归脾、胃、肺经。

【功效应用】利水渗湿，健脾止泻，除痹，排脓，解毒散结。

1. 利水渗湿　用于水肿、脚气、小便不利。本品甘补淡渗，功似茯苓，有利水渗湿作用，对脾虚湿滞者尤为适用。治水湿内停所致的水肿、脚气、小便不利，常与茯苓、泽泻、猪苓等同用。

2. 健脾止泻　用于脾虚泄泻。本品有健脾止泻作用。用治食少泄泻，常配伍党参、白术、山药等，如参苓白术散。

3. 除痹　用于湿痹拘挛。本品有渗湿除痹作用，且性寒，用治湿热痹痛为宜。治湿滞经络之风湿痹痛，筋脉拘挛，常配伍桂枝、苍术、当归等，如薏苡仁汤；治风湿热痹，常配伍防己、滑石、栀子等，如宣痹汤。

4. 排脓，解毒散结　用于肺痈、肠痈、赘疣、癌肿。本品上清肺金之热，下利肠胃之湿，有清热排脓的作用。治肺痈胸痛、咳吐脓痰，常配苇茎、冬瓜仁、桃仁等，如苇茎汤；治肠痈，可配附子、败酱草等，如薏苡附子败酱散。也可用于赘疣、癌肿。

【用法用量】煎服，9～30g。清利湿热、除痹排脓宜生用；健脾止泻宜炒用。本品作用较弱，用量宜大。亦可作粥食用，为食疗佳品。

【使用注意】本品力缓，宜多服久服。脾虚无湿、大便燥结者及孕妇慎服。

泽泻 Zexie
《神农本草经》

【来源】为泽泻科植物东方泽泻 *Alsma orientale*（Sam.）Juzep. 或泽泻 *Alisma plantago - aquatica* Linn. 的块茎。主产于福建、四川、江西等地。冬季采挖，干燥。切片，生用、麸炒或盐水炒用。处方别名有盐泽泻。

【性味归经】甘、淡，寒。归肾、膀胱经。

【功效应用】利水渗湿，泄热，化浊降脂。

1. 利水渗湿　用于水肿，小便不利，泄泻尿少。本品有利水渗湿作用。治水湿内停所致的水肿、小便不利，常与茯苓、猪苓、白术等同用，即四苓散；治湿盛腹泻，多与茯苓、白术等同用。

2. 泄热　用于湿热带下、热淋涩痛。治下焦湿热之黄白带下、小便淋浊，常配龙胆草、车前子、木通等，如龙胆泻肝汤；本品能泄肾与膀胱之热，治下焦湿热，热淋涩痛尤为适宜。

3. 化浊降脂　用于痰饮眩晕。治水湿痰饮所致的眩晕，常配白术，即泽泻汤；另与荷叶、山楂等同用治疗高脂血症。

此外，在滋阴药中常加入本品，以泻相火而保真阴。常与熟地黄、山茱萸、山药等同用，用治肾阴不足，相火偏亢之遗精盗汗、耳鸣腰酸，如六味地黄丸。

【用法用量】煎服，6～10g。

【使用注意】肾虚精滑无湿热者禁服。

第二节　利尿通淋药

以利尿通淋为主要作用，用于改善或消除淋证的药物，称为利尿通淋药。主治湿热下注膀胱与肾所致的小便短赤、淋沥涩痛，热淋、血淋、石淋及膏淋等证。

本类药物性味多苦寒，或甘淡寒，为清利之品，故阴虚及无湿热者慎用。

车前子 Cheqianzi
《神农本草经》

【来源】 为车前子科植物车前 *Plantago asiatica* L. 或平车前 *Plantago depressa* Willd. 的种子。主产于黑龙江、辽宁、吉林、河北等地，夏秋二季种子成熟时采收。生用或盐水炙用。处方别名有炒车前、车前仁。

【性味归经】 甘，寒。归肝、肾、肺、小肠经。

【功效应用】 清热利尿通淋，渗湿止泻，明目，化痰。

1. 清热利尿通淋 用于热淋，小便不利。本品善清热利尿通淋。治湿热下注，热结膀胱所致的小便淋沥涩痛尤为适宜，常配伍木通、滑石、萹蓄，如八正散。

2. 渗湿止泻 用于暑湿泄泻。本品能利水湿，分清浊而止泻。治湿盛于大肠而小便不利之水泻，可单用本品研末，米饮送服；或与白术、茯苓等同用。

3. 明目 用于目赤肿痛，目暗昏花。本品有清肝明目之效。治肝经风热所致的目赤肿痛，可与菊花、决明子、夏枯草等同用；治肝肾不足，视物昏花，常配伍熟地黄、菟丝子等。

4. 化痰 用于痰热咳嗽。本品有清肺化痰止咳之功。治肺热咳嗽痰多，多与瓜蒌、贝母、黄芩等清肺化痰止咳药同用。

【用法用量】 煎服，9～15g，包煎。

【使用注意】 本品甘寒滑利，故气虚下陷、肾虚遗精及内无湿热者禁服。

滑石 Huashi
《神农本草经》

【来源】 为硅酸盐类矿物滑石族滑石，主含含水硅酸镁 $[Mg_3(Si_4O_{10})(OH)_2]$。主产于山东、江西、辽宁等地。全年可采。研粉或水飞用。处方别名有滑石粉、飞滑石。

【性味归经】 甘、淡，寒。归膀胱、肺、胃经。

【功效应用】 利尿通淋，清热解暑；外用祛湿敛疮。

1. 利尿通淋 用于热淋、石淋。本品功善利尿通淋，为治湿热淋证之常用药。治湿热下注、热结膀胱所致的小便尿热涩痛，常配车前子、木通、瞿麦等，如八正散；治石淋，常配海金沙、金钱草、木通等，如二金排石汤。

2. 清热解暑 用于暑湿烦渴，湿热水泻。本品有清暑利湿作用，为治暑湿之常用药。治暑湿烦渴，小便不利，常与甘草同用，即六一散；治湿温初起，症见头痛恶寒、身重疼痛、胸闷，常配伍薏苡仁、苦杏仁、白豆蔻等，如三仁汤。

3. 祛湿敛疮 用于皮肤湿疮、湿疹、痱子。本品有清热收湿作用，可单用或与枯矾、黄柏等为末，撒布患处；或与薄荷、甘草等配制成痱子粉外用。

【用法用量】 煎服，10～20g，粉末宜包煎，块宜先煎。外用适量，研细粉外敷。

【使用注意】 本品寒滑清利，故脾气虚、精滑及热病伤津者忌服。

【配伍应用】

滑石配生甘草 滑石甘淡性寒，功效清暑利尿；生甘草甘平偏凉，能清热、益气和中。两药合用，既清利暑热，又利水而不伤津，主治暑湿身热烦渴。

木通 Mutong
《神农本草经》

【来源】 为木通科植物木通 *Akebia quinata*（Thunb.）Decne.、三叶木通 *Akebia trifoliata*（Thunb.）

Koidz. 或白木通 *Akebia trifoliata*（Thunb.）Koidz. var. *australis*（Diels）Rehd. 的干燥藤茎。木通主产于陕西、山东、江苏等地；三叶木通主产于河北、山西、山东等地；白木通主产于西南地区。秋季采收，截取茎部，除去细枝，阴干，洗净润透，切片，晒干。生用。处方别名有川木通。

【性味归经】苦，寒。归心、小肠、膀胱经。

【功效应用】利尿通淋，清心除烦，通经下乳。

1. 利尿通淋　用于淋证、水肿、小便不利。本品能利水消肿，使湿热之邪下行，从小便排出。善治湿热蕴结于膀胱所致的小便短赤、淋沥涩痛。

2. 清心除烦　用于口舌生疮，心烦尿赤。本品能上清心火，下泄小肠之热。常用治心火上炎，口舌生疮，或心火下移小肠而致的心烦尿赤等症。

3. 通经下乳　用于经闭乳少、湿热痹痛。本品能活血通经、通乳，配伍活血化瘀、通经下乳之品，治瘀血阻滞之经闭，乳汁瘀积、乳脉不通之乳少、乳汁不下等；此外，本品还能清湿热、利血脉、通关节，用治湿热痹痛。

【用法用量】煎服，3～6g。

【使用注意】本品苦寒泄降通经，故气虚津亏、滑精遗尿、小便过多者慎用。孕妇忌服。

🔗 知识拓展

木通的附药

川木通：本品为毛茛科植物小木通 *Clematis armandii* Franch. 或绣球藤 *Clematis montana* Buch. – Ham. 的干燥藤茎。性味苦寒。归心、小肠、膀胱经。功效利尿通淋，清心除烦，通经下乳。适用于淋证，水肿，心烦尿赤，口舌生疮，经闭乳少，湿热痹痛。煎服，3～6g。

通草 Tongcao
《本草拾遗》

【来源】为五加科植物通脱木 *Tetra panax papyrifer*（Hook.）K. Koch 的干燥茎髓。主产于四川、广西等。秋季割取茎，截成段，趁鲜时取出髓部，理直，晒干，切厚片。生用。处方别名有通丝、白通草、通脱木。

【性味归经】甘、淡，微寒。归肺、胃经。

【功效应用】清热利尿，通气下乳。

1. 清热利尿　用于湿热淋证、水肿尿少。本品气寒味淡，引热下降而利小便，既通淋，又消肿。尤宜于热淋之小便不利，淋沥涩痛，常配冬葵子、滑石、石韦等；治石淋，可配金钱草、海金沙等；治血淋，可配石韦、白茅根、蒲黄等；治水湿停蓄之水肿尿少，可配猪苓、地龙、麝香等，共研为末，米汤送服，如通草散。

2. 通气下乳　用于产后乳汁不下。本品通气上达而下乳汁，治产后乳汁不畅或不下，可配伍甘草、猪蹄等，如通乳汤。

【用法用量】煎服，3～5g。

【使用注意】本品甘淡渗利，故气阴两虚者及孕妇慎服。

粉萆薢 Fenbixie
《神农本草经》

【来源】为薯蓣科植物粉背薯蓣 *Dioscorea hypoglauca* Palibin 的干燥根茎。主产于浙江、安徽、江西等。秋、冬二季采挖。除去须根，洗净，切片，晒干。生用。处方别名有草薢。

【性味归经】苦，平。归肾、胃经。

【功效应用】利湿去浊，祛风除痹。

1. **利湿去浊** 用于膏淋，白浊，白带过多。本品善利湿而分清去浊，为治膏淋要药。治膏淋，小便混浊，白如米泔，可配乌药、益智仁、石菖蒲等，如萆薢分清饮；治妇女白带属湿盛者，可配猪苓、白术、泽泻等。

2. **祛风除痹** 用于风湿痹痛，关节不利，腰膝酸痛。本品能祛风除湿，通络止痛。治痹痛偏于寒湿者，可配附子、牛膝等，如萆薢丸；治痹痛属湿热者，可配黄柏、忍冬藤、防己等。

【用法用量】煎服，9～15g。

【使用注意】本品味苦泄降，肾虚阴亏者慎服。

瞿麦 Qumai
《神农本草经》

【来源】为石竹科植物瞿麦 *Dianthus superbus* L. 或石竹 *Dianthus chinensis* L. 的干燥地上部分。主产于河北、河南、辽宁等。夏、秋二季花果期采割，除去杂质，干燥，切段。生用。处方别名有巨麦、巨句麦。

【性味归经】苦，寒。归心、小肠经。

【功效应用】利尿通淋，活血通经。

1. **利尿通淋** 用于淋证。本品苦寒泄降，能清心与小肠火，导热下行，有利尿通淋之功，为治淋常用药。尤以热淋之小便不通，淋沥涩痛最为适宜，常配萹蓄、木通、车前子等，如八正散；治小便淋沥有血，可配栀子、甘草等；治石淋之小便不通，可配石韦、滑石、冬葵子等。

2. **活血通经** 用于经闭瘀阻，月经不调。本品能活血通经。尤宜治血热瘀阻之经闭或月经不调，常配桃仁、红花、丹参等。

【用法用量】煎服，9～15g。

【使用注意】脾、肾气虚者慎用。孕妇慎用。

萹蓄 Bianxu
《神农本草经》

【来源】为蓼科植物萹蓄 *Polygonum aviculare* L. 的干燥地上部分。全国大部分地区均产。夏季叶茂盛时采收，除去根及杂质，切断，晒干。生用。处方别名有扁许、扁竹草、扁节草。

【性味归经】苦，微寒。归膀胱经。

【功效应用】利尿通淋，杀虫，止痒。

1. **利尿通淋** 用于淋证。本品有清利下焦湿热作用，多用治热淋涩痛、小便短赤与石淋，常配木通、瞿麦、车前子等；治血淋，可配二蓟、白茅根等。

2. **杀虫，止痒** 用于虫积腹痛，皮肤湿疹，阴痒带下。本品又善"杀三虫"，治蛔虫病、蛲虫病、钩虫病，用时宜煎汤空腹服。治小儿蛲虫病，下部痒，可单味水煎，空腹饮之，还可用本品煎汤熏洗肛门；治皮肤湿疹、湿疮、阴痒带下等证，可单味煎水外洗，亦可配地肤子、蛇床子、荆芥等煎水外洗。

【用法用量】煎服，9～15g。外用适量，煎洗患处。

【使用注意】本品苦寒泄降，有缓通大便作用，故脾虚便清者慎服。

海金沙 Haijinsha
《嘉祐本草》

【来源】为海金沙科植物海金沙 *Lygodium japonicum*（Thunb.）Sw. 的干燥成熟孢子。主产于江苏、浙江、湖南。秋季孢子未脱落时采割藤叶，晒干，搓揉或打下孢子，除去藤叶。生用。处方别名有海金砂、海金砂粉。

【性味归经】甘、咸，寒。归膀胱、小肠经。

【功效应用】清利湿热，通淋止痛。

清利湿热，通淋止痛　用于热淋、石淋、血淋、膏淋、尿道涩痛。本品善清小肠、膀胱湿热，尤善止尿道疼痛，为治诸淋涩痛之要药。治热淋急病，以本品为末，甘草汤送服；治血淋，可以本品为末，新汲水或砂糖水送服；治石淋，可配鸡内金、金钱草等；治膏淋，可配滑石、麦冬、甘草等，如海金沙散。

【用法用量】煎服，6~15g，包煎。

【使用注意】本品甘淡渗利，故肾阴亏虚者慎用。

石韦 Shiwei
《神农本草经》

【来源】为水龙骨科植物庐山石韦 *Pyrrosia sheareri*（Bak.）Ching、石韦 *Pyrrosia lingua*（Thunb.）Farwell 或有柄石韦 *Pyrrosia petiolosa*（Christ）Ching 的干燥叶。全国大部分地区均产。全年均可采收，除去根茎及根，晒干或阴干，切段。生用。处方别名有大石韦、独叶茶、石皮、石剑。

【性味归经】甘、苦，微寒。归肺、膀胱经。

【功效应用】利尿通淋，清肺止咳，凉血止血。

1. 利尿通淋　用于淋证。本品清利膀胱而通淋，兼可止血，尤宜于血淋。对膀胱湿热见小便淋沥涩痛诸淋也常用。治血淋，常配当归、蒲黄、芍药等；治热淋，可配滑石为末服；治石淋，可配滑石，为末，用米饮或蜜冲服。

2. 清肺止咳　用于肺热咳喘。本品能清肺热，止咳喘。治肺热咳喘气急，可配鱼腥草、黄芩、芦根等。

3. 凉血止血　用于血热出血证。本品既止血又凉血，故对血热妄行之吐血、衄血、尿血、崩漏尤为适合，可单用或配侧柏叶、栀子、丹参等。

【用法用量】煎服，6~12g。

【使用注意】本品苦寒清泄，故阴虚及无湿热者禁用。

第三节　利湿退黄药

以清热利湿、利胆退黄为主要作用，用于改善或消除湿热黄疸证的药物，称为利湿退黄药。主治湿热黄疸证，症见目黄、身黄、小便黄等。部分药物还可用于治疗湿疮痈肿等证。

本类药物性味多苦寒，脾胃虚弱者慎用。另外，使用时应根据阳黄、阴黄之湿热、寒湿偏重不同，选择适当配伍治疗。

茵陈 Yinchen
《神农本草经》

【来源】为菊科植物滨蒿 *Artemisia scoparia* Waldst. et Kit 或茵陈蒿 *Artemisia capillaris* Thunb. 的干燥地上部分。主产于陕西、山西、河北等地。春季幼苗高 6~10cm 时采收或秋季花蕾长成至花初开时采割。春季采收者称"绵茵陈"，秋季采割者称"花茵陈"。除去杂质及老茎，晒干。生用。处方别名有茵陈蒿、绵茵陈。

【性味归经】苦，辛，微寒。归脾、胃、肝、胆经。

【功效应用】清利湿热，利胆退黄。

1. 清利湿热　用于湿温暑湿，湿疮瘙痒。治湿温病邪在气分，多与黄芩、滑石等清热燥湿及清利湿热药配伍，如甘露消毒丹；用于湿疮湿疹瘙痒，常与黄柏、苦参等清热燥湿、杀虫止痒药合用，也可煎汤外用熏洗。

2. 利胆退黄　用于黄疸尿少。本品为治黄疸之要药。治湿热黄疸，症见身目发黄、黄色鲜明、小便短赤之阳黄，常与栀子、大黄等泻火解毒药配伍以清利湿热，利胆退黄，即茵陈蒿汤；用于寒湿黄疸，证属脾胃寒湿内阻，症见黄色晦暗，手足不温，则配伍附子、干姜等，如茵陈四逆汤。

【用法用量】煎服，6～15g。外用适量，煎汤熏洗。

【使用注意】本品微寒苦泄，故脾胃虚寒者慎服；蓄血发黄者及血虚萎黄者慎用。

金钱草 Jinqiancao
《本草纲目拾遗》

【来源】为报春花科植物过路黄 *Lysimachia christinae* Hance 的干燥全草。江南各省均有分布。夏、秋二季采收，除去杂质，晒干。切段，生用。处方别名有大金钱草、过路黄。

【性味归经】甘、咸，微寒。归肝、胆、肾、膀胱经。

【功效应用】利湿退黄，利尿通淋，解毒消肿。

1. 利湿退黄　用于湿热黄疸，胆胀胁痛。本品既善清肝胆火，又能除下焦湿热，有清热利湿之效，常与茵陈蒿、栀子、虎杖等同用。

2. 利尿通淋　用于热淋、石淋。用治热淋，症见小便不利、淋沥涩痛者，常与车前子、萹蓄、瞿麦等药同用；本品有较强的利尿通淋及排石作用，为治石淋要药，可单用大剂量煎汤代茶饮，或配伍海金沙、鸡内金、滑石等，如二金排石汤，亦可治疗胆囊结石。

3. 解毒消肿　用于痈肿疔疮、蛇虫咬伤。本品有解毒消肿作用，可单用鲜品捣烂取汁服，并以渣外敷，或配伍金银花、蒲公英、白花蛇舌草等清热解毒药。

此外，本品鲜品捣汁涂患处，用治烧、烫伤。

【用法用量】煎服，15～60g，鲜用加倍。外用适量，捣敷。治热毒痈疮或毒蛇咬伤，可取鲜品捣汁服，以渣外敷。

【使用注意】本品微寒，故脾胃虚寒者慎服。外用鲜品熏洗，有引起接触性皮炎的报道。

其他利水渗湿药小结见表 17－1。

表 17－1　其他利水渗湿药

分类	药名	性味归经	功效	主治
利尿通淋药	灯心草	甘、淡，微寒 心、肺、小肠	清心火 利小便	心烦失眠，尿少涩痛，口舌生疮
	地肤子	辛、苦，寒 肾、膀胱	清热利湿 祛风止痒	小便涩痛，阴痒带下，风疹，湿疹，皮肤瘙痒
利湿退黄药	广金钱草	甘、淡，凉 肝、肾、膀胱	利湿退黄 利尿通淋	黄疸尿赤，热淋，石淋，小便涩痛，水肿尿少
	连钱草	辛、微苦，微寒 肝、肾、膀胱	利湿通淋 清热解毒 散瘀消肿	热淋，石淋，湿热黄疸；疮痈肿毒；跌打损伤

答案解析

思考题

1. 试述利水渗湿药的分类及各自性能应用。
2. 试述木通与通草之间的功效异同点。
3. 试述茵陈与金钱草之间的功效异同点。

书网融合······

本章小结　　　　　微课　　　　　习题

第十八章　温里药

PPT

学习目标

　　1. 通过本章的学习，掌握温里药的概念、功效、适应证、配伍应用和使用注意；附子、肉桂、干姜、吴茱萸的性味归经、功效应用、特殊用法用量、使用注意及配伍应用。熟悉小茴香、花椒的功效应用及使用注意。了解高良姜、荜茇、丁香的功效主治。

　　2. 具有应用温里药辨证治疗寒证的能力。

　　3. 树立人与自然和谐共处的理念。

　　凡以温散里寒为主要功效，常用于治疗里寒证的药物，称为温里药。由于本类药物主要用于寒证，又常称"祛寒药"。

　　温里药药性温热，多具有辛味，部分药物兼有甘味或苦味，部分药物尚具有毒性。具有温里、散寒、助阳等功效。温里药用于治疗里寒证。里寒证分为寒邪内侵的里寒实证和脏腑阳虚生寒的虚寒证。二者均可见寒邪致病的特点，如腹中冷痛、泄泻、四肢厥冷、苔白脉迟等。常见的里寒证有外寒直中脾胃，或脾胃虚寒证，症见脘腹冷痛、呕吐泄泻、食欲不振、舌淡苔白等；寒滞肝经证，症见少腹冷痛、寒疝腹痛或厥阴头痛等；肾阳亏虚证，症见阳痿宫冷、腰膝冷痛、夜尿频多、滑精遗尿等；心肾阳虚证，症见心悸怔忡、畏寒肢冷、小便不利、肢体浮肿等；肺寒痰饮证，症见痰鸣咳喘、痰白清稀、舌淡苔白滑等；亡阳证，症见畏寒蜷卧、汗出神疲、四肢厥逆、脉微欲绝等。

　　临床使用时，外寒内侵而有表证者，配解表药；寒凝气滞者，配行气药；寒湿内蕴者，配化湿健脾药；脾肾阳虚者，配温补脾肾药；亡阳气脱者，配大补元气药。

　　本类药物性多辛热燥烈，易助火伤阴，故实热证、阴虚火旺、津血亏虚者忌用，孕妇慎用。部分有毒药物，应注意炮制、剂量及用法，避免中毒，以保证用药安全。

附子 Fuzi
《神农本草经》

　　【来源】为毛茛科植物乌头 *Aconitum carmichaelii* Debx. 的子根的加工品。主产于四川、湖北、湖南等地。6 月下旬到 8 月上旬采挖，除去母根、须根及泥沙，习称"泥附子"。经盐卤浸泡，炮制为盐附子、黑顺片、白附片用。处方别名有制附片、炮附片、黑顺片、白附片等。

　　【性味归经】辛、甘，大热；有毒。归心、肾、脾经。

　　【功效应用】回阳救逆，补火助阳，散寒止痛。

　　1. 回阳救逆　用于亡阳证。本品为回阳救逆之要药。治久病伤阳、寒邪内犯或大汗、大吐、大泻之亡阳虚脱，症见大汗淋漓、肢冷脉微者，常配干姜、甘草等，即四逆汤；治亡阳兼气脱者，常配人参，即参附汤。

　　2. 补火助阳　用于阳虚诸证。本品有峻补元阳、益火消阴之功，上助心阳、中温脾阳、下补肾阳。治肾阳虚衰、阳痿宫寒者，常配肉桂、鹿角胶、杜仲等，如右归丸；治脘腹冷痛、虚寒吐泻者，常配党参、白术、干姜等，如附子理中汤；治阴寒水肿者，常配茯苓、白术等，如真武汤；治心阳不足、胸痹心痛者，常配人参、桂枝、三七等；治阳虚外感者，常配细辛、麻黄，即麻黄附子细辛汤。

3. 散寒止痛　用于寒湿痹痛。本品为散阴寒、除风湿、止疼痛之猛药。治风湿痹痛之周身骨节疼痛者，常配桂枝、白术、甘草，如甘草附子汤。

【用法用量】3～15g。先煎30～60分钟，或久煎，以减弱其毒性。

【使用注意】不宜与半夏、瓜蒌、瓜蒌子、瓜蒌皮、天花粉、川贝母、浙贝母、平贝母、伊贝母、湖北贝母、白蔹、白及同用。本品辛热有毒，故孕妇慎用。

【配伍应用】

附子配干姜　附子辛热，功善回阳救逆、温助脾阳；干姜辛热，重在温中，兼能回阳。两药相合，回阳救逆及温中之力大增，治亡阳证及中焦寒证效佳。

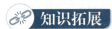 **知识拓展**

附子的不同炮制品

盐附子：选择个大、均匀的泥附子，洗净，浸入胆巴的水溶液中过夜，再加食盐，继续浸泡，每日取出晒晾，并逐渐延长晒晾时间，直至附子表面出现大量结晶盐粒（盐霜）、体质变硬为止，习称"盐附子"。

黑顺片：取泥附子，按大小分别洗净，浸入胆巴的水溶液中数日，连同浸液煮至透心，捞出，水漂，纵切成厚约0.5cm的片，再用水浸漂，用调色液使附片染成浓茶色，取出，蒸至出现油面、光泽后，烘至半干，再晒干或继续烘干，习称"黑顺片"。

白附片：选择大小均匀的泥附子，洗净，浸入胆巴的水溶液中数日，连同浸液煮至透心，捞出，剥去外皮，纵切成厚约0.3cm的片，用水浸漂，取出，蒸透，晒干，习称"白附片"。

肉桂 Rougui
《神农本草经》

【来源】为樟科植物肉桂 *Cinnamomum cassia* Presl 的干燥树皮。主产于广东、广西、海南等地。多于秋季剥取，阴干。生用。处方别名有紫桂、企边桂、桂心、玉桂、官桂、安桂等。

【性味归经】辛、甘，大热。归肾、脾、心、肝经。

【功效应用】补火助阳，引火归元，散寒止痛，温通经脉。

1. 补火助阳　用于阳虚诸证。本品善补火助阳、益阳消阴。治肾阳不足、命门火衰之阳痿宫冷、腰膝冷痛、肾虚作喘者，常配鹿角胶、附子等，如右归丸；治脾肾阳虚之肢冷神疲、食少便溏者，常配附子、人参、白术等，即桂附理中丸；治心阳不足之心悸气短、胸闷不舒者，常配人参、黄芪等。

2. 引火归元　用于下元虚冷、虚阳上浮之上热下寒证。本品善温补命门之火而益阳消阴、引火归元，为之要药。症见面赤、虚喘、汗出、心悸者，常配山茱萸、五味子、牡蛎等。

3. 散寒止痛　用于寒凝诸痛证。本品善温通经脉而达散寒止痛之功。治寒邪内侵或脾胃虚寒之脘腹冷痛、吐泻者，可单用或配干姜、高良姜、荜茇等；治胸阳不振、寒邪内侵之胸痹心痛者，常配附子、干姜、川椒等，如桂附丸；治寒疝腹痛者，常配小茴香、沉香、乌药等，如暖肝煎；治风寒湿痹痛重兼肝肾亏虚者，常配独活、桑寄生、杜仲等，如独活寄生汤。

4. 温通经脉　用于寒凝血瘀证。本品能温通血脉，促进血行，消散瘀滞，为治寒凝血瘀之要药。治月经不调、痛经或闭经者，常配川芎、当归、赤芍等，如少腹逐瘀汤；治阳虚寒凝、血滞痰阻之阴疽、流注等，常配鹿角胶、白芥子、麻黄等，如阳和汤。

此外，在补气血方中加入少量肉桂，能获鼓舞气血生长之效，如十全大补汤。

【用法用量】1～5g。

【使用注意】本品辛热助火动血，故里有实热、血热妄行、有出血倾向者慎用。阴虚火旺者不宜单用。不宜与赤石脂同用。孕妇慎用。

【配伍应用】

肉桂配附子　肉桂辛甘而热，功能补火助阳、散寒通脉；附子辛热，功能补火助阳、散寒止痛。两药相合，补火助阳、散寒止痛力强，治肾阳虚衰、脾肾阳衰及里寒重症可用。

干姜 Ganjiang
《神农本草经》

【来源】为姜科植物姜 *Zingiber officinale* Rosc. 的干燥根茎。主产于四川、广东、广西等地。冬季采挖，除去须根和泥沙，晒干或低温干燥。趁鲜切片晒干或低温干燥者称为"干姜片"。生用。处方别名有均姜、白姜等。

【性味归经】辛，热。归脾、胃、肾、心、肺经。

【功效应用】温中散寒，回阳通脉，温肺化饮。

1. 温中散寒　用于脾胃寒证。本品功善温中散寒、健运脾阳，为温中散寒之要药。治外寒内侵实寒证之脘腹冷痛、呕吐泄泻者，单用或配高良姜，即二姜丸；治虚寒证之脘腹冷痛、食欲不振或呕吐泄泻者，常配人参、白术等，如理中丸。

2. 回阳通脉　用于亡阳证。本品入心经，回阳通脉。治心肾阳虚、阴寒内盛之亡阳厥逆、肢冷脉微者，常配附子、炙甘草，即四逆汤。

3. 温肺化饮　用于寒饮喘咳。本品既温肺散寒以化饮，又温脾运水以助化痰。治寒饮喘咳之形寒背冷、痰多清稀者，常配细辛、五味子、麻黄等，如小青龙汤。

【用法用量】煎服，3~10g。

【使用注意】本品辛热，故阴虚内热、血热妄行者忌用。

吴茱萸 Wuzhuyu
《神农本草经》

【来源】为芸香科植物吴茱萸 *Euodia rutaecarpa* (Juss.) Benth.、石虎 *Euodia rutaecarpa* (Juss.) Benth. var. *officinalis* (Dode) Huang 或疏毛吴茱萸 *Euodia rutaecarpa* (Juss.) Benth. var. *bodinieri* (Dode) Huang 的干燥近成熟果实。主产于贵州、广西、湖南等地。8—11月果实尚未开裂时，剪下果枝，晒干或低温干燥，除去枝、叶、果梗等杂质。生用或制用。处方别名有吴萸、吴于、吴芋等。

【性味归经】辛、苦，热；有小毒。归肝、脾、胃、肾经。

【功效应用】散寒止痛，降逆止呕，助阳止泻。

1. 散寒止痛　用于寒滞肝脉诸痛证。本品既善散寒止痛，又疏肝行气。治中寒肝逆之厥阴头痛、吐涎沫者，常配人参、生姜、大枣，如吴茱萸汤；治寒滞肝脉之寒疝腹痛者，常配小茴香、炒川楝子、木香等；治冲任虚寒、瘀血阻滞之痛经者，常配桂枝、当归、川芎等，即温经汤。

2. 降逆止呕　用于呕吐吞酸。本品善疏肝下气而止呕制酸，故为治呕吐吞酸之要药。治胃寒呕吐者，常配生姜、半夏；治肝郁化火、肝胃不和之呕吐、胁痛口苦者，常配黄连，即左金丸。

3. 助阳止泻　用于虚寒泄泻。本品燥湿助阳而止泻，用治脾肾阳虚之五更泄泻者，多配补骨脂、肉豆蔻、五味子等，即四神丸。

此外，本品既燥湿散寒，又止痛止痒，用治寒湿脚气肿痛者，常配木瓜、苏叶、槟榔等，即鸡鸣散。

【用法用量】2~5g。外用适量，研末调敷。

【使用注意】本品辛热燥烈，易耗气动火，故阴虚有热者忌用。有小毒，大量服用可引起腹痛、腹泻，乃至视力障碍及错觉等，故不宜过量或久服。

小茴香 Xiaohuixiang
《新修本草》

【来源】 为伞形科植物茴香 *Foeniculum vulgare* Mill. 的干燥成熟果实。全国各地均有栽培。秋季果实初熟时采割植株，晒干，打下果实，除去杂质。生用或盐水炙用。处方别名有谷茴、小香、西小香等。

【性味归经】 辛，温。归肝、肾、脾、胃经。

【功效应用】 散寒止痛，理气和胃。

1. 散寒止痛 用于寒疝腹痛，睾丸偏坠胀痛，少腹冷痛，痛经。本品能温肾暖肝，散寒止痛。治寒疝腹痛者，常配乌药、青皮、高良姜等，如天台乌药散；治肝气郁滞之睾丸偏坠胀痛者，单用炒热布裹温熨腹部，或配橘核、山楂等，如香橘散；治肝经受寒之少腹冷痛或冲任虚寒之痛经者，可配当归、川芎、肉桂等。

2. 理气和胃 用于中焦寒凝气滞证。本品温中散寒止痛，并善理脾胃之气而开胃、止呕。治胃寒气滞之脘腹胀痛者，可配高良姜、香附、乌药等；治脾胃虚寒之脘腹胀痛、食少吐泻，可配白术、陈皮、生姜等。盐小茴香暖肾散寒止痛。用于寒疝腹痛，睾丸偏坠，经寒腹痛。

【用法用量】 3~6g。外用适量。

【使用注意】 本品辛香温散，故热证及阴虚火旺者忌用。

花椒 Huajiao
《神农本草经》

【来源】 为芸香科植物青椒 *Zanthoxylum schinifolium* Sieb. et Zucc. 或花椒 *Zanthoxylum bungeanum* Maxim. 的干燥成熟果皮。我国大部分地区有分布，但以四川产者为佳。秋季采收成熟果实，晒干，除去种子和杂质。生用或炒用。处方别名有蜀椒、川椒、点椒、南椒等。

【性味归经】 辛，温。归脾、胃、肾经。

【功效应用】 温中止痛，杀虫止痒。

1. 温中止痛 用于脘腹冷痛，呕吐泄泻。本品善温中燥湿、散寒止痛、止呕止泻。治外寒内侵之胃寒腹痛、呕吐者，常配生姜、白豆蔻等；治脾胃虚寒之脘腹冷痛、呕吐、不思饮食者，常配干姜、人参等，如大建中汤。

2. 杀虫止痒 用于虫积腹痛。本品有驱蛔杀虫止痒之功。治虫积腹痛之手足厥逆、烦闷吐蛔者，常配乌梅、干姜、黄柏等，如乌梅丸；外用可治湿疹，阴痒。单用或配苦参、蛇床子、地肤子、黄柏等，煎汤外洗。

【用法用量】 煎服，3~6g。外用适量，煎汤熏洗。

【使用注意】 本品辛热香燥，故阴虚火旺者忌用。

其他温里药小结见表18-1。

表18-1 其他温里药

分类	药名	性味归经	功效	主治
温里药	高良姜	辛，热 脾、胃	温胃止呕 散寒止痛	脘腹冷痛，胃寒呕吐，嗳气吞酸
	荜茇	辛，热 胃、大肠	温中散寒 下气止痛	脘腹冷痛，呕吐，泄泻，寒凝气滞，胸痹心痛，头痛，牙痛
	丁香	辛，温 脾、胃、肺、肾	温中降逆 补肾助阳	脾胃虚寒，呃逆呕吐，食少吐泻，心腹冷痛，肾虚阳痿

答案解析

思考题

1. 试述附子与干姜之间的功效异同点。
2. 试述附子与肉桂之间的功效异同点。

书网融合……

　本章小结　　　　　　　　微课　　　　　　　　习题

第十九章 理气药

学习目标

1. 通过本章的学习，掌握理气药的概念、功效、适应证、配伍应用和使用注意；陈皮、枳实、木香、香附、薤白的性味归经、功效应用、特殊用法用量、使用注意及配伍应用。熟悉沉香、川楝子、乌药的功效应用及使用注意。了解青皮、佛手、香橼、荔枝核、柿蒂、甘松、玫瑰花、梅花的功效主治。

2. 具有应用理气药辨证治疗气滞、气逆证的能力。

3. 树立处理事物一分为二的理念。

凡以调理气机为主，用于治疗气滞或气逆证的药物，称为理气药。

理气药性多辛、苦，性温而气芳香。辛能行散，苦能泄降，芳香能走窜，性温能通行。因此，理气药具有调气健脾、行气止痛、疏肝解郁、理气宽胸、降逆等功效。

理气药能疏理调畅气机，可用于改善和消除气机不畅导致的气滞或气逆证。因气机阻滞脏腑的部位及病情轻重的不同，其临床症状表现各异。如脾胃气滞，症见脘腹胀痛、食欲不振、嗳气吞酸、恶心呕吐、便秘或溏泻等；肝郁气滞，症见胁肋胀痛、乳房胀痛、疝气痛、月经不调、急躁易怒或抑郁不乐等；肺气壅滞，症见胸闷作痛、咳嗽气喘等。

使用本类药应针对病情，选择相应的药物，并适当配伍。脾胃气滞因饮食积滞者，配伍消食药；湿热阻滞者，配伍清热除湿药；寒湿困脾者，配伍苦温燥湿药；脾胃气虚者，配伍补中益气药。肝郁气滞因肝经受寒者，配伍温经散寒药；兼瘀血阻滞者，配伍活血祛瘀药；肝血不足者，配伍养血柔肝药。肺气壅滞因痰饮阻肺者，配伍化痰止咳平喘药；外邪客肺者，配伍宣肺解表药。

本类药物性多辛温香燥，易耗气伤阴，故气虚、阴亏者慎用。破气药孕妇慎用。理气药多含芳香挥发性成分，入汤剂不宜久煎。

陈皮 Chenpi
《神农本草经》

【来源】为芸香科植物橘 *Citrus reticulata* Blanco 及其栽培变种的干燥成熟果皮。主产于广东、福建、四川等地。秋季果实成熟时采收，晒干或低温干燥。切丝，生用。处方别名有橘皮、新会皮、广陈皮。

【性味归经】苦、辛，温。归脾、肺经。

【功效应用】理气健脾，燥湿化痰。

1. 理气健脾 用于脾胃气滞证。本品有行气止痛、健脾和中之功，为理气健脾之良药。尤适用于寒湿中阻、脾气壅滞之脘腹胀痛、食少吐泻者，多配伍苍术、厚朴等，如平胃散；治脾虚气滞，症见腹痛喜按、食后腹胀、纳呆便溏者，常配伍党参、白术、茯苓等，如异功散。

2. 燥湿化痰 用于痰湿壅滞证。本品能燥湿化痰，理肺气之壅滞。治痰湿壅滞、肺失宣降之胸膈满闷、咳嗽气促、呕吐痰涎、量多色白，多与半夏、茯苓等同用，如二陈汤；治寒痰咳嗽、痰多清稀者，多配干姜、细辛、五味子，如小青龙汤。

【用法用量】煎服，3~10g。

【使用注意】吐血者慎用。阴虚燥咳者不宜用。

【配伍应用】

陈皮配半夏 陈皮辛苦温，功效理气健脾、燥湿化痰；半夏辛温，功效燥湿化痰。两药相合，燥湿化痰力增强，凡痰湿滞中停肺均可选用。

知识拓展

陈皮的附药

橘核：为橘的种子。性味苦，平。归肝、肾经。功效理气、散结、止痛。常用治疝气痛，睾丸肿胀作痛，乳痈，乳癖。煎服，3~9g。

橘络：俗称"筋络"，性味苦，平。归肝、肺经。功效行气通络、化痰止咳。常用治痰滞经络之咳嗽、胸痛及手指麻木。煎服，3~5g。

橘叶：性味辛、苦，平。归肝经。功效疏肝解郁，散结消肿。常用治胁肋疼痛、乳痈、乳房胀痛等。煎服，6~10g。

橘红：为橘及其栽培变种的干燥外果皮。性味归经同橘皮，功效理气宽中，燥湿化痰。常用治风寒咳嗽，喉痒痰多；食积伤酒，呕恶痞闷。煎服，3~9g。

化橘红：为柚的未成熟或近成熟的干燥外层果皮。性味归经同橘皮，功效理气宽中，燥湿化痰。常用治咳嗽痰多及食积不化等证无热象者。煎服，3~6g。

枳实 Zhishi
《神农本草经》

【来源】为芸香科植物酸橙 *Citrus aurantium* L. 及其栽培变种或甜橙 *Citrus sinensis* Osbeck 的干燥幼果。主产于四川、江西、福建、浙江、江苏、湖南等省。5—6月采收。切片，生用或麸炒用。处方别名有生枳实、江枳实、炒枳实、枳实炭。

【性味归经】苦、辛、酸，微寒。归脾、胃经。

【功效应用】破气消积，化痰散痞。

1. 破气消积 用于食积证。治积滞内停，痞满胀痛、嗳腐气臭者，常与山楂、神曲、麦芽等同用；用治胃肠热结气滞，脘腹痞满证，症见腹胀、便秘，可与大黄、芒硝、厚朴等同用，如大承气汤；用治湿热痢疾，症见泻痢后重，多与黄芩、黄连同用，如枳实导滞丸。

2. 化痰散痞 用于痰浊阻滞，胸脘痞满证。本品善行气化痰以通痞塞。用治胸阳不振，痰滞气阻胸痹，多与薤白、桂枝、瓜蒌等配伍，如枳实薤白桂枝汤；治痰热结胸证，可与黄连、瓜蒌、半夏同用，即小陷胸加枳实汤；用治脾虚痰滞，寒热互结，心下痞满，症见食欲不振，多配伍半夏曲、黄连、人参等，如枳实消痞丸。

此外，本品尚可用治胃扩张、胃下垂、脱肛、子宫脱垂等脏器下垂之证，多与黄芪、人参、柴胡等补气升阳药同用，以增强补中益气升提之作用。

【用法用量】煎服，3~10g。炒后性平和。

【使用注意】孕妇慎用。

【配伍应用】

枳实配白术 枳实苦辛微寒，善破气消积、化痰散痞；白术苦甘而温，善补气健脾、燥湿利水。两药相合，既补气健脾，又行气消积祛湿，治脾虚气滞夹积夹湿有功。

🎗️ **知识拓展** --

枳实的附药

枳壳：为酸橙、香橼等近成熟的果实（去瓤）。性味归经及功效与枳实相同，但作用较缓和。长于行气宽中除胀。用治气机不畅，脘腹痞闷胀满，胸胁胀痛或嗳气。生用或麸炒用。

木香 Muxiang
《神农本草经》

【来源】为菊科植物木香 *Aucklandia lappa* Decne. 的干燥根。主产于我国云南和广西（云木香）、四川及西藏（川木香），以及印度和缅甸（广木香）。秋、冬二季采挖，晒干或烘干。生用或煨用。处方别名有广木香、云木香、川木香、煨木香、炙木香、炒木香。

【性味归经】辛、苦，温。归脾、胃、大肠、三焦、胆经。

【功效应用】行气止痛，健脾消食。

行气止痛，健脾消食　用于脾胃气滞诸证。本品善通行脾胃之滞气，有良好的行气止痛作用。治胸胁、脘腹胀痛，呕逆犯哕等，可与砂仁、藿香等行气调中药同用，如木香调气散；治脾虚气滞，症见食积不消，不思饮食者，可与党参、白术、陈皮等同用，如香砂六君子汤；是治疗泻痢里急后重之要药，治大肠气滞，泻下后重，常与黄连同用，如香连丸；治肝胆气滞证及湿热郁蒸、气机阻滞所致的胁肋胀满疼痛或黄疸，常配郁金、柴胡等疏肝理气药，或配茵陈蒿、大黄等清热利胆退黄药同用。煨木香实肠止泻。用于泄泻腹痛。

【用法用量】煎服，3~6g。生用行气力强，煨熟用以止泻。

【使用注意】本品辛温香燥，阴虚火旺者慎用。

香附 Xiangfu
《名医别录》

【来源】为莎草科植物莎草 *Cyperus rotundus* L. 的干燥根茎。全国大部分地区均产，其中产于山东者称"东香附"。秋季采挖，晒干。生用或醋炙。处方别名有生香附、制香附。

【性味归经】辛、微苦、微甘，平。归肝、脾、三焦经。

【功效应用】疏肝解郁，理气宽中，调经止痛。

1. 疏肝解郁，理气宽中　用于肝郁气滞诸痛证。本品长于疏肝解郁，并有良好的止痛作用。用于肝郁气滞之证，无论寒热虚实均可使用。治胁肋胀痛者，常与柴胡、白芍等同用，如柴胡疏肝散；治寒凝气滞、肝气犯胃之脾胃气滞，脘腹痞闷，胀满疼痛者，多与高良姜配伍，如良附丸；治寒疝腹痛者，可与乌药、小茴香等配伍。

2. 调经止痛　用于月经不调诸证。本品善疏肝理气，调经止痛。《本草纲目》称香附"乃气病之总司，女科之主帅也"。用治肝气郁结所致的月经不调、经行腹痛、乳房胀痛或经闭等证，常与当归、柴胡、川芎等配伍。

【用法用量】煎服，6~10g。醋炙止痛力强。

【使用注意】阴虚血热者忌服。

【配伍应用】

香附配高良姜　香附辛平，功善疏肝理气止痛；高良姜辛热，功善散寒止痛、温中止呕。两药相合，既温中散寒，又疏肝理气，且善止痛，治寒凝气滞、肝气犯胃之胃脘胀痛效佳。

沉香 Chenxiang
《名医别录》

【来源】为瑞香科植物白木香 *Aquilaria Sinensis*（Lour.）Gilg 含有树脂的木材。沉香主产于东南亚、印度等地，白木香主产于我国海南、广东、云南、台湾等地。全年均可采收。生用。处方别名有沉水香。

【性味归经】辛、苦，微温。归脾、胃、肾经。

【功效应用】行气止痛，温中止呕，纳气平喘。

1. 行气止痛 用于胸腹胀闷疼痛。本品气芳香走窜，味辛行散，性温祛寒，善散胸腹阴寒，行气以止痛。常与乌药、木香、槟榔等同用，治寒凝气滞之胸腹胀痛，如沉香四磨汤。

2. 温中止呕 用于胃寒呕吐恶逆。本品辛温散寒，味苦质重性降，善温胃降气而止呕。可与陈皮、荜澄茄、胡椒等同用，治寒邪犯胃，呕吐清水，如沉香丸。

3. 纳气平喘 用于肾虚气逆喘急。本品既能温肾纳气，又能降逆平喘。常与肉桂、附子、补骨脂等同用，用治下元虚冷、肾不纳气之虚喘证，如黑锡丹；若治上盛下虚之痰饮喘嗽，常与苏子、半夏、厚朴等配伍。

【用法用量】煎服，1~5g，后下。

【使用注意】本品辛温助热，故气虚下陷、阴虚火旺者忌用。

川楝子 Chuanlianzi
《神农本草经》

【来源】为楝科植物川楝 *Melia toosendan* Sieb. et Zucc. 的干燥成熟果实。主产于四川。冬季采收，晒干。用时捣破，生用或麸炒用。处方别名有苦楝子、金铃子、炙川楝子。

【性味归经】苦，寒；有小毒。归肝、小肠、膀胱经。

【功效应用】疏肝泄热，行气止痛，杀虫。

1. 疏肝泄热，行气止痛 用于肝郁化火，胁肋胀痛之证。每与延胡索同用，如金铃子散。症见寒疝腹痛者，可以本品炒用，并配小茴香、吴茱萸、木香等，以散寒行气止痛，如导气汤。

2. 杀虫 用于虫积腹痛。尤其适用于蛔虫引起之腹痛，常与槟榔、使君子等同用。此外，以本品焙黄研末，制为软膏涂敷，可用治头癣。

【用法用量】煎服，5~10g。外用适量，研末调涂。炒用寒性减低。

【使用注意】脾胃虚寒者不宜用。本品有毒，不宜过量或持续服用。

【配伍应用】

川楝子配延胡索 川楝子性寒，能理气止痛；延胡索性温，能活血行气止痛。两药相合，行气活血止痛力强，善治血瘀气滞诸痛。

乌药 Wuyao
《本草拾遗》

【来源】为樟科植物乌药 *Lindera aggregata*（Sims）Kosterm. 的干燥块根。主产于浙江、安徽、江西、陕西等地。全年均可采挖。趁鲜切片，晒干。处方别名有台乌药、天台乌药。

【性味归经】辛，温。归肺、脾、肾、膀胱经。

【功效应用】行气止痛，温肾散寒。

1. 行气止痛 用于寒凝气滞所致的胸腹胀痛，气逆喘急。常配香附、木香以行气散寒止痛；用于经行腹痛，可与当归、木香、香附同用，如乌药汤；用于寒疝腹痛，可与小茴香、木香、青皮等同用，如天台乌药散。

2. 温肾散寒 用于肾阳不足、膀胱虚寒之尿频、遗尿。常与益智仁、山药同用以温肾散寒，缩尿止遗，如缩泉丸。此外，还能与香附等配伍治疗疝气疼痛，经寒腹痛。

【用法用量】煎服，6~10g。

【使用注意】本品辛温香燥，能耗气伤阴，故气阴不足或有内热者慎服。

薤白 Xiebai
《神农本草经》

【来源】为百合科植物小根蒜 *Allium macrostemon* Bge. 或薤 *Allium chinense* G. Don 的干燥鳞茎。主产于浙江、江苏。夏、秋二季采挖，晒干。生用。

【性味归经】辛、苦，温。归心、肺、胃、大肠经。

【功效应用】通阳散结，行气导滞。

1. 通阳散结 用于胸痹证。本品善于宣通胸中阳气、温散阴寒痰浊凝滞，疏通胸中气机，具有行气宽胸之功，为治胸痹之要药。治寒痰阻滞、胸阳不振之胸痹心痛，常与瓜蒌、半夏、枳实、桂枝等配伍，如瓜蒌薤白白酒汤、瓜蒌薤白半夏汤、枳实薤白桂枝汤等；治痰瘀胸痹，则可与瓜蒌、丹参、川芎等活血祛瘀、宽胸散结药同用。

2. 行气导滞 用于肠胃气滞。本品有行气导滞作用。治脘腹痞满胀痛，常与木香、砂仁等药同用；用于湿热壅滞肠胃、泻痢后重者，可与黄柏、秦皮等同用。

【用法用量】煎服，5~10g。

【使用注意】本品辛散苦泄温通，并有蒜味，故气虚无滞、阴虚发热及不耐蒜味者不宜用。

【配伍应用】

薤白配瓜蒌 薤白辛苦而温，善通阳散结、行气导滞；瓜蒌甘微苦寒，善清热化痰、宽胸散结，兼润肠通便。两药相合，既化痰散结，又宽胸通阳，故可治痰浊闭阻、胸阳不振之胸痹证。

其他理气药小结见表 19-1。

表 19-1 其他理气药

分类	药名	性味归经	功效	主治
理气药	青皮	苦、辛，温 肝、胆、胃	疏肝破气 消积化滞	胸胁胀痛，疝气疼痛，乳癖，乳痈，食积气滞，脘腹胀痛
	佛手	辛、苦、酸，温 肝、脾、胃、肺	疏肝行气 和胃止痛 燥湿化痰	肝胃气滞，胸胁胀痛，胃脘痞满，食少呕吐，咳嗽痰多
	香橼	辛、苦、酸，温 肝、脾、肺	疏肝理气 宽中，化痰	肝郁气滞，胸胁胀痛，脘腹痞满，呕吐噫气，痰多咳嗽
	荔枝核	甘、微苦，温 肝、肾	行气散结 祛寒止痛	寒疝腹痛，睾丸肿痛
	柿蒂	苦、涩，平 胃	降逆止呃	呃逆
	甘松	辛、甘，温 脾、胃	理气止痛 开郁醒脾 外用祛湿 消肿	脘腹胀满，食欲不振，呕吐；外用治牙痛，脚气肿毒
	玫瑰花	甘、微苦，温 肝、脾	行气解郁 和血，止痛	肝胃气滞，食少呕恶，月经不调，跌扑伤痛
	梅花	微酸，平 肝、胃、肺	疏肝和中 化痰散结	肝胃气痛，郁闷心烦，梅核气，瘰疬疮毒 肝胃气滞

答案解析

思考题

1. 试述理气药的性能特点。
2. 试述木香、香附与乌药之间的功效异同点。

书网融合……

本章小结

微课

习题

第二十章　消食导滞药

PPT

📖 学习目标

1. 通过本章的学习，掌握消食导滞药的概念、功效、适应证、配伍应用和使用注意；山楂、麦芽、莱菔子、鸡内金的性味归经、功效应用、特殊用法用量及使用注意。熟悉六神曲的功效应用、特殊用法用量。了解谷芽的功效主治。

2. 具有应用消食药辨证治疗食积证的能力。

3. 树立严谨的治学态度。

凡具有消宿食导积滞的作用，用于治疗饮食积滞之证的药物，称为消食导滞药，又称"消导药"或"助消化药"。

消食导滞药大都性味甘平或甘温，归脾、胃经。功效消食化积，有的药物还有健脾开胃作用。主要适用于饮食积滞所致的脘腹胀满、嗳气吞酸、恶心呕吐、不思饮食、泄泻或便秘，以及脾胃虚弱、纳差、消化不良等症。

使用本类药物，要根据病情的不同配伍其他药物。脾胃虚弱者，可配伍健胃补脾药；脾胃有寒者，可配伍温中暖胃药；湿浊内阻者，可配伍芳香化湿药；气滞者，可配伍理气药；便秘者，可配伍通便药；积滞化热者，则当配伍苦寒清热药。

部分消食导滞药有耗气之弊，气虚及无食积、痰滞者慎用。

山楂 Shanzha
《本草经集注》

【来源】为蔷薇科植物山里红 *Crataegus pinnatifida* Bge. var. *major* N. E. Br. 或山楂 *Crataegus pinnatifida* Bge. 的干燥成熟果实。主产于河南、山东、河北等地，以山东产量大质佳。秋季果实成熟时采收，生用或炒用。处方别名有生山楂、炒山楂、焦山楂、山楂炭等。

【性味归经】酸、甘，微温。归脾、胃、肝经。

【功效应用】消食健胃，行气散瘀，化浊降脂。

1. 消食健胃　用于肉食积滞，胃脘胀满，泻痢腹痛。本品健胃消食化积，行滞止泻止痛，可消一切饮食积滞，尤善消油腻肉食积滞。治饮食积滞之嗳气、腹痛便溏者，可单用或配莱菔子、神曲；治伤食腹痛之泄泻者，单品研细粉加糖冲服或配黄连、木香等。

2. 行气散瘀　用于瘀血经闭，产后瘀阻，心腹刺痛，胸痹心痛，疝气疼痛。本品有活血化瘀止痛之功。治血瘀阻滞之心腹刺痛、胸痹心痛，常配川芎、桃仁、红花等；治妇女产后瘀阻腹痛、恶露不尽或痛经、经闭，可单品加红糖水煎服或配当归、香附、红花等；配橘核、荔枝核等治疝气疼痛。

3. 化浊降脂　单用本品制剂治疗冠心病、高血压病和高脂血症等。

【用法用量】煎服，9～12g。消食散瘀多用生山楂；焦山楂消食导滞作用增强，用于肉食积滞，泻痢不爽。

【使用注意】脾胃虚弱而无积滞或胃酸过多者慎用。

六神曲 Liushenqu
《药性论》

【来源】为面粉和其他药物混合后经发酵而成的加工品。全国各地均生产。生用或炒用。处方别名有生神曲、炒神曲、焦神曲等。

【性味归经】甘、辛，温。归脾、胃经。

【功效应用】消食和胃。

消食和胃 用于食积不化，脘腹胀满，不思饮食及肠鸣泄泻。本品能健脾开胃，行气消食，常与焦麦芽、焦山楂同用，习称焦三仙。治食积不化之脘腹胀满、泄泻者，常配麦芽、山楂、莱菔子等，如保和丸；治脾胃虚弱、食滞中阻者，可配党参、白术、木香等，如健脾丸。

此外，丸剂中有金石、介类药时，常以本品糊丸，以赋形、助消化。

【用法用量】煎服，6～15g。消食宜炒焦用。

🌸 **知识拓展** ---

六神曲的附药

建神曲：为山楂、麦芽、荆芥等数十种中药与面粉、麸皮经混合发酵而成的曲剂。辛、甘，性温；归脾、胃经。功能消食化积，健脾和胃，发散风寒。用于风寒感冒，饮食积滞，脘腹胀满，脾虚泄泻等。其性能、功用与六神曲相似，对风寒表证有食滞者尤宜。

麦芽 Maiya
《名医别录》

【来源】为禾本科植物大麦 *Hordeum vulgare* L. 的成熟果实经发芽干燥的炮制加工品。全国各地均生产。将麦粒用水浸泡后，保持适宜温、湿度，待幼芽长至约5mm时，晒干或低温干燥。处方别名有生麦芽、炒麦芽、焦麦芽等。

【性味归经】甘，平。归脾、胃、肝经。

【功效应用】行气消食，健脾开胃，回乳消胀。

1. 行气消食，健脾开胃 用于食积不消，脘腹胀痛，脾虚食少。本品可促进食物的消化，尤能消米面薯芋类食积。治食积不化之脘闷腹胀、呕吐泄泻者，可单用或配山楂、神曲等；治脾胃虚弱、食欲不振者，可配白术、党参等。

2. 回乳消胀 用于妇女断乳或乳汁郁积之乳房胀痛，可用大剂量炒麦芽煎服。此外，也可用于肝气郁滞或肝胃不和之胁痛、脘腹痛，常配川楝子、柴胡等。

【用法用量】煎服，10～15g，大剂量30～120g。生麦芽健脾和胃，疏肝行气，用于脾虚食少，乳汁郁积。炒麦芽行气消食回乳，用于食积不消，妇女断乳。焦麦芽消食化滞，用于食积不消，脘腹胀痛。

【使用注意】哺乳期妇女不宜服用。

莱菔子 Laifuzi
《日华子本草》

【来源】为十字花科植物萝卜 *Raphanus sativus* L. 的干燥成熟种子。全国各地均有栽培。夏季果实成熟时采割植株，晒干，搓出种子，除去杂质，再晒干。生用或炒用，用时捣碎。处方别名有萝卜子、炒莱菔子等。

【性味归经】辛、甘，平。归肺、脾、胃经。

【功效应用】消食除胀，降气化痰。

1. 消食除胀　用于食积气滞证。本品助胃消食，行气消食除胀。治饮食停滞，脘腹胀痛，大便秘结或积滞泻痢者，常配山楂、神曲、陈皮等；治食积气滞兼脾虚者，配白术。

2. 降气化痰　用于痰壅喘咳，胸闷食少。本品既消食化积，又降气化痰以止咳平喘。治痰壅咳喘、胸闷兼食积不化者，常配芥子、紫苏子等。

此外，本品生用捣烂，热酒调敷，可治跌打损伤、瘀血肿痛。

【用法用量】煎服，5～12g。

【使用注意】本品辛散耗气，故气虚及无食积、痰滞者慎用。不宜与人参同用，以免降低人参补气之力。

鸡内金 Jineijin
《神农本草经》

【来源】为雉科动物家鸡 *Gallus gallus domesticus* Brisson 的干燥沙囊内壁。全国各地均产。杀鸡后，取出鸡肫，立即剥下内壁，洗净，干燥。生用或炒用。处方别名有鸡肫皮、炙内金等。

【性味归经】甘，平。归脾、胃、小肠、膀胱经。

【功效应用】健胃消食，涩精止遗，通淋化石。

1. 健胃消食　用于积滞证。本品健脾消食作用较强，肉食积、乳积、谷积及其他积滞皆宜，食积不消兼有脾虚者尤宜。轻者，单用炒品研末冲服；治食积不化、脘腹胀满，呕吐泻痢者，常配山楂、麦芽等；治小儿脾虚疳积，可配白术、山药、茯苓等。

2. 涩精止遗　用于遗精，遗尿。本品有固精止遗之功。治肾虚遗精者，可单用炒焦研末后黄酒冲服或配芡实、菟丝子、莲子等；治肾虚遗尿者，常配桑螵蛸、覆盆子等。

3. 通淋化石　用于石淋涩痛，胆胀胁痛。本品有通淋化坚消石之功。治砂石淋证之小便涩痛者，常配海金沙、车前子、金钱草等；治肝胆结石之胁肋胀痛者，常配金钱草、郁金、茵陈等。

【用法用量】煎服，3～10g。研末服效佳，每次1.5～3g。

【使用注意】本品消食力强，故脾虚无积滞者慎服。

其他消食导滞药小结见表20-1。

表20-1　其他消食导滞药

分类	药名	性味归经	功效	主治
消食导滞药	谷芽	甘，温 脾、胃	消食和中 健脾开胃	食积不消，腹胀口臭，脾胃虚弱，不饥食少；炒谷芽偏于消食，用于不饥食少；焦谷芽善化积滞，用于积滞不消

答案解析

思考题

1. 何谓"焦三仙"，三者在消食方面有何特点？

2. 能消食且活血、消食且回乳、消食且化石、消食且止咳平喘、消食且涩精止遗分别是什么药？

书网融合……

本章小结

微课

习题

第二十一章　驱虫药

PPT

📖 学习目标

1. 通过本章的学习，掌握驱虫药的概念、功效、适应证、配伍应用和使用注意；使君子、苦楝皮、槟榔的性味归经、功效应用、特殊用法用量及使用注意。了解雷丸、榧子的功效主治。

2. 具有应用驱虫药辨证治疗虫积证的能力。

3. 提升弘扬中药文化的责任感与意愿。

以驱除或杀灭人体寄生虫为主要功效，用于治疗虫证的药物，称为驱虫药。

本类药物对人体寄生虫，特别是寄生于肠道的蠕虫类寄生虫有毒杀、麻痹作用，主要是直接麻痹虫体，使虫体无力黏附而排出体外。本类药物主要用于肠道寄生虫病，如蛔虫病、蛲虫病、绦虫病、钩虫病、姜片虫病等。

临床应用时，必须根据寄生虫的种类及患者体质的强弱而选用适当的驱虫药，并须视具体证情而配用相应的药物。有积滞者，可配伍消食导滞药；便秘者，当配伍泻下药，有助于虫体排出；脾胃虚弱、运化失常者，可配伍健运脾胃药；体虚者，应攻补兼施，或先补后攻。一般而言，只要患者体质允许，临床使用驱虫药时应配伍泻下药以促进虫体排出。

本类药物一般在空腹时服，在使用有毒驱虫药时须注意剂量，以免中毒或损伤正气；发热或腹痛较剧时，暂时不宜使用驱虫药；孕妇、年老体弱者慎用。

使君子 Shijunzi
《开宝本草》

【来源】为使君子科植物使君子 *Quisqualis indica* L. 的干燥成熟果实。主产于广东、广西、云南等地。秋季果皮变紫黑色时采收，除去杂质，干燥。用时捣碎，去壳取种仁，生用或炒香用。

【性味归经】甘，温。归脾、胃经。

【功效应用】杀虫消积。

杀虫消积　用于蛔虫病、蛲虫病、小儿疳积。本品有杀虫消积作用，还有缓泻之性，蛔虫病尤宜；本品味甘气香而不苦，故小儿尤宜，为驱蛔之要药。治蛔虫病轻者，可单用炒香嚼服；治蛔虫病重者，须配苦楝皮、槟榔等，如使君子散；治蛲虫病者，可配百部、槟榔、大黄等；治小儿疳积、虫积腹痛之面色萎黄、形瘦腹大者，常配槟榔、神曲、麦芽等，如肥儿丸。

【用法用量】9～12g，捣碎入煎剂；使君子仁6～9g，多入丸散或单用，作1～2次分服。小儿每岁1～1.5粒，炒香嚼服，1日总量不超过20粒。

【使用注意】服药时忌饮浓茶。

苦楝皮 Kulianpi
《名医别录》

【来源】为楝科植物川楝 *Melia toosendan* Sied. et Zucc. 或楝 *Melia azedarach* L. 的干燥树皮或根皮。前者全国大部分地区均产，后者主产于四川、湖北、贵州等地。春、秋二季剥取，晒干，或除去粗皮，晒干。鲜用或切片生用。

【性味归经】苦，寒；有毒。归肝、脾、胃经。

【功效应用】杀虫，疗癣。

1. 杀虫　用于蛔虫病、蛲虫病。本品以杀虫为主要功效，疗效可靠，为治蛔虫病首选药。治蛔虫病、钩虫病引起的虫积腹痛，可单用煎服或配槟榔；治蛲虫病者，可配百部、乌梅煎浓液灌肠。

2. 疗癣　用于疥癣瘙痒。本品外用清热燥湿，杀虫疗癣止痒。治疥疮、头癣、湿疮、湿疹瘙痒者，单取本品为末，用醋或猪脂调涂患处，亦可配黄柏、苦参等合用外洗。

此外，本品煎汤外洗可治脓疱疮，煎浓汁含漱治龋齿疼痛。

【用法用量】煎服，3～6g。外用适量，煎水洗或研末用猪脂调敷患处。

【使用注意】孕妇、肝肾功能不全者慎服。

槟榔 Binlang
《名医别录》

【来源】为棕榈科植物槟榔 *Areca catechu* L. 的干燥成熟种子。主产于海南、福建、云南等地。春末至秋初采收成熟果实，用水煮后，干燥，除去果皮，取出种子，干燥。浸透切片或捣碎用。

【性味归经】苦、辛，温。归胃、大肠经。

【功效应用】杀虫，消积，行气，利水，截疟。

1. 杀虫　用于多种肠道寄生虫病。本品对绦虫、蛔虫、姜片虫等多种肠道寄生虫有驱杀作用，并借其行气缓下之功驱除虫体。治绦虫病疗效较佳，对驱杀猪带绦虫尤为有效，常配南瓜子；治虫积腹痛者，可配使君子、苦楝皮。

2. 消积，行气　用于积滞泻痢，里急后重。本品善行胃肠之气，兼缓泻通便而消胃肠积滞。治食积气滞之泻痢、里急后重者，常配木香、青皮、大黄等，如木香槟榔丸；治湿热泻痢者，可配木香、黄连、芍药等，如芍药汤。

3. 利水　用于水肿脚气。本品有下气行水之功。治水肿实证、二便不利者，常配商陆、茯苓皮、泽泻等，如疏凿饮子；治寒湿脚气肿痛者，常配吴茱萸、木瓜、橘皮等，如鸡鸣散。

4. 截疟　用于疟疾。本品有截疟之功，治疟疾寒热久发不止，与常山、草果、厚朴等同用，如截疟七宝饮。

【用法用量】煎服，3～10g。驱绦虫、姜片虫30～60g。焦槟榔善消积导滞。

【配伍应用】

槟榔配常山　槟榔性温，功效杀虫、行气利水、缓通大便；常山性寒有毒，功善涌吐祛痰截疟。两药相合，寒热并施，相反相成，既有较强的祛痰截疟之功，又可减少常山涌吐之副作用，故善治疟疾久发不止。

其他驱虫药小结见表21－1。

表21－1　其他驱虫药

分类	药名	性味归经	功效	主治
驱虫药	雷丸	微苦，寒 胃、大肠	杀虫消积	绦虫病，钩虫病，蛔虫病，虫积腹痛，小儿疳积
	榧子	甘，平 肺、胃、大肠	杀虫消积 润肺止咳 润肠通便	钩虫病，蛔虫病，绦虫病，虫积腹痛，小儿疳积，肺燥咳嗽，大便秘结

答案解析

思考题

1. 为什么驱虫药常与泻下药配伍同用？
2. 简述驱虫药的使用注意。

书网融合……

    本章小结   微课   习题

第二十二章 止血药

PPT

📖 学习目标

1. 通过本章的学习，掌握止血药的概念、功效、适应证、分类、配伍应用和使用注意；小蓟、地榆、槐花、三七、茜草、蒲黄、白及、艾叶的分类归属、性味归经、功效应用、特殊用法用量、使用注意和配伍应用。熟悉大蓟、侧柏叶、白茅根、仙鹤草、炮姜的分类归属、功效应用、配伍应用。了解苎麻根、花蕊石、降香、紫珠叶、棕榈炭、血余炭、藕节、鸡冠花、灶心土的分类归属和功效主治。

2. 具有应用止血药辨证治疗出血证的能力。

3. 培养文化自信。

凡以制止体内外出血为主要作用，用于治疗出血证的药物，称为止血药。由于出血部位不同，主要表现为咯血、衄血、吐血、便血、尿血、崩漏、外伤出血等。

止血药主归肝、心二经。引起出血的原因很多，如血热、气虚、瘀血等，根据其性能功效的不同，分为凉血止血药、化瘀止血药、收敛止血药、温经止血药四类。

使用止血药物时，必须根据出血的不同原因和病情，选择药性相宜的止血药，行必要的配伍。血热妄行而出血者，应选择凉血止血药，并配伍清热泻火、清热凉血之品；瘀血内阻、血不循经而出血者，应选化瘀止血药，并配伍行气活血药；虚寒性出血者，应选温经止血药、收敛止血药，并配伍益气健脾温阳之品。出血过多、气随血脱者，法当峻补元气、益气固脱以救其急。

使用止血药时还应注意止血而不留瘀，尤其是凉血止血药、收敛止血药，易恋邪、凉遏而留瘀，出血兼有瘀血者不宜单独使用，可适当配伍活血之品。止血药炒炭可以增强止血效果，但也有部分药物以生品止血效果更佳。

第一节 凉血止血药

本类药物药性均寒凉入血分，能清血分之热而止血，适用于血热妄行之出血证。常配伍清热凉血药、化瘀止血药。急性出血较甚者，亦可配伍收敛止血药以加强止血之效。

大蓟 Daji
《名医别录》

【来源】为菊科植物蓟 *Cirsium japonicum* Fisch. ex DC. 的干燥地上部分。全国大部分地区均产。夏、秋二季花开时采割地上部分，除去杂质，晒干。生用或炒炭用。处方别名有刺蓟、鸡项草等。

【性味归经】甘、苦，凉。归心、肝经。

【功效应用】凉血止血，散瘀解毒消痈。

1. 凉血止血 用于血热出血证。本品善清血分热邪。治衄血、吐血、尿血、便血、崩漏者，可单用鲜品捣汁服或配小蓟、侧柏叶等；治外伤出血者，可单品研末外敷。

2. 散瘀解毒消痈 用于痈肿疮毒。本品散瘀解毒而消痈肿。可单用鲜品，既可外敷又可内服，亦可配其他清热解毒药。

【用法用量】煎服，9～15g，鲜品可用30～60g。外用鲜品适量，捣敷患处。

【配伍应用】

大蓟配小蓟　两药均性凉而凉血止血、散瘀解毒消痈，同用则药力更强，治血热出血诸证及热毒疮肿。

小蓟 Xiaoji
《名医别录》

【来源】为菊科植物刺儿菜 Cirsium setosum（Willd.）MB. 的干燥地上部分。全国大部分地区均产。夏、秋二季花开时采割，除去杂质，晒干。生用或炒炭用。处方别名有千针草、刺儿菜、青青菜、小蓟草等。

【性味归经】甘、苦，凉。归心、肝经。

【功效应用】凉血止血，散瘀解毒消痈。

1. 凉血止血　用于血热出血证。本品功似大蓟而力稍弱。治衄血、吐血、尿血、便血、崩漏者，常配大蓟；兼能利尿，治尿血、血淋者尤宜，可配生地黄、蒲黄等，如小蓟饮子。

2. 散瘀解毒消痈　用于痈肿疮毒。本品散瘀消痈之功略逊于大蓟。可单品内服或鲜品捣烂涂于患处。

【用法用量】煎服，5～12g，鲜品30～60g。外用适量，捣敷患处。

【使用注意】脾胃虚寒、便溏泄泻者慎用。

地榆 Diyu
《神农本草经》

【来源】为蔷薇科植物地榆 Sanguisorba officinalis L. 或长叶地榆 Sanguisorba officinalis L. var. longifolia（Bert.）Yü et Li 的干燥根。前者产于我国南北各地；后者习称"绵地榆"，主要产于安徽、浙江、江苏等地。春季发芽时或秋季植株枯萎后采挖，除去须根，洗净，干燥，或趁鲜切片干燥。生用或炒炭用。处方别名有赤地榆、山红枣根、生地榆、地榆炭等。

【性味归经】苦、酸、涩，微寒。归肝、大肠经。

【功效应用】凉血止血，解毒敛疮。

1. 凉血止血　用于血热出血证。本品性沉降而走下焦，下焦血热出血证尤宜。治便血、痔血者，常配槐花；治崩漏者，常配生地黄、黄芩、蒲黄等；治血痢者，则配黄连、木香等。

2. 解毒敛疮　用于水火烫伤、痈肿疮毒等。本品泻火解毒敛疮，为治烧烫伤之要药，可单品研末麻油调敷或配大黄粉，或配黄连、冰片；治湿疹及皮肤溃烂者，可单品浓煎，纱布浸药外敷，或配煅石膏、枯矾研末，撒于患处，或和凡士林调膏外涂；治疮疡肿毒者，可单品煎汁温洗或湿敷，或与清热解毒药同用。

【用法用量】煎服，9～15g。外用适量，研末涂敷患处。

【使用注意】虚寒性便血、下痢、崩漏及出血有瘀者慎用。对于大面积烧伤，不宜外涂，以防其所含鞣质被大量吸收而引起中毒性肝炎。

【配伍应用】

地榆配槐角　地榆微寒，善清下焦血分之热而凉血止血；槐角寒，善清大肠之火而凉血止血。两药相合，可治血热出血诸证，尤宜痔疮出血及便血。

槐花 Huaihua
《日华子本草》

【来源】为豆科植物槐 Sophora japonica L. 的干燥花及花蕾。全国各地区产，以黄土高原和华北平原为多。夏季花开放或花蕾形成时采收，及时干燥，除去枝、梗及杂质。前者习称"槐花"，后者习称"槐米"。生用或炒炭用。处方别名有槐米、槐蕊、炒槐花、槐花炭等。

【性味归经】苦，微寒。归肝、大肠经。

【功效应用】凉血止血，清肝泻火。

1. 凉血止血 用于血热出血证。本品善清泄大肠之火热而凉血止血，故善治下部出血，如痔血、便血、血痢、崩漏，常与地榆相须为用；治吐血、衄血者，常配仙鹤草、白茅根等。

2. 清肝泻火 用于肝热目赤，头痛眩晕。本品有清泻肝火明目之功。可单用煎汤代茶，或配夏枯草、菊花等。

【用法用量】煎服，5～10g。止血宜炒炭用，泻火宜生用。

【使用注意】脾胃虚寒者慎用。

🔗 知识拓展

槐花的附药

槐角：本品为豆科植物槐的干燥成熟果实。其性苦，寒。归肝、大肠经。清热泻火，凉血止血。用于肠热便血，痔肿出血，肝热头痛，眩晕目赤。

侧柏叶 Cebaiye
《名医别录》

【来源】为柏科植物侧柏 Platycladus orientalis （L.）Franco 的干燥枝梢和叶。全国各地均产。多在夏、秋二季采收，除去粗梗及杂质，阴干。生用或炒炭用。处方别名有柏叶、丛柏叶、侧柏等。

【性味归经】苦、涩，寒。归肺、肝、脾经。

【功效应用】凉血止血，化痰止咳，生发乌发。

1. 凉血止血 用于血热出血证。本品善清血热，兼能收敛止血，为治各种出血病证之要药，血热者尤宜。治吐血、衄血、便血、崩漏下血者，常配荷叶、生地黄、艾叶，如四生丸。

2. 化痰止咳 用于肺热咳嗽。本品善清肺热，化痰止咳。治肺热咳喘之痰稠难咳者，可单用或配黄芩、瓜蒌等。

3. 生发乌发 用于血热脱发，须发早白。本品寒凉入血而祛风，故有生发乌发之功。治头发不生者，以本品为末，和麻油涂之；治脱发者，以生柏叶、附子研末，猪脂为丸，入汤中洗头。

【用法用量】煎服，6～12g。外用适量，煎汤外洗或研末调敷。止血多炒炭用，化痰止咳宜生用。

白茅根 Baimaogen
《神农本草经》

【来源】为禾本科植物白茅 Imperata cylindrica Beauv. var. major （Nees）C. E. Hubb. 的干燥根茎。全国各地均产，但以华北地区较多。春、秋二季采挖，洗净，晒干，除去须根和膜质叶鞘，捆成小把。生用或炒炭用。处方别名有鲜茅根、茅根、干茅根、茅草根等。

【性味归经】甘，寒。归肺、胃、膀胱经。

【功效应用】凉血止血，清热利尿。

1. 凉血止血 用于血热出血证。本品清血分之热而凉血止血，兼能利尿。尿血者尤宜，可单用或配大蓟、小蓟等，如十灰散；治吐血、衄血者，以本品煎汁或鲜品捣汁服用。

2. 清热利尿　用于水肿尿少，热淋涩痛及湿热黄疸。本品能清热利尿而具利水消肿、利尿通淋、利湿退黄之效。治水肿尿少者，配车前子等；治热淋涩痛者，配木通、滑石等；治湿热黄疸者，配茵陈等。

此外，本品还可清肺胃热，治热病烦渴、胃热呕吐、肺热咳嗽等。

【用法用量】　煎服，9～30g，鲜品可用30～60g。止血宜炒炭用。

【使用注意】　本品性寒，故脾胃虚寒及血分无热者忌服。

第二节　化瘀止血药

本类药物既能止血，又能化瘀，能消散瘀血而止血，适用于因瘀血内阻而血不循经之出血证。配伍后也可用于其他内外出血证，有止血而不留瘀的优点。因能化除瘀血，大多还可用于跌打损伤、经闭、心腹疼痛等瘀滞病证。

三七 Sanqi
《本草纲目》

【来源】　为五加科植物三七 *Panax notoginseng*（Burk.）F. H. Chen 的干燥根和根茎。主产于云南、广西等地。秋季花开前采挖，洗净，分开主根、支根及根茎，干燥。支根习称"筋条"，根茎习称"剪口"。研末，生用。处方别名有田七、参三七、金不换等。

【性味归经】　甘、微苦，温。归肝、胃经。

【功效应用】　散瘀止血，消肿定痛。

1. 散瘀止血　用于各种内外出血证，有瘀者尤宜。本品既止血，又散瘀，有止血而不留瘀、化瘀而不伤正之特点，常治咯血、吐血、衄血、便血、崩漏及外伤出血等，单味研末内服或外用即可奏效，亦可配花蕊石、血余炭等。

2. 消肿定痛　用于胸腹刺痛，跌仆肿痛。本品能活血化瘀而消肿定痛，为伤科之要药。可单品内服或外敷，或配活血行气药。

【用法用量】　煎服3～9g；研末吞服，每次1～3g；外用适量，研末外掺或调敷。

【使用注意】　血热及阴虚有火者不宜单用。本品性温能活血，故孕妇慎用。

茜草 Qiancao
《神农本草经》

【来源】　为茜草科植物茜草 *Rubia cordtfolia* L. 的干燥根和根茎。主产于安徽、江苏、山东等地。春、秋二季采挖，除去泥沙，干燥。生用或炒用。处方别名有茜草根、茜草炭、生茜草。

【性味归经】　苦，寒。归肝经。

【功效应用】　凉血，祛瘀，止血，通经。

1. 凉血，祛瘀，止血　用于血热夹瘀的出血证。本品既凉血止血，又活血散瘀。治吐血、衄血者，常配大蓟、侧柏叶等，如十灰散；治血热崩漏者，常配生地黄、侧柏叶等；治尿血者，常配小蓟、白茅根等。

2. 通经　用于瘀阻经闭，关节痹痛，跌仆肿痛。本品能消瘀滞，通血脉，利关节。治血瘀经闭者，常配桃仁、红花、当归等；治跌仆肿痛及关节痹痛者，可单味泡酒服，或配其他活血疗伤药及祛风通络药。

【用法用量】　煎服，6～10g。止血宜炒炭用，活血祛瘀则生用或酒炒用。

【使用注意】　本品苦寒降泄，故脾胃虚寒及无瘀滞者慎服。

蒲黄 Puhuang
《神农本草经》

【来源】为香蒲科植物水烛香蒲 *Typha angustifolia* L.、东方香蒲 *Typha orientalis* Presl 或同属植物的干燥花粉。主产于浙江、江苏、安徽等地。夏季采收蒲棒上部的黄色雄花序，晒干后碾轧，筛取花粉。剪取雄花后，晒干，成为带有雄花的花粉，即为草蒲黄。生用或炒用。处方别名有生蒲黄、炒蒲黄、蒲黄炭等。

【性味归经】甘，平。归肝、心包经。

【功效应用】止血，化瘀，通淋。

1. **止血**　用于各种内外出血证。本品既止血，又化瘀，属实夹瘀者尤宜。治吐血、衄血、咯血、尿血、崩漏者，可单品冲服，或配其他止血药；治外伤出血者，可单品外敷。

2. **化瘀**　用于瘀血痛证。本品能行血通经，化瘀止痛，为妇科常用药。治胸腹刺痛、产后瘀阻腹痛、经闭痛经者，常配五灵脂，如失笑散；治跌仆肿痛者，单品温酒服。

3. **通淋**　用于血淋涩痛。本品既止血，又利尿通淋。常配生地黄、冬葵子，如蒲黄散。

【用法用量】煎服，5~10g，包煎。外用适量，敷患处。止血宜炒炭用，化瘀宜生用。

【使用注意】生蒲黄有收缩子宫作用，故孕妇慎用。

【配伍应用】

蒲黄配五灵脂　蒲黄性平，生用活血化瘀而止血，炒用收涩止血略兼化瘀；五灵脂性温，生用活血止痛，炒用功偏化瘀止痛。两药相合，无论生用、炒用，均能活血止痛、化瘀止血，善治血瘀胸胁心腹诸痛及血瘀出血。

第三节　收敛止血药

本类药物多味涩，或为炭类，或质黏，故能收敛止血。无论虚寒性出血或热性出血均可用之，然其性收涩，有留瘀恋邪之弊，当以出血无瘀者为宜。

白及 Baiji
《神农本草经》

【来源】为兰科植物白及 *Bletilla striata* (Thunb.) Reichb. f. 的干燥块茎。主产于贵州、四川、湖南等地。夏、秋二季采挖，除去须根，洗净，置沸水中煮或蒸至无白心，晒至半干，除去外皮，晒干。生用。处方别名有白芨、白及粉、白根等。

【性味归经】苦、甘、涩，微寒。归肺、肝、胃经。

【功效应用】收敛止血，消肿生肌。

1. **收敛止血**　用于内外出血证。本品质黏而涩，止血作用佳，为收敛止血之要药，善治肺、胃出血。治诸内出血者，可单品研末，糯米汤调服；治咯血、吐血、便血者，常配乌贼骨，如乌及散；治外伤出血者，可研末外掺或水调外敷。

2. **消肿生肌**　用于疮疡肿毒，皮肤皲裂。本品善消肿生肌。治疮疡痈肿初起者，常配金银花、皂角刺、天花粉等；治痈肿已溃，久不收口者，常研末外用；治烫伤、手足皲裂、肛裂者，可研末麻油调涂。

【用法用量】煎服，6~15g。研末吞服，每次3~6g。外用适量。

【使用注意】本品性涩质黏，故外感咯血、肺痈初起及肺胃出血而实热火毒盛者慎用。不宜与川乌、制川乌、草乌、制草乌、附子同用。

【配伍应用】

1. 白及配三七 白及微寒黏涩，功善收敛止血、消肿生肌；三七性温，功善化瘀止血、消肿定痛，且不伤正。两药相合，行止并施，止血力增强而不留瘀，可治各种出血，内服外用皆宜。

2. 白及配海螵蛸 白及微寒黏涩，功效收敛止血、生肌；海螵蛸微温燥涩，功效收敛止血、制酸止痛、敛疮。两药相合，不但止血力增强，且可促进溃疡愈合，治胃十二指肠溃疡之吐血、便血效佳。

仙鹤草 Xianhecao
《本草图经》

【来源】 为蔷薇科植物龙芽草 *Agrimonia pilosa* Ledeb. 的干燥地上部分。主产于浙江、江苏、湖南等地。夏、秋二季茎叶茂盛时采割，除去杂质，干燥。切段，生用。处方别名有龙芽草、黄龙尾、子母草等。

【性味归经】 苦、涩，平。归心、肝经。

【功效应用】 收敛止血，截疟，止痢，补虚，解毒。

1. 收敛止血 用于出血证。本品药性平和，凡出血病证，无论寒热虚实，皆可应用。治血热妄行之咯血、吐血、崩漏下血者，可配鲜生地、牡丹皮等；治虚寒性出血者，可配党参、熟地黄、炮姜等。

2. 截疟 用于疟疾。本品有解毒截疟之功，治疟疾寒热者，可单品研末，于疟发前2小时吞服，或水煎服。

3. 止痢 用于血痢。本品能涩肠止泻止痢，兼能止血。单品水煎，或配其他凉血止痢之品。

4. 补虚 用于脱力劳伤。本品有补虚、强壮之功。治劳力过度之神疲乏力、面色萎黄而纳食正常者，常与大枣同煮，食枣饮汁；治气血亏虚之神疲乏力、头晕目眩者，可配党参、熟地黄、龙眼肉等。

此外，本品尚有解毒杀虫之功，治痈肿疮毒、阴痒带下。

【用法用量】 煎服，6~12g。外用适量。

【使用注意】 本品具有涩敛之性，故泻痢兼表证发热者不宜服。

第四节 温经止血药

本类药物药性温热，能温内脏，益脾阳，固冲脉而统摄血液，达到温经止血之效。适用于脾不统血、冲脉失固之虚寒性出血证，如便血、崩漏、紫癜等，出血日久，色暗淡者，常与益气健脾药，或益肾暖宫补摄之品同用。因此类药药性温热，热盛火旺之出血证忌用。

艾叶 Aiye
《名医别录》

【来源】 为菊科植物艾 *Artemisia argyi* Lévl. et Vant. 的干燥叶。全国大部分地区均产。夏季花未开时采摘，除去杂质，晒干。生用或炒炭用。处方别名有陈艾叶、蕲艾叶、艾叶炭等。

【性味归经】 辛、苦，温；有小毒。归肝、脾、肾经。

【功效应用】 温经止血，散寒止痛，外用祛湿止痒。

1. 温经止血 用于出血证。本品暖气血而温经脉，为温经止血之要药，适用于虚寒性出血病证，崩漏者尤宜。治下元虚冷、冲任不固之月经过多、崩漏下血者，可单用或配阿胶、芍药、干地黄等，如胶艾汤；治血热妄行之吐血、衄血、咯血者，常配生地黄、生荷叶、生柏叶等，如四生丸。

2. 散寒止痛 用于少腹冷痛，经寒不调，宫冷不孕。本品能温经脉，逐寒湿，止冷痛，尤善调经，为治妇科下焦虚寒或寒客胞宫之要药。治少腹冷痛者，单品炒热熨敷脐腹；治经寒不调、宫冷不孕者，常配香附、川芎、白芍等，如艾附暖宫丸；治胎动不安或胎漏下血者，常配阿胶、芍药、当归等。

3. 祛湿止痒 用于皮肤瘙痒。本品煎汤外洗，可治湿疹、疥癣、皮肤瘙痒，若配地肤子、白鲜皮，效果更佳。

此外，将本品捣绒，制成艾条、艾炷等，用之熏灸体表穴位，能使热气内注筋骨，温煦气血，透达经络，为温灸的主要药料。

【用法用量】煎服，3~9g。外用适量，供灸治或熏洗用。温经止血宜炒炭用，散寒止痛宜生用。

【使用注意】本品辛香温燥，故不可过量或持续服用，阴虚血热者忌服。

【配伍应用】

艾叶配阿胶　艾叶性温，功善散寒暖宫、温经止血，并能调经安胎；阿胶性平，功效养血止血。两药相合，既养血止血，又散寒暖宫调经，治崩漏下血属血虚有寒之证。

炮姜 Paojiang
《珍珠囊》

【来源】为姜科植物姜 Zingiber officinale Rose. 的干燥根茎炮制品。主产于四川、贵州等地。取干姜用砂烫至鼓起，表面棕褐色。处方别名有黑姜、姜炭、炮姜炭、黑姜炭等。

【性味归经】辛，热。归脾、胃、肾经。

【功效应用】温经止血，温中止痛。

1. 温经止血　用于阳虚失血，吐衄崩漏。本品温经止血，对脾阳虚，脾不统血者，为首选要药。治虚寒性吐血、便血者，常配人参、黄芪、附子；治冲任虚寒之崩漏下血者，可配乌梅、棕榈，如如圣散。

2. 温中止痛　用于脾胃虚寒，腹痛吐泻。本品可温中止痛、止泻，多单用或配附子等；治产后血虚寒凝之小腹疼痛，则配当归、川芎等，如生化汤。

【用法用量】煎服，3~9g；或入丸、散。外用适量。

【使用注意】本品苦辛温燥，故血热及阴虚火旺之出血者忌服。孕妇慎服。

其他止血药小结见表 22-1。

表 22-1　其他止血药

分类	药名	性味归经	功效	主治
凉血止血药	苎麻根	甘，寒 心、肝	凉血止血 清热安胎 利尿，解毒	咯血，咳血，衄血，吐血，尿血，崩漏，胎动不安，胎漏下血，湿热淋证，血淋，热毒痈肿
化瘀止血药	花蕊石	酸、涩，平 肝	化瘀止血	咯血，吐血，外伤出血，跌扑伤痛
	降香	辛，温 肝、脾	化瘀止血 理气止痛	吐血，衄血，外伤出血，肝郁胁痛，胸痹刺痛，跌扑伤痛，呕吐腹痛
收敛止血药	紫珠叶	苦、涩，凉 肝、肺、胃	凉血收敛止血 散瘀解毒消肿	衄血，咯血，吐血，便血，崩漏，外伤出血，热毒疮疡，水火烫伤
	棕榈炭	苦、涩，平 肺、肝、大肠	收敛止血	吐血，咯血，衄血，尿血，便血，崩漏
	血余炭	苦，平 肝、胃	收敛止血 化瘀 利尿	吐血，咯血，衄血，血淋，尿血，便血，崩漏，外伤出血，小便不利
	藕节	甘、涩，平 肝、肺、胃	收敛止血 化瘀	吐血，咯血，衄血，尿血，崩漏
	鸡冠花	甘、涩，凉 肝、大肠	收敛止血 止带，止痢	吐血，崩漏，便血，痔血，赤白带下，久痢不止
温经止血药	灶心土	辛，微温 脾、胃	温中止血 止呕，止泻	脾胃虚寒，呕吐恶心，吐血，衄血，尿血，便血，崩漏，脾虚久泻

答案解析

思考题

1. 止血药分为几类，各类的作用与适应证如何，每类包括哪些药物？

2. 比较大蓟与小蓟的功效主治的异同点。

3. 比较地榆、槐花的功效主治的异同点。

4. 比较三七、蒲黄与茜草的功效主治的异同点。

5. 试述使用止血药时应如何配伍以及使用注意？

6. 艾叶、苎麻根、桑寄生、砂仁、白术均能安胎，治疗胎动不安，试述其作用机制有何不同？

书网融合……

本章小结　　　　　微课　　　　　习题

第二十三章 活血化瘀药

PPT

📖 **学习目标**

1. 通过本章的学习，掌握活血化瘀药的概念、功效、适应证、分类、配伍应用和使用注意；川芎、延胡索、郁金、姜黄、丹参、红花、桃仁、益母草、牛膝、虎杖的分类归属、性味归经、功效应用、特殊用法用量、使用注意和配伍应用。熟悉乳香、没药、鸡血藤、土鳖虫、莪术、三棱、水蛭的分类归属、功效应用、特殊用法用量、使用注意和配伍应用。了解泽兰、王不留行、月季花、凌霄花、自然铜、苏木、骨碎补、马钱子、血竭、儿茶、斑蝥的分类归属和功效主治。

2. 具有应用活血化瘀药辨证治疗瘀血证的能力。

3. 培养学生创新能力。

凡以通畅血行、消散瘀血为主要作用，用于治疗瘀血证的药物，称为活血化瘀药，或活血祛瘀药。简称活血药，或化瘀药。其作用较峻猛者，又称破血逐瘀药。

活血化瘀药味多辛、苦而性温，善于走散通行，具有促进血行、消散瘀血作用，适用于各种血行失畅、瘀血阻滞之证。如内科之头、胸、腹、四肢诸痛，痛如针刺，痛处固定者，体内癥瘕积聚，中风半身不遂，肢体麻木，关节痹痛日久，血证之出血色紫暗夹有血块，妇产科痛经、闭经、产后恶露不尽、腹痛，外伤科之跌仆损伤肿痛，痈肿疮疡等。

活血化瘀药的使用，应针对病情，根据药物寒温、猛缓之性和功效特点，加以选择，并做适当的配伍。寒凝血瘀者，当配伍温里药；热灼营血而致血瘀者，当配伍清热凉血药；痹证、疮痈，则应与祛风湿药或清热解毒药同用；癥瘕痞块，应与软坚散结之品配伍；瘀血而兼正虚，又当配伍相应的补虚药，以消补兼施。由于人体气血之间的密切关系，故本类药物更常与行气药同用，以增强活血化瘀的功效。

本类药物易耗血动血，不宜用于月经过多、血虚经闭者。有催产下胎作用和活血作用强烈的药物，孕妇禁用。破血逐瘀之品易伤正气，体虚而兼瘀者应慎用。

第一节 活血止痛药

既能活血行气，又有良好止痛作用，常用以治气滞血瘀所致诸痛证的药物，称活血止痛药。本类药多味辛行散，宜于气滞血瘀所致各种疼痛，如头痛，胸胁痛，心腹痛，痛经，产后腹痛，风湿痹痛及跌打损伤、瘀肿疼痛等。亦可配伍用于其他瘀血病证。

本类药中行散力强者，孕妇、妇女月经过多及无瘀血征象者不宜使用。

川芎 Chuanxiong
《神农本草经》

【来源】为伞形科植物川芎 *Ligusticum chuanxiong* Hort. 的干燥根茎。主产于四川、贵州、云南，以四川产者质优。夏季采挖，除去泥沙，晒后烘干，再去须根。切片或酒炒用。处方别名有杭芎、炙川芎等。

【性味归经】辛，温。归肝、胆、心包经。

【功效应用】活血行气，祛风止痛。

1. 活血行气　用于血瘀气滞痛证。本品辛散温通，既活血化瘀，又行气止痛，为"血中之气药"。治心脉瘀阻之胸痹心痛者，常配丹参、桂枝、檀香等；治肝郁气滞之胁痛者，常配柴胡、白芍、香附，如柴胡疏肝散；治肝血瘀阻之癥瘕腹痛、胸胁刺痛、月经不调、经闭痛经者，多配桃仁、红花等，如血府逐瘀汤；治跌仆肿痛者，可配乳香、没药、三七等。

2. 祛风止痛　用于头痛，风湿痹痛。本品辛温升散，为治头痛之要药。治血瘀头痛者，可配桃仁、红花等，如血府逐瘀汤；治外感风寒头痛者，常配白芷、细辛等，如川芎茶调散；治风湿痹证之肢体疼痛麻木者，常配独活、防风等。

【用法用量】煎服，3~10g。研末服，每次1~1.5g。

【使用注意】阴虚火旺、气虚多汗、气逆呕吐、月经过多、出血性疾病及肝阳上亢所致头痛，均不宜用。

延胡索 Yanhusuo
《雷公炮炙论》

【来源】为罂粟科植物延胡索 *Corydalis yanhusuo* W. T. Wang 的干燥块茎。主产于浙江、江苏、湖北等地。夏初茎叶枯萎时采挖，除去须根，洗净，置沸水中煮至恰无白心时，取出，晒干。切厚片或捣碎，生用或醋炙用。处方别名有延胡、元胡、玄胡、醋元胡、酒元胡、制元胡等。

【性味归经】辛、苦，温。归肝、脾经。

【功效应用】活血，行气，止痛。

活血，行气，止痛　用于血瘀气滞诸痛证。本品为活血行气止痛之良药，为常用的止痛药，无论何种痛证，均可配伍应用。治心血瘀阻之胸痹心痛者，常配丹参、桂枝、薤白等；治热证脘腹疼痛者，常配川楝子，如金铃子散；治寒证脘腹疼痛者，可配桂枝（或肉桂）、高良姜，如安中散；治肝郁气滞之胸胁痛者，可伍柴胡、郁金；治肝郁化火之胸胁痛者，常配川楝子、山栀；治气滞血瘀之经闭痛经、产后瘀阻者，常配当归、红花、香附等；治跌仆肿痛者，常配乳香、没药。

【用法用量】煎服，3~10g。研末服，每次1.5~3g。醋炙可增强止痛作用。

郁金 Yujin
《药性论》

【来源】为姜科植物温郁金 *Curcuma wenyujin* Y. H. Chen et C. Ling、姜黄 *Curcuma longa* L.、广西莪术 *Curcuma kwangsiensis* S. G. Lee et C. F. Liang 或蓬莪术 *Curcuma phaeocaulis* Vai. 的干燥块根。温郁金主产于浙江，以温州地区最有名，为道地药材；黄郁金（姜黄）及绿丝郁金（蓬莪术）主产于四川；广西莪术主产于广西。冬季茎叶枯萎后采挖，除去泥沙和细根，蒸或煮至透心，干燥。切片或打碎，生用，或矾水炙用。

【性味归经】辛、苦，寒。归肝、心、肺经。

【功效应用】活血止痛，行气解郁，清心凉血，利胆退黄。

1. 活血止痛　用于气滞血瘀之胸、胁、腹痛。本品为活血行气凉血之要药。治肝郁气滞之胸胁刺痛者，可配柴胡、白芍、香附等；治心血瘀阻之胸痹心痛者，可配瓜蒌、薤白、丹参等；治肝郁有热、气滞血瘀之经闭痛经、乳房胀痛者，常配柴胡、栀子、当归、川芎等，如宣郁通经汤。

2. 行气解郁　用于热病神昏，癫痫发狂。本品解郁开窍，清心热，治痰浊蒙蔽心窍、热陷心包之神昏者，可配石菖蒲、栀子，如菖蒲郁金汤；治癫痫发狂者，可配白矾，如白金丸。

3. 清心凉血　用于血热吐衄。本品凉血降气止血。治气火上逆之吐血、衄血、倒经者，可配生地黄、牡丹皮、栀子等，如生地黄汤；治热结下焦而伤及血络之尿血、血淋者，可配生地黄、小蓟等，如郁金散。

4. 利胆退黄　用于湿热黄疸、胆石症。本品清利肝胆湿热。治湿热黄疸者，常配茵陈、栀子；治胆石症，可配金钱草。

【用法用量】煎服，3～10g。

【使用注意】不宜与丁香、母丁香同用。

【配伍应用】

1. 郁金配石菖蒲　郁金辛苦而寒，功效解郁开窍、清心凉血；石菖蒲辛苦而温，功效开窍醒神、化湿豁痰。两药相合，既化湿豁痰，又清心开窍，治痰火或湿热蒙蔽清窍之神昏、癫狂、癫痫。

2. 郁金配白矾　郁金辛苦而寒，解郁清心而开窍；白矾性寒，清热消痰。两药相合，具有较强的祛除心经热痰之力，治痰热蒙蔽心窍之癫痫发狂及痰厥等证。

姜黄 Jianghuang

《新修本草》

【来源】为姜科植物姜黄 *Curcuma longa* L. 的干燥根茎。主产于四川、福建等地。冬季茎叶枯萎时采挖，洗净，煮或蒸至透心，晒干，除去须根。切厚片，生用。处方别名有片姜黄、宝鼎香等。

【性味归经】辛、苦，温。归脾、肝经。

【功效应用】破血行气，通经止痛。

1. 破血行气　用于气滞血瘀所致的心、胸、胁、腹诸痛。本品能活血行气而止痛。治胸痹心痛者，可配当归、木香、乌药等；治肝胃气滞寒凝之胸胁刺痛者，可配枳壳、桂心、炙甘草，如推气散；治气滞血瘀之痛经经闭、癥瘕者，常配当归、川芎、红花，如姜黄散；治跌仆肿痛者，可配苏木、乳香、没药，如姜黄汤。

2. 通经止痛　用于风湿肩臂疼痛。本品外散风寒湿邪，内行气血，通经止痛，尤长于行肢臂而除痹痛，常配羌活、防风、当归等，如五痹汤。

【用法用量】煎服，3～10g。外用适量。

乳香 Ruxiang

《名医别录》

【来源】为橄榄科植物乳香树 *Boswellia carterii* Birdw. 及其同属植物 *Boswellia bhaw - dajiana* Birdw. 树皮渗出的树脂。主产于索马里、埃塞俄比亚等地。春、夏二季采收。多炒用。处方别名有明乳香、制乳香、炒乳香、生乳香等。

【性味归经】辛、苦，温。归心、肝、脾经。

【功效应用】活血定痛，消肿生肌。

1. 活血定痛　用于血瘀诸痛证。本品既善活血止痛，又兼行气。治跌打损伤瘀滞肿痛者，常配没药、血竭等，如七厘散；治心腹瘀痛、癥瘕、痛经、经闭、产后瘀阻腹痛者，常配当归、丹参、没药，如活络效灵丹；治风湿痹痛之筋脉拘挛者，常配羌活、秦艽等，如蠲痹汤；治胃脘疼痛者，可配没药、延胡索、香附等，如手拈散；治胸痹心痛者，可配丹参、川芎等。

2. 消肿生肌　用于痈肿疮疡。本品既活血消痈止痛，又祛腐消肿生肌，为外伤科之要药。治疮疡肿毒初起之红肿热痛者，常配金银花、白芷、没药等，如仙方活命饮；治疮疡破溃、久不收口者，常配没药研末外用，如海浮散。

【用法用量】煎服，3～5g，宜炒去油用。外用适量，生用或炒用，研末调敷。

【使用注意】无血滞者忌用。疮疡溃后勿服，脓多勿敷。本品气浊味苦，入煎剂常致汤液浑浊，多服易致恶心呕吐，故内服不宜多用。孕妇及胃弱者慎用。

没药 Moyao
《开宝本草》

【来源】为橄榄科植物地丁树 *Commiphora myrrha* Engl. 或哈地丁树 *Commiphora molmol* Engl. 的干燥树脂。主产于索马里、埃塞俄比亚及印度等地。11月至次年2月，采集由树皮裂缝处渗出于空气中变成红棕色坚块的油胶树脂。拣去杂质，打成碎块生用，内服多制用；清炒或醋炙。处方别名有末药、明没药、克香等。

【性味归经】辛、苦，平。归心、肝、脾经。

【功效应用】散瘀定痛，消肿生肌。

散瘀定痛，消肿生肌 没药的功效主治与乳香相似。常与乳香相须为用，治跌打损伤、痈肿疮疡、疮疡溃后久不收口以及一切瘀滞痛证。区别在于乳香偏于行气、伸筋，治痹证多用；没药偏于散血化瘀，治血瘀气滞较重之胃痛多用。

【用法用量】同乳香。

【使用注意】同乳香。

第二节　活血调经药

既能活血祛瘀，又可通调月经，常用以治瘀血所致月经不调、痛经、经闭及产后瘀滞腹痛等经产病证的药物，称活血调经或活血通经药。其活血化瘀，亦可用于其他瘀血所致病证。

本类药使用时，常与疏肝理气之品同用。女性多瘀多虚，若兼有气血亏虚者，宜配伍补益气血之品同用。孕妇慎用或忌用。

丹参 Danshen
《神农本草经》

【来源】为唇形科植物丹参 *Salvia miltiorrhiza* Bge. 的干燥根和根茎。主产于四川、安徽、江苏等地。春、秋二季采挖，除去泥沙，干燥。生用或酒炙用。处方别名有紫丹参、赤丹参、炒丹参等。

【性味归经】苦，微寒。归心、肝经。

【功效应用】活血祛瘀，通经止痛，清心除烦，凉血消痈。

1. 活血祛瘀 用于胸痹心痛，脘腹胁痛，癥瘕积聚，热痹疼痛。本品善通行血脉，祛瘀止痛，广泛应用于各种瘀血病证。治血脉瘀阻之胸痹心痛、脘腹胁痛者，可配砂仁、檀香，如丹参饮；治癥瘕积聚者，可配三棱、莪术、鳖甲等；治热痹疼痛者，可配防风、秦艽等。

2. 通经止痛 用于月经不调，痛经经闭，产后瘀滞腹痛。本品祛瘀生新而不伤正，善调经水，为妇科调经常用药。可单用研末酒调服，如丹参散，或配川芎、当归、益母草等，如宁坤至宝丹。

3. 清心除烦 用于热病烦躁神昏，心烦失眠。本品既清热凉血，又除烦安神，既能活血又能养血以安神定志。治热病烦躁神昏，可配生地黄、玄参、黄连、竹叶等；治心悸失眠，常配生地黄、酸枣仁、柏子仁等，如天王补心丹。

4. 凉血消痈 用于疮疡肿痛。本品既凉血活血，又清热消痈。治热毒瘀阻之疮疡肿痛者，常配清热解毒药；治乳痈初起，可配金银花、连翘等，如消乳汤。

【用法用量】煎服，10～15g。活血化瘀宜酒炙用。

【使用注意】不宜与藜芦同用。孕妇及月经过多者慎用。

红花 Honghua
《新修本草》

【来源】为菊科植物红花 *Carthamus tinctorius* L. 的干燥花。全国各地多有栽培，主产于河南、湖北、四川等地。夏季花由黄变红时采摘，阴干或晒干。生用。处方别名有杜红花、炒红花、醋红花等。

【性味归经】辛，温。归心、肝经。

【功效应用】活血通经，散瘀止痛。

活血通经，散瘀止痛　用于经闭，痛经，恶露不行，癥瘕痞块，胸痹心痛，瘀滞腹痛，胸胁刺痛，跌扑损伤，疮疡肿痛等。本品善活血通经止痛、祛瘀化滞。治经闭、痛经者，常配桃仁、当归、川芎等，如桃红四物汤；治癥积者，常配三棱、莪术等；治心脉瘀阻、胸痹心痛者，常配桂枝、瓜蒌、丹参等；治跌打损伤、瘀滞肿痛者，配乳香、没药等，或用红花酊、红花油涂搽；治斑疹色暗者，常配当归、紫草、大青叶等。

【用法用量】煎服，3～10g。小剂量活血通经，大剂量破血催产。外用适量。

【使用注意】孕妇及月经过多者慎用。

【配伍应用】

红花配桃仁　红花辛散温通，功效活血祛瘀、通经止痛；桃仁甘润苦降性平，功效活血祛瘀、润肠通便。两药相合，相得益彰，活血祛瘀力增强，凡瘀血证即可投用。

桃仁 Taoren
《神农本草经》

【来源】为蔷薇科植物桃 *Prunus persica*（L.）Batsch 或山桃 *Prunus davidiana*（Carr.）Franch. 的干燥成熟种子。桃全国各地均产，多为栽培；山桃主产于辽宁、河北、河南等地，野生。果实成熟后采收，除去果肉和核壳，取出种子，晒干。生用或炒用。处方别名有炒桃仁、桃仁泥、光桃仁等。

【性味归经】苦、甘，平。归心、肝、大肠经。

【功效应用】活血祛瘀，润肠通便，止咳平喘。

1. 活血祛瘀　用于瘀血阻滞病证。本品善泄血滞，祛瘀力强，又称破血药，为治多种瘀血阻滞病证之常用药。治血瘀经闭痛经者，常配红花、当归、川芎等，如桃红四物汤；治产后瘀阻腹痛者，常配炮姜、川芎等，如生化汤；治癥瘕痞块者，常配三棱、莪术等；治跌仆损伤、瘀肿疼痛者，常配当归、红花、大黄等，如复元活血汤；治热壅血滞之肺痈、肠痈者，常配清热解毒消痈药。

2. 润肠通便　用于肠燥便秘。本品富含油脂，能润燥滑肠，常与苦杏仁、柏子仁等同用，如五仁丸。

3. 止咳平喘　用于咳嗽气喘。本品能降肺气，有止咳平喘之功，既可单品煮粥食用，又常配苦杏仁，如双仁丸。

【用法用量】煎服，5～10g，宜捣碎入煎。

【使用注意】便溏者慎用。孕妇慎服。

益母草 Yimucao
《神农本草经》

【来源】为唇形科植物益母草 *Leonurus japonicus* Houtt. 的新鲜或干燥地上部分。我国大部分地区均产。鲜品春季幼苗期至初夏花前期采割；干品夏季茎叶茂盛、花未开或初开时采割，晒干，或切段晒干。生用或熬膏用。处方别名有益母艾、坤草等。

【性味归经】苦、辛，微寒。归肝、心包、膀胱经。

【功效应用】活血调经，利水消肿，清热解毒。

1. 活血调经 用于妇人血瘀经产诸证。本品祛瘀生新，为妇科经产之要药。治血滞经闭、痛经、月经不调、产后腹痛、恶露不尽者，可单品熬膏服，如益母草膏，亦常配当归、川芎、赤芍等；治跌打损伤者，常配乳香、没药等，内服、外敷均可。

2. 利水消肿 用于水肿尿少。本品有利水消肿、活血化瘀之功。对水瘀互结之水肿尤宜，可单用，亦可配白茅根、泽兰等。

3. 清热解毒 用于疮疡肿毒。本品既活血散瘀以止痛，又清热解毒以消肿。可单用外洗或外敷，亦可配黄柏、蒲公英、苦参等煎汤内服。

【用法用量】煎服，9～30g，鲜品12～40g；或熬膏、入丸剂。外用适量，捣敷或煎水外洗。

【使用注意】孕妇慎服。

牛膝 Niuxi
《神农本草经》

【来源】 为苋科植物牛膝 *Achyranthes bidentata* Bl. 的干燥根。主产于河南。冬季茎叶枯萎时采挖，晒干。生用或酒炙用。处方别名有怀牛膝、淮牛膝等。

【性味归经】苦、甘、酸，平。归肝、肾经。

【功效应用】逐瘀通经，补肝肾，强筋骨，利尿通淋，引血下行。

1. 逐瘀通经 用于瘀阻经闭、痛经、月经不调、产后腹痛及跌打伤痛等。本品善活血通经，祛瘀止痛。治妇科经产诸疾，常配桃仁、红花、当归等；亦能祛瘀疗伤，治跌打损伤者，多配续断等。

2. 补肝肾，强筋骨 用于腰膝酸痛，筋骨无力。本品既活血祛瘀，又补益肝肾，强筋健骨，兼祛除风湿。治肝肾亏虚之腰痛膝软者，常配杜仲、续断；治痹痛日久之腰膝酸痛者，常配独活、桑寄生等；治湿热下注之足膝痿软者，则配苍术、黄柏，如三妙丸。

3. 利尿通淋 用于淋证，水肿，小便不利。本品既利水通淋，又活血祛瘀。治热淋、血淋、砂淋者，配冬葵子、瞿麦、滑石等；治水肿、小便不利者，配地黄、泽泻等。

4. 引血下行 用于上部火热证。本品能引火（血）下行，以降上炎之火。治肝阳上亢之头痛眩晕目赤者，常配赭石、牡蛎等，如镇肝熄风汤；治胃火上炎之牙痛、口疮者，可配熟地黄、石膏、知母等，如玉女煎；治气火上逆、迫血妄行之吐血、衄血者，则多配栀子、赭石等。

【用法用量】煎服，5～12g。补肝肾、强筋骨宜酒炙用，余皆宜生用。

【使用注意】孕妇及月经过多者慎服。

📖 **知识拓展** --

牛膝的附药

川牛膝：为苋科川牛膝的根。主产于四川、贵州、云南等地。苦、甘、酸，平。归肝、肾经。功效与怀牛膝基本相同。怀牛膝偏于补肝肾、强筋骨，川牛膝偏于活血化瘀。用法用量同怀牛膝。

鸡血藤 Jixueteng

《本草纲目拾遗》

【来源】 为豆科植物密花豆 *Spatholobus suberedus* Dunn 的干燥藤茎。主产于广西、云南等地。秋、冬二季采收，除去枝叶，切片，晒干。生用或熬膏用。

【性味归经】 苦、甘，温。归肝、肾经。

【功效应用】 活血补血，调经止痛，舒筋活络。

1. 活血补血，调经止痛 用于月经不调，痛经，闭经。本品行血散瘀，调经止痛，又兼补血，凡妇人血瘀及血虚之月经不调病证均可应用。属血瘀者，可配当归、川芎、香附等；属血虚者，则配当归、熟地黄、白芍等。

2. 舒筋活络 用于风湿痹痛，麻木瘫痪。本品行血养血，舒筋活络。如治风湿痹痛、肢体麻木者，可配独活、威灵仙、桑寄生等；治中风手足麻木、肢体瘫痪者，常配黄芪、丹参、地龙等；治血虚不养筋之肢体麻木及血虚萎黄者，多配黄芪、当归等。

【用法用量】 煎服，9～15g，大剂量可用至30g；或浸酒服，或熬膏服。

第三节 活血疗伤药

既能活血化瘀，又可消肿止痛、续筋接骨，常用以治跌打损伤，骨折筋伤等伤科疾患的药物，称活血疗伤药。也可配伍用于其他瘀血病证。

本类药用于瘀肿疼痛者，常与活血止痛药配伍；若用于金疮出血者，常与化瘀止血生肌药配伍。骨折筋伤久不愈合，常与补肝肾、强筋骨药同用。

土鳖虫 Tubiechong

《神农本草经》

【来源】 为鳖蠊科昆虫地鳖 *Eupolyphaga sinensis* Walker 或冀地鳖 *Steleophaga plancyi* (Boleny) 的雌虫干燥体。主产于两湖、江苏、河南，江苏的产品最佳。捕捉后，置沸水中烫死，晒干或烘干。处方别名有地鳖虫、土元、庶虫等。

【性味归经】 咸，寒；有小毒。归肝经。

【功效应用】 破血逐瘀，续筋接骨。

1. 破血逐瘀 用于血瘀经闭，产后瘀阻腹痛，癥瘕痞块等。本品能破血逐瘀，通经，消癥散结。治经闭及产后瘀滞腹痛者，常配大黄、桃仁等，如下瘀血汤；治癥积痞块者，常配柴胡、桃仁、鳖甲等，如鳖甲煎丸。

2. 续筋接骨 用于跌打损伤，筋伤骨折，瘀肿疼痛。本品能活血消肿止痛，续筋接骨疗伤，为伤科常用药，常配自然铜、骨碎补、乳香等，如接骨紫金丹，亦可单品研末调敷或研末黄酒冲服。

【用法用量】 煎服，3～10g。研末服，每次1～1.5g。黄酒送服，外用适量。

【使用注意】 孕妇忌服。

虎杖 Huzhang

《名医别录》

【来源】 为蓼科植物虎杖 *Polygonum cuspidatum* Sieb. et Zucc. 的干燥根茎和根。全国大部分地区均产，主产于江苏、江西、山东等地。春、秋二季采挖，除去须根，洗净，趁鲜切短段或厚片，晒干。生用或鲜用。处方别名有苦杖、大虫杖、斑杖、酸杖等。

【性味归经】微苦，微寒。归肝、胆、肺经。

【功效应用】利湿退黄，清热解毒，散瘀止痛，止咳化痰。

1. 利湿退黄　用于湿热黄疸，淋浊，带下。本品有清热利湿之功。治湿热黄疸者，可单用或配茵陈、黄柏、栀子；治湿热蕴结膀胱之小便涩痛、淋浊带下者，单用或配利尿通淋药。

2. 清热解毒　用于水火烫伤，痈肿疮毒，毒蛇咬伤。本品有凉血清热解毒之功。治水火烫伤而致肤腠灼痛或溃后流黄水者，单用或配地榆、冰片调敷患处；治湿毒蕴结肌肤之痈肿疮毒者，以虎杖根烧灰贴或煎汤洗患处；治毒蛇咬伤者，可取鲜品捣烂敷患处或煎浓汤内服。

3. 散瘀止痛　用于经闭，癥瘕，跌打损伤。本品有活血散瘀止痛之功。治经闭、痛经者，常配桃仁、延胡索、红花等；治癥瘕者，常配牛膝；治跌打损伤疼痛者，可配当归、乳香、没药等。

4. 止咳化痰　用于肺热咳嗽。本品既苦降泄热，又化痰止咳。可单用或配枇杷叶、黄芩等。

【用法用量】煎服，5~9g。外用适量，制成煎液或油膏涂敷。

【使用注意】脾虚便溏者忌服。孕妇慎服。

第四节　破血消癥药

以破血逐瘀消癥为主要作用，常用以治瘀血重症之癥瘕积聚的药物，称破血消癥药。本类药活血化瘀作用强，适宜于血瘀经闭、瘀肿疼痛等瘀血严重者。

本类药作用峻猛，易耗血、动血、耗气、伤阴，故凡出血证，阴血亏虚、气虚体弱者及孕妇当禁用或慎用。

莪术 Ezhu
《药性论》

【来源】为姜科植物蓬莪术 *Curcuma phaeocaulis* Vai.、广西莪术 *Curcuma kwangsiensis* S. G. Lee et C. F. Liang 或温郁金 *Curcuma wenyujin* Y. H. Chen et C. Ling 的干燥根茎。蓬莪术主产于四川、广东、广西；广西莪术又称桂莪术，主产于广西；温郁金又称温莪术，主产于浙江温州。冬季茎叶枯萎后采挖，洗净，蒸或煮至透心，晒干或低温干燥后除去须根和杂质。切片，生用或醋炙用。处方别名有炒莪术、醋莪术等。

【性味归经】辛、苦，温。归肝、脾经。

【功效应用】行气破血，消积止痛。

1. 行气破血　用于气滞血瘀之癥瘕痞块、经闭及胸痹心痛等。本品既破血逐瘀，又行气止痛，多用于气滞血瘀日久之重症，常与三棱相须而用。治妇科经闭、痛经者，常配当归、红花等；治胁下痞块疟母者，常配柴胡、鳖甲等；治胸痹心痛者，常配川芎、丹参等。

2. 消积止痛　用于食积胁腹胀痛。本品能破气消食积。治食积腹痛者，常配青皮、槟榔等，如莪术丸。

此外，本品尚有化瘀消肿止痛之功，还可用于跌打损伤、瘀肿疼痛等。

【用法用量】煎服，6~9g。醋炙增强祛瘀止痛作用。

【使用注意】孕妇及月经过多者忌用。

【配伍应用】

莪术配三棱　二者均能行气破血、消积止痛，配伍使用后药力更著，凡血瘀及食积重症均可投用。

三棱 Sanleng
《本草拾遗》

【来源】 为黑三棱科植物黑三棱 *Sparganium stoloniferum* Buch. – Ham 的干燥块茎。主产于江苏、河南、山东等地。冬季至次年春季采挖，洗净，削去外皮，晒干。切片，生用或醋炙用。处方别名有荆三棱、光三棱、京三棱等。

【性味归经】 辛、苦，平。归肝、脾经。

【功效应用】 破血行气，消积止痛。

破血行气，消积止痛　所治病证与莪术基本相同，常相须为用。然三棱偏于破血，莪术偏于破气。

【用法用量】 煎服，5～10g。醋炙增强祛瘀止痛作用。

【使用注意】 不宜与芒硝、玄明粉同用。孕妇及月经过多者忌用。

水蛭 Shuizhi
《神农本草经》

【来源】 为水蛭科蚂蟥 *Whitmania pigra* Whitman、水蛭 *Hirudo nipponica* Whitman 或柳叶蚂蟥 *Whitmania acranulata* Whitman 的干燥全体。全国大部分地区均产。夏、秋二季捕捉，用沸水烫死，切断晒干或低温干燥。生用或用滑石粉烫后用。处方别名有炒水蛭、炙水蛭等。

【性味归经】 咸、苦，平；有小毒。归肝经。

【功效应用】 破血通经，逐瘀消癥。

破血通经，逐瘀消癥　用于血瘀经闭，癥瘕痞块，中风偏瘫，跌打损伤等。本品善破血逐瘀而通经脉、消癥积，瘀血重症多用。治癥瘕、经闭者，常配三棱、桃仁、红花等；治跌打损伤者，常配苏木、自然铜等，如接骨火龙丹。

【用法用量】 煎服，1～3g。烘干研末吞服，每次0.3～0.5g。以入丸、散或研末服为宜，或以鲜活者放置于瘀肿局部吸血消瘀。

【使用注意】 孕妇及月经过多者忌服。

其他活血化瘀药小结见表23－1。

表23－1　其他活血化瘀药

分类	药名	性味归经	功效	主治
活血调经药	泽兰	苦、辛，微温，肝、脾	活血调经 祛瘀消痈 利水消肿	月经不调，经闭，痛经，产后瘀滞腹痛，疮痈肿毒，水肿腹水
	西红花	甘，平 心、肝	活血化瘀 凉血解毒 解郁安神	经闭癥瘕，产后瘀阻，跌打损伤，温毒发斑，忧郁痞闷，惊悸发狂
	王不留行	苦，平 肝、胃	活血通经 下乳消肿 利尿通淋	经闭，痛经，乳汁不下，乳痈肿痛，淋证涩痛
	月季花	甘，温 肝	活血调经 疏肝解郁	气滞血瘀，月经不调，痛经，闭经，胸胁胀痛
	凌霄花	甘、酸，寒 肝、心包	活血通经 凉血祛风	月经不调，经闭癥瘕，产后乳肿，风疹发红，皮肤瘙痒，痤疮

续表

分类	药名	性味归经	功效	主治
活血疗伤药	自然铜	辛，平 肝	散瘀止痛 续筋接骨	跌打损伤，筋骨折伤，瘀肿疼痛
	苏木	甘、咸，平 心、肝、脾	活血祛瘀 消肿止痛	跌打损伤，骨折筋伤，瘀滞肿痛，经闭痛经，产后瘀阻，胸腹刺痛，痈疽肿痛
	骨碎补	苦，温 肝、肾	疗伤止痛 补肾强骨 外用消风祛斑	跌扑闪挫，筋骨折伤，肾虚腰痛，筋骨痿软，耳鸣耳聋，牙齿松动；外治斑秃，白癜风
	马钱子	苦，温；有大毒 肝、脾	通络止痛 散结消肿	跌打损伤，骨折肿痛，风湿顽痹，麻木瘫痪，痈疽疮毒，咽喉肿痛
	血竭	甘、咸，平 心、肝	活血定痛 化瘀止血 生肌敛疮	跌打损伤，心腹瘀痛，外伤出血，疮疡不敛
	儿茶	苦、涩，微寒 肺、心经	活血止痛 止血生肌 收湿敛疮 清肺化痰	跌扑伤痛，外伤出血，吐血衄血，疮疡不敛，湿疹、湿疮，肺热咳嗽
破血消癥药	斑蝥	辛，热；有大毒 肝、胃、肾经	破血逐瘀 散结消癥 攻毒蚀疮	癥瘕，经闭，顽癣，瘰疬，赘疣，痈疽不溃，恶疮死肌

答案解析

思考题

1. 何谓活血化瘀药？
2. 试述川芎的性味、功效、主治。
3. 比较丹参与川芎功效主治的异同点。
4. 郁金和姜黄来自同一植物，其作用特点有何不同？
5. 比较桃仁和红花功效主治的异同点。
6. 比较乳香和没药功效主治的异同点。

书网融合……

本章小结

微课

习题

第二十四章　化痰止咳平喘药

PPT

📖 学习目标

　　1. 通过本章的学习，掌握化痰止咳平喘药的概念、功效、适应证、分类、配伍应用和使用注意；半夏、芥子、旋覆花、桔梗、川贝母、浙贝母、瓜蒌、竹茹、苦杏仁、紫苏子、百部、桑白皮、葶苈子的分类归属、性味归经、功效应用、特殊用法用量、使用注意和配伍应用。熟悉白附子、白前、前胡、昆布、紫菀、款冬花、枇杷叶、白果的分类归属、功效应用、特殊用法用量及使用注意。了解天南星、天竺黄、竹沥、海藻、蛤壳、瓦楞子、青礞石、洋金花、胖大海的分类归属和功效主治。

　　2. 具有应用化痰止咳平喘药辨证治疗痰证或咳喘病证的能力。

　　3. 培养学生解决实际问题的能力。

　　凡以祛痰或消痰为主要功效，常用于治疗痰证的药物，称化痰药；以制止或减轻咳嗽和喘息为主要功效，主要用于治疗咳喘病证的药物，称止咳平喘药。因痰、咳、喘三者在病证上常相互兼夹，而化痰药多兼止咳平喘之功，止咳平喘药亦多有化痰之效，故将这两类药合并于一章介绍。

　　本章药物药味多辛、苦或甘，药性寒凉或温热。辛可宣通肺气，苦能降泄肺气、燥湿化痰，甘能润燥，凉可清热，温以散寒。主归肺、脾二经，具有宣降肺气、化痰止咳平喘等作用，主要用于痰多咳嗽气喘病证。亦可用于瘿瘤瘰疬、阴疽流注、癫痫惊厥、眩晕、中风等病证。根据药性及功用、主治之不同，可分为温化寒痰药、清化热痰药、止咳平喘药三类。

　　化痰药常与止咳平喘药同用，并根据痰、咳、喘的不同病机而配伍，以治病求本，标本兼顾。外感而致者，配解表药；火热而致者，配清热药；里寒者，配温里药；虚劳者，配补虚药。此外，眩晕、癫痫、惊厥、昏迷，当配平肝息风、开窍、安神药；瘿瘤、瘰疬，配软坚散结之品；阴疽流注，配温阳通滞散结之品。

　　使用本类药物时须注意，温燥之性的温化寒痰药，不宜用于热痰、燥痰证；药性寒凉的清化热痰药，不宜用于寒痰与湿痰证。凡痰中带血等有出血倾向者，慎用温燥之性强烈的化痰药，以免加重出血。麻疹初起有表邪之咳嗽，一般以清宣疏解为主，不宜单用止咳药，尤不宜用温燥或有收敛之性的化痰止咳药，以免助热敛邪而影响麻疹的透发。

第一节　温化寒痰药

　　温化寒痰药药性多温燥，有温肺祛寒、燥湿化痰之功，部分药物兼有软坚散结、消肿止痛作用。主要用于治疗寒痰、湿痰犯肺引起的咳嗽气喘、痰白清稀、量多易咳、舌苔白腻以及寒痰、湿痰所致的眩晕、肢体麻木、癫痫惊厥、中风痰迷、瘿瘤瘰疬、阴疽流注等。使用时常与温散寒邪、燥湿健脾的药物配伍。

半夏 Banxia
《神农本草经》

【来源】为天南星科植物半夏 *Pinellia ternata*（Thunb.）Breit 的干燥块茎。全国大部分地区均产，主产于四川、湖北、江苏等地。夏、秋二季采挖，洗净，除去外皮和须根，晒干。生用或炮制后用。处方别名有法半夏、姜半夏、清半夏、半夏曲、制半夏、生半夏等。

【性味归经】辛，温；有毒。归脾、胃、肺经。

【功效应用】燥湿化痰，降逆止呕，消痞散结；外用消肿止痛。

1. 燥湿化痰　用于湿痰，寒痰，咳喘痰多，痰饮眩悸，风痰眩晕，痰厥头痛。本品善燥湿浊而化痰，为治湿痰之要药。治痰湿阻肺之咳嗽气逆、痰多质稀者，常配陈皮、茯苓等，如二陈汤；兼表寒之痰多清稀者，可配麻黄、细辛、干姜等，如小青龙汤；治风痰眩晕者，则配天麻、白术等，如半夏白术天麻汤。

2. 降逆止呕　用于呕吐反胃。本品为止呕之要药。治痰饮或胃寒呕吐者尤宜，常配生姜，如小半夏汤；治胃热呕吐者，则配黄连、竹茹等。

3. 消痞散结　用于胸脘痞闷，梅核气。本品有辛开散结，化痰消痞之功。治寒气痰浊结聚之胸痹者，常配瓜蒌、薤白等，如瓜蒌薤白半夏汤；治痰热结胸者，常配瓜蒌、黄连，如小陷胸汤；治心下痞满者，常配干姜、黄连、黄芩，如半夏泻心汤；治气滞痰凝之梅核气者，常配厚朴、紫苏叶、茯苓等，如半夏厚朴汤。

4. 消肿止痛　用于瘿瘤，痰核，痈疽肿毒及毒蛇咬伤。本品内服能消痰散结，外用能消肿止痛。治瘿瘤痰核者，常配昆布、海藻、浙贝母等；治痈疽发背、无名肿毒初起或毒蛇咬伤者，可生品研末调敷或鲜品捣敷。

【用法用量】煎服，3～9g，内服一般炮制后使用。外用适量，以生半夏磨汁涂或研末以酒调敷患处。

【使用注意】生品一般不作内服。不宜与川乌、制川乌、草乌、制草乌、附子同用。

【配伍应用】

1. 半夏配天南星　半夏专入脾胃，主治湿痰，兼降逆止呕；天南星能走经络，善治风痰，又能祛风定惊。两药配伍，既断生痰之源，又能开泄化痰，散周身痰结，治顽痰咳喘、风痰眩晕、中风、癫痫等效佳。

2. 半夏配生姜　两药皆为味辛、性温之品，均善止呕、和胃。半夏为燥湿化痰之要药；生姜为呕家圣药，温胃散饮，又制半夏之毒。两药合用止呕效著，又可减轻毒副作用，主治痰饮呕吐。

📖 知识拓展

半夏的不同制品

法半夏：将净半夏先用水浸泡，再使用甘草煎液和石灰水浸泡制作而成。具有燥湿化痰之功。用于痰多咳喘，痰饮眩悸，风痰眩晕，痰厥头痛。3～9g，煎服。

姜半夏：将净半夏先用水浸泡，再使用生姜煎汤加入白矾与半夏共煮制作而成。具有温中化痰，降逆止呕之功。用于痰饮呕吐，胃脘痞满。3～9g，煎服。

清半夏：将净半夏用8%白矾溶液浸泡或煮制而成。具有燥湿化痰，用于湿痰咳嗽，胃脘痞满，痰涎凝聚，咯吐不出。3～9g，煎服。

半夏曲：为法半夏、赤小豆、苦杏仁、鲜青蒿、鲜辣蓼、鲜苍耳草与面粉加工发酵而成。具有化痰止咳，消食化滞之功。用于咳嗽痰多，胸脘痞满，呕恶苔腻，以及脾胃虚弱，饮食不消，泄泻，呕吐，腹胀等。3～9g，煎服。

竹沥半夏：为清半夏用鲜竹沥淋洒拌匀，待竹沥被吸尽，晒干而成。具有清热化痰之功。用于胃热呕吐，或肺热咳痰、黄稠而黏，或痰热内闭、中风不语等。3～9g，煎服。

白附子 Baifuzi
《中药志》

【来源】 为天南星科植物独角莲 *Typhonium giganteum* Engl. 的干燥块茎。主产于河南、甘肃、湖北等地。秋季采挖，除去须根和外皮，晒干；或用白矾、生姜制后切片。处方别名有独角莲、鸡心白附等。

【性味归经】 辛，温；有毒。归胃、肝经。

【功效应用】 祛风痰，定惊搐，解毒散结，止痛。

1. 祛风痰，定惊搐　用于中风痰壅，口眼㖞斜，语言謇涩，惊风癫痫，破伤风。本品善祛风痰而解痉止痛。治中风口眼㖞斜者，常配全蝎、僵蚕；治风痰壅盛之惊风、癫痫者，常配半夏、天南星；治破伤风，常配防风、天麻、天南星等。

2. 解毒散结　用于瘰疬痰核，毒蛇咬伤。本品有解毒散结止痛之功。治瘰疬痰核者，可鲜品捣烂外敷；治毒蛇咬伤者，可磨汁内服并外敷，亦可配其他解毒药。

3. 止痛　用于痰厥头痛，偏正头痛。本品既祛风痰，又止痛，其性上行，尤善治头面部诸疾。治痰厥头痛、眩晕，常配半夏、天南星；治偏正头痛，可配白芷。

【用法用量】 煎服，3~6g；研末服，0.5~1g。内服宜制用。外用适量，生品捣烂、熬膏或研末以酒调敷患处。

【使用注意】 本品辛温燥烈，故阴虚血虚动风或热盛动风者不宜用。生品内服宜慎。孕妇慎用。

芥子 Jiezi
《名医别录》

【来源】 为十字花科植物白芥 *Sinapis alba* L. 或芥 *Brassica juncea*（L.）Czem. et Coss. 的干燥成熟种子。前者习称"白芥子"，后者习称"黄芥子"。主产于安徽、河南、四川等地。夏末秋初果实成熟时采割植株，晒干，打下种子，除去杂质。生用或炒用。处方别名有炒芥子等。

【性味归经】 辛，温。归肺经。

【功效应用】 温肺豁痰利气，散结通络止痛。

1. 温肺豁痰利气　用于寒痰咳嗽，胸胁胀痛等。本品能散肺寒，利气机，通经络，化寒痰，逐水饮。治寒痰壅肺之咳喘胸闷痰多者，常配紫苏子、莱菔子，即三子养亲汤；治悬饮咳喘胸胁胀痛者，常配甘遂、大戟等，如控涎丹。

2. 散结通络止痛　用于痰滞经络，关节麻木、疼痛，痰湿流注，阴疽肿毒。本品能祛经络之痰，又能消肿散结，通络止痛。治痰湿阻滞经络之关节麻木或疼痛者，常配没药、木香等，如白芥子散；治痰湿流注、阴疽肿毒者，常配鹿角胶、肉桂、熟地黄等，如阳和汤。

【用法用量】 煎服，3~9g。外用适量，研末醋调。

【使用注意】 久咳肺虚、阴虚火旺、消化道溃疡、出血者忌用。用量不宜过大，过量易致胃肠炎，引起腹痛、腹泻。外敷对皮肤黏膜有刺激性，易引起发疱，故皮肤过敏者忌用。

旋覆花 Xuanfuhua
《神农本草经》

【来源】 为菊科植物旋覆花 *Inula japonica* Thunb. 或欧亚旋覆花 *Inula britannica* L. 的干燥头状花序。主产于河南、河北、江苏等地。夏、秋二季花开放时采收，除去杂质，阴干或晒干。生用或蜜炙用。处方别名有夏菊、金沸花、金钱花、复花等。

【性味归经】 苦、辛、咸，微温。归肺、脾、胃、大肠经。

【功效应用】降气，消痰，行水，止呕。

1. 降气，消痰，行水　用于风寒咳嗽，痰饮蓄结，胸膈痞闷，喘咳痰多等。本品降气化痰而平喘咳，消痰行水而除痞满。治风寒咳嗽者，常配紫苏子、半夏；属痰热者，则配桑白皮、瓜蒌；治顽痰胶结之胸中满闷者，则配浮海石、蛤壳等。

2. 止呕　用于呕吐，噫气。本品善降胃气而止呕噫。治痰浊中阻、胃气上逆之噫气呕吐者，常配赭石、半夏、生姜等，如旋覆代赭汤。

【用法用量】3~9g，包煎。

【使用注意】阴虚劳嗽、津伤燥咳者忌用。

【配伍应用】

旋覆花配赭石　旋覆花苦降微温，功善降逆止呕、降气化痰；赭石质重性寒，功善镇潜平肝降逆。两药配伍，寒温并用，降肺胃之逆气力增强，治气逆呕恶、喘息效佳。

白前 Baiqian
《名医别录》

【来源】为萝藦科植物柳叶白前 *Cynanchum stauntonii*（Decne.）Schltr. ex Levl. 或芫花叶白前 *Cynanchum glaucescens*（Decne.）Hand. – Mazz. 的干燥根茎和根。主产于浙江、安徽、江苏等地。秋季采挖，洗净，晒干。生用或蜜炙用。处方别名有石蓝、嗽药等。

【性味归经】辛、苦，微温。归肺经。

【功效应用】降气，消痰，止咳。

降气，消痰，止咳　用于肺气壅实，咳嗽痰多，胸满喘急。本品善消痰、降肺气以平咳喘，为肺家要药，无论寒热皆可应用。治外感风寒咳嗽、咳痰不爽者，常配荆芥、桔梗等，如止嗽散；治咳喘浮肿、喉中痰鸣、不能平卧者，则配紫菀、半夏、京大戟等，如白前汤；治内伤肺热咳喘者，常配桑白皮、葶苈子等，如白前丸；治久咳肺气阴两虚者，常配黄芪、沙参等。

【用法用量】煎服，3~10g。

【使用注意】肺虚干咳者慎服。本品对胃黏膜有刺激性，胃病及有出血倾向者忌服。

第二节　清化热痰药

清化热痰药药性多苦寒或甘寒质润，有清热化痰、润燥化痰之功。部分药物味咸，兼能软坚散结。主要用于治疗热痰壅肺引起的咳嗽气喘、痰黄质稠，以及燥痰犯肺引起的痰少质黏，咳吐不爽等；亦可用于痰火郁结所致的瘿瘤、瘰疬等。临床使用时常与清热泻火、养阴润肺药配伍。

前胡 Qianhu
《名医别录》

【来源】为伞形科植物白花前胡 *Peucedanum praeruptorum* Dunn 的干燥根。主产于浙江、河南、湖南等地。冬季至次春茎叶枯萎或未抽花茎时采挖，除去须根，洗净，晒干或低温干燥。切片，生用或蜜炙用。处方别名有信前胡等。

【性味归经】苦、辛，微寒。归肺经。

【功效应用】降气化痰，散风清热。

1. 降气化痰　用于痰热喘满，咯痰黄稠。本品辛散苦降，性寒清热，宜用于痰热壅肺、肺失宣降之咳喘胸满、咯痰黄稠量多者，常配苦杏仁、桑白皮、浙贝母等，如前胡散。

2. 散风清热　用于风热咳嗽痰多。本品疏散风热，宣肺化痰。治外感风热之身热头痛、咳嗽痰多者，常配桑叶、牛蒡子、桔梗等。

【用法用量】煎服，3~10g；或入丸散。

【使用注意】阴虚咳嗽、寒饮喘咳者慎服。

桔梗 Jiegeng
《神农本草经》

【来源】为桔梗科植物桔梗 *Platycodon grandiflorum*（Jacq.）A. DC. 的干燥根。全国大部分地区均产，以东北、华北地区产量较大，华东地区质量较优。春、秋二季采挖，洗净，除去须根，趁鲜剥去外皮或不去外皮，干燥。生用。处方别名有苦桔梗、白桔梗、玉桔梗等。

【性味归经】苦、辛，平。归肺经。

【功效应用】宣肺，祛痰，利咽，排脓。

1. 宣肺，祛痰　用于咳嗽痰多，胸闷不畅。本品开宣肺气，祛痰，无论寒热皆可应用。属风寒者，配紫苏叶、苦杏仁，如杏苏散；属风热者，配桑叶、菊花、苦杏仁，如桑菊饮；治痰滞胸痞者，常配枳壳。

2. 利咽　用于咽痛音哑。本品能宣肺利咽开音。治外邪犯肺之咽痛失音者，常配甘草、牛蒡子等，如桔梗汤及加味甘桔汤；治热毒炽盛之咽喉肿痛者，可配射干、马勃、板蓝根等。

3. 排脓　用于肺痈吐脓。本品利肺气以排壅肺之脓痰。治肺痈咳嗽胸痛、咳痰腥臭者，可配甘草，如桔梗汤。

此外，桔梗有载药上行的作用，可作舟楫之剂，载诸药上浮，临床常在治疗肺经病变的方药中，加入桔梗，以引药上行。

【用法用量】煎服，3~10g。

川贝母 Chuanbeimu
《神农本草经》

【来源】为百合科植物川贝母 *Fritillaria cirrhosa* D. Don、暗紫贝母 *Fritillaria unibracteata* Hsiao et K. C. Hsia、甘肃贝母 *Fritillaria przewalskii* Maxim. 、梭砂贝母 *Fritillaria delavayi* Franch. 、太白贝母 *Fritillaria taipaiensis* P. Y. Li 或瓦布贝母 *Fritillaria unibracteata* Hsiao et K. C. Hsia var. *wabuensis*（S. Y. Tang et S. C. Yue）Z. D. Liu, S. Wang et S. C. Chen 的干燥鳞茎。按性状不同分别习称"松贝""青贝""炉贝"和"栽培品"。主产于四川、云南、甘肃等地。夏、秋二季或积雪融化后采挖，除去须根、粗皮及泥沙，晒干或低温干燥。生用。处方别名有川贝等。

【性味归经】苦、甘，微寒。归肺、心经。

【功效应用】清热润肺，化痰止咳，散结消痈。

1. 清热润肺，化痰止咳　用于肺热燥咳，干咳少痰，阴虚劳嗽，痰中带血。本品既清肺泄热化痰，又润肺止咳，尤宜于内伤久咳，肺热燥咳。治肺热燥咳者，常配知母，如二母丸；治肺虚劳嗽、阴虚久咳有痰者，常配沙参、麦冬等。

2. 散结消痈　用于瘰疬，乳痈，肺痈。本品能清热化痰，散结消痈。治痰火郁结之瘰疬者，常配玄参、牡蛎等，如消瘰丸；治热毒壅结之乳痈、肺痈者，常配蒲公英、鱼腥草等。

【用法用量】煎服，3~10g。研粉冲服，一次1~2g。

【使用注意】寒痰、湿痰不宜用。不宜与川乌、制川乌、草乌、制草乌、附子同用。

【配伍应用】

川贝母配知母　川贝母味苦甘、性微寒，功能清热润肺、化痰止咳；知母味苦甘、性寒，功能清热泻火、滋阴润燥。两药合用，既滋阴润肺，又清热化痰，善治阴虚劳嗽、肺燥咳嗽。

浙贝母 Zhebeimu
《本草正》

【来源】　为百合科植物浙贝母 *Fritillaria thunbergii* Miq. 的干燥鳞茎。主产于浙江、江苏、安徽等地。初夏植株枯萎时采挖，洗净。大小分开，大者除去芯芽，习称"大贝"；小者不去芯芽，习称"珠贝"。分别撞擦，除去外皮，拌以煅过的贝壳粉，吸去擦出的浆汁，干燥；或取鳞茎，大小分开，洗净，除去芯芽，趁鲜切成厚片，洗净，干燥，习称"浙贝片"。切厚片或打成碎块生用。处方别名有浙贝、象贝母、象贝、大贝母、大贝等。

【性味归经】　苦，寒。归肺、心经。

【功效应用】　清热化痰止咳，解毒散结消痈。

1. 清热化痰止咳　用于风热咳嗽，痰火咳嗽。本品功似川贝母而偏苦泄。治风热咳嗽者，常配桑叶、前胡等；治痰热郁肺之咳嗽者，常配瓜蒌、知母等。

2. 解毒散结消痈　用于肺痈，乳痈，瘰疬，疮毒。本品清泄热毒，开郁散结。治肺痈者，常配鱼腥草、芦根等；治疮痈者，常配连翘、蒲公英等；治瘰疬者，常配玄参、牡蛎等，如消瘰丸；治瘿瘤者，常配海藻、昆布等，如海藻玉壶汤。

【用法用量】　煎服，5～10g。

【使用注意】　寒痰、湿痰不宜用。不宜与川乌、制川乌、草乌、制草乌、附子同用。

📎 知识拓展

贝母的附药

平贝母：为百合科植物平贝母的干燥鳞茎。性味同川贝母。功能清热润肺，化痰止咳。用于肺热燥咳，干咳少痰，阴虚劳嗽，咳痰带血。煎服，3～9g；研粉冲服，一次1～2g。

伊贝母：为百合科植物新疆贝母或伊犁贝母的干燥鳞茎。性味功用同平贝母。煎服，3～9g。

湖北贝母：为百合科植物湖北贝母的干燥鳞茎。性味功用基本同浙贝母，但力弱。功能清热化痰，止咳，散结。用于热痰咳嗽，瘰疬痰核，痈肿疮毒。煎服，5～10g。

瓜蒌 Gualou
《神农本草经》

【来源】　为葫芦科植物栝楼 *Trichosanthes kirilowii* Maxim. 或双边栝楼 *Trichosanthes rosthornii* Harms 的干燥成熟果实。全国大部分地区均产，主产于河北、河南、安徽等地。秋季果实成熟时，连果梗剪下，置通风处阴干。将壳与种子分别干燥生用，称瓜蒌皮、瓜蒌子，皮子合用称全瓜蒌。生用或以子制霜用。处方别名有全瓜蒌、瓜蒌皮、瓜蒌子等。

【性味归经】　甘、微苦，寒。归肺、胃、大肠经。

【功效应用】　清热涤痰，宽胸散结，润燥滑肠。

1. 清热涤痰　用于肺热咳嗽，痰浊黄稠。本品有清肺化痰之功。治肺热咳嗽痰稠者，常配知母、浙贝母等；治痰热内结之咳痰黄稠、胸闷而大便不畅者，常配黄芩、枳实等，如清气化痰丸。

2. 宽胸散结　宽胸用于胸痹心痛，结胸痞满。本品能宽胸散结，通利胸膈之闭塞。治痰浊痹阻而胸阳不通之胸痹心痛者，可配薤白、半夏，如瓜蒌薤白半夏汤；治痰热结胸之胸膈痞满、按之则痛者，则配黄连、半夏，如小陷胸汤。

散结用于乳痈，肺痈，肠痈。治乳痈初起之红肿热痛者，可配蒲公英、金银花、牛蒡子等；治肺痈咳吐脓血者，常配鱼腥草、芦根等；治肠痈者，则配败酱草、大血藤等。

3. 润燥滑肠　用于大便秘结。瓜蒌子质润多油，有润肠通便之功。治胃肠实热、肠燥便秘者，常配火麻仁、郁李仁等。

【用法用量】煎服，9～15g。

【使用注意】脾虚便溏及湿痰、寒痰者忌服。不宜与川乌、制川乌、草乌、制草乌、附子同用。

【配伍应用】

1. 瓜蒌配半夏　瓜蒌清热涤痰、宽胸散结；半夏辛温、化痰降逆、消痞散结。两药配伍，共奏化痰散结、宽胸消痞之功，治痰热互结之胸脘痞满，或痰热壅肺之胸膈满闷、气逆咳嗽等效佳。

2. 瓜蒌配薤白　瓜蒌味甘微苦、性寒，善清热涤痰、宽胸散结；薤白味辛苦、性温，善通阳散结、行气导滞。两药合用，既化痰散结，又宽胸通阳，故治痰浊闭阻、胸阳不振之胸痹证。

🔗 知识拓展

瓜蒌的附药

瓜蒌皮：为栝楼或双边栝楼的干燥成熟果皮。甘，寒；归肺、胃经。功能清热化痰，利气宽胸。用于痰热咳嗽，胸闷胁痛。煎服，6～10g。

瓜蒌子：为栝楼或双边栝楼的干燥成熟种子。性味功用基本同瓜蒌，功能润肺化痰，滑肠通便。用于燥咳痰黏，肠燥便秘。煎服，9～15g。

天花粉：为栝楼或双边栝楼的干燥根。功能清热泻火，生津止渴，消肿排脓。用于热病烦渴，肺热燥咳，内热消渴，疮疡肿毒。煎服，10～15g。

竹茹 Zhuru

《名医别录》

【来源】为禾本科植物青秆竹 *Bambusa tuldoides* Munro、大头典竹 *Sinocalamus beecheyanus*（Munro）McClure var. *pubescens* P. F. Li 或淡竹 *Phyllostachys nigra*（Lodd.）Munro var. *henonis*（Mitf.）Stapf ex Rendle 的茎秆的干燥中间层。主产于长江流域和南方各省。全年均可采制，取新鲜茎，除去外皮，将稍带绿色的中间层刮成丝条，或削成薄片，捆扎成束，阴干。前者称"散竹茹"，后者称"齐竹茹"。生用或姜汁炙用。处方别名有淡竹茹、鲜竹茹、姜竹茹等。

【性味归经】甘，微寒。归肺、胃、心、胆经。

【功效应用】清热化痰，除烦，止呕。

1. 清热化痰，除烦　用于痰热咳嗽，胆火挟痰，惊悸不宁，心烦失眠，中风痰迷，舌强不语。治肺热咳嗽之痰黄稠者，常配瓜蒌、桑白皮等；治痰火内扰之胸闷痰多、心烦不寐者，常配枳实、半夏、茯苓，如温胆汤。

2. 止呕　用于胃热呕吐，妊娠恶阻，胎动不安。本品能清热降逆止呕，为治热性呕逆之要药，常配黄连、黄芩、生姜等，如竹茹饮；治胃虚有热之呕吐者，常配人参、陈皮、生姜等，如橘皮竹茹汤；治胎热之恶阻呕逆者，常配枇杷叶、陈皮等。

【用法用量】煎服，5～10g。清热化痰宜生用，止呕宜姜汁炙用。

昆布 Kunbu
《名医别录》

【来源】为海带科植物海带 *Laminaria japonica* Aresch. 或翅藻科植物昆布 *Ecklonia kurome* Okam. 的干燥叶状体。主产于山东、辽宁、浙江等地。夏、秋二季采捞，晒干。处方别名有纶布、海昆布、面其菜等。

【性味归经】咸，寒。归肝、胃、肾经。

【功效应用】消痰软坚散结，利水消肿。

1. 消痰软坚散结　用于瘿瘤，瘰疬，睾丸肿痛。本品咸能软坚，消痰散结。治瘿瘤者，常配海藻、浙贝母等，如海藻玉壶汤；治瘰疬者，常配夏枯草、玄参、连翘等，如内消瘰疬丸；治睾丸肿胀疼痛者，常配橘核、海藻等，如橘核丸。

2. 利水消肿　用于痰饮水肿。本品有利水消肿之功，但单用力弱，多配茯苓、猪苓、泽泻等。

【用法用量】煎服，6~12g。

第三节　止咳平喘药

止咳平喘药多味辛、苦或甘，性温或寒。具有止咳平喘之功。主要用于各种咳嗽气喘病证。咳喘病因复杂，既有外感内伤之别，又有寒热虚实之异。临床应用时应审证求因，随证选用不同的止咳平喘药，并配伍相应的药物，方能标本兼顾。切不可见咳治咳，见喘治喘。个别麻醉镇咳定喘药，因易成瘾，易恋邪，用之宜慎。

苦杏仁 Kuxingren
《神农本草经》

【来源】为蔷薇科植物山杏 *Prunus armeniaca* L. var. *ansu* Maxim.、西伯利亚杏 *Prunus sibirica* L.、东北杏 *Prunus mandshurica*（Maxim.）Koehne 或杏 *Prunus armeniaca* L. 的干燥成熟种子。主产于我国东北、内蒙古、华北及长江流域。夏季采收成熟果实，除去果肉和核壳，取出种子，晒干。生用或炒用，用时捣碎。处方别名有杏仁、炒苦杏仁、杏子等。

【性味归经】苦，微温；有小毒。归肺、大肠经。

【功效应用】降气止咳平喘，润肠通便。

1. 降气止咳平喘　用于咳嗽气喘，胸满痰多。本品为治咳喘之要药，随证配伍可用于多种咳喘病证。属风寒者，常配麻黄、甘草，如三拗汤；属风热者，常配桑叶、菊花等，如桑菊饮；属燥热者，常配桑叶、沙参等，如桑杏汤；属肺热咳者，常配石膏等，如麻杏石甘汤。

2. 润肠通便　用于肠燥便秘。本品质润多脂，味苦而下气。常配柏子仁、郁李仁等，如五仁丸。

【用法用量】煎服，5~10g，宜打碎入煎。生品入煎剂后下。

【使用注意】本品有小毒，内服不宜过量，以免中毒。婴儿慎用。

紫苏子 Zisuzi
《名医别录》

【来源】为唇形科植物紫苏 *Perilla frutescens*（L.）Britt. 的干燥成熟果实。主产于江苏、安徽、河南等地。秋季果实成熟时采收，除去杂质，晒干。生用或微炒，用时捣碎。处方别名有苏子、炒紫苏子、黑苏子等。

【性味归经】辛，温。归肺经。

【功效应用】降气化痰，止咳平喘，润肠通便。

1. 降气化痰，止咳平喘　用于痰壅气逆，咳嗽气喘。本品善降肺气，化痰涎，气降痰消则咳喘自平。治咳喘痰多、胸闷食少者，常配芥子、莱服子，如三子养亲汤；治上盛下虚之久咳痰喘者，则配肉桂、当归、厚朴等，如苏子降气汤。

2. 润肠通便　用于肠燥便秘。本品富含油脂，能润燥滑肠，又能降泄肺气以助大肠传导。常配苦杏仁、火麻仁等，如紫苏麻仁粥。

【用法用量】煎服，3~10g，宜打碎入煎。

【使用注意】气虚久咳、阴虚喘逆及脾虚便溏者忌服。

【配伍应用】

紫苏子配莱菔子、芥子　紫苏子降气化痰，止咳平喘；莱菔子消食除胀，降气化痰；芥子温肺豁痰，利气畅膈。三药均能理气消痰，但紫苏子长于降气，莱菔子善于消食，而芥子豁痰力强。三药合用，气顺痰消，食积得化，咳喘自平，主治咳喘痰多胸痞、食少难消之痰壅气逆食滞证。

百部 Baibu
《名医别录》

【来源】为百部科植物直立百部 *Stemona sessilifolia*（Miq.）Miq.、蔓生百部 *Stemona japonica*（BL.）Miq. 或对叶百部 *Stemona tuberosa* Lour. 的干燥块根。主产于安徽、江苏、湖北等地。春、秋二季采挖，除去须根，洗净，置沸水中略烫或蒸至无白心，取出，晒干。生用或蜜炙用。处方别名有九丛根、九虫根、山百根、炙百部等。

【性味归经】甘、苦，微温。归肺经。

【功效应用】润肺下气止咳，杀虫灭虱。

1. 润肺下气止咳　用于新久咳嗽，肺痨咳嗽，顿咳。本品功专润肺止咳，外感内伤之暴咳、久嗽皆可。治外感咳嗽者，常配桔梗、紫菀等，如止嗽散；治阴虚肺痨咳嗽者，常配阿胶、川贝母等；治顿咳者，可单用或配川贝母、紫菀、白前等。

2. 杀虫灭虱　用于头虱，体虱，蛲虫病，阴痒等。治头虱、体虱及疥癣者，可制成20%酒精溶液或50%水煎剂外搽；治蛲虫病者，以本品浓煎，睡前保留灌肠；治阴道滴虫者，可单用或配蛇床子、苦参等煎汤坐浴外洗。

【用法用量】煎服，3~9g。外用适量，水煎或酒浸。久咳虚喘宜蜜炙用。

【使用注意】本品易伤胃滑肠，故脾虚食少便溏者慎服。

紫菀 Ziwan
《神农本草经》

【来源】为菊科植物紫菀 *Aster tataricus* L. f. 的干燥根和根茎。主产于东北、华北、河南等地。春、秋二季采挖，除去有节的根茎（习称"母根"）和泥沙，编成辫状晒干，或直接晒干。生用或蜜炙用。处方别名有紫菀茸、炙紫菀等。

【性味归经】辛、苦，温。归肺经。

【功效应用】润肺下气，消痰止咳。

润肺下气，消痰止咳　用于痰多喘咳，新久咳嗽，劳嗽咯血。本品善润肺下气，开肺郁，化痰浊而止咳。无论咳嗽新久，寒热虚实，皆可用之。治外感风寒之咳嗽咽痒者，常配荆芥、桔梗等，如止嗽散；治肺虚久咳、劳嗽痰血者，则配阿胶、川贝母等，如紫菀汤。

【用法用量】煎服，5～10g。外感暴咳生用，肺虚久咳蜜炙用。

【使用注意】燥热、实热咳嗽不宜单独使用本品。

款冬花 Kuandonghua
《神农本草经》

【来源】为菊科植物款冬 *Tussilago farfara* L. 的干燥花蕾。主产于河南、甘肃、山西、陕西等地。12月或地冻前当花尚未出土时采挖，除去花梗和泥沙，阴干。生用或蜜炙用。处方别名有冬花、冬花蕊等。

【性味归经】辛、微苦，温。归肺经。

【功效应用】润肺下气，止咳化痰。

润肺下气，止咳化痰　用于新久咳嗽，喘咳痰多，劳嗽咳血。本品治咳喘无论寒热虚实，皆可随证配伍。偏寒者，可配干姜、紫菀、五味子，如款冬煎；肺热者，则配桑白皮、川贝母等，如款冬花汤；治肺气虚弱之咳嗽不已者，常配人参、黄芪等；治阴虚燥咳者，则配沙参、麦冬等；治喘咳日久痰中带血者，常配百合，如百花膏；治肺痈咳吐脓痰者，可配桔梗、薏苡仁等，如款花汤。

【用法用量】煎服，5～10g。外感暴咳宜生用，肺虚久咳宜蜜炙用。

【使用注意】咯血及肺痈咳吐脓血者慎用。

枇杷叶 Pipaye
《名医别录》

【来源】为蔷薇科植物枇杷 *Eriobotrya japonica* (Thunb.) Lindl. 的干燥叶。主产于广东、江苏、浙江等地。全年均可采收，晒至七、八成干时，扎成小把，再晒干。切丝，生用或蜜炙用。处方别名有巴叶等。

【性味归经】苦，微寒。归肺、胃经。

【功效应用】清肺止咳，降逆止呕。

1. 清肺止咳　用于肺热咳嗽，气逆喘急。本品有清降肺气之功。可单用或配黄芩、桑白皮、栀子等，如枇杷清肺饮；治咳痰不爽、口干舌红者，宜配桑叶、麦冬、阿胶等，如清燥救肺汤。

2. 降逆止呕　用于胃热呕逆，烦热口渴。本品清胃热、降胃气而止呕逆、除烦渴，常配陈皮、竹茹等。

【用法用量】煎服，6～10g。止咳宜蜜炙用，止呕宜生用。

【使用注意】肺寒咳嗽及胃寒呕吐者慎服。

桑白皮 Sangbaipi
《神农本草经》

【来源】为桑科植物桑 *Morus alba* L. 的干燥根皮。全国大部分地区均产，主产于安徽、河南、浙江等地。秋末叶落时至次春发芽前采挖根部，刮去黄棕色粗皮，纵向剖开，剥取根皮，晒干。切丝，生用或蜜炙用。处方别名有桑皮、桑根白皮、白桑皮等。

【性味归经】甘，寒。归肺经。

【功效应用】泻肺平喘，利水消肿。

1. 泻肺平喘　用于肺热喘咳。本品能清泻肺火兼泻肺中水气而平喘。治肺热咳喘者，常配地骨皮，如泻白散。

2. 利水消肿　用于水肿胀满尿少，面目肌肤浮肿。本品通调水道而利水消肿。治全身浮肿、面目肌肤浮肿、胀满喘急、小便不利者，常配茯苓皮、大腹皮、陈皮等，如五皮散。

【用法用量】煎服，6~12g。泻肺平喘宜蜜炙用，利水消肿宜生用。

【使用注意】寒痰咳喘者忌服。

葶苈子 Tinglizi
《神农本草经》

【来源】为十字花科植物播娘蒿 *Descurainia sophia*（L.）Webb. ex Prantl 或独行菜 *Lepidium apetalum* Willd. 的干燥成熟种子。前者习称"南葶苈子"，主产于江苏、山东、安徽等地；后者习称"北葶苈子"，主产于河北、辽宁、内蒙古等地。夏季果实成熟时采割植株，晒干，搓出种子，除去杂质。生用或炒用。处方别名有丁力子、大适等。

【性味归经】辛、苦，大寒。归肺、膀胱经。

【功效应用】泻肺平喘，行水消肿。

1. 泻肺平喘　用于痰涎壅肺，喘咳痰多，不得平卧。本品专泻肺中水饮及痰火而平喘咳。常配大枣，如葶苈大枣泻肺汤；亦常配紫苏子、桑白皮、苦杏仁等治咳喘。

2. 行水消肿　用于胸胁胀满，胸腹水肿，小便不利。本品泄肺气之壅闭而通调水道、利水消肿。治腹水肿满属湿热蕴阻者，配防己、椒目、大黄，即己椒苈黄丸；治结胸、胸水、腹水肿满者，常配苦杏仁、大黄、芒硝，如大陷胸丸。

【用法用量】3~10g，包煎；研末服，3~6g。炒用缓其寒性，不易伤脾胃。

【使用注意】本品泻肺力强，故肺虚喘促、脾虚肿满者忌服。

白果 Baiguo
《日用本草》

【来源】为银杏科植物银杏 *Ginkgo biloba* L. 的干燥成熟种子。主产于广西、四川、河南、山东、湖北。秋季种子成熟时采收，除去肉质外种皮，洗净，稍蒸或略煮后，烘干。生用或炒用。处方别名有银杏、蒸白果、炒白果、熟白果等。

【性味归经】甘、苦、涩，平；有毒。归肺、肾经。

【功效应用】敛肺定喘，止带缩尿。

1. 敛肺定喘　用于痰多喘咳。本品敛肺定喘，略兼化痰之功。治外感风寒、内有蕴热而喘者，常配麻黄、黄芩等，如定喘汤；治风寒引发哮喘痰嗽者，常配麻黄、甘草，如鸭掌散；治肺肾两虚之虚喘者，常配五味子、胡桃肉等。

2. 止带缩尿　用于带下白浊，遗尿尿频。本品收涩而固下焦。治妇女带下白浊清稀者，常配山药、莲子等；治湿热带下、色黄腥臭者，则配黄柏、车前子等，如易黄汤；治小便频数、遗尿者，常配熟地黄、山萸肉、覆盆子等。

【用法用量】煎服，5~10g。用时捣碎。生用毒性大，多炒用。入药时须去除外层种皮及内层薄皮和心芽。

【使用注意】咳痰不利者慎服。本品有毒，大量或生食易引起中毒。

🔆 知识拓展

白果的附药

银杏叶：为银杏科植物银杏的干燥叶。甘、苦、涩，性平；归心、肺经。功能活血化瘀，通络止痛，敛肺平喘，化浊降脂。用于瘀血阻络，胸痹心痛，中风偏瘫，肺虚咳喘等。现多用于治疗高血脂、高血压、冠心病心绞痛、脑血管痉挛等。煎服，9~12g；或制成片剂、注射剂等。

其他化痰止咳平喘药小结见表24-1。

表24-1 其他化痰止咳平喘药

分类	药名	性味归经	功效	主治
温化寒痰药	天南星	苦、辛，温 有毒 肺、肝、脾	散结消肿	外用治痈肿，蛇虫咬伤
清化热痰药	天竺黄	甘，寒 心、肝	清热豁痰 凉心定惊	热病神昏，中风痰迷，小儿痰热惊痫、抽搐、夜啼
	竹沥	甘，寒 心、肺、肝	清热豁痰 定惊利窍	痰热咳喘，中风痰迷，惊痫癫狂
	海藻	苦、咸，寒 肝、胃、肾	消痰软坚散结 利水消肿	瘿瘤，瘰疬，睾丸肿痛，痰饮水肿
	蛤壳	苦、咸，寒 肺、肾、胃	清热化痰 软坚散结 制酸止痛 外用收湿敛疮	痰火咳嗽，胸胁疼痛，痰中带血，痰核瘰疬瘿瘤，胃痛吞酸；外治湿疹，烫伤
	瓦楞子	咸，平 肺、胃、肝	消痰化瘀 软坚散结 制酸止痛	顽痰胶结，黏稠难咯，瘿瘤，瘰疬，癥瘕痞块，胃痛泛酸
	青礞石	甘、咸，平 肺、心、肝	坠痰下气 平肝镇惊	顽痰胶结，咳逆喘急，癫痫发狂，烦躁胸闷，惊风抽搐
止咳平喘药	洋金花	辛，温 有毒 肺、肝	平喘止咳 解痉定痛	哮喘咳嗽，脘腹冷痛，风湿痹痛，小儿慢惊；外科麻醉
	胖大海	甘，寒 肺、大肠	清热润肺 利咽开音 润肠通便	肺热声哑，干咳无痰，咽喉干痛，热结便闭，肠热便血，头痛目赤

答案解析

思考题

1. 试述化痰止咳平喘药的概念、分类及各自性能应用。
2. 试述川贝母与浙贝母、苦杏仁与紫苏子、桑白皮与葶苈子之间的功用异同点。

书网融合……

本章小结

微课

习题

第二十五章　安神药

PPT

📖 学习目标

1. 通过本章的学习，掌握安神药的概念、功效、适应证、分类、配伍应用和使用注意；朱砂、酸枣仁的分类归属、性味归经、功效应用、特殊用法用量、使用注意和配伍应用。熟悉龙骨、远志的分类归属、功效应用、特殊用法用量及使用注意。了解磁石、珍珠、柏子仁、合欢皮、首乌藤的分类归属和功效主治。

2. 具有应用安神药辨证治疗神志不安病证的能力。

3. 培养学生人文关怀的能力。

凡以安定神志为主要功效，常用于治疗神志不安病证的药物，称为安神药。

安神药多入心经和肝经，根据药物来源及效用特点的不同，可分为重镇安神药和养心安神药两大类。重镇安神药以矿物、化石类药物为主，质重沉降，有重镇安神作用，多用于实证之心神不安；养心安神药主要为植物种子类药物，质润滋养，有养心安神作用，多用于虚证之心神不安。

安神药主要用于神志不安诸证，如心悸怔忡、心烦失眠、健忘、多梦及惊风、癫痫、癫狂等证。应根据不同的病因、病机，选用适宜的安神药，并进行相应的配伍。如心火亢盛者，当配伍清心降火药；痰热扰心者，当配伍化痰、清热药；肝阳上亢者，当配伍平肝潜阳药；血瘀气滞者，当配伍活血、行气药；阴血亏虚者，当配伍补血、养阴药；心脾气虚者，当配伍补脾养心药。至于惊风、癫狂等证，多以化痰开窍或平肝息风药物为主，本类药物多作辅助治疗之用。

矿石类安神药质重，易伤脾胃，不宜长期服用，宜作丸、散服，并须酌情配伍养胃健脾药。入煎剂时，应打碎先煎、久煎。部分药物有毒，更须慎用，以防中毒。

第一节　重镇安神药

重镇安神药多为矿石、化石类药物，质重沉降，有重镇安神、平肝潜阳等作用。主要用于心火炽盛、痰火扰心、惊吓等引起的心神不宁、心悸失眠及惊痫、癫狂、肝阳上亢等证。

朱砂 Zhusha
《神农本草经》

【来源】为硫化物类矿物辰砂族辰砂，主含硫化汞（HgS）。主产于贵州、湖南、四川等地。采挖后，选取纯净者，用磁铁吸净含铁的杂质，再用水淘去杂石和泥沙。研细水飞入药。处方别名有朱砂衣、丹砂、辰砂、飞朱砂。

【性味归经】甘，微寒；有毒。归心经。

【功效应用】清心镇惊，安神，明目，解毒。

1. 清心镇惊，安神　用于心悸易惊，失眠多梦，癫痫发狂，小儿惊风。朱砂甘寒质重，专入心经，既清心经实火，又能镇惊安神，最适用于心火亢盛之心悸失眠，多与黄连、莲子心等同用，如朱砂安神丸；若治温热病高热神昏，常与牛黄、麝香等同用，如安宫牛黄丸；治癫痫抽搐，每与磁石同用，如磁朱丸；治热痰蒙闭心窍之癫狂，常与酸枣仁、乳香等同用，如丹砂丸；治小儿高热惊风，常与牛黄、全蝎、钩藤等同用，如牛黄散。

2. 明目　用于视物昏花。本品清心降火，明目，治心肾不交之视物昏花，常与磁石等同用，如磁朱丸。

3. 解毒　用于口疮，喉痹，疮疡肿毒。内服、外用均有效。治口舌生疮、咽喉肿痛，常配冰片、硼砂等，如冰硼散；治疮疡肿毒，多配雄黄等，如紫金锭。

【用法用量】0.1～0.5g，多入丸散或研末冲服，不宜入煎剂。外用适量。

【使用注意】本品有毒，内服不宜大量服用或少量久服，以防汞中毒。孕妇及肝肾功能不全者禁用。忌火煅，火煅可析出水银，有剧毒。

【配伍应用】

朱砂配磁石　两药皆为重镇沉降之品。朱砂味甘、性寒，功效清心镇惊安神；磁石味咸、性寒，功效潜阳安神。两药相合，重镇安神力增，善治心神不宁、惊悸失眠等证。

龙骨 Longgu
《神农本草经》

【来源】为古代哺乳动物（如三趾马、犀类、鹿类、牛类、象类等）的骨骼化石或象类门齿的化石。主产于山西、内蒙古、甘肃等地。全年可采挖。生用或煅用。处方别名有生龙骨、煅龙骨。

【性味归经】甘、涩，平。归心、肝、肾经。

【功效应用】镇惊安神，平肝潜阳，收敛固涩。

1. 镇惊安神　用于心神不宁，心悸失眠，惊痫癫狂。本品镇心定惊，为重镇安神之要药。治心神不宁、心悸失眠、健忘多梦者，常配朱砂、酸枣仁等；治惊痫抽搐、癫狂发作者，可配牛黄、胆南星等。

2. 平肝潜阳　用于肝阳上亢之眩晕，常配赭石、牛膝等，如镇肝熄风汤。

3. 收敛固涩　用于滑脱诸证。本品煅用有收敛固涩的功效。治肾虚遗精、滑精、小便频数者，常配沙苑子、芡实、桑螵蛸等；治气虚冲任不固之崩漏、带下者，可配黄芪、乌贼骨等；治自汗、盗汗者，配黄芪、牡蛎、浮小麦等。

【用法用量】煎服，15～30g，入煎剂宜先煎。外用适量。收敛固涩宜煅用。

知识拓展

龙骨的附药

龙齿：为古代哺乳动物如象类、犀类、三趾马等牙齿的化石。多碾碎生用。甘、涩，凉。归心、肝经。长于镇惊安神，主治惊痫癫狂、心悸、失眠等。用法用量与龙骨相同。

第二节　养心安神药

养心安神药多为植物种子、种仁类药物，甘润滋养，有滋养心肝、养阴补血、交通心肾等作用。主要用于阴血不足、心脾两虚、心肾不交等导致的心悸、怔忡、虚烦不眠、健忘多梦等。

酸枣仁 Suanzaoren
《神农本草经》

【来源】 为鼠李科植物酸枣 *Ziziphus jujuba* Mill. var. *spinosa*（Bunge）Hu ex H. F. Chou 的干燥成熟种子。主产于河北、陕西、山西、山东等地。秋末冬初果实成熟时采收，除去果肉和核壳，收集种子，晒干。生用或炒用，用时打碎。处方别名有枣仁、生枣仁、炒枣仁。

【性味归经】 甘、酸，平。归肝、胆、心经。

【功效应用】 养心补肝，宁心安神，敛汗，生津。

1. 养心补肝，宁心安神 用于虚烦不眠，惊悸多梦。本品为养心安神之要药。治肝虚有热之虚烦不眠者，可配知母、茯苓等，如酸枣仁汤；治心脾两虚之心悸失眠者，常配黄芪、党参等，如归脾汤；治心肾不足、阴虚阳亢之心悸失眠、健忘梦遗者，可配麦冬、生地黄等，如天王补心丹。

2. 敛汗，生津 用于体虚多汗，津伤口渴。本品收敛止汗，治体虚自汗、盗汗者，可配五味子、黄芪等。酸枣仁亦能生津止渴而治津伤口渴。

【用法用量】 煎服，10~15g。研末吞服，每次1.5~3g。

远志 Yuanzhi
《神农本草经》

【来源】 为远志科植物远志 *Polygala tenuifolia* Willd. 或卵叶远志 *Polygala sibirica* L. 的干燥根。主产于山西、陕西、吉林等地。春、秋二季采挖，除去须根和泥沙，晒干或抽取木心晒干。生用或炙用。处方别名有炙远志、远志肉、远志筒等。

【性味归经】 苦、辛，温。归心、肾、肺经。

【功效应用】 安神益智，交通心肾，祛痰，消肿。

1. 安神益智，交通心肾 用于心肾不交之失眠多梦、健忘惊悸、神志恍惚者，常配人参、龙齿、茯神等，如安神定志丸。

2. 祛痰 用于咳痰不爽。治咳嗽痰多黏稠、咳吐不爽者，常配苦杏仁、桔梗、甘草等。

3. 消肿 用于疮疡肿毒，乳房肿痛。本品能疏通气血之壅滞而消痈散肿。可治一切痈疽，不论寒热虚实，单用研末，黄酒送服，并外用调敷患处即效。

【用法用量】 煎服，3~10g。外用适量。生品祛痰开窍作用较强；蜜炙者性较滋润，宁心安神作用较好。

【使用注意】 实热或痰火内盛者及胃炎、胃溃疡慎用。
其他安神药小结见表25-1。

表25-1　其他安神药

分类	药名	性味归经	功效	主治
重镇安神药	磁石	咸，寒 肝、心、肾	镇惊安神 平肝潜阳 聪耳明目 纳气平喘	惊悸失眠，头晕目眩，视物昏花，耳鸣耳聋，肾虚气喘
	珍珠	甘、咸，寒 心、肝	安神定惊 明目消翳 解毒生肌 润肤祛斑	惊悸失眠，惊风癫痫，目赤翳障，疮疡不敛，皮肤色斑

续表

分类	药名	性味归经	功效	主治
养心安神药	柏子仁	甘，平 心、肾、大肠	养心安神 润肠通便 止汗	阴血不足，虚烦不眠，心悸怔忡，肠燥便秘，阴虚盗汗
	合欢皮	甘，平 心、肝、肺	解郁安神 活血消肿	心神不安，忧郁失眠，肺痈，疮肿，跌扑伤痛
	首乌藤	甘，平 心、肝	养血安神 祛风通络	失眠多梦，血虚身痛，风湿痹痛，皮肤瘙痒

答案解析

思考题

1. 试述安神药的概念、分类及各自性能应用。
2. 试述朱砂与磁石之间的功效异同点。

书网融合……

本章小结

微课

习题

第二十六章　平肝息风药

PPT

📖 **学习目标**

1. 通过本章的学习，掌握平肝息风药的概念、功效、适应证、分类、配伍应用和使用注意；石决明、牡蛎、赭石、羚羊角、钩藤、天麻、地龙、全蝎、蜈蚣的分类归属、性味归经、功效应用、特殊用法用量、使用注意及配伍应用。熟悉蒺藜、僵蚕的分类归属、功效应用、特殊用法用量及使用注意。了解珍珠母、罗布麻叶的分类归属和功效主治。

2. 具有应用平肝息风药辨证治疗肝阳上亢或肝风内动病证的能力。

3. 培养学生严谨的工作作风。

凡以平定肝阳、息灭内风为主要功效，常用于治疗肝阳上亢或肝风内动病证的药物，称平肝息风药。

本类药物主归肝经。其药性多偏寒凉。多为介类、昆虫等动物药及矿物药。具有平肝潜阳、息风止痉及镇静安神等作用。

本类药物因功效、主治不同，可分为两类：一类以平肝阳为主要作用，称平抑肝阳药，主要用于治疗肝阳上亢之头痛、眩晕病证；另一类以息肝风为主要作用，称息风止痉药，主要用于治疗肝风内动之痉挛抽搐病证。因临床常配合应用，故将两类药合称为平肝息风药。

使用平肝息风药时，须根据病因、病机及兼症的不同，进行相应的配伍。如治肝阳上亢证，多配伍滋养肾阴药；治肝阳化风，应将息风止痉药与平肝潜阳药并用；治热极生风，当配伍清热泻火药；治血虚生风，当配伍补养阴血药；兼窍闭神昏者，当配伍开窍醒神药；兼失眠多梦、心神不宁者，当配伍安神药；肝火盛者，又当配伍清泻肝火药等。

本类药物大多偏寒凉，对脾虚慢惊者不宜使用；个别药物性偏温燥，血虚阴亏者慎用。

第一节　平抑肝阳药

本类药物多为质重之介类或矿石类药物，具有平抑肝阳，以及清肝热、安心神等作用。主要用于治疗肝阳上亢之头痛、眩晕、耳鸣，肝火上炎之头痛目赤、急躁易怒等。

本类药还常与息风止痉药配伍，治疗肝风内动痉挛抽搐；与安神药配伍，治疗浮阳上扰之烦躁不眠。

石决明 Shijueming
《名医别录》

【来源】为鲍科动物杂色鲍 *Haliotis diversicolor* Reeve、皱纹盘鲍 *Haliotis discus hannai* Ino、羊鲍 *Haliotis ovina* Gmelin、澳洲鲍 *Haliotis ruber*（Leach）、耳鲍 *Haliotis asinina* Linnaeus 或白鲍 *Haliotis laevigata*（Donovan）的贝壳。主产于广东、海南、山东等沿海地区。夏、秋二季捕捞，去肉，洗净，干燥。生用或煅用，用时打碎。处方别名有生石决、煅石决等。

【性味归经】咸，寒。归肝经。

【功效应用】平肝潜阳，清肝明目。

1. 平肝潜阳　用于肝阳上亢，头痛眩晕。本品平肝潜阳，清泄肝热，为平肝、凉肝之要药。治肝肾阴虚、阴不制阳而肝阳上亢之头痛眩晕者，常配白芍、生地黄、牡蛎等；治肝阳上亢而有热象之头痛头晕、烦躁易怒者，应配羚羊角、钩藤等，如羚羊角汤。

2. 清肝明目　用于目赤翳障，视物昏花，青盲雀目。本品清肝明目退翳，为治目赤之要药，不论虚实，均可配用。治肝火上炎之目赤肿痛者，常配夏枯草、决明子、菊花等；治风热上攻之目赤肿痛、目生翳障者，常配蝉蜕、菊花、木贼等；治肝肾阴虚之视物不清、青盲雀目者，宜配熟地黄、山茱萸、石斛等。

【用法用量】6～20g，打碎先煎。外用适量。平肝、清肝宜生用，外用点眼宜煅后水飞用。

【使用注意】脾胃虚寒，食少便溏者慎服。

牡蛎 Muli
《神农本草经》

【来源】为牡蛎科动物长牡蛎 *Ostrea gigas* Thunberg、大连湾牡蛎 *Ostrea talienwhanensis* Crosse 或近江牡蛎 *Ostrea rivularis* Gould 的贝壳。我国沿海一带均有分布。全年均可捕捞，去肉，洗净，晒干。生用或煅用，用时打碎。处方别名有生牡蛎、煅牡蛎等。

【性味归经】咸，微寒。归肝、胆、肾经。

【功效应用】重镇安神，潜阳补阴，软坚散结；煅牡蛎：收敛固涩，制酸止痛。

1. 重镇安神　用于惊悸失眠。本品质重，镇惊安神。治心神不宁、惊悸怔忡、失眠多梦者，常配龙骨，亦可配酸枣仁、朱砂、远志等。

2. 潜阳补阴　用于肝阳上亢，眩晕耳鸣。本品平肝潜阳，略兼益阴清热之功。治肝肾阴虚、肝阳上亢之眩晕耳鸣者，常配龟甲、龙骨、牛膝等，如镇肝熄风汤；治热盛伤阴、虚风内动、四肢抽搐者，宜配生地黄、龟甲、鳖甲等。

3. 软坚散结　用于瘰疬痰核，癥瘕痞块。治痰火郁结之痰核、瘰疬及痰气互结之瘿瘤者，常配浙贝母、玄参等，如消瘰丸；治血瘀气结之癥瘕积聚者，常配莪术、丹参、鳖甲等。

4. 收敛固涩　用于自汗盗汗，遗精滑精，崩漏带下。本品煅用与煅龙骨收敛固涩作用相似，二者常相须为用，适用于正虚不固之滑脱不禁诸证。治自汗、盗汗者，常配黄芪、浮小麦等；治肾虚滑精、遗精者，常配沙苑子、龙骨、芡实等；治尿频、遗尿者，常配桑螵蛸、金樱子、鸡内金；治崩漏、带下者，常配海螵蛸、山茱萸、山药等。

5. 制酸止痛　用于胃痛吞酸。本品煅用制酸止痛。治胃酸过多、胃溃疡者，常配海螵蛸、浙贝母等，共为细末，内服取效。

【用法用量】9～30g，宜打碎先煎。收敛固涩、制酸止痛宜煅用，其他皆生用。

赭石 Zheshi
《神农本草经》

【来源】为氧化物类矿物刚玉族赤铁矿，主含三氧化二铁（Fe_2O_3）。主产于山西、河北、河南等地。采挖后，除去杂石。生用或醋淬研粉用。处方别名有代赭石、生赭石、煅赭石等。

【性味归经】苦，寒。归肝、心、肺、胃经。

【功效应用】平肝潜阳，重镇降逆，凉血止血。

1. 平肝潜阳　用于肝阳上亢之眩晕耳鸣。本品质重沉降而善镇潜肝阳，又清降肝火。治肝阳上亢肝火盛之烦躁易怒、头胀失眠者，常配石决明、夏枯草等，如代赭石汤；治肝肾阴虚而肝阳上亢之眩晕头痛、目胀耳鸣者，多配龟甲、牡蛎、白芍等，如镇肝熄风汤。

2. 重镇降逆 用于呕吐，噫气，呃逆，喘息。本品为重镇降逆之要药。治胃气上逆之呕吐、噫气、呃逆不止者，常配旋覆花、半夏、生姜等，如旋覆代赭汤；治肺肾不足之虚喘者，多配党参、胡桃肉等。

3. 凉血止血 用于血热吐血，衄血，崩漏下血。本品入心经血分。治血热妄行之吐血、衄血者，可配白芍、竹茹、牛蒡子等，如寒降汤；治血热崩漏下血者，可配禹余粮、赤石脂等，如震灵丹。

【用法用量】9~30g，宜打碎先煎。入丸散，每次1~3g。平肝、降逆宜生用，止血宜煅用。

蒺藜 Jili
《神农本草经》

【来源】为蒺藜科植物蒺藜 *Tribulus terrestris* L. 的干燥成熟果实。主产于河南、河北、山东等地。秋季果实成熟时采割植株，晒干，打下果实，除去杂质。炒黄或盐炙用。处方别名有刺蒺藜、白蒺藜、硬蒺藜等。

【性味归经】辛、苦，微温；有小毒。归肝经。

【功效应用】平肝，解郁，活血祛风，明目，止痒。

1. 平肝 用于肝阳上亢，头痛眩晕。本品可平抑肝阳，常配钩藤、珍珠母、菊花等。

2. 解郁 用于胸胁胀痛，乳闭乳痈。治胸胁胀痛者，常配柴胡、香附、青皮等；治肝郁乳汁不通、乳房作痛者，可单品研末服，或配穿山甲、王不留行等。

3. 活血祛风，明目 用于目赤翳障。本品可疏散肝经风热而明目退翳，为祛风明目之要药。治风热目赤肿痛、多泪多眵或翳膜遮睛者，多配菊花、蔓荆子、决明子等，如白蒺藜散。

4. 止痒 用于风疹瘙痒。治风疹瘙痒者，常配防风、荆芥、地肤子等；治血虚风盛、瘙痒难忍者，应配当归、何首乌、防风等。

【用法用量】煎服，6~10g。

【使用注意】阴血不足者及孕妇慎服。

第二节　息风止痉药

本类药物主入肝经，以息肝风、止抽搐为主要功效。主要用于温热病热极动风、肝阳化风、血虚生风之眩晕欲仆、肢体震颤、痉挛抽搐，亦可用于痫证、破伤风、脾虚惊风等痉挛抽搐者。

部分息风止痉药兼有平肝潜阳、清泻肝火等作用，亦可用治肝阳上亢之头晕目眩及肝火上攻之目赤头痛等。

羚羊角 Lingyangjiao
《神农本草经》

【来源】为牛科动物赛加羚羊 *Saiga tatarica* Linnaeus 的角。主产于新疆、青海、甘肃等地。猎取后锯取其角，晒干。用时锉末、镑成薄片或磨汁，生用。处方别名有羚羊角粉等。

【性味归经】咸，寒。归肝、心经。

【功效应用】平肝息风，清肝明目，散血解毒。

1. 平肝息风 用于肝风内动，惊痫抽搐，妊娠子痫，高热惊厥，癫痫发狂，头痛眩晕。本品清热力强，为治惊痫抽搐之要药，尤善治热极风动之证。治温热病高热神昏、惊厥抽搐者，常配钩藤、菊花、白芍等，即羚角钩藤汤；治癫痫、惊悸者，可配钩藤、天竺黄、郁金等；治肝阳上亢之头痛眩晕者，可配石决明、牡蛎、天麻等。

2. 清肝明目　用于目赤翳障。本品善清泻肝火，治肝火上炎之头痛、头晕、目赤翳障、羞明流泪者，常配龙胆草、决明子等。

3. 散血解毒　用于温毒发斑，痈肿疮毒。本品清热解毒，散血化斑。常配生地黄、赤芍等，如清营解毒汤。

【用法用量】1~3g，宜另煎2小时以上。磨汁或研粉服，每次0.3~0.6g。也可入丸散。

【使用注意】脾胃虚寒者慎服，脾虚慢惊者忌服。

钩藤 Gouteng
《名医别录》

【来源】为茜草科植物钩藤 *Uncaria rhynchophylla*（Miq.）Miq. ex Havil.、大叶钩藤 *Uncaria macrophylla* Wall.、毛钩藤 *Uncaria hirsuta* Havil.、华钩藤 *Uncaria sinensis*（Oliv.）Havil. 或无柄果钩藤 *Uncaria sessilifructus* Roxb. 的干燥带钩茎枝。产于长江以南至福建、广东、广西等地。秋、冬二季采收，去叶，切段，晒干。生用。处方别名有双钩、嫩钩藤、嫩双钩等。

【性味归经】甘，凉。归肝、心包经。

【功效应用】息风定惊，清热平肝。

1. 息风定惊　用于肝风内动，惊痫抽搐，高热惊厥，感冒夹惊，小儿惊啼，妊娠子痫。本品为治肝风内动、惊痫抽搐之常用药。用治温热病热极生风之痉挛抽搐者，多配羚羊角、菊花等，如羚角钩藤汤；治小儿惊风壮热神昏、牙关紧闭、手足抽搐者，常配天麻、全蝎等，即钩藤饮。

2. 清热平肝　用于头痛眩晕。本品清肝热，平肝阳。治肝火上攻者，常配夏枯草、栀子等；治肝阳上亢者，常配天麻、石决明等。

【用法用量】煎服，3~12g，后下。其有效成分钩藤碱加热易被破坏，故不宜久煎，一般不超过20分钟。

【配伍应用】

羚羊角配钩藤　羚羊角味咸、性寒，质重，入肝经，善于清热凉肝，息风止痉之效颇佳；钩藤味甘、性凉，入肝经，具清热平肝，息风解痉之效。两药合用，相得益彰，共增清热凉肝、息风止痉之效。

天麻 Tianma
《神农本草经》

【来源】为兰科植物天麻 *Gastrodia elata* Bl. 的干燥块茎。产于四川、云南、贵州等地。立冬后至次年清明前采挖，立即洗净，蒸透，敞开低温干燥。用时润透切片，生用。处方别名有明天麻、煨天麻、炒天麻等。

【性味归经】甘，平。归肝经。

【功效应用】息风止痉，平抑肝阳，祛风通络。

1. 息风止痉　用于小儿惊风，癫痫抽搐，破伤风。本品为治肝风内动证之要药。治小儿急惊风，常配羚羊角、钩藤等，如钩藤饮子；治小儿脾虚慢惊，则配人参、白术等，如醒脾丸；治破伤风痉挛抽搐、角弓反张者，常配天南星、白附子等，如玉真散。

2. 平抑肝阳　用于头痛眩晕。本品为治眩晕、头痛之要药，无论病证虚实，均可配伍使用。治肝阳上亢之眩晕、头痛者，常配钩藤、石决明等，如天麻钩藤饮；治风痰上扰之眩晕、头痛者，常配半夏、白术、茯苓等，如半夏白术天麻汤。

3. 祛风通络 用于手足不遂，肢体麻木，风湿痹痛。本品祛外风，通经络。治风中经络之肢体麻木抽搐者，常配川芎，如天麻丸；治风湿痹痛之关节屈伸不利者，多配秦艽、羌活。

【用法用量】 煎服，3~10g。研末冲服，每次1~1.5g。

【配伍应用】

天麻配钩藤 天麻味甘、性平，入肝经，为治风之要药，凡肝风内动之痉挛抽搐、肝阳上亢之头痛眩晕，无论寒热虚实均可应用；钩藤味甘、性凉，主入肝经，功能平肝阳，清肝热，息肝风，为治肝风内动惊痫抽搐、肝阳上亢或肝火上攻头痛眩晕之常用药。两药合用，共奏息风止痉、平肝清热之效。

地龙 Dilong
《神农本草经》

【来源】 为钜蚓科动物参环毛蚓 *Pheretima aspergillum*（E. Perrier）、通俗环毛蚓 *Pheretima vulgaris* Chen、威廉环毛蚓 *Pheretima guillelmi*（Michaelsen）或栉盲环毛蚓 *Pheretima pectinifera* Michaelsen 的干燥体。前一种习称"广地龙"，主产于广东、广西、福建等地；后三种习称"沪地龙"，主产于上海一带。广地龙春季至秋季捕捉，沪地龙夏季捕捉，及时剖开腹部，除去内脏和泥沙，洗净，晒干或低温干燥。生用或鲜用。处方别名有蚯蚓、地龙子、土龙等。

【性味归经】 咸，寒。归肝、脾、膀胱经。

【功效应用】 清热定惊，通络，平喘，利尿。

1. 清热定惊 用于高热神昏，惊痫抽搐。本品息风止痉，清热定惊。治热极生风之高热躁狂、痉挛抽搐者，常配钩藤、僵蚕、牛黄等；治小儿急惊风之高热不退、惊风抽搐者，将本品研烂与朱砂共为丸服；治高热狂躁或癫痫者，单用鲜品同盐化水饮服。

2. 通络 用于关节痹痛，肢体麻木，半身不遂。本品通经活络，善治热痹，常配防己、秦艽、桑枝等；治寒痹之肢体关节疼痛、麻木、屈伸不利者，常配川乌、乳香等，如小活络丸；治久痹、瘀血痹阻经脉之肢节或周身痹痛者，则配当归、川芎、秦艽等。

3. 平喘 用于肺热喘咳。本品清肺热而平喘。可研末单用或配石膏、葶苈子、麻黄、苦杏仁等。

4. 利尿 用于水肿尿少。本品清热而利小便。治热结膀胱之小便不利或不通者，可单用鲜品或配车前子、滑石、木通等。

【用法用量】 煎服，5~10g；鲜品10~20g。研末服，每次1~2g。

【使用注意】 脾胃虚寒无实热者及孕妇慎服。

全蝎 Quanxie
《蜀本草》

【来源】 为钳蝎科动物东亚钳蝎 *Buthus martensii* Karsch 的干燥体。主产于河南、山东、湖北等地。春末至秋初捕捉，除去泥沙，置沸水或沸盐水中，煮至全身僵硬，捞出，置通风处，阴干。处方别名有淡全蝎、全虫等。

【性味归经】 辛，平；有毒。归肝经。

【功效应用】 息风镇痉，通络止痛，攻毒散结。

1. 息风镇痉 用于各种痉挛抽搐。本品为治痉挛抽搐之要药，常与蜈蚣相须为用。属高热者，常配羚羊角、钩藤等；治中风口眼㖞斜者，常配僵蚕、白附子，如牵正散；属癫痫者，可配郁金、白矾；属破伤风者，常配蜈蚣，如止痉散。

2. 通络止痛 用于风湿顽痹，偏正头痛。本品通络止痛作用良好。治风寒湿痹日久不愈之筋脉拘挛或顽痹之关节变形者，可配川乌、白花蛇、没药等；治顽固性偏正头痛者，可配天麻、川芎、蜈蚣等。

3. 攻毒散结 用于疮疡,瘰疬。本品味辛、有毒,辛以散结,以毒攻毒。治诸疮肿毒者,常配栀子等;治瘰疬、瘿瘤、流注者,常配半夏、马钱子、五灵脂等。

【用法用量】煎服,3~6g。研末吞服,每次0.6~1g。外用适量。

【使用注意】因属窜散之品,故血虚生风者慎用。有毒,用量不宜过大。孕妇禁用。

蜈蚣 Wugong
《神农本草经》

【来源】为蜈蚣科动物少棘巨蜈蚣 *Scolopendra subspinipes mutilans* L. Koch 的干燥体。主产于江苏、浙江、湖北等地。春、夏二季捕捉,用竹片插入头尾,绷直,干燥。处方别名有百足虫、天龙、百脚、吴公等。

【性味归经】辛,温;有毒。归肝经。

【功效应用】息风镇痉,通络止痛,攻毒散结。

1. 息风镇痉 用于肝风内动,痉挛抽搐,小儿惊风,中风口㖞,半身不遂,破伤风。本品搜风定搐力强,与全蝎均为息风之要药,治各种原因引起的痉挛抽搐常同用,如止痉散;治小儿急惊,常配丹砂、轻粉等,如万金散;治破伤风之角弓反张者,常配天南星、防风等,如蜈蚣星风散。经适当配伍,还可用于中风口㖞、半身不遂、癫痫等。

2. 通络止痛 用于风湿顽痹,偏正头痛。本品搜风通络止痛。治风湿痹痛、游走不定、痛势剧烈者,常配全蝎、防风、独活、威灵仙等;治久治不愈之顽固性头痛或偏正头痛者,多配天麻、川芎、僵蚕等。

3. 攻毒散结 用于疮疡,瘰疬,蛇虫咬伤。本品以毒攻毒。治恶疮肿毒者,常配雄黄、猪胆汁制膏外敷,如不二散;治瘰疬溃烂者,常与茶叶共为细末外敷,如新方结核散;治毒蛇咬伤者,本品焙黄研细末开水送服,或配黄连、大黄、生甘草等。

【用法用量】煎服,3~5g。研末冲服,每次0.6~1g。外用适量。

【使用注意】血虚生风者慎用。有毒,辛温走窜,故内服用量不宜过大。孕妇禁用。

【配伍应用】

蜈蚣配全蝎 蜈蚣辛温、有毒,性善走窜,通达内外,截风定搐,为定痉镇痛之要药;全蝎性平、有毒,善息肝风,通络止痛,内外风兼治。两药相须为用,共增息风止痉、止痛攻毒之效。

僵蚕 Jiangcan
《神农本草经》

【来源】为蚕蛾科昆虫家蚕 *Bombyx mori* Linnaeus 4~5 龄的幼虫感染(或人工接种)白僵菌 *Beauveria bassiana* (Bals.) Vuillant 而致死的干燥体。主产于浙江、江苏、四川等养蚕区。多于春、秋季生产,将感染白僵菌病死的蚕干燥。生用或炒用。处方别名有白僵蚕、僵虫、天虫等。

【性味归经】咸、辛,平。归肝、肺、胃经。

【功效应用】息风止痉,祛风止痛,化痰散结。

1. 息风止痉 用于肝风夹痰,惊痫抽搐,小儿急惊风,破伤风,中风口㖞。本品既息风止痉,又化痰定惊,故对惊风、癫痫而夹痰热者尤宜。治痰热急惊者,常配全蝎、牛黄、朱砂等,如千金散;治小儿脾虚久泻、慢惊抽搐者,常配党参、白术、天麻等,如醒脾散;治破伤风角弓反张者,则配全蝎、蜈蚣、钩藤等,如撮风散;治风中经络、口眼㖞斜者,常配全蝎、白附子等,如牵正散。

2. 祛风止痛 用于风热头痛,目赤,咽痛,风疹瘙痒。本品有祛外风、散风热、止痛、止痒之功。

治肝经风热上攻之头痛、目赤肿痛、迎风流泪者，常配桑叶、木贼、荆芥等，如白僵蚕散；治风热上攻之咽喉肿痛、声音嘶哑者，可配桔梗、薄荷、荆芥等，如六味汤；治风疹瘙痒者，单品为末内服。

3. 化痰散结　用于痰核，瘰疬，发颐疔腮。本品软坚散结，又化痰。治痰核、瘰疬者，可单品为末或配浙贝母、夏枯草、连翘等；治乳腺炎、流行性腮腺炎、疔疮痈肿者，可配金银花、连翘、板蓝根等。

【用法用量】煎服，5~10g。研末服，每次1~1.5g。

其他平肝息风药小结见表26-1。

表26-1　其他平肝息风药

分类	药名	性味归经	功效	主治
平抑肝阳药	珍珠母	咸，寒 肝、心	平肝潜阳 安神定惊 明目退翳	头痛眩晕，惊悸失眠，目赤翳障，视物昏花
	罗布麻叶	甘、苦，凉 肝	平肝安神 清热利水	肝阳眩晕，心悸失眠，浮肿尿少

思考题

答案解析

1. 试述平肝息风药的概念、分类及各自性能应用。

2. 试述羚羊角与石决明、天麻与钩藤、全蝎与蜈蚣之间的功用异同点。

书网融合……

本章小结

微课

习题

第二十七章　开窍药

PPT

凡具芳香走窜之性，以开窍醒神为主要功效，常用于治疗闭证神昏的药物，称为开窍药，又称芳香开窍药。

开窍药主归心经，具有开窍醒神的功效。部分药物兼有止痛、活血、解毒等功效。

神志昏迷证有虚实之分。虚证即脱证，症见神昏冷汗、肢冷、脉微欲绝，当回阳固脱，不宜用开窍药。实证即闭证，以口噤、握拳、脉实有力为辨证依据，可用开窍药。闭证又分寒闭、热闭，寒闭多见面青身冷、苔白脉迟，宜用"温开"法，同时配温里散寒药；热闭多见身热面赤、烦躁谵语、苔黄脉数，宜用"凉开"法，同时配清热凉血解毒药。

开窍药为救急、治标之品，且易耗气伤阴，故只宜暂服，不可久用；对于汗、吐、下引起的虚脱，失血或老年气虚引起的晕厥等，禁用或慎用。因开窍药气味芳香，有效成分易于挥发，内服多不宜入煎剂，宜入丸散剂服用。

麝香 Shexiang
《神农本草经》

【来源】 为鹿科动物林麝 *Moschus berezovskii* Flerov、马麝 *Moschus. sifanicus* Przewalski 或原麝 *Moschus. Moschiferus* Linnaeus 成熟雄体香囊中的干燥分泌物。主产于四川、西藏、云南等地。野麝多在冬季至次春猎取，猎获后，割取香囊，阴干，习称"毛壳麝香"；剖开香囊，除去囊壳，习称"麝香仁"。家麝直接从其香囊中取出麝香仁，阴干或用干燥器密闭干燥。避光贮存。用时研碎。处方别名有香子、当门子。

【性味归经】 辛，温。归心、脾经。

【功效应用】 开窍醒神，活血通经，消肿止痛。

1. 开窍醒神　用于热病神昏，中风痰厥，气郁暴厥，中恶昏迷。本品有极强的开窍通闭醒神之效，最宜用于闭证神昏，为醒神回苏之要药。无论寒闭、热闭，用之皆效。治温病热陷心包、痰热蒙蔽心窍、小儿惊风及中风痰厥等热闭神昏者，常配牛黄、冰片、朱砂等，如安宫牛黄丸；治中风卒昏、中恶、食物不洁等属寒浊或痰湿阻闭心窍之寒闭神昏者，常配苏合香、檀香、安息香等，如苏合香丸。

2. 活血通经　用于经闭，癥瘕，难产死胎，胸痹心痛，心腹暴痛，跌扑伤痛，痹痛麻木。治经闭、癥瘕者，常配红花、桃仁、川芎等，如通窍活血汤；治心腹暴痛者，常配木香、桃仁等，如麝香汤；治跌打损伤、骨折扭伤者，可配乳香、没药、红花等，如七厘散或八厘散；治痹证疼痛、顽固不愈者，可配独活、威灵仙、桑寄生等。

3. 消肿止痛　用于痈肿瘰疬，咽喉肿痛。本品有良好的活血散结、消肿止痛作用，内服、外用均有良效。常配雄黄、乳香、没药等，即醒消丸；治咽喉肿痛者，可配牛黄、蟾酥、珍珠等，如六神丸。

此外，本品有活血通经、催产下胎之效。常与肉桂为散，治难产、死胎、胞衣不下，如香桂散。

【用法用量】 0.03～0.1g，多入丸散用。外用适量。

【使用注意】 本品走窜力强，妇女月经期及孕妇禁用。

冰片 Bingpian
《新修本草》

【来源】 天然冰片（右旋龙脑）为樟科植物樟 *Cinnamomum camphora*（L.）Presl 的新鲜枝、叶经提取加工制成。主产于广东、广西、云南等地。现多用樟脑、松节油等经化学方法合成，称冰片（合成龙脑）。处方别名有机制冰片、龙脑香、冰片脑等。

【性味归经】 辛、苦，微寒。归心、脾、肺经。

【功效应用】 开窍醒神，清热止痛。

1. 开窍醒神　用于闭证神昏。本品有开窍醒神之功，但不及麝香，二者常相须为用。为凉开之品，宜用治热闭神昏、惊厥、中风痰厥、气郁暴厥、中恶昏迷、胸痹心痛等，常配牛黄、麝香、黄连等，如安宫牛黄丸；若与温里祛寒及性偏温热的开窍药配伍，也可用治寒闭。

2. 清热止痛　用于目赤，口疮，咽喉肿痛，耳道流脓。本品苦寒清热，有良好的泻火解毒、清热止痛之功，为五官科常用药。治目赤肿痛者，单用点眼即效，也可与炉甘石、硼砂、熊胆等制成点眼药水，如八宝眼药水；治咽喉肿痛、口舌生疮、牙龈肿痛者，常配硼砂、朱砂、玄明粉等，如冰硼散，或研细末，吹敷患处。

【用法用量】 0.15～0.3g，入丸散用。外用研粉点敷患处。

【使用注意】 本品辛香走窜，故孕妇慎用。

【配伍应用】

冰片配麝香　冰片微寒辛香开窍；麝香辛温芳香走窜，开窍醒神力强。两药合用，醒神回苏之力增强，长于治疗闭证神昏，无论寒热均可。

石菖蒲 Shichangpu
《神农本草经》

【来源】 为天南星科植物石菖蒲 *Acorus tatarinowii* Schott 的干燥根茎。主产于四川、浙江、江苏等地。秋、冬二季采挖，除去须根和泥沙，晒干。生用。处方别名有九节菖蒲等。

【性味归经】 辛、苦，温。归心、胃经。

【功效应用】 开窍豁痰，醒神益智，化湿开胃。

1. 开窍豁痰　用于神昏癫痫。本品辛开苦燥温通，芳香走窜，具有开窍醒神、化湿、豁痰、辟秽之功。善治痰湿秽浊之邪蒙蔽清窍所致的神志昏乱。治中风痰迷心窍之神志昏乱、舌强不能语者，常配半夏、天南星、陈皮等，如涤痰汤；治痰热蒙蔽心窍之高热、神昏谵语者，常配郁金、半夏、竹沥等，如菖蒲郁金汤；治痰热癫痫抽搐，可配枳实、竹茹、黄连等，如清心温胆汤；治湿浊蒙蔽之头晕、嗜睡、健忘、耳鸣、耳聋者，常配茯苓、远志、龙骨等，如安神定志丸。

2. 醒神益智　用于健忘失眠，耳鸣耳聋。本品入心经，开心窍，具有醒神益智、聪耳明目之功。治健忘者，常配人参、茯苓等，如不忘散、开心散；治心肾两虚、耳鸣耳聋、头昏心悸者，常配菟丝子、女贞子、墨旱莲等，如安神补心丸。

3. 化湿开胃　用于脘痞不饥，噤口下痢。本品有醒脾开胃，行气消胀之功。治湿浊中阻之脘痞不饥者，常配砂仁、苍术、厚朴等；治湿热毒盛之水谷不纳，里急后重之噤口痢者，可配黄连、茯苓等。

此外，本品尚可用于声音嘶哑、风湿痹痛、痈疽疥癣、跌打损伤等。

【用法用量】煎服，3~10g；鲜品加倍。外用适量。

【使用注意】本品辛温香散，易伤阴耗气，故阴亏血虚及滑精多汗者慎用。

其他开窍药小结见表 27-1。

表 27-1 其他开窍药

分类	药名	性味归经	功效	主治
开窍药	苏合香	辛，温 心、脾	开窍 辟秽 止痛	中风痰厥，猝然昏倒，胸痹心痛，胸腹冷痛，惊痫
	安息香	辛、苦，平 心、脾	开窍醒神 行气活血 止痛	中风痰厥，气郁暴厥，中恶昏迷，心腹疼痛，产后血晕，小儿惊风

答案解析

思考题

1. 试述开窍药的概念、性能与应用。
2. 试述麝香与冰片之间的功用异同点。

书网融合……

本章小结

微课

习题

第二十八章 补益药

PPT

学习目标

1. 通过本章的学习，掌握补益药的概念、性能特点、适应证、分类和使用注意；人参、黄芪、白术、当归、熟地黄、何首乌、北沙参、麦冬、枸杞子、龟甲、鹿茸、淫羊藿、肉苁蓉、杜仲、补骨脂的分类归属、性味归经、功效应用、特殊用法用量、使用注意及配伍应用。熟悉西洋参、党参、山药、甘草、白扁豆、白芍、阿胶、南沙参、鳖甲、女贞子、墨旱莲、石斛、百合、黄精、巴戟天、续断、菟丝子、蛤蚧、冬虫夏草的分类归属、功效应用、特殊用法用量、使用注意及配伍应用。了解龙眼肉、太子参、刺五加、红景天、大枣、蜂蜜、天冬、玉竹、桑椹、楮实子、仙茅、锁阳、海马、沙苑子、核桃仁、狗脊、骨碎补、益智的分类归属和功效主治。

2. 具有应用补益药治疗虚性病证的能力。

3. 培养学生对事物发展变化的观察力和判断力。

凡能补益正气，扶持虚弱，用于治疗虚证的药物，称为补益药。

补益药多为甘味，具有补虚功效，主要用于虚证，具有益气、温阳、养血、滋阴的功效。根据药性及虚证特点，可将补益药分为补气药、补血药、补阴药、补阳药四类，相应地用于治疗气虚证、血虚证、阴虚证、阳虚证。

根据气血阴阳诸虚证之不同而相应地选择补虚药。一般来说，阳虚必兼气虚、阴虚每兼见血虚，故补气药和补阳药、补血药和补阴药常相辅而用；气血两亏、阴阳俱虚、气阴两虚等常见病证，则当气血双补、益气养阴或阴阳并补。补益药药性滋腻，易阻碍气机，故应适当配伍理气药，使之补而不滞。

补益药实证忌用，以防"闭门留寇"；无虚不补；应注意顾护脾胃，适当配伍健脾消食药，以防虚不受补；宜作蜜丸、煎膏（膏滋）、片剂、口服液、颗粒剂或酒剂等，以便长期服用；作汤剂应适当久煎，使药味尽出。

第一节 补气药

本类药物性味多甘温或甘平，能补气、增强机体的活动能力，改善或消除气虚证。气虚证尤其以脾、肺两脏气虚多见。脾气虚证症见面色萎黄、食欲不振、脘腹虚胀、大便溏薄、神疲乏力，甚或浮肿、脏器下垂等。肺气虚证以少气懒言、声音低微，甚则喘促、易出虚汗等为主要表现。

使用本类药物时，当根据不同的气虚证合理选药，再根据兼症进行配伍。如脾虚腹泻，宜适当配伍收涩止泻药；肺气虚，久咳不止者，宜与敛肺止咳药同用。

人参 Renshen
《神农本草经》

【来源】为五加科植物人参 *Panax ginseng* C. A. Mey. 的干燥根和根茎。主产于吉林、辽宁、黑龙江。野生者名"山参"；栽培者称"园参"。播种在山林野生状态下自然生长的称"林下山参"，习称"籽海"。于秋季采挖。山参经晒干，称"生晒山参"。园参一般栽培 5～6 年后收获，洗净经晒干或烘干，称"生晒参"；经蒸制后的干燥品，称"红参"。切片或研粉用。处方别名有野山参、吉林参、红参、白参、别直参、人参须。

【性味归经】甘、微苦，微温。归脾、肺、心、肾经。

【功效应用】大补元气，复脉固脱，补脾益肺，生津养血，安神益智。

1. 大补元气，复脉固脱　用于体虚欲脱，肢冷脉微的危重证候。本品善大补元气，有救脱扶危之良效。大失血、大吐泻或久病、大病所致之气脱危候，均可单用本品大量浓煎服，即独参汤。

2. 补脾益肺　用于脾虚食少，肺虚喘咳。本品能补脾调中，鼓舞脾气，助生化之源，为补脾益气之要药，常配白术、茯苓、甘草等益气健脾药，即四君子汤，本品为补肺要药，用于肺气虚弱之短气喘促、懒言声微、脉虚自汗等证。喘促日久，肺肾两虚者，常与胡桃肉、蛤蚧等补益肺肾药同用，如人参胡桃汤、人参蛤蚧散。

3. 生津养血　用于津伤口渴，内热消渴，气血亏虚，久病虚赢。用于津伤消渴、汗多、脉微，常配麦冬、五味子，以益气生津、止渴、止汗，即生脉散；用于消渴，可与天花粉、生地黄、山药等同用，以增强益气生津止渴之效，如玉泉丸；用于气血亏虚，久病虚赢可与当归等同用。

4. 安神益智　用于惊悸失眠、健忘等证。可单用，亦可配伍当归、龙眼肉、酸枣仁等养血安神药，如归脾丸。

此外，对血虚证、气不摄血之出血证及阳痿，人参能益气生血、益气摄血或益气助阳；对体虚外感或邪实正虚之证，可随证配伍解表、攻里药，以扶正祛邪。

【用法用量】煎服，3~9g，宜文火另煎兑服。研末吞服，每次2g，一日2次。野生人参功效最佳，多用于挽救虚脱；生晒参药性平和，适用于气阴不足者；红参药性偏温，多用于气阳两虚者。

【使用注意】不宜与藜芦、五灵脂同用。实证、热证忌服。

【配伍应用】

1. 人参配附子　人参甘温补气，力宏固脱；附子辛热回阳，补火救逆。两药相合，大补大温，益气回阳，治亡阳气脱效佳。

2. 人参配蛤蚧　人参甘温善补肺气，蛤蚧性平补肺益肾。两药相合，补肺益肾而定喘嗽，治肺肾两虚，动辄气喘甚效。

西洋参 Xiyangshen
《本草从新》

【来源】为五加科植物西洋参 *Panax quinquefolium* L. 的干燥根。原产于美国、加拿大及法国，我国东北、华北、西北等地区亦有栽培。秋季采挖，晒干或低温干燥。切片入药或用时捣碎。处方别名有花旗参。

【性味归经】甘、微苦，凉。归心、肺、肾经。

【功效应用】补气养阴，清火生津。

1. 补气养阴　用于气虚阴亏，虚热烦倦，咳喘痰血，可单用。本品研末装胶囊服用，或与知母、川贝母、阿胶等药同用，以增强养阴清肺、止咳化痰之效。

2. 清火生津　用于内热消渴，口燥咽干。单用本品煎服即效，或与麦冬、知母、石斛等养阴清热药同用，如王氏清暑益气汤；用于内热消渴，气阴两虚者，可配伍天花粉、山药、黄芪等益气生津药。

【用法用量】煎服，3~6g；另煎兑服。

【使用注意】中阳衰微，胃有寒湿者不宜服。忌用铁器炒。

党参 Dangshen
《本草从新》

【来源】 为桔梗科植物党参 *Codonopsis pilosula* （Franch.） Nannf. 、素花党参 *Codonopsis pilosula* Nannf. var modesta （Narmf.） L T. Shen 或川党参 *Codonopsis tangshen* Oliv. 的干燥根。主产于山西、四川、陕西等省。秋季采挖，洗净，晒干。切厚片，生用。处方别名有台党参、潞党参。

【性味归经】 甘，平。归脾、肺经。

【功效应用】 健脾益肺，养血生津。

1. **健脾益肺** 用于脾肺气虚，食少倦怠，咳嗽虚喘等。本品甘平，不腻不燥，善补中益气，为常用的补中益气药，常与白术、茯苓、甘草等补气健脾药同用；用于肺气亏虚所致的气短咳喘、言语无力、声音低微等，可配伍黄芪、五味子等药，以补益肺气、止咳平喘，如补肺汤。

2. **养血生津** 用于气血两亏所致的面色萎黄、头昏心悸等症，常与熟地黄、当归等补血药同用，如八珍汤；用于津伤口渴，内热消渴，常配伍麦冬、五味子，以增强益气生津止渴之效。

【用法用量】 9～30g，煎服。

【使用注意】 不宜与藜芦同用。

黄芪 Huangqi
《神农本草经》

【来源】 为豆科植物蒙古黄芪 *Astragalus membranaceus* （Fisch.） Bge. var. *mongholicus* （Bge.） Hsiao 或膜荚黄芪 *Astragalus membranaceus* （Fisch.） Bge. 的干燥根。主产于内蒙古、山西、黑龙江等地。春秋二季采挖，除去须根和根头，晒干。生用或蜜炙用。处方别名有生黄芪、绵黄芪、炙黄芪。

【性味归经】 甘，微温。归肺、脾经。

【功效应用】 补气升阳，固表止汗，利水消肿，生津养血，行滞通痹，托毒排脓，敛疮生肌。

1. **补气升阳** 用于气虚乏力，食少便溏，中气下陷，久泻脱肛等症。本品既善补中益气，又善升阳举陷，为补气升阳之要药。用于脾胃气虚证，症见气短、食少便溏、倦怠乏力等，常配白术以补气健脾，即芪术膏；用于中气下陷诸证，症见脱肛、内脏下垂、内热消渴，能补中益气、升举清阳，常配人参、升麻、柴胡等，如补中益气汤。

2. **固表止汗** 用于表虚自汗。本品能补肺气、益卫气以固表止汗。用治肺气虚弱，咳喘气短，常配紫菀、五味子等；用治表虚自汗，气虚外感诸证，常与白术、防风同用，既可固表以止汗，又能实卫而御外邪，如玉屏风散。

3. **利水消肿** 用于气虚水肿。本品有补气利尿消肿之功，常配防己、白术等，如防己黄芪汤。

4. **生津养血，行滞通痹** 用于气虚血滞不行导致的血虚萎黄，半身不遂，痹痛麻木。

5. **托毒排脓，敛疮生肌** 用于气血不足，疮疡内陷之痈疽难溃，久溃不敛。治痈疽难溃，常配当归、穿山甲、皂角刺等，以托毒排脓，如透脓散；治久溃不敛，可配当归、人参、肉桂等，以生肌敛疮，如内补黄芪汤。

此外，本品还能用于气虚不能摄血导致的便血崩漏。

【用法用量】 9～30g，煎服。

山药 Shanyao
《神农本草经》

【来源】 为薯蓣科植物薯蓣 *Dioscorea opposita* Thunb. 的干燥根茎。主产于河南、江苏、广西等地。冬季茎叶枯萎后采挖。根据加工方法不同分为"毛山药"和"光山药"。润透，切厚片，生用或麸炒用。处方别名有怀山药、炒山药。

【性味归经】甘，平。归脾、肺、肾经。

【功效应用】补脾养胃，生津益肺，补肾涩精。

1. 补脾养胃　用于脾胃虚弱证。本品既补脾气，又益脾阴，且性兼涩而止泻，脾虚食少、久泻不止、儿童消化不良等皆可应用，常配人参、白术、茯苓等，如参苓白术散。

2. 生津益肺　用于肺虚喘咳、虚热消渴。治肺虚咳喘，或肺肾两虚久咳久喘，常配人参、麦冬、五味子等；阴虚内热、口渴多饮、小便频数之消渴，常配黄芪、知母、五味子等益气生津药，如玉液汤。

3. 补肾涩精　用于肾虚遗精，带下，尿频。肾虚不固所致的遗精、尿频等，常配熟地黄、山茱萸、菟丝子等；肾虚不固，带下清稀，多与熟地黄、山茱萸、五味子等补肾固涩药同用；脾虚有湿之带下清稀、绵绵不止，每配伍党参、白术、车前子等健脾利湿药。

【用法用量】15～30g，煎服。

知识拓展

四大怀药

四大怀药是中国传统的道地药材，因产地而得名，具有较高的药用价值。它们指河南省古怀庆府所产的山药、牛膝、地黄、菊花四味中药。它们被认为是品质最优的中药材。

白术 Baizhu
《神农本草经》

【来源】为菊科植物白术 *Atractylodes macrocephala* Koidz. 的干燥根茎。主产于浙江、湖北、湖南等地。冬季下部叶枯黄、上部叶变脆时采挖，除去泥沙，烘干或晒干，再除去须根。生用或土炒、麸炒用。处方别名有生白术、炒白术。

【性味归经】苦、甘，温。归脾、胃经。

【功效应用】健脾益气，燥湿利水，止汗，安胎。

1. 健脾益气　本品为治脾虚诸证之要药。用于脾虚食少，常配人参、茯苓、炙甘草等，以益气补脾，即四君子汤；用于脾胃虚寒之腹胀泄泻，常配人参、干姜、炙甘草等，以温中健脾，即理中汤；用于脾虚而有积滞之脘腹痞满，常与枳实同用，以消补兼施，即枳术丸。

2. 燥湿利水　用于痰饮眩悸，常配桂枝、茯苓、甘草，以温脾化饮，即苓桂术甘汤；用于水肿，常配茯苓、泽泻等，以健脾利湿，如五苓散。

3. 止汗　用于脾虚气弱，肌表不固而致的自汗，可单用为散服，或配黄芪、防风等，以益气固表止汗，即玉屏风散。

4. 安胎　用于脾虚气弱，胎动不安之证。脾气虚兼见胎气不固、腰酸腹痛者，多与杜仲、续断、菟丝子等合用，以补肝肾、固冲任而安胎。

【用法用量】6～12g，煎服。

甘草 Gancao
《神农本草经》

【来源】为豆科植物甘草 *Glycyrrhiza uralensis* Fisch.、胀果甘草 *Glycyrrhiza inflata* Bat. 或光果甘草 *Glycyrrhiza glabra* L. 的根及根茎。主产于内蒙古、山西、甘肃、新疆等地。春秋季采挖，晒干。切厚

片，生用或蜜炙用。处方别名有生甘草、炙甘草。

【性味归经】甘，平。归心、肺、脾、胃经。

【功效应用】补脾益气，清热解毒，祛痰止咳，缓急止痛，调和诸药。

1. 补脾益气 用于脾胃虚弱而致的倦怠乏力、食少便溏等，常与人参、白术等同用，以益气健脾，如四君子汤；用于心气不足而致的心悸气短、脉结代，常蜜炙以增强其补益心脾之气的功效，并配伍人参、阿胶、桂枝等，以益气复脉，滋阴养血，如炙甘草汤。

2. 清热解毒 用于痈肿疮毒。本品长于解毒，应用十分广泛。用治热毒疮疡，常与金银花、连翘等清热解毒药同用；用治咽喉肿痛，单用煎服即效，或与桔梗同用，如甘草汤、桔梗汤；用于药物、食物中毒等，在无特殊解毒药时，可以本品治之，亦可与绿豆煎汤服。

3. 祛痰止咳 用于咳嗽痰多。无论寒热虚实及有痰无痰，均可随证配伍选用。治风寒咳嗽，可配麻黄、杏仁，即三拗汤；治肺热咳嗽，可配石膏、麻黄、杏仁，以清热宣肺、降逆平喘，即麻杏石甘汤；治寒痰咳嗽，常配干姜、细辛，以涤饮解表、温肺降逆，如苓甘五味姜辛汤；治湿痰咳嗽，常配半夏、茯苓，以燥湿化痰，如二陈汤。

4. 缓急止痛 用于脘腹及四肢挛急疼痛，常配白芍，即芍药甘草汤。

5. 调和诸药 本品能缓解药物毒性、烈性，一般在药性峻猛的方剂中使用。本品既能缓和烈性，或减轻毒性或副作用，又可调和脾胃。如调胃承气汤用甘草以缓和芒硝、大黄之性，使泻下不致过猛，并避免刺激大肠而产生腹痛。

【用法用量】煎服，2～10g。

【使用注意】反甘遂、大戟、芫花、海藻。长期服用甘草可引起水肿、高血压，故湿盛中满、腹胀及水肿者不宜用。

【配伍应用】

甘草配白芍 甘草味甘，功效补气缓急；白芍酸收，功效养血柔肝。两药相合，缓急止痛力强，治脘腹或四肢拘急疼痛。

白扁豆 Baibiandou
《名医别录》

【来源】为豆科植物扁豆 *Dolichos lablab* L. 的干燥成熟种子。主产于江苏、河南、安徽等地。秋、冬二季采收，晒干。生用或炒用。处方别名有扁豆、生扁豆、炒扁豆。

【性味归经】甘，微温。归脾、胃经。

【功效应用】健脾化湿，和中消暑。

1. 健脾化湿 用于脾虚湿盛诸证。本品补而不腻，化湿不燥，为健脾化湿之良药。治脾胃虚弱，食欲不振，大便溏泻，白带过多，常与人参、白术等同用，如参苓白术散。

2. 和中消暑 用于暑湿吐泻，胸闷腹胀，可单用水煎服，或配伍香薷、厚朴等，如香薷饮。

【用法用量】煎服，9～15g。

【使用注意】含毒性蛋白，生用有毒，加热后毒性大减。生用研末服宜慎。

🔗 **知识拓展** --

白扁豆的附药

扁豆衣：为白扁豆的干燥种皮。性效似白扁豆而健脾之力略逊，但无壅滞之弊，偏于消暑化湿。主治暑湿泄泻及脚气浮肿等证。煎服，5~10g。

扁豆花：为白扁豆的花。甘、淡，平。功效消暑化湿。多用于暑湿泄泻及带下等证。煎服，5~10g。

第二节　补血药

本类药物性味以甘温或甘平为主，以补血为主要作用，常用于改善或消除血虚证。因"心主血""肝藏血"，故多数药物主要以补心肝血为主。广泛用于各种血虚证，症见面色苍白无华或萎黄、唇甲及舌质色淡、脉细或细数无力等，兼见心悸怔忡、失眠健忘、眩晕耳鸣、两目干涩、视力减退，月经后期而量少色淡、经闭等。

使用本类药物时，须根据血虚证及兼症选药，并予以适当配伍。如治血虚所致的失眠健忘等，应与养心安神药配伍；治血虚而致的月经不调，应配伍其他养血调经药；治血虚而致的肝目失养之视物不清，常与补肝明目药同用。另外，气与血之间的关系极为密切，气能生血，故补血药又常与补气药同用。

大部分补血药滋腻，容易阻碍脾胃运化，故湿浊阻中之脘腹胀满、食少便溏者慎用。必要时，需配伍健脾行气消食之品。

当归 Danggui
《神农本草经》

【来源】为伞形科植物当归 *Angelica sinensis*（Oliv.）Diels 的干燥根。主产于甘肃、云南、四川等地。秋末采挖。切薄片，生用或酒炙用。处方别名有当归尾、酒当归。

【性味归经】甘、辛，温。归肝、心、脾经。

【功效应用】补血活血，调经止痛，润肠通便。

1. 补血活血　用于血虚萎黄，眩晕心悸等血虚诸证。本品功善补血养血，为补血之要药。常配熟地黄、川芎、白芍等，即四物汤。

2. 调经止痛　用于月经不调，经闭痛经，虚寒腹痛。治血滞兼寒之头痛，常配川芎、白芷等；治气血瘀滞而致的胸痛、胁痛，常配郁金、香附等；治虚寒腹痛，常配桂枝、白芍等；治跌打损伤，常配乳香、没药等；治风湿痹痛、肢体麻木，常配羌活、桂枝、秦艽等。本品既能补血、活血，又能调经止痛，为妇科要药。治血虚或血虚而兼有瘀滞之月经不调、痛经、经闭等症，常与熟地黄、白芍、川芎配伍使用，即四物汤。尚可用于痈疽疮疡，疮疡初起者，常配金银花、连翘等以消肿止痛；用于痈疽后期，气血亏虚，常与人参、黄芪等同用，以补血生肌。

3. 润肠通便　用于血虚肠燥便秘。本品能养血润肠通便，常与火麻仁、肉苁蓉等同用。

【用法用量】煎服，6~12g。

【使用注意】本品甘温补润，故湿盛中满、大便泄泻者慎服。

【配伍应用】

当归配黄芪　当归性温补血，黄芪微温补气，气旺则血生。两药相合，益气生血力增强，治血虚或气血双亏证每投之。

熟地黄 Shudihuang

《本草图经》

【来源】 为玄参科植物地黄 *Rehmannia glutinosa* Libosch. 的根的炮制加工品。主产于河南。切厚片或块干燥。处方别名有熟地。

【性味归经】 甘，微温。归肝、肾经。

【功效应用】 补血滋阴，益精填髓。

1. 补血滋阴 用于血虚萎黄，心悸怔忡，月经不调，崩漏下血，肝肾阴虚等。本品为补血之要药，常与当归、川芎、白芍同用，如四物汤。本品为滋肾阴主药，常用治肾阴不足而致的骨蒸潮热，盗汗遗精，内热消渴等，多与山萸肉、山药等同用，如六味地黄丸。

2. 益精填髓 用于肝肾精血亏虚而致的腰膝酸软，眩晕，耳鸣，须发早白等，常与制何首乌、枸杞子、菟丝子等补精血、乌须发药同用，如七宝美髯丹。

【用法用量】 煎服，9~15g。

【使用注意】 脾虚少食、腹满便溏忌服。

白芍 Baishao

《神农本草经》

【来源】 为毛茛科植物芍药 *Paeonia lactiflora* Pall. 的干燥根。主产于浙江、安徽、四川等地。夏、秋二季采挖，晒干。切薄片，生用或炒用、酒炙用。处方别名有生白芍、炒白芍、杭白芍。

【性味归经】 苦、酸，微寒。归肝、脾经。

【功效应用】 养血调经，敛阴止汗，柔肝止痛，平抑肝阳。

1. 养血调经 用于血虚萎黄、月经不调等，常配当归、熟地黄等，如四物汤。

2. 敛阴止汗 用于自汗，盗汗。治营卫不和、表虚自汗，常与桂枝配伍，调和营卫而止汗，如桂枝汤；用治阴虚盗汗，可配生地黄、牡蛎、浮小麦等敛阴止汗。

3. 柔肝止痛，平抑肝阳 用于胁痛，腹痛，四肢挛痛，头痛眩晕。肝郁胁肋疼痛，常配当归、白术、柴胡等，如逍遥散；脘腹手足挛痛，常与甘草同用，如芍药甘草汤；肝阳上亢而致的头痛眩晕，常与生地黄、牛膝、石决明等同用，如建瓴汤。

【用法用量】 煎服，6~15g。

【使用注意】 反藜芦。生用、酒炙或炒用。虚寒腹痛泄泻者慎用。

阿胶 Ejiao

《神农本草经》

【来源】 为马科动物驴 *Equus asinus* L. 的干燥皮或鲜皮经煎煮、浓缩制成的固体胶。主产于山东、浙江等地。以山东省东阿县的产品最著名。捣成碎块或以蛤粉烫炒成珠用。处方别名有阿胶珠、驴皮胶。

【性味归经】 甘、平。归肺、肝、肾经。

【功效应用】 补血滋阴，润燥，止血。

1. 补血滋阴 用于血虚萎黄，眩晕心悸，肌痿无力，心烦不眠，虚风内动诸症。本品为补血之佳品。适用于血虚诸证，单用黄酒炖服即效；若与熟地黄、当归、黄芪等补益气血药同用，则效果更佳；心烦不眠者，多配黄连、白芍等，如黄连阿胶汤；治虚风内动多配龟板、鸡子黄，如小定风珠。

2. 润燥 用于肺燥咳嗽。阴虚肺燥症见咳嗽、咯血者，多与杏仁、牛蒡子等同用，如补肺阿胶汤。

3. 止血 用于多种出血证。本品为止血要药。可用于劳嗽咯血，吐血尿血，便血崩漏，妊娠胎漏。对出血而兼见阴虚、血虚证者尤为适宜，单用即效，也可与他药配伍以增疗效。

【用法用量】3～9g，以原胶块用，或将胶块打碎，用蛤粉炒成阿胶珠用。入汤剂烊化兑服。

何首乌 Heshouwu
《何首乌录》

【来源】为蓼科植物何首乌 *Polygonum multiflorum* Thunb. 的干燥块根。主产于河南、湖北、广西等地。秋、冬二季叶枯萎时采挖，洗净，切厚片，干燥，称"生首乌"；以黑豆汁为辅料，按照炖法或蒸法炮制，得"制首乌"。处方别名有生首乌、制首乌。

【性味归经】苦、甘、涩，微温。归肝、心、肾经。

【功效应用】制首乌补肝肾，益精血，乌须发，强筋骨，化浊降脂；生首乌解毒，消痈，截疟，润肠通便。

1. 补肝肾，益精血，乌须发，强筋骨 用于血虚萎黄，眩晕耳鸣，须发早白，腰膝酸软，肢体麻木，崩漏带下。制首乌不寒不热、不燥不腻，为滋补良药。单用制首乌泡酒常服，即有养血益精、延年益寿之效，若配伍其他补益肝肾精血之品则疗效更佳。

2. 化浊降脂 用于高脂血症。本品与荷叶、山楂、泽泻等配伍能化浊降脂，治疗高脂血症。

3. 解毒，消痈，截疟，润肠通便 用于疮痈，瘰疬，风疹瘙痒，久疟体虚，肠燥便秘等症。疮痈，常配金银花、连翘等以清热解毒，如何首乌汤；瘰疬，常配夏枯草、浙贝母、香附等；久疟体虚，气血耗伤者，常配人参、当归等，如何人饮；肠燥便秘，血虚津亏者，常与当归、火麻仁等同用。

【用法用量】煎服，3～6g。

【使用注意】大便溏泄及湿痰较重者不宜服用。

龙眼肉 Longyanrou
《神农本草经》

【来源】为无患子科植物龙眼 *Dimocarpus longan* Lour. 的假种皮。主产于广东、福建、台湾等地。夏、秋二季果熟时采摘，烘干或晒干，除去壳、核，晒干用。处方别名有桂圆肉。

【性味归经】甘，温。归心、脾经。

【功效应用】补益心脾，养血安神。

补益心脾，养血安神 用于气血不足之心悸怔忡、健忘失眠、血虚萎黄。本品甘温质润滋腻，为性质平和、药食两用之滋补良药。单用或与人参、当归等同用，如归脾汤。

【用法用量】煎汤，9～15g。亦可熬膏、浸酒或入丸散。

【使用注意】内有郁火、痰饮气滞、湿阻中满者不宜服。

第三节 补阴药

本类药物多为甘寒之品，以滋补阴液为主要作用，常用于治疗阴虚证。阴虚证以肺、胃及肝、肾阴虚常见。肺阴虚证多见干咳少痰、咯血等症；胃阴虚证多见口干、胃脘隐痛、饥而不食，或干呕、大便秘结等症；肝阴虚证多见头晕目眩、两目干涩，或爪甲不荣等症；肾阴虚证多见腰膝酸软、五心烦热、耳鸣耳聋、遗精、盗汗等症；心阴虚证可见心悸怔忡、失眠多梦等症。

使用本类药物时，除根据阴虚证的主要证候选药外，还应予以适当配伍。如阴虚生内热，虚热明显者，宜与清虚热或滋阴降火之品同用；阴虚阳亢之头晕目眩者，宜与滋阴潜阳药配伍；阴虚所致干燥之证，宜与养阴生津药物同用。

大部分补阴药偏于滋腻，故脾胃虚弱、痰湿偏盛、腹胀便溏者慎用。

北沙参 Beishashen
《本草汇言》

【来源】　为伞形科植物珊瑚菜 *Glehnia littoralis* Fr. Schmidt ex Miq. 的根。主产于江苏、山东、福建等地。夏、秋二季采挖，置沸水中烫后，除去外皮，干燥；或洗净直接干燥。切断，生用。处方别名有沙参。

【性味归经】　甘、微苦，微寒。归肺、胃经。

【功效应用】　养阴清肺，益胃生津。

1. 养阴清肺　用于肺热燥咳、劳嗽痰血。常与麦冬、玉竹、冬桑叶等同用，如沙参麦冬汤。

2. 益胃生津　用于胃阴不足，热病津伤，咽干口渴。本品单用水煎服即效，亦常配麦冬、石斛等养胃生津药。

【用法用量】　煎服，5～12g。

【使用注意】　风寒咳嗽及肺胃虚寒者慎用。

南沙参 Nanshashen
《神农本草经》

【来源】　为桔梗科植物轮叶沙参 *Adenophora tetraphylla*（Thunb.）Fisch. 或沙参 *Adenophora stricta* Miq. 的干燥根。主产于安徽、江苏、浙江等地。春、秋二季采挖，洗后趁鲜刮去粗皮，干燥。切厚片或短段，生用。

【性味归经】　甘，微寒。归肺、胃经。

【功效应用】　养阴清肺，化痰，益胃生津，益气。

1. 养阴清肺，化痰　用于肺热燥咳，阴虚劳嗽，干咳痰黏，可与麦冬、知母、川贝母等养阴润肺止咳药同用。

2. 益胃生津，益气　用于热病后胃阴不足，食少呕吐，气阴不足，烦热口干者。本品既能养阴生津，又兼益气。常与石斛、麦冬、山药等配伍，以养阴生津、益气健脾。

【用法用量】　煎服，9～15g。

【使用注意】　风寒咳嗽、寒饮喘咳及虚寒证忌服。反藜芦。

麦冬 Maidong
《神农本草经》

【来源】　为百合科植物麦冬 *Ophiopogon japonicus*（L. f.）Ker‑Gawl. 的块根。主产于四川、浙江、江苏等地。夏季采挖，干燥。生用。处方别名有麦门冬、寸冬。

【性味归经】　甘、微苦，微寒。归心、肺、胃经。

【功效应用】　养阴生津，润肺清心。

1. 养阴生津　用于津伤口渴，内热消渴，肠燥便秘。热伤胃阴而致的口渴，常配玉竹、沙参等益胃生津药，如益胃汤；用治热病津伤之肠燥便秘，常与玄参、生地黄等配伍，以滋阴润肠通便，如增液汤。

2. 润肺　用于肺燥干咳，阴虚痨嗽，喉痹咽痛。治燥咳痰黏，常与人参、半夏等同用，如麦门冬汤；用治肺阴亏虚、劳嗽咯血，常配天冬，即二冬膏。

3. 清心 用于心烦失眠。治心阴虚及温病热扰心营之心烦不眠等，常与生地黄、酸枣仁等滋阴安神药同用，如天王补心丹。

【用法用量】煎服，6~12g。

【使用注意】凡脾胃虚寒泄泻者慎用。

枸杞子 Gouqizi
《神农本草经》

【来源】为茄科植物宁夏枸杞 *Lycium barbarum* L. 的成熟果实。主产于宁夏、甘肃等地。夏、秋二季果实呈红色时采收，热风烘干或晾至皮皱后晒干。生用。处方别名有甘杞子。

【性味归经】甘、平。归肝、肾经。

【功效应用】滋补肝肾，益精明目。

滋补肝肾，益精明目 用于虚劳精亏，腰膝酸痛，眩晕耳鸣，阳痿遗精，内热消渴，血虚萎黄，目昏不明。治肝肾不足之腰酸遗精及头晕目眩、视力减退、内障目昏、消渴等，单用即效。亦常配黄精以增疗效，如二精丸，或入复方效果更佳。

【用法用量】煎服，6~12g。也可熬膏、浸酒或入丸散。

【使用注意】本品滋阴润燥，故脾虚大便溏薄者慎用。

龟甲 Guijia
《神农本草经》

【来源】为龟科动物乌龟 *Chinemys reevesii*（Gray）的背甲及腹甲。主产于浙江、湖北、湖南等地。全年均可捕捉，杀死或用沸水烫死，剥取甲壳，除去残肉，晒干。以砂炒后醋淬用。处方别名有龟板、炙龟板。

【性味归经】咸、甘，微寒。归肝、肾、心经。

【功效应用】滋阴潜阳，益肾健骨，固经止崩，养血补心。

1. 滋阴潜阳 本品既能滋补肝肾之阴而退内热，又可潜降肝阳而息内风。治阴虚潮热，骨蒸盗汗，常配熟地黄、知母、黄柏等，如大补阴丸；治阴虚阳亢，症见头晕目眩者，常配生地黄、石决明、菊花等；治热病伤阴，虚风内动，症见舌干红绛、手足蠕动，常配生地黄、牡蛎、鳖甲等，如三甲复脉汤、大定风珠。

2. 益肾健骨 用于肾虚筋骨痿软，小儿囟门不合等，常与熟地黄、锁阳、牛膝等补肝肾、强筋骨药同用。

3. 固经止崩 用于阴虚血热，冲任不固而致的崩漏经多等，常配椿根皮、黄柏、香附等，如固经丸。

4. 养血补心 用于心虚健忘，常与龙骨、远志等配伍，如孔圣枕中丹。

【用法用量】煎服，9~24g，宜打碎先煎。

【使用注意】孕妇、胃寒者忌服。

鳖甲 Biejia
《神农本草经》

【来源】为鳖科动物鳖 *Trionyx sinensis* Wiegmann 的背甲。主产于湖北、江苏、河南等地。全年均可捕捉，杀死后，置沸水中烫至背甲上硬皮能剥落时，取出，剥取背甲，晒干。以砂炒后醋淬用。处方别名有生鳖甲、炙鳖甲。

【性味归经】咸、微寒。归肝、肾经。

【功效应用】滋阴潜阳，退热除蒸，软坚散结。

1. 滋阴潜阳，退热除蒸　用治阴虚发热，骨蒸劳热，阴虚阳亢，头晕目眩，虚风内动，手足瘛疭。本品治疗阴虚发热作用较龟甲为优，为治阴虚发热的要药，常配青蒿、秦艽、知母等，如青蒿鳖甲汤等；阴虚阳亢之头晕目眩，常与生地黄、牡蛎、菊花等同用；热病伤阴，阴虚风动，常配生地黄、龟甲、牡蛎等。

2. 软坚散结　用治经闭，癥瘕，久疟疟母，常配柴胡、牡丹皮、土鳖虫等，如鳖甲煎丸。

【用法用量】煎服，9～24g，宜打碎先煎。滋阴潜阳宜生用，软坚散结宜醋用。

【使用注意】脾胃阳虚、食少便溏者慎用。孕妇忌用。

女贞子 Nüzhenzi
《神农本草经》

【来源】为木犀科植物女贞 *Ligustrum lucidum* Ait. 的成熟果实。主产于浙江、江苏、湖南等地。冬季采收，稍蒸或置沸水中略烫后，干燥。生用或酒炙用。

【性味归经】甘、苦，凉。归肝、肾经。

【功效应用】滋补肝肾，明目乌发。

滋补肝肾，明目乌发　用于肝肾阴虚，眩晕耳鸣，腰膝酸软，须发早白，目暗不明，内热消渴，骨蒸潮热。唯药力平和，须缓慢取效，常配熟地黄、菟丝子、枸杞子等；用治须发早白，常与墨旱莲、桑根等同用；用治阴虚发热，常配地骨皮、生地黄等。

【用法用量】煎服，6～12g。

【使用注意】脾胃虚寒泄泻及阳虚者忌服。

墨旱莲 Mohanlian
《新修本草》

【来源】为菊科植物鳢肠 *Eclipta prostrata* L. 的干燥地上部分。主产于江苏、江西、浙江等地。花开时采割，晒干。切段，生用。

【性味归经】甘、酸，寒。归肝、肾经。

【功效应用】滋补肝肾，凉血止血。

1. 滋补肝肾　用治肝肾阴虚，牙齿松动，须发早白，眩晕耳鸣，腰膝酸软，阴虚血热。功似女贞子，常与之相须为用，即二至丸。

2. 凉血止血　用于阴虚血热之吐血、衄血、尿血，血痢，崩漏下血，外伤出血。治咯血、便血、崩漏等，可单用，或与生地黄、蒲黄同用。

【用法用量】煎服，6～12g。外用适量。

【使用注意】脾胃虚寒，大便泄泻者忌用。

【配伍应用】

墨旱莲配女贞子　墨旱莲甘酸寒，功效滋补肝肾，凉血清热；女贞子甘苦凉，功效滋补肝肾，明目乌发。两药相合，滋补肝肾之阴力增，多用治肝肾阴虚之证。

石斛 Shihu
《神农本草经》

【来源】为兰科植物金钗石斛 *Dendrobium nobile* Lindl.、霍山石斛 *Dendrobium huoshanense* C. Z. Tang et S. J. Cheng、鼓槌石斛 *Dendrobium chrysotoxum* Lindl. 或流苏石斛 *Dendrobium fimbriatum* Hook. 的栽培品及其同属植物近似种的新鲜或干燥茎。主产于四川、贵州、云南等地。全年均可采收。切段，生用。处方别名有铁皮石斛、金钗石斛。

【性味归经】甘，微寒。归胃、肾经。

【功效应用】益胃生津，滋阴清热。

1. 益胃生津　用于热病伤阴，口干烦渴，胃阴不足，食少干呕。本品长于滋养胃阴，生津止渴，兼能清胃热。主治热病伤津之烦渴、舌干苔黑之证，常与天花粉、鲜生地、麦冬等同用；治胃热阴虚之胃脘疼痛、牙龈肿痛、口舌生疮，可与生地黄、麦冬等同用。

2. 滋阴清热　用于病后虚热不退，阴虚火旺，骨蒸劳热，目暗不明，筋骨痿软。本品能滋肾阴，兼能降虚火，适用于肾阴亏虚之目暗不明、筋骨痿软及阴虚火旺等。用治肾阴亏虚，目暗不明者，常与枸杞子、熟地黄、菟丝子等同用，如石斛夜光丸；用治肾虚火旺，骨蒸劳热者，宜与生地黄、黄柏、胡黄连等同用。

【用法用量】煎服，6～12g；鲜品 15～30g。

【使用注意】舌苔厚腻者慎用；温热病不宜早用；湿热尚未化燥者忌服。

百合 Baihe
《神农本草经》

【来源】为百合科植物卷丹 *Lilium lancifolium* Thunb. 、百合 *Lilium brownii* F. E. Brown var. *viridulum* Baker 或细叶百合 *Lilium pumilum* DC. 的干燥肉质鳞叶。主产于湖南、浙江等地。秋季采挖，洗净，剥取鳞叶，置沸水中略烫，干燥。生用或蜜炙用。

【性味归经】甘，寒。归肺、心经。

【功效应用】养阴润肺，清心安神。

1. 养阴润肺　用于阴虚燥咳，劳嗽咳血等。燥热咳嗽、痰中带血，常与款冬花配伍，如百花膏；劳嗽久咳，症见肺虚久咳、劳嗽咯血者，常配生地黄、玄参、川贝母等，如百合固金汤。

2. 清心安神　用于热病余热未清之虚烦惊悸、失眠多梦、精神恍惚等，常与知母、生地黄同用，如百合知母汤、百合地黄汤。

【用法用量】煎服，6～12g。清心安神宜生用；润肺止咳宜蜜炙。

【使用注意】风寒咳嗽及中寒便溏者忌用。

黄精 Huangjing
《名医别录》

【来源】为百合科植物滇黄精 *Polygonatum kingianum* Coll, et HemsL. 、黄精 *Polygonatum sibiricum* Red. 或多花黄精 *Polygonatum cyrtonema* Hua 的干燥根茎。按形状不同，习称"大黄精""鸡头黄精"和"姜形黄精"。滇黄精主产于贵州、广西、云南等地；黄精主产于河北、内蒙古、陕西等地；多花黄精主产于贵州、湖南、云南等地。春、秋二季采挖，干燥。切厚片生用，或酒炙用。

【性味归经】甘，平。归肺、脾、肾经。

【功效应用】补气养阴，健脾，润肺，益肾。

1. 补气养阴，健脾　用于脾胃气虚，体倦乏力，胃阴不足，口干食少。气阴两虚消渴，常配生地黄、黄芪、麦冬等益气养阴药。脾胃虚弱，可与党参、白术等补气健脾药同用。

2. 润肺　用于肺虚燥咳，劳嗽咳血。阴虚肺燥咳嗽，可单用熬膏服，或配沙参、川贝母、知母等。

3. 益肾　用于精血不足，腰膝酸软，须发早白，内热消渴。本品有补诸虚、填精髓之效。用治肾虚精亏，常与枸杞子等同用，如二精丸。

【用法用量】煎服，9～15g。

【使用注意】脾虚有湿、咳嗽痰多及中寒便清者均忌服。

第四节　补阳药

本类药物多为甘温或咸温、辛热之品，以补助阳气为主要作用，常用治阳虚证。阳虚证常表现为肾脏、脾脏、心脏之阳气不足。温脾阳、助心阳药物在温里药中已有介绍，故本节主要介绍具有补肾阳功效，用于治疗肾阳虚证的药物。

补阳药主要适用于肾阳不足之畏寒肢冷，腰膝酸软或冷痛，筋骨不健，性欲淡漠，男子阳痿不育，女子宫寒不孕，遗尿尿频，夜尿增多，男子遗精、滑精、早泄，女子崩漏不止、带下清稀，大便溏泻或五更泻，小儿发育迟缓，成人生殖器官发育不良，须发早白，头晕目眩，耳鸣耳聋，筋骨痿软等。亦治肺肾两虚症见呼吸无力、呼多吸少、短气喘促等。

使用本类药物时，除合理选用与病情相宜的补阳药外，还应当根据肾阳虚的病机予以恰当配伍。除常与温里药、补肝肾药以及补脾肺之气的药物配伍外，还应注意配伍益精血的药物。

本类药物药性偏温燥，易于助火伤阴，故阴虚火旺者不宜使用。

鹿茸 Lurong
《神农本草经》

【来源】为鹿科动物梅花鹿 *Cervus nippon* Temminck 或马鹿 *Cervus elaphus* Linnaeus 的雄鹿未骨化密生茸毛的幼角。前者习称"花鹿茸"，主产于吉林、辽宁、河北等地；后者习称"马鹿茸"，主产于吉林、黑龙江、新疆等地。夏、秋季锯取鹿茸，阴干或烘干。用时炮制成"鹿茸片"，或劈成碎块，研成细粉用。处方别名有鹿茸血片、鹿茸片。

【性味归经】甘、咸，温。归肾、肝经。

【功效应用】壮肾阳，益精血，强筋骨，调冲任，托疮毒。

1. 壮肾阳，益精血　用于肾阳不足，精血亏虚，阳痿滑精，宫冷不孕，羸瘦，神疲，畏寒，眩晕，耳鸣，耳聋等症，单用研末服即效；或与山药浸酒服；亦可配伍人参、巴戟天等为丸服，以补气养血、壮阳益精，如参茸固本丸。

2. 强筋骨　用治肝肾不足而致的腰脊冷痛，筋骨痿软等，常与山茱萸、熟地黄等同用，如加味地黄丸。

3. 调冲任　用于冲任虚寒，带脉不固而致的崩漏带下。用治崩漏不止属冲任虚寒、带脉不固者，可配当归、阿胶、蒲黄等，如鹿茸散；用治冲任虚寒，带脉不固，症见白带过多者，可配狗脊、白蔹等。

4. 托疮毒　用于阴疽不敛。本品有温补精血、托毒外出和生肌之效，可与黄芪、当归、肉桂等药配伍应用。

【用法用量】研细末冲服，1～2g。

【使用注意】本品温热峻烈，故阴虚阳亢、实热、痰火邪盛以及外感者忌用。服用本品宜从小剂量开始，逐渐加量，以免伤阴动血，或阳升风动、头痛目赤。

🔗 **知识拓展** --

鹿茸的附药

鹿角：为马鹿或梅花鹿已骨化的角或锯茸后翌年春季脱落的角基。甘、咸，温。入肾、肝经。功效补肾助阳，可作为鹿茸的代用品，但药力薄弱，兼能活血散瘀消肿。可治疮疡肿毒、乳痈、瘀血作痛以及腰脊筋骨疼痛等症。内服或外敷均可。水煎服或研末服，5~10g。外用适量，磨汁涂或研末敷。阴虚火旺者忌服。

鹿角胶：为鹿角经水煎熬浓缩而成的胶状物。甘、咸，温。入肾、肝经。功效补肝肾，益精血，止血。常用治肾阳虚弱，精血不足，虚劳羸瘦及吐血、衄血、崩漏、尿血等属虚寒者，亦可治阴疽。入汤剂烊化兑服，5~10g；或入丸、散、膏剂。

鹿角霜：为鹿角熬胶后剩下的残渣。咸、涩，温。入肾、肝经。功效温补肾阳，收敛止血。常用治肾阳不足，脾胃虚寒而致的食少吐泻、崩漏带下、尿频等症。外用止血敛疮，治创伤出血，疮疡久不愈合。煎服，10~15g。外用适量。

淫羊藿 Yinyanghuo
《神农本草经》

【来源】 为小檗科植物淫羊藿 *Epimedium brevicornum* Maxim.、箭叶淫羊藿 *Epimedium sagittatum* (Sieb. et Zucc.) Maxim.、柔毛淫羊藿 *Epimedium pubescens* Maxim. 或朝鲜淫羊藿 *Epimedium koreanum* Nakai 的干燥叶。主产于陕西、辽宁、山西等地。夏、秋季茎叶茂盛时采割，晒干或阴干。切丝生用或羊脂油炙用。处方别名有仙灵脾。

【性味归经】 辛、甘，温。归肝、肾经。

【功效应用】 补肾阳，强筋骨，祛风湿。

1. 补肾阳 用于肾阳虚衰，阳痿遗精等症。本品有温肾壮阳、益精起痿之良效，用治阳痿，可单味浸酒服，亦可与熟地黄、枸杞子、巴戟天等同用，如赞育丸；用治妇女宫冷不孕，多与鹿茸、当归、仙茅配伍；用治遗精，常与芡实、牡蛎等同用。

2. 强筋骨，祛风湿 用于肝肾不足而致的筋骨痿软，风湿痹痛，麻木拘挛等症，可单用浸酒服，或与威灵仙、苍耳子、桂心等祛风湿、通经络的药物同用，如仙灵脾散。

【用法用量】 煎服，6~10g。补肾阳宜炙用，祛风湿宜生用。

【使用注意】 本品辛甘温燥，伤阴助火，阴虚火旺及湿热痹痛者忌用。

肉苁蓉 Roucongrong
《神农本草经》

【来源】 为列当科植物肉苁蓉 *Cistanche deserticola* Y. C. Ma 或管花肉苁蓉 *Cistanche tubulosa* (Schenk) Wight 的鳞片肉质茎。主产于内蒙古、甘肃、新疆等地。春季苗出土时或秋季冻土之前采挖。生用或酒炙用。处方别名有淡苁蓉、甜苁蓉、淡大芸、寸云。

【性味归经】 甘、咸，温。归肾、大肠经。

【功效应用】 补肾阳，益精血，润肠通便。

1. 补肾阳，益精血 用于肾阳不足，精血亏虚而致的阳痿、不孕、腰膝酸软、筋骨无力。阳痿不育，常配熟地黄、菟丝子、五味子等，如肉苁蓉丸；宫冷不孕，常配鹿角胶、当归、紫河车等；腰膝酸软、筋骨无力，常配巴戟天、萆薢、杜仲等，如金刚丸。

2. 润肠通便 用于肠燥便秘。对虚人、老人肾阳不足、精血亏虚者尤宜。单用大剂量煎服即效，亦常与当归、枳壳等同用，如济川煎。

【用法用量】煎服，6～10g。单用大剂量煎服，可用至60g。

【使用注意】本品助阳滑肠，阴虚火旺、大便溏薄或实热便秘者忌用。

杜仲 Duzhong
《神农本草经》

【来源】为杜仲科植物杜仲 *Eucommia ulmoides* Oliv. 的树皮。主产于四川、云南、贵州等地。4—6月采收，刮去粗皮，堆置"发汗"至内皮呈紫褐色，晒干。切块或丝，生用或盐水炙用。处方别名有厚杜仲、炒杜仲。

【性味归经】甘，温。归肝、肾经。

【功效应用】补肝肾、强筋骨，安胎。

1. 补肝肾，强筋骨 用于肝肾不足而致的腰膝酸痛，筋骨无力，头晕目眩等症。本品善补肝肾而强筋骨，暖下元。为治肝肾不足之腰膝酸痛、筋骨痿软的要药，单用浸酒服即效，或配补骨脂、胡桃肉等，如青娥丸。

2. 安胎 用于肝肾亏虚、下元虚冷而致的妊娠漏血、胎动不安。本品有补肝肾、调冲任、固经安胎之效，可配续断，如杜仲丸。

【用法用量】煎服，6～10g。

【使用注意】本品性温，阴虚火旺者慎用。

巴戟天 Bajitian
《神农本草经》

【来源】为茜草科植物巴戟 *Morinda officinalis* How 的根。主产于广东、广西、福建等地。全年均可采挖，晒干，切段，干燥。生用或用盐水炙用。处方别名有巴戟肉。

【性味归经】甘、辛，微温。归肾、肝经。

【功效应用】补肾阳，强筋骨，祛风湿。

1. 补肾阳 用于肾阳虚弱之阳痿遗精，宫冷不孕，月经不调，少腹冷痛等，每与淫羊藿、仙茅、枸杞子等补肾阳、益精血之品同用，如赞育丸；用治下元虚冷之少腹冷痛、月经不调，常与高良姜、肉桂、吴茱萸等同用。

2. 强筋骨，祛风湿 用于肝肾不足之风湿痹痛，筋骨痿软。本品既能补阳益精血而强筋骨，又能祛风除湿，常与杜仲、萆薢等同用。

【用法用量】煎服，3～10g。

【使用注意】本品辛甘微温助火，故阴虚火旺或内有湿热者不宜用。

补骨脂 Buguzhi
《药性论》

【来源】为豆科植物补骨脂 *Psoralea corylifolia* L. 的成熟果实。主产于河南、四川、陕西等地。秋季采收，晒干。生用或盐水炙用。处方别名有破故纸。

【性味归经】辛、苦，温。归肾、脾经。

【功效应用】温肾助阳，纳气平喘，温脾止泻；外用消风祛斑。

1. 温肾助阳 本品有温补命门、补肾强腰、壮阳、固精、缩尿之功效。用于肾阳不足，阳痿遗精，遗尿尿频，腰膝冷痛等症。阳痿常配菟丝子、沉香、胡桃肉，如补骨脂丸；遗精，可与青盐等份同炒为末服；尿频可与小茴香为丸，如破故纸丸；阳虚腰膝冷痛，常配杜仲、胡桃肉，即青娥丸。

2. 纳气平喘 用于肾虚作喘常与胡桃肉配伍。

3. 温脾止泻 用于脾肾阳虚之五更泄泻，常与五味子、肉豆蔻、吴茱萸等温脾助阳、涩肠止泻药同用，如四神丸。

此外，外用可治白癜风，斑秃。白癜风可研末用酒浸制成20%~30%酊剂，外涂局部。

【用法用量】煎服，6~10g。

【使用注意】本品温燥易伤阴助火，故阴虚内热及大便秘结者忌用。

续断 Xuduan
《神农本草经》

【来源】为川续断科植物川续断 *Dipsacus asper* Wall. ex Henry 的根。主产于四川、湖北、湖南等地。秋季采挖。切薄片，生用，酒炙或盐炙用。处方别名有川续断、川断肉。

【性味归经】苦、辛，微温。归肝、肾经。

【功效应用】补肝肾，强筋骨，续折伤，止崩漏。

1. 补肝肾，强筋骨，续折伤 本品善补肝肾，行血脉，补而不滞，行而不伤。用于肝肾不足，腰膝酸软，风湿痹痛，跌扑损伤，筋伤骨折等症。肝肾不足之腰膝酸软无力，常与杜仲相须为用；风寒湿痹，可与防风、萆薢等同用；跌仆损伤，筋伤骨折，可与自然铜、骨碎补等配伍。

2. 止崩漏 用于肝肾虚弱、冲任失调之崩漏、胎漏等。崩漏、经多，常与黄芪、艾叶等同用；胎漏下血、胎动欲坠或习惯性流产，常与菟丝子、桑寄生等同用，如寿胎丸。

【用法用量】煎服，9~15g。外用适量研末敷。酒续断多用于风湿痹痛，跌扑损伤，筋伤骨折。盐续断多用于腰膝酸软。

【使用注意】风湿热痹者忌服。

菟丝子 Tusizi
《神农本草经》

【来源】为旋花科植物南方菟丝子 *Cuscuta australis* R. Br. 或菟丝子 *Cuscuta chinensis* Lam. 的成熟种子。主产于江苏、辽宁、吉林等地。秋季采收。生用或盐水炙用，或煮熟捣烂作饼用。

【性味归经】辛、甘，平。归肝、肾、脾经。

【功效应用】补益肝肾，固精缩尿，安胎，明目，止泻；外用消风祛斑。

1. 补益肝肾，固精缩尿 用于肝肾不足，腰膝酸软，阳痿遗精，遗尿尿频等症。肾虚腰痛，常配补肝肾、强筋骨之杜仲；阳痿遗精，常配枸杞子、覆盆子等，如五子衍宗丸；肾虚小便不禁，常配桑螵蛸、鹿茸等，如菟丝子丸；用治肾虚带下、尿浊，常配茯苓、莲子等，如茯菟丸。

2. 安胎 用于肾虚胎漏，胎动不安，常与川续断、桑寄生、阿胶等补肝肾、安胎药配伍，如寿胎丸。

3. 明目 用于肝肾不足，耳目失所养而致的目昏耳鸣，常配熟地黄、枸杞子、车前子等，如驻景丸。

4. 止泻 用于脾肾虚泻，常与人参、白术、补骨脂等同用，如脾肾双补丸。

此外，菟丝子外用可治白癜风。

【用法用量】煎服，6~12g。

【使用注意】本品虽曰平性，但仍偏补阳，且带涩性，故阴虚火旺、大便燥结、小便短赤者忌用。

蛤蚧 Gejie
《雷公炮炙论》

【来源】 为壁虎科动物蛤蚧 *Gekko gecko* Linnaeus. 已除去内脏的干燥体；也有单用其尾者。主产于广西、江苏等地。全年均可捕捉，除去内脏，拭净，用竹片撑开，使全体扁平顺直，低温干燥。用时除去鳞片及头足，切成小块；或取蛤蚧块，黄酒浸润后，烘干。

【性味归经】 咸，平。归肺、肾经。

【功效应用】 补肺益肾，纳气平喘，助阳益精。

1. 补肺益肾，纳气平喘 用于肺肾不足，虚喘气促，劳嗽咳血等症，多配伍人参、杏仁等。

2. 助阳益精 用于肾阳不足，精血亏虚而致的阳痿，遗精，可单用浸酒；或与补骨脂、益智等同用。

【用法用量】 煎服，3~6g。多入丸散或酒剂。

冬虫夏草 Dongchongxiacao
《本草从新》

【来源】 为麦角菌科真菌冬虫夏草菌 *Cordyceps sinensis* (Berk.) Sacc. 寄生在蝙蝠蛾科昆虫幼虫上的子座及幼虫尸体的复合体。主产于四川、西藏、青海等地。夏初子座出土、孢子未发散时挖取。晒至六七成干，除去纤维状附着物及杂质，晒干或低温干燥。生用。处方别名有冬虫草、虫草。

【性味归经】 甘，平。归肺、肾经。

【功效应用】 补肾，益肺，止血化痰。

1. 补肾 用于肾虚精亏，阳痿遗精，腰膝酸痛，可单用浸酒服，或配伍淫羊藿、巴戟天、菟丝子等，以增强疗效。

2. 益肺，止血化痰 用于肺虚或肺肾两虚而致的久咳虚喘，劳嗽咯血。治肺虚或肺肾两虚之久咳虚喘，症见喘咳短气者，常与人参、胡桃肉、蛤蚧等药同用。

此外，若患者病后体虚不复、自汗畏寒等，可以用之与鸭、鸡、猪肉等炖服，有补虚扶弱之效。

【用法用量】 3~9g，煎汤或炖服。久服宜慎。

【使用注意】 有表邪者忌服。阴虚火旺者不宜单独使用。

其他补益药小结见表28-1。

表28-1 其他补益药

分类	药名	性味归经	功效	主治
补气药	太子参	甘、微苦，平 脾、肺	益气健脾 生津润肺	脾虚体倦，食欲不振，病后虚弱，气阴不足，自汗口渴，肺燥干咳
	刺五加	辛、微苦，温 脾、肾、心	益气健脾 补肾 安神	脾肺气虚，体虚乏力，食欲不振，肺肾两虚，气咳虚喘，肾虚腰膝酸痛，心脾不足，失眠多梦
	红景天	甘、苦，平 肺、心	益气活血 通脉平喘	气虚血瘀，胸痹心痛，中风偏瘫，倦怠虚喘
	大枣	甘，温 脾、胃、心	补中益气 养血安神	脾虚食少，乏力便溏，妇人脏躁
	蜂蜜	甘，平 肺、脾、大肠	补中 润燥 止痛 解毒 外用生肌敛疮	脘腹虚痛；肺燥干咳；肠燥便秘；解乌头类药毒；外治疮疡不敛，水火烫伤

续表

分类	药名	性味归经	功效	主治
补阴药	天冬	甘、苦，寒 肺、肾	养阴润燥 清肺生津	肺燥干咳，顿咳痰黏；腰膝酸痛，骨蒸潮热，内热消渴，热病津伤，咽干口渴，肠燥便秘
	玉竹	甘，微寒 肺、胃	养阴润燥 生津止渴	肺胃阴伤，燥热咳嗽，咽干口渴，内热消渴
	桑椹	甘、酸，寒 心、肝、肾	滋阴补血 生津润燥	肝肾阴虚，眩晕耳鸣，心悸失眠，须发早白；津伤口渴，内热消渴；肠燥便秘
	楮实子	甘，寒 肝、肾	补肾清肝 明目 利尿	肝肾不足；腰膝酸软，虚劳骨蒸，头晕目昏，目生翳膜；水肿胀满
补阳药	仙茅	辛，热 有毒 肾、肝、脾	补肾阳 强筋骨 祛寒湿	阳痿精冷；筋骨痿软，腰膝冷痛；阳虚冷泻
	锁阳	甘，温 肝、肾、大肠	补肾阳，益精血 润肠通便	肾阳不足，精血亏虚，腰膝痿软，阳痿滑精，肠燥便秘
	海马	甘、咸，温 肝、肾	温肾壮阳 散结消肿	肾阳虚亏之阳痿精少，尿频遗尿；癥瘕积聚，跌打损伤；外治痈肿疔疮
	沙苑子	甘，温 肝、肾	补肾助阳 固精缩尿 养肝明目	肾虚腰痛，遗精早泄，遗尿尿频，白浊带下，眩晕，目暗昏花
	核桃仁	甘，温 肾、肺、大肠	补肾温肺 润肠	肾虚之腰痛足弱；肺肾两虚之咳喘；肠燥便秘
	狗脊	苦、甘，温 肝、肾	祛风湿 补肝肾，强腰膝	风湿痹痛；腰膝酸软，下肢无力
	骨碎补	苦，温 肝、肾	疗伤止痛 补肾强骨 外用消风祛斑	跌仆闪挫，筋骨折伤，肾虚腰痛，筋骨痿软，耳鸣耳聋，牙齿松动，外治斑秃，白癜风
	益智	辛，温 脾、肾	暖肾固精缩尿 温脾止泻摄唾	肾虚遗尿，小便频数，遗精白浊，脾寒泄泻，腹中冷痛，口多唾涎

答案解析

思考题

1. 补益药在临床使用时应注意什么？
2. 人参与党参在使用中有何异同点？
3. 黄芪与白术在使用中有何异同点？
4. 杜仲与续断均可安胎，二者在使用中有何不同？
5. 补益药的药性特点及其分类。

书网融合……

本章小结

微课

习题

第二十九章　收涩药

PPT

学习目标

1. 通过本章的学习，掌握收涩药的概念、性能特点、适应证、分类和使用注意；五味子、乌梅、五倍子、山茱萸、莲子的分类归属、性味归经、功效应用、特殊用法用量及使用注意。熟悉诃子、赤石脂、肉豆蔻的分类归属、功效应用、特殊用法用量及使用注意。了解麻黄根、罂粟壳、椿皮、石榴皮、桑螵蛸、海螵蛸、金樱子、覆盆子、芡实的功效主治。

2. 具有应用收涩药辨证治疗滑脱证的能力。

3. 树立中医药文化自信。

凡能收敛固涩，主要用于治疗各种滑脱证的药物，称为收涩药。

收涩药味多酸涩，性温或平，主入肺、脾、肾、大肠经。有敛耗散、固滑脱之功效，可固表止汗、敛肺止咳、涩肠止泻、固精缩尿、收敛止血、止带等。分为固表止汗药、敛肺涩肠药、固精缩尿止带药三类。

收涩药主要用于治疗久病体虚、正气不固、脏腑功能衰退所致的自汗盗汗、久咳虚喘、久泻久痢、遗精滑精、遗尿尿频、崩带不止等滑脱不禁的病证。滑脱证的根本原因是正气虚弱，故使用收涩药治疗乃属于治标，为此临床使用本类药物须与相应的补益药配伍，以标本兼顾。

收涩药性涩敛邪，凡表邪未解、湿热所致之泻痢、带下、血热出血，以及郁热未清者均不宜用。误用有"闭门留寇"之弊。但有些收涩药除有收涩作用之外，兼有清湿热、解毒等功效，又当分别对待。

第一节　固表止汗药

本类药性味多甘平，性收敛。肺主皮毛，司汗孔开合，汗为心之液，故其多入肺、心二经。能行肌表，调节卫分，顾护腠理，有固表敛汗止汗之功。临床常用于气虚肌表不固，腠理疏松，津液外泄之自汗；阴虚不能制阳，阳热迫津外泄之盗汗。治自汗当与补气固表药同用，治盗汗当与滋阴除蒸药同用，以治病求本。凡实邪所致汗出，应以祛邪为主，非本类药物所宜。本节药物见表29-1。

第二节　敛肺涩肠药

本类药酸涩收敛，主入肺经或大肠经，分别具有敛肺止咳喘和涩肠止泻痢作用。前者主要用于治疗肺虚喘咳、久治不愈或肺肾两虚、摄纳无权的虚喘证；后者多用于治疗大肠虚寒不能固摄以及脾肾虚寒所致的久泻、久痢。治久咳虚喘者，如为肺虚，则宜加补肺益气药；如为肾虚，则宜加补肾纳气药。治久泻、久痢，兼脾肾阳虚者，则多配温补脾肾药；兼气虚下陷者，则多配补气升提药；兼脾胃气虚者，则多配补益脾胃药。

本类药中属敛肺止咳之品者，痰多壅肺所致的咳喘不宜用；属涩肠止泻之品者，泻痢初起，邪气方盛，或伤食腹泻者不宜用。

五味子 Wuweizi
《神农本草经》

【来源】 为木兰科植物五味子 *Schisandra chinensis*（Turcz.）Baill. 的成熟果实。习称"北五味子"，主产于东北。秋季果实成熟时采取，晒干。生用或经醋、蜜拌蒸晒干用。

【性味归经】 酸，甘，温。归肺、心、肾经。

【功效应用】 收敛固涩，益气生津，滋肾宁心。

1. **收敛固涩** 用于久咳虚喘。本品味酸收敛，甘温而润，能上敛肺气，下滋肾阴，为治疗久咳虚喘之要药。治肺虚久咳者，常与罂粟壳同用，如五味子丸。本品五味俱全，以酸为主，善敛肺止汗。治自汗、盗汗者，可与麻黄根、牡蛎等收敛止汗药同用。本品甘温而涩，入肾，能补肾涩精止遗，为治肾虚精关不固之遗精、滑精的常用药物。可与桑螵蛸、附子、龙骨等同用。本品酸涩性收敛，能涩肠止泻。用治脾肾虚寒久泻不止者，可与补骨脂、肉豆蔻、吴茱萸同用，如四神丸。

2. **益气生津** 用于津伤口渴、消渴。本品甘以益气，酸能生津，具有益气生津止渴之功。治热伤气阴，汗多口渴者，常与人参、麦冬同用，如生脉散。

3. **滋肾宁心** 用于心悸、失眠、多梦。本品既能补益心肾，又能宁心安神。治阴血亏损，心神失养，或心肾不交之虚烦心悸、失眠多梦者，常与麦冬、丹参、生地黄、酸枣仁等同用，如天王补心丹。

【用法用量】 煎服，2~6g。研末服，1~3g。

【使用注意】 凡表邪未解，内有实热，咳嗽初起，麻疹初期，均不宜用。

乌梅 Wumei
《神农本草经》

【来源】 为蔷薇科落叶乔木植物梅 *Prunus mume*（Sieb.）et Zucc. 的干燥近成熟果实。主产于浙江、福建、云南等地。夏季果实近成熟时采收，低温烘干后闷至色变黑。去核生用或炒炭用。处方别名有大乌梅、乌梅肉。

【性味归经】 酸、涩，平。归肝、脾、肺、大肠经。

【功效应用】 敛肺，涩肠，生津，安蛔。

1. **敛肺** 用于肺虚久咳。本品味酸而涩，其性收敛，上入肺经能敛肺气，止咳嗽。适用于肺虚久咳少痰或干咳无痰之证，常与罂粟壳、杏仁等同用。

2. **涩肠** 用于久泻久痢。本品酸涩，下入大肠经有良好的涩肠、止泻痢作用，为治疗久泻、久痢之常用药物，常与罂粟壳、诃子等同用，如固肠丸。取其涩肠止痢之功，配伍解毒止痢之黄连，亦可用于治疗泻痢便脓血，如乌梅丸。

3. **生津** 用于虚热消渴。本品味酸性平，善生津液，止烦渴。治虚热消渴，可单用煎服，或与天花粉、麦冬、人参等同用，如玉泉散。

4. **安蛔** 用于蛔厥呕吐腹痛。蛔虫得酸则静，本品味酸，具有安蛔止痛、和胃止呕的功效，为安蛔之良药。用治蛔虫引起的腹痛、呕吐、四肢厥冷等蛔厥证，常与细辛、川椒、黄连等同用，如乌梅丸。

此外，本品炒炭后，涩重于酸，又能收敛止血，固冲涩漏，可用于治疗崩漏下血、便血等；外敷能消疮毒，可治胬肉外突、头疮等。

【用法用量】 煎服，6~12g。外用适量，捣烂或炒炭研末外敷。止泻止血宜炒炭用。

【使用注意】 外有表邪或内有实热积滞者均不宜服用。

五倍子 Wubeizi
《本草拾遗》

【来源】 为漆树科植物盐肤木 *Rhus chinensis* Mill. 、青麸杨 *Rhus potaninii* Maxim. 或红麸杨 *Rhus punjabensis* Stew. var. *sinica*（Diels）Rehd. et Wils. 叶上的虫瘿，主要由五倍子蚜 *Melaphis chinensis*（Bell）Baker 寄生而形成。我国大部分地区均产，以四川为主。秋季采摘，置沸水中略煮或蒸至表面呈灰色，杀死蚜虫，干燥。生用。

【性味归经】 酸、涩，寒。归肺、大肠、肾经。

【功效应用】 敛肺降火、涩肠止泻，敛汗，止血，收湿敛疮。

1. 敛肺降火 用于肺虚久咳，肺热咳嗽。本品酸涩收敛，性寒清热，有敛肺止咳、清肺降火之功。因本品又能止血，尤宜于咳嗽咯血者。治肺虚久咳，常与五味子、罂粟壳等药同用；治肺热痰嗽，可与瓜蒌、黄芩、贝母等药同用；治热灼肺络咳嗽咯血，常与藕节、白及等药同用。

2. 涩肠止泻 用于久泻久痢。本品酸涩入大肠，有涩肠止泻之功。用治久泻久痢，可与诃子、五味子等同用。

3. 敛汗 用于自汗、盗汗。本品敛肺止汗，可单用研末，与荞面等份作饼，煨熟食之；或研末水调敷脐窝处。

4. 止血 用于便血痔血，外伤出血等出血证。本品收敛止血。治便血、痔血，可与槐花、地榆等同用，或煎汤熏洗患处；治外伤出血，可单用，或与棕榈炭、血余炭等同用。

5. 收湿敛疮 用于痈肿疮毒，皮肤湿烂。本品外用能收湿敛疮，且有解毒消肿之功。治痈肿疮毒，皮肤湿烂，可单味或配合枯矾研末外敷，或煎汤熏洗。

【用法用量】 煎服，3~6g。入丸散服，每次1~1.5g。外用适量，研末外敷或煎汤熏洗。

【使用注意】 本品酸涩收敛，故外感咳嗽、湿热泻痢者忌服。

诃子 Hezi
《药性论》

【来源】 为使君子科植物诃子 *Terminalia chebula* Retz. 或绒毛诃子 *Terminalia chebula* Retz. var. *tomentella* Kurt. 的干燥成熟果实。主产于云南及广东、广西等地。秋冬二季果实成熟时采收，除去杂质，晒干。生用或煨用。若用果肉，则去核。处方别名有诃子肉、诃黎、诃黎勒、煨诃子。

【性味归经】 苦、酸、涩，平。归肺、大肠经。

【功效应用】 涩肠止泻，敛肺止咳，降火利咽。

1. 涩肠止泻 用于久泻久痢、便血脱肛。本品为治疗久泻久痢之常用药物。可单用，如诃黎勒散。治久泻、久痢属虚寒者，常与干姜、罂粟壳、陈皮配伍，如诃子皮散。配伍人参、黄芪、升麻等药，可用于治疗泻痢日久、中气下陷之脱肛。

2. 敛肺止咳，降火利咽 用于肺虚喘咳，久嗽不止，咽痛音哑。本品既能敛肺下气止咳，又能清肺利咽开音，为治失音之要药。治肺虚久咳者，可与人参、五味子等同用；治肺虚金破失音者，常与桔梗、甘草同用，如诃子汤；治久咳失音，咽喉肿痛者，常与硼酸、青黛、冰片等蜜丸噙化，如清音丸。

【用法用量】 煎服，3~10g。涩肠止泻宜煨用；敛肺清热、利咽开音宜生用。

【使用注意】 凡外有表邪、内有湿热积滞者忌用。

赤石脂 Chishizhi
《神农本草经》

【来源】 为硅酸盐类矿物多水高岭石族多水高岭石，主含四水硅酸铝 $[Al_4(Si_4O_{10})(OH)_8.4H_2O]$。主产于福建、山东、河南等地。全年均可采挖，拣去杂石。研末水飞或火煅水飞用。

【性味归经】 甘、酸、涩，温。归大肠、胃经。

【功效应用】 涩肠，止血，生肌敛疮。

1. 涩肠 用于久泻久痢。本品甘温调中，味涩质重，入于胃肠，长于涩肠止泻，尚可止血，为治久泻久痢、下痢脓血之常用药物。治泻痢日久，常与禹余粮相须为用，如赤石脂禹余粮丸；治虚寒下痢、便脓血不止者，常与干姜、粳米同用，如桃花汤。

2. 止血 用于大便出血、崩漏带下。本品味涩能收敛止血，质重入于下焦，崩漏、便血者多用。治崩漏，常与海螵蛸、侧柏叶等同用，如滋血汤；治便血、痔疮出血，常与禹余粮、龙骨、地榆等同用。用治妇女肾虚赤白带下，多配伍鹿角霜、芡实等。

3. 生肌敛疮 外治疮疡久溃不敛，湿疮脓水浸淫。本品外用能收湿敛疮生肌，可与龙骨、血竭等同用。

【用法用量】 煎服，9~12g，先煎。外用适量，研细末撒患处或调敷。

【使用注意】 湿热积滞泻痢者忌服。孕妇慎用。不宜与肉桂同用。

肉豆蔻 Roudoukou
《药性论》

【来源】 为肉豆蔻科植物肉豆蔻 *Myristica fragrans* Houtt. 的干燥种仁。主产于马来西亚、印度尼西亚；我国广东、广西、云南等地亦有栽培。冬、春二季果实成熟时采收，除去皮壳后，低温烘干。煨制用。处方别名有肉蔻、肉果、玉果、煨肉蔻、煨玉果。

【性味归经】 辛，温。归脾、胃、大肠经。

【功效应用】 温中行气，涩肠止泻。

1. 温中行气 用于脾胃虚寒，脘腹胀痛。本品辛香温燥，能温中理脾、行气止痛。用治胃寒气滞、脘腹胀痛、食少呕吐等，常与木香、干姜、半夏等药同用。

2. 涩肠止泻 用于久泻不止。本品辛温而涩，入中焦，能暖脾胃、固大肠、止泻痢，为治疗虚寒性泻痢之要药。治脾胃虚寒之久泻久痢者，常与肉桂、人参、诃子等药同用；治脾肾阳虚、五更泄泻者，常配补骨脂、五味子、吴茱萸，如四神丸。

【用法用量】 煎服，3~10g。

【使用注意】 湿热泻痢者忌用。

第三节 固精缩尿止带药

本类药酸涩收敛，主入肾、膀胱经。具有固精、缩尿、止带作用。某些药物甘温，还兼有补肾之功。适用于肾虚不固，膀胱失约所致的遗精、滑精、遗尿、尿频以及带脉不固之带下清稀等症。常与补肾药同用，宜标本兼治。外邪内侵，湿热下注所致的遗精、尿频等不宜用本类药。

山茱萸 Shanzhuyu
《神农本草经》

【来源】　为山茱萸科植物山茱萸 *Cornus officinalis* Sieb. et Zucc. 的干燥成熟果肉。主产于浙江、安徽、河南等地。秋末冬初果皮变红时采收果实，用文火烘或置沸水中略烫后，及时除去果核，干燥。生用或酒炙用。处方别名有山萸肉、枣皮。

【性味归经】　酸、涩，微温。归肝、肾经。

【功效应用】　补益肝肾，收涩固脱。

1. 补益肝肾　用于眩晕耳鸣、腰膝酸痛。本品既能益精，又可助阳，为平补阴阳之要药。治肝肾阴虚，头晕目眩、腰酸耳鸣者，常与熟地黄、山药等配伍，如六味地黄丸；治命门火衰之腰膝冷痛、小便不利者，常与附子、桂枝等同用，如肾气丸。

2. 收涩固脱　用于阳痿遗精，遗尿尿频，崩漏带下，大汗虚脱，内热消渴。本品既能补肾益精，又能固精缩尿。于补益之中又具封藏之功，为固精止遗之要药。治肾虚精关不固之阳痿遗精、滑精者，常与熟地黄、山药等同用，如六味地黄丸、肾气丸；治肾虚膀胱失约之遗尿、尿频者，常与覆盆子、沙苑子、桑螵蛸等补肾缩尿药同用。本品还能补肝肾，固冲任，收敛止血，用治崩漏带下，常与熟地黄、白芍、当归等同用，如加味四物汤。本品亦能敛汗固脱，可用于治疗大汗不止，体虚欲脱，为防止元气虚脱之要药，常与人参、附子、龙骨等同用，如来复汤。此外，与生地黄、天花粉等同用，亦可治消渴。

【用法用量】　煎服，6~12g；急救固脱20~30g。

【使用注意】　素有湿热而致小便淋涩者不宜使用。

莲子 Lianzi
《神农本草经》

【来源】　为睡莲科植物莲 *Nelumbo nucifera* Gaertn. 的干燥成熟种子。主产于湖南、福建、江苏及南方各地池沼湖塘中。秋季果实成熟时采割莲房，取出果实，除去果皮，干燥，或除去莲子心后干燥。生用。

【性味归经】　甘、涩，平。归脾、肾、心经。

【功效应用】　补脾止泻，止带，益肾涩精，养心安神。

1. 补脾止泻　用于脾虚泄泻。本品甘可补脾，涩能止泻，既可补益脾气，又能涩肠止泻。治脾虚久泻，食欲不振者，常与党参、茯苓、白术等同用，如参苓白术散。

2. 止带　用于带下证。本品既补脾益肾，又固涩止带，补涩兼施，为治疗脾虚、肾虚带下之常用品。治脾虚带下者，常与茯苓、白术等健脾益气药同用；治脾肾两虚之带下清稀、腰膝酸软者，可与山茱萸、山药、芡实等补脾益肾、固涩止带药同用。

3. 益肾涩精　用于遗精。本品味甘而涩，入肾经，能益肾固精。治肾虚精关不固之遗精滑精者，常与芡实、龙骨等同用，如金锁固精丸。

4. 养心安神　用于心悸失眠。本品甘平，入于心肾，能养心血、益肾气，交通心肾而有安神之功。治心肾不交之虚烦、心悸、失眠者，常与酸枣仁、茯神、远志等安神药同用。

【用法用量】　煎服，6~15g；去心打碎用。

【使用注意】　本品甘涩，故大便秘结者慎用。

🔗 **知识拓展**

莲子的附药

莲须：为莲花的雄蕊。甘、涩，平。功效固肾涩精。主治遗精、滑精、带下、尿频。煎服，1.5~5g。

莲房：为莲的成熟花托。苦、涩，温。功效止血化瘀。主治崩漏、尿血、痔疮出血、产后瘀阻、恶露不尽。炒炭用。煎服，5~10g。

莲子心：为莲子中的青嫩胚芽。苦，寒。功效清心安神，交通心肾，涩精止血。主治热入心包，神昏谵语，心肾不交，失眠遗精，血热吐血。煎服，1.5~3g。

荷叶：为莲的叶片。苦、涩，平。功效清暑利湿，升阳止血。主治暑热病证、脾虚泄泻和多种出血证。煎服，3~10g。

荷梗：为莲的叶柄及花柄。苦，平。功效通气宽胸，和胃安胎。主治外感暑湿、胸闷不畅、妊娠呕吐、胎动不安。煎服，10~15g。

其他收涩药小结见表29-1。

表29-1 其他收涩药

分类	药名	性味归经	功效	主治
固表止汗药	麻黄根	甘、涩，平 心，肺	固表止汗	自汗，盗汗
敛肺涩肠药	罂粟壳	酸、涩，平 有毒 肺、大肠、肾	敛肺 涩肠 止痛	久咳；久泻，脱肛；脘腹疼痛
	椿皮	苦、涩，寒 大肠、胃、肝	清热燥湿 收涩止带 止泻，止血	赤白带下，湿热泻痢，久泻久痢，便血，崩漏
	石榴皮	酸、涩，温 大肠	涩肠止泻 止血，驱虫	久泻、久痢，便血，脱肛；崩漏，带下；虫积腹痛
固精缩尿止带药	桑螵蛸	甘、咸，平 肝、肾	固精缩尿 补肾助阳	遗精滑精，遗尿尿频；小便白浊
	海螵蛸	咸、涩，温 脾、肾	收敛止血 涩精止带 制酸止痛 收湿敛疮	吐血衄血，崩漏便血；遗精滑精，赤白带下；胃痛吞酸；外治损伤出血，湿疹湿疮，溃疡不敛
	金樱子	酸、甘、涩，平 肾、膀胱、大肠	固精缩尿 固崩止带 涩肠止泻	遗精滑精，遗尿尿频；崩漏带下；久泻久痢
	覆盆子	甘、酸，温 肝、肾、膀胱	益肾固精缩尿 养肝明目	遗精滑精，遗尿尿频，阳痿早泄；目暗昏花
	芡实	甘、涩，平 脾、肾	益肾固精 补脾止泻 除湿止带	遗精滑精，遗尿尿频；脾虚久泻；白浊，带下证

思考题

1. 试述为何使用收涩药时需配合补虚药，经常配用的药物有哪些？
2. 乌梅与诃子的功用异同点有哪些？

书网融合……

本章小结　　　　　　微课　　　　　　习题

第三十章　外用药

PPT

📖 学习目标

1. 通过本章的学习，掌握外用药的概念、功效、适应证和使用注意；雄黄、硫黄的功效应用、特殊用法用量及使用注意。熟悉轻粉、白矾、蟾酥、马钱子的功效应用及特殊用法用量。了解蛇床子、炉甘石、大蒜、斑蝥、儿茶、猫爪草的功效主治。

2. 具有应用外用药辨证治疗痈疽疮疖的能力。

3. 培养学生严谨的科研态度。

凡以外用为主的药物，均称为外用药。一般具有消肿解毒、杀虫止痒、收敛止血、排脓止痛、化腐生肌等作用，适用于痈疽疮疖、疥癣、外伤、蛇虫咬伤以及五官疾病等。由于疾病发生的部位及表现不同，用药形式和方法很多，如贴敷、涂搽、熏洗、吹喉、点眼等。其中有些药物可酌情内服。

本类药大多具有不同程度的毒性，使用时应谨慎。如外用，需经过炮制后用；如内服，应严格控制剂量，并制成丸散服用。

雄黄 Xionghuang
《神农本草经》

【来源】为硫化物类矿物雄黄族雄黄的矿石，主含二硫化二砷（As_2S_2）。主产于湖南、湖北、贵州等地。随时可采，除去杂质，研成细粉或水飞，切忌火煅。雄黄中熟透者，色鲜，质最佳，称"雄精"或"腰黄"。处方别名有腰黄、雄精、雌黄。

【性味归经】辛，温；有毒。归肝、大肠经。

【功效应用】解毒，杀虫，燥湿祛痰，截疟。

1. 解毒　用于痈肿疔疮，蛇虫咬伤。治痈肿疔疮，多配乳香、没药等；治蛇虫咬伤，可单用雄黄粉，香油调涂患处或黄酒冲服。

2. 杀虫　治虫积腹痛，常配槟榔、牵牛子等。治蛲虫瘙痒，以本品研末，外撒肛门处。

3. 燥湿祛痰，截疟　用于哮喘、惊痫、疟疾等。

【用法用量】入丸散剂，0.05～0.1g。外用适量，研末敷，香油调搽或烧烟熏。

【使用注意】内服宜慎，不可久服。外用不宜大面积涂搽及长期持续使用。孕妇禁用。切忌火煅，煅后生成三氧化二砷（As_2O_3），毒性剧增。

硫黄 Liuhuang
《神农本草经》

【来源】为自然元素类矿物硫族自然硫，或含硫矿物经加工制得。主产于山西、山东、河南等地。全年均可采挖，采后加热熔化，除去杂质，取出上层液体，冷却后即得。生硫黄只作外用；若内服，则需与豆腐同煮，至豆腐呈黑绿色为度，取出漂净，阴干，用时研末。以色黄、光亮、质松脆者为佳品。

【性味归经】酸，温；有毒。归肾、大肠经。

【功效应用】外用解毒杀虫疗疮；内服补火助阳通便。

1. 解毒杀虫疗疮　用于疥癣，秃疮，阴疽恶疮等。用治疮疡感染，可单用硫黄软膏外敷，特效。

2. 补火助阳通便　用于阳痿足冷，虚喘冷哮，虚寒便秘。如半硫丸。

【用法用量】炮制后入丸散剂，1.5～3g。外用适量，研末撒敷或香油调涂。

【使用注意】孕妇慎用。不宜与芒硝、玄明粉同用。

轻粉 Qingfen
《本草纲目拾遗》

【来源】为水银、明矾、食盐等经升华法制成的氯化亚汞（Hg_2Cl_2）结晶性粉末。

【性味归经】辛、寒；有毒。归大肠、小肠经。

【功效应用】外用杀虫，攻毒，敛疮；内服祛痰消积，逐水通便。

1. 杀虫，攻毒，敛疮　用于疥疮、顽癣、臁疮，梅毒，疮疡，湿疹。治疥癣常配伍硫黄；治梅毒常配伍土茯苓。

2. 祛痰消积，逐水通便　用于痰涎积滞，水肿臌胀，二便不利。

【用法用量】外用适量，研末掺敷患处。内服入丸剂或装胶囊，每次0.1～0.2g，每日1～2次。服后漱口。

【使用注意】本品有毒，外用不可大面积或长期涂敷患处；内服不可过量。孕妇忌服。服后要及时漱口，以免引起口腔糜烂。

白矾 Baifan
《神农本草经》

【来源】为硫酸盐类矿物明矾石族明矾石的加工提炼品，主含含水硫酸铝钾［$KAl(SO_4)_2 \cdot 12H_2O$］。

【性味归经】酸、涩，寒。归肺、脾、肝、大肠经。

【功效应用】外用解毒杀虫，燥湿止痒；内服止血止泻，祛除风痰。

1. 解毒杀虫，燥湿止痒　用于湿疹，疥癣，脱肛，痔疮，聤耳流脓。

2. 止血止泻　用于吐血下血，久泻不止，便血、崩漏。

3. 祛除风痰　用于癫痫发狂。治痰热癫狂常配伍郁金，如白金丸。此外，本品还能治疗湿热黄疸。

【用法用量】入丸散，0.6～1.5g。外用适量，研末敷或化水洗患处。

🔗 **知识拓展**

白矾的附药

枯矾：来源为取净白矾，照明煅法，煅至松脆；具有收湿敛疮，止血化腐的功效；主要用于湿疹湿疮，脱肛，痔疮，聤耳流脓，阴痒带下，鼻衄齿衄，鼻息肉。

蟾酥 Chansu
《药性赋》

【来源】为蟾蜍科动物中华大蟾蜍 *Bufo bufo gargarizans* Cantor 或黑眶蟾蜍 *Bufo melanostictus* Schneider 的干燥分泌物。

【性味归经】辛、温；有毒。归心经。

【功效应用】解毒，止痛，开窍醒神。

1. 解毒，止痛 用于痈疽疔疮，咽喉肿痛。为治疮痈、咽喉肿痛之要药，如六神丸。

2. 开窍醒神 用于中暑神昏、痧胀腹痛吐泻。

【用法用量】入丸散，0.015~0.03g。外用适量，研末调敷或入膏药。

【使用注意】本品毒性大，发疱腐蚀性强，外用不可入目。孕妇慎用。

马钱子 Maqianzi
《本草纲目》

【来源】为马钱科植物马钱 *Strychnos nux-vomica* L. 的干燥成熟种子。

【性味归经】苦，温；有大毒。归肝、脾经。

【功效应用】通络止痛，散结消肿。

1. 通络止痛 用于跌打损伤，骨折肿痛，风湿顽痹，麻木瘫痪。

2. 散结消肿 用于痈疽疮毒，咽喉肿痛。

【用法用量】炮制后入丸散，0.3~0.6g。外用适量，研末调敷。

【使用注意】本品有毒，服用过量可致肢体颤动、惊厥、呼吸困难，甚则昏迷，有毒成分还能经皮肤吸收，故内服应严格炮制，不能生用及多服久服，外用不宜大面积或长期涂敷。孕妇禁用。运动员慎用。

其他外用药小结见表30-1。

表30-1 其他外用药

分类	药名	性味归经	功效	主治
外用药	蛇床子	辛、苦，温 有小毒 肾	燥湿祛风 杀虫止痒 温肾壮阳	阴痒带下，湿疹瘙痒，湿痹腰痛，肾虚阳痿，宫冷不孕
	炉甘石	甘，平 肝、脾	解毒明目退翳 收湿止痒敛疮	目赤肿痛，睑弦赤烂，翳膜遮睛，胬肉攀睛，溃疡不敛，脓水淋漓，湿疮瘙痒
	大蒜	辛，温 脾、胃、肺	解毒消肿 杀虫 止痢	痈肿疮疡，疥癣，肺痨，顿咳，泄泻，痢疾
	斑蝥	辛，热 有大毒 肝、胃、肾	破血逐瘀 散结消癥 攻毒蚀疮	癥瘕经闭，顽癣，瘰疬，赘疣，痈疽不溃，恶疮死肌
	儿茶	苦、涩，微寒 肺、心	活血止痛 止血生肌 收湿敛疮 清肺化痰	跌扑伤痛，外伤出血，吐血衄血，疮疡不敛，湿疹湿疮，肺热咳嗽
	猫爪草	甘、辛，温 肝、肺	化痰散结 解毒消肿	瘰疬痰核；疔疮肿毒，蛇虫咬伤

答案解析

思考题

1. 简述硫黄的功效及临床应用。
2. 简述白矾的功效及临床应用。

书网融合……

本章小结　　　　　微课　　　　　习题

下 篇　方剂学基础

第三十一章　方剂学基本知识

PPT

学习目标

　　1. 通过本章的学习，掌握方剂和方剂学的概念，八法的含义与应用，方剂的组成。熟悉历代医家对方剂学的贡献，方剂组成变化的三种形式。了解方剂的起源和发展，方剂的常用剂型与使用方法。
　　2. 具有分析方剂组成的能力。
　　3. 培养学生对中医药的文化自信。

第一节　方剂与方剂学的概念

　　方剂，是中医在辨证审机、确立治法的基础上，按照组方原则，通过选择合适药物，酌定适当剂量，规定适宜剂型及用法等一系列过程，最后完成的药物治疗处方。方剂是中医运用中药防治疾病的主要形式，是中医理、法、方、药中的重要组成部分。

　　方剂最初可能是临床医家有效案例的直接记载。人们在长期临床实践中，通过反复验证，不断完善，逐渐认识到某些药味的配合使用与某些病证有着固定的疗效关系，这些有着特定适应证的有效配方即是方剂，通常称为"成方"。历代医家创制的大量成方是中医临床防治疾病的有效工具。

　　方剂的功效是方内药物共同作用于机体产生的综合效应，方剂具有一定的组方原则，不是药物功效的简单相加，也不是某类药物的简单组合。方剂是在一定的理论指导下，针对病证的病机，有目的地将群药经过君、臣、佐、使的合理配伍，组成的一个新的有机整体。

　　方剂学，是研究和阐明方剂的制方原理、药物配伍及临床运用规律的一门中医基础应用学科。方剂学的基本理论和知识是中医学理论指导下运用中药防治疾病的经验总结。

　　中医方剂数目众多，中医古方达十万余首，但其理论直到 20 世纪 50 年代才初步系统化，方剂学逐渐从中医药学中分化出来而成为一门独立的学科。对历代方剂进行系统研究有助于完善中医学辨证论治的理论体系。

第二节　方剂学发展简史

　　方剂学是先民们在长期的生活和生产实践中，经过 2000 多年的辛勤努力，从无到有，从低级到高级，从不完善到完善，逐渐发展起来的。寻查方剂学发展变化的轨迹，熟悉历代具有代表性的重要方书的特点及其历史贡献，对于学好方剂学是十分重要的。以历史发展的前后为序，略述方剂学发展的简史，大体上分为以下几个阶段。

一、原始社会至周代

在原始社会，我们的祖先为了生存，不断地进行采集和渔猎活动。在寻找食物的过程中，逐步了解到某些植物、动物和矿物对人体产生的影响。通过长期实践经验的积累，人们逐渐熟悉了它们的性能，并有意识地加以利用。随着社会的发展，条件的改善，火的应用，制陶、冶炼业的发展，烹饪技术的提高，以及哲学、自然科学的进步，药物的运用，从单味药到多味药有机组合的复方，从生食到汤液，从对病到辨证，在这一漫长的发展过程中，逐渐形成了方剂。

晋代皇甫谧《针灸甲乙经·序》中提到"伊尹以亚圣之才，撰用神农本草以为汤液"，这是方剂起源于伊尹创制汤液的传说，也是把方剂的起源归结于圣人创造的依据。又据《周礼·天官》记载，周代即有医师、食医、疾医和疡医的分工，共同负责"毒药"调剂和食疗配方，以供医疗和食疗使用。由此可见，方剂早在周代或者周代之前便已产生，而推测当时方剂的组成成分，不外"毒药"与饮食物两类。从有关出土文物看，远在夏代，古人就已掌握了制陶技术，出土的陶釜、陶罐等夏代烹调器具已精致，而出土的商代铜制饮食器皿则更为精巧。这些均说明当时社会为调剂和煎煮药物提供了物质条件。总之，汤药的创制是民间用药知识长期积累的结果，是商代完成的用药经验的一项重大总结。汤药的发明，大大提高了药物的疗效，标志方剂的诞生。

二、春秋战国至汉代

到了春秋战国时期，由于医与巫初步分离，加之春秋时期文化学术发达，推动了医学的发展，医学具备了一定的理论与实践知识，方剂亦随之有了进一步的发展，创制了方剂理论和一定数量的方剂与剂型。

1973年在湖南长沙马王堆3号汉墓出土的《五十二病方》可能是战国时期的作品，是现存最早的一部方剂著作。以《五十二病方》为主的马王堆医方，总数有280余首，以内服及外用方剂为主。记载了当时方剂按疾病分类、方剂组成、制剂、煎服法、禁忌以及方剂所反映的治法、复方配伍等内容。从内容上看，此期中医学辨证论治理论以及依据辨证组成复方已形成了完整的体系，但还比较粗糙，不但没有方剂名称，有的药名、病名后世也没再现，所以本书属于方剂的低级阶段，代表了战国时期我国方剂学的最初水平。

《黄帝内经》成书年代要晚于《五十二病方》，该书载方13首，剂型有汤、丸、膏、丹、饮、酒醴6种。较全面而系统地总结了有关治则、治法、组方模式和因病而异灵活组方等内容，为方剂学的形成和发展奠定了初步的理论基础。但个别方剂仅有方名而无具体药物记载，内容仍较古朴。该书对方剂学的贡献主要是构筑了方剂学的理论基础。《黄帝内经》中构建的方剂学理论，从具体方剂命名、组成，到方剂配伍原则、临床运用规律，尤其是治法和组方理论，均对后世方剂学的发展影响深远。

到了汉代，由于医药文化进一步发展，医药方书逐渐增多。根据《汉书·艺文志》的记载，计有经方11家，274卷。这里的"经方"并非后世所谓仲景方的"经方"，而是广义的方剂类书籍。这些"经方"虽均已遗失，但说明方剂在汉代已积累了丰富的资料，并按病归类，编为专书。其中值得一提的是《伤寒杂病论》，它的问世标志着方剂学的发展已趋成熟。

《伤寒杂病论》是东汉末年"医圣"张仲景"勤求古训，博采众方"，结合自己丰富的临床经验著录而成。书中共载方314首，其中《伤寒论》载方113首（现存112首），《金匮要略》载方262首。两书相合，去其重复者，得其数。其方剂配伍严密、选药精当、煎服有法、剂型丰富、疗效卓著，至今仍为临床常用。该书还创造性地融理、法、方、药于一体，故后人尊为"方书之祖"，为方剂学的形成和发展奠定了基础。

三、魏晋至宋代

随着社会政治安定，文化经济日益繁荣，方剂学也进入了快速发展和繁荣昌盛时期。相继出现了葛洪、孙思邈、王焘等对方剂有着卓越贡献的名家，对医学的发展产生了巨大的影响，使方剂学的发展向前推进了一大步。

东晋葛洪著《肘后备急方》，其方药多价廉易得，简便有效；南北朝龚庆宣撰《刘涓子鬼遗方》五卷，是现存最早的中医外科专著，有内服、外用方药 140 余首；南北朝徐之才撰《药对》，创药物"十剂"分类法，为后来方剂分类开辟了途径。

孙思邈于公元 652 年（永徽三年）集唐以前医方，撰成《备急千金要方》30 卷，列论诸病、脉法、针灸，分 232 门，方 5300 余首，包括了中医内、外、妇、儿、五官各科以及急救、食疗、养生、按摩、脉学、针灸等，对唐以前的医学成就作了总结，许多医学资料赖以传世；唐代又一方书巨著《外台秘要》，是王焘撰于公元 752 年（天宝十一年），书中载方 6000 余首，该书集唐以前方剂之大成，许多唐以前亡佚的方剂资料如《深师》《小品方》等内容，皆赖以存留于世，为后世研究方剂提供了宝贵资料。

公元 982 年（宋太平兴国七年），由政府主持，医官王怀隐、陈昭遇等编写《太平圣惠方》，全书分 100 卷，凡 1670 门，方 16834 首，是我国历史上由国家主持编写的第一部方书；《太平惠民和剂局方》是和剂局（设于崇宁年间，公元 1102—1106 年）制售成药时的处方和制剂规范的总结，后由当时名医陈承、斐宗元、陈师文等进行了校正，颁行于全国诸药局，依方制售药剂，可以说是我国历史上第一部成药药典；《圣济总录》是继《太平圣惠方》之后的又一部巨著，载方近 20000 首，是方剂文献的又一次总结，可称集宋以前方剂之大成，对方剂学的发展产生了深远的影响。

此外还有儿科医学家钱乙的《小儿药证直诀》开创了脏腑辨证论治的先河，著名的六味地黄丸即为钱乙所创制。严用和《济生方》、陈自明《妇人大全良方》等均为各个医家个人临床实践经验的总结，反映方剂学在临床各科中向纵深发展，在新方创制中呈现专科方剂配伍组方用药的特色，对后世临床方剂学的发展产生了一定的影响。

总之，宋代以前中医方剂学发展，一方面还基本停留在经验用方的原始积累阶段，即"某方能治愈某病，某病能以某方治之"，而具体到方中的药物配伍规律、处方的治疗作用机制、药味的协同作用机制则较少有人论及；另一方面有关组合方剂的理论，虽然早在《神农本草经》《黄帝内经》中已有论述，但在相当长的一段历史时期之内中医方剂的理论研究与经验成方的临床运用之间关联并不密切。

四、金元至清代

金元时期学术气氛活跃，中医药学术研究蔚然成风，许多在理论上独有创见的著名医家纷纷著书立说，创制新方，自拟方解，自释方义，从而使理法构思与方药搭配紧密地衔接在一起，理论研究与临床应用巧妙地融于一炉，中医方剂实现了从"可以用此方"到"何以组此方"的转变，用方的精确度与准确度与以前相比均有了大幅度的提高，补前人所未备，使中医方剂学的研究水平达到了一个新的高度。如金元四大家依据各自的实践经验，创立了新的治法和代表方剂，丰富了治法的内容。其中刘完素善用寒凉，著有《宣明论方》，创立了芍药汤等；张从正善用攻下，著有《儒门事亲》；李东垣善补脾胃，著有《脾胃论》《内外伤辨惑论》等，创立了补中益气汤等；朱丹溪善用滋阴，著有《丹溪心法》，创立了大补阴丸等，皆从不同角度对方剂学有所创新和发挥，其中不少有效方剂沿用迄今，卓有良效。

在方剂数量迅速增长的同时，方剂学理论也同步升华与提高。如金代成无己《伤寒明理论·药方论》首创方剂学配伍理论研究之先河，首次运用君臣佐使的组方理论对《伤寒论》中 20 首方剂的配伍作用进行了分析。他是方论的首创者，对推动后世方论专著的发展有一定的贡献，把方剂学配伍理论研究推向了一个崭新的高度，促使方剂学从临床各科中分化出来，为后世方剂学理论研究开辟了道路。

明清时期，方剂学研究无论在深度还是广度上均较之唐宋时期有长足的进步，此期方剂学在数量上呈稳步发展的趋势。

明代方剂著作首推明初朱橚主持编撰的《普济方》，它广征博引，兼收并蓄，几乎收录了15世纪以前所有方书的内容，并附以大量时方，可谓集15世纪以前方书之大成，该书426卷，载方61739首，是我国现存最大的一部方书。

此外还有，吴崐《医方考》，选历代良方700有余，"考其方药，考其见证，考其名义，考其事迹，考其变通，考其得失，考其所以然之故"，是继成无己《伤寒明理论·药方论》后，综编各家名方的专著，成为中医学史上第一部详析方剂的理论专著；张介宾著《景岳全书》，有"新方八阵""古方八阵"，是以方剂功用归类的首创者，并创立了著名的左归丸、右归丸；王肯堂著《证治准绳》，共44卷，内容虽繁，但"博而不杂，详而有要"，为历来医家所重视；陈实功的《外科正宗》是中医外科专著；傅山的《傅青主女科》是中医妇科专书。诸书中都有他们创制的各种名方，也是研究方剂的重要资料。

清代陈梦雷等修撰的《古今图书集成·医部全录》共520卷，辑录自《内经》至清初医学文献100余种，分类编纂而成，全书内容丰富，叙述较为系统，各科证治，有论有方，其载方之丰，堪称清代一冠。吴谦等主持编写的《医宗金鉴·删补名医方论》，共90卷，所收方剂各科兼备，方药叙述系统扼要，切于实用，对后世影响较大，是我国医学史上第一部由官方修订并刊行的方论专著，对于推动中医方剂学术的发展、提高临床组方用药的疗效，具有非常重要的意义。汪昂《医方集解》，每方标明主治，介绍组成，释解方义，例论加减，对于临床应用，颇具指导意义。吴仪洛《成方切用》，则在《医方考》与《医方集解》的基础之上，删改补充，选录古今成方1180余首，注解详尽，论理清晰，更利于指导后学，临证用药。再有王清任《医林改错》，他重视人体气血，尤善活血化瘀法的运用，创制的"通窍活血汤"与逐瘀诸方，确有独到之处，弥补前人之不足。

清代由于温病学迅速发展，温病方剂的研究与创新达到了新的高度，给中医方剂学的发展注入了新的生机和活力。如吴鞠通《温病条辨》中的桑菊饮、银翘散，王孟英的《温热经纬》，叶天士的《外感温热篇》，薛生白的《湿热病篇》等，在治疗温热病方剂的研究方面均有较大的贡献，足以补前人所未备，对后世温病方剂的发展起到了重要的推动作用。

五、近代

新中国成立以来，在党和人民政府的关怀和大力支持下，广大中医工作者对方剂进行了收集、整理和研究，取得了前所未有的成效，突出表现在以下几个方面：在人才培养上，通过建立高等院校，招收方剂专业研究生，培养了一支专门从事方剂教育和研究的专业队伍，为中医药人才培养和提高学术研究水平做出了贡献；在教材的编写上，通过编写出版了各种面向不同层次的《方剂学》教材与专著，使方剂学的概念与理论系统化、规范化、科学化；在文献整理上，点校或重印了大批古籍方书，通过收集整理，编撰出版了载方近10万首的《中医方剂大辞典》；此外还创制了许多新方，改进并开发了传统剂型，使中成药具备了理论科学化、制剂新型化、质量标准化、服用方便化、低毒高效化等特点，从方剂学中脱颖而出，成为方剂学的一个重要的分支学科。

知识拓展

中医免疫疗法的先驱

晋·葛洪（公元283—363年）所著《肘后备急方·卷七·治卒为猘犬所咬毒方第五十一》记载：

"疗猘犬咬人方。……仍杀所咬犬，取脑敷之，后不复发。"这是中医学早期的在免疫学方面的记载，在当时的历史条件下难能可贵，对后世免疫学的发展，具有重要意义。这一历史记载要早于微生物学家巴斯德研究狂犬病免疫疗法 1500 余年。

第三节　方剂与治法

方剂是中医学中理、法、方、药的重要组成部分，中医学的基本特点是"整体观念，辨证论治"，也就是说中医在治疗疾病时，首先要在整体观念的指导下辨证，将临床上收集到的症状、体征，加以分析、综合，分辨出疾病的病因、病位、病性以及邪正关系，然后才能论治。论治是在辨证的基础上，确定相应的治疗原则和方法。在治疗原则和方法指导下，选择适合的药物组成方剂。所以方剂与治法的关系是：治法是组方的依据，方剂是治法的体现。所以前人有"方从法出""法随证立""方即是法"之说。

治法主要分为三个层次：最高层次的治法是针对所有疾病都应遵守的治法上的共性，如治病求本、调整阴阳、三因制宜、扶正祛邪、调整气血津液等；其次是针对某一类病机所确立的治法，又称"治疗大法"，如"八法"；最后是针对具体证候所确立的治法，如针对温病后期，阴液已伤，邪伏阴分证所确立的养阴透热的治疗方法。现将常用八法论述如下。

一、汗法

汗法，又称解表法，是使用解表发汗的方药开泄腠理，调和营卫，以达到祛除表邪、解除表证的治法。《素问·阴阳应象大论》云："其在皮者，汗而发之。"指出凡邪气在皮毛肌肤者，宜采用汗法，使邪从外解，可以达到祛邪治病的目的，还可以预防病邪由表入里。适用于一切外感表证，某些水肿和疮疡初起，以及麻疹透发不畅等兼表证者。

临床应用时，根据病邪性质的不同，汗法又具体分为辛温发汗和辛凉发汗两类。一般说来，辛温发汗适用于表寒证，辛凉发汗适用于表热证。

汗法应以邪去为度，不可发汗太过，否则耗散津液，损伤正气。凡表邪已尽，自汗、盗汗、失血、吐泻和热病后期津亏者，均不宜用。

二、吐法

吐法，又称催吐法，是使用涌吐方药以引邪或毒物从口吐出的治法。《素问·阴阳应象大论》云："其高者，因而越之。"指出病位在胸膈胃脘之上者，可以用吐法使病邪从口而出。适用于痰涎壅盛，或顽痰停滞胸膈，食积停滞胃脘，痰涎阻塞气道，或误服毒物尚在胃中等证。

临床应用时，根据病邪性质和患者体质强弱等的差别，吐法又分为寒吐、热吐、缓吐。寒吐法适用于热邪壅滞胸脘的病证；热吐法适用于寒痰壅滞胸脘或阻塞气道的病证；缓吐法适用于正虚邪实，不能速吐者。

吐法属于急救法之一，使用得当则速效，不当则伤正，即伐胃阴损元气，故需慎用。凡病重、失血、老、幼、孕妇、产后以及气血虚弱者皆为所忌。

三、下法

下法，又称泻下法，是使用具有泻下作用的方药，通过泻下大便，攻逐体内积滞和积水，并解除实热壅结的治疗大法。《素问·阴阳应象大论》云"其下者，引而竭之""中满者，泻之于内"。指出病位在中下焦之有形者，可以因势利导，引邪气从前后二阴出之。主要适用于寒、热、燥、湿诸邪与痰浊、宿食、瘀血、积水等内结的里实证。

临床应用时，根据病情缓急、病邪性质和结聚的饮食、水湿、痰浊、瘀血等的不同，下法又分为寒下、温下、润下、逐水、涤痰、攻瘀等不同的具体治法。寒下适用于里实热证；温下适用于寒积冷凝，胃肠冷积证；润下适用于肠道津液不足，阴亏血少之大便秘结；逐水适用于阳水实证；涤痰适用于体内痰饮内积证；攻瘀适用于蓄血在下证，或干血内结证。

下法易伤人体正气，既可伤阴，又能伤阳，故下之亦以邪去为度，不可过量或久用。

凡病邪在表或半表半里者禁用，年老体弱者，或脾胃虚弱者，以及妇人经期、妊娠期等，皆慎用或忌用。

四、和法

和法，又称和解法，是使用和解疏泄的方法，祛除病邪，调整机体，扶助正气，使表里、上下、脏腑、气血、阴阳调和的治疗大法。本法应用范围颇广，如半表半里之少阳病、肝胃不和、肝脾不调、肠胃不和、气血不调、营卫不和等诸证。

临床上根据病邪性质和病位，以及脏腑功能失调的不同情况，将和法又分为和解少阳、疏肝和胃、调和肝脾、调和肠胃等不同治法。和解少阳法适用于邪在半表半里的少阳证；疏肝和胃法适用于肝胃不和证；调和肝脾法适用于肝郁脾虚证或肝脾失调证；调和肠胃法适用于胃肠不和，或寒热错杂证。

本法应用虽广，但凡邪在肌表而未入少阳半表半里者，或邪已入里而阳明热盛者，均不宜应用本法。

五、温法

温法，又称温里法、祛寒法，是使用温热性质的方药以达到祛除寒邪和温养阳气目的的治疗大法。《素问·至真要大论》中"寒者热之"即指本法。用于寒邪内侵脏腑所致的实寒证，以及阳虚寒从中生之虚寒证。

临床上根据寒邪所在部位的不同，以及里寒证形成的不同原因，温法应用时又分为温中祛寒、回阳救逆、温经散寒等治法。温中祛寒法适用于素体阳虚，寒邪内侵中焦证；回阳救逆法适用于亡阳欲脱，阴寒内盛证；温经散寒法适用于寒凝经脉证。其他还有温肾化水、温胃理气、温化痰饮等治法，均属于温法的范畴。

由于温法所用药物，性多温燥，易伤损阴血、津液，凡阴虚、血虚、津液不足以及血热妄行的出血者皆忌用。

六、清法

清法，又称清热法，是使用寒凉性质的方药，通过其泻火、解毒、凉血等作用，解除热邪的治疗大法。《素问·至真要大论》中"热者寒之"即指本法。本法适应证为一切里热证，凡热性病，无论热邪在气、在营、在血，只要表邪已解，里热炽盛，又无实结者均可用之。

临床应用时，根据热邪所犯脏腑不同和病情发展的不同阶段，清法又具体分为清热泻火、清热解毒、清热凉血、清热养阴及清解脏腑诸热等不同治法。清热泻火法适用于热在气分，属于实热的证候；清热解毒法适用于时疫温病，热毒疮疡诸病；清热凉血法适用于热入营血的证候；清热养阴法适用于温热病后期之余热未尽，阴液已损证，或阴虚火旺证。

清法虽能治疗热病，但由于所用药物多寒凉，易损阳气，尤易伤伐脾胃之阳，不宜久用。凡脏腑阳气虚弱，大便溏泄，胃纳不佳者；气虚、血虚发热者；表邪未解，阳气被郁而发热者；以及真寒假热证均为所忌。

七、补法

补法，又称补益法，是使用补益作用的方药，通过补养气血、阴阳，以达到扶助正气、消除虚弱目的的治疗大法。《素问·阴阳应象大论》曰："形不足者，温之以气；精不足者，补之以味。"指出无论形或精，凡不足者皆当以补法施治。本法适应证为人体脏腑气血阴阳诸虚劳损证。

临床上虚证有气虚、血虚、阴虚、阳虚之别，故补法应用时亦有补气、补血、补阴、补阳以相应。补气法适用于气虚所致诸病；补血法适用于血虚所致诸病；补阴法适用于阴精或津液不足所致诸病；补阳法适用于阳虚证，尤其是心、脾、肾阳虚所致诸病。临床应用此四大补法时，又根据脏腑气血阴阳虚损情况之不同，设立相应治法。

补能扶正疗虚，但也不能滥用，补能敛邪，凡邪气未退，或邪盛正虚者，均慎用或禁用，以免造成"闭门留寇"或"误补益疾"之患。

八、消法

消法，又称消导法，是使用消食导滞或化瘀破积、软坚散结的方药，消除食积、痰凝、血瘀、痞块、癥瘕、积聚等病证的治疗大法。《素问·至真要大论》中"坚者削之""结者散之"皆属于本法。本法适应证为气、血、痰、湿、食等所致的积聚、癥瘕、痞块等多种病证。

临床运用时，根据病证的不同，消法又分为消食导滞、消痞化积、行气消癥、化瘀散结、软坚散结等多种治法。消食导滞法主要适用于食滞不化者；消痞化积法主要适用于体内痰湿、气血郁结而成痞块者；行气消癥法主要适用于气结血瘀成癥者；化瘀散结法主要适用于瘀血内停而成癥瘕者；软坚散结法主要适用于癥瘕肿块坚久不散者。

消法亦是攻邪，治疗实证，虽不若下法峻猛，但久用或误用亦能伤正，故凡气、血、阴、阳诸虚损证，以及脏腑虚弱者皆慎用或忌用。

此八法，根据临床病证的具体情况，可单用亦可两法或多法配合使用。如表里双解、温清并用、攻补兼施、消补并用、汗补并用、和下兼施等多种治法，当随证施药。

第四节 方剂的组成和变化

一、方剂的组成

方剂是在辨证立法的基础上，选择若干味药通过配伍而组成的。药物配伍是方剂组成的基础，常用药对是构成方剂的基本单位。方剂针对病证、病机的诸多方面，利用药物之间的相互协同和相互制约的关系，使群药配合成一个有机的整体，最大限度地发挥治疗作用，从而适应较为复杂病情的治疗需要。

（一）方剂的组成原则

方剂组成必须遵循一定的原则。组方是在辨证立法的基础上，针对病因病机，以药物的性味、归经、功用为依据，利用药物相辅相成和相反相成等配合原理，有主次轻重地安排药物组合成方，并使方中的药物及其配伍与病证的病机相吻合，使药物配伍后的综合效用与所立治法高度统一。方剂组成的原则可概括为"依法选药，主从有序，辅反成制，方证相合"。遣药组方既要重视药物之间的配伍关系，还应重视药物配伍与病证的针对性，做到方中有法，药证相应。

（二）方剂的结构

方剂是由多药味构成的有机整体。通常方中具有相对独立效能的药物或药群构成了方剂的若干部分，而这些部分又通过其间的相互联系构成了一个整体。从整体与部分的关系来看，一个方剂的典型结构包括了"君、臣、佐、使"四个部分。通过借喻封建国家体制中君、臣、佐、使的等级设置，说明药物在方中的主次地位与从属关系。

1. 君药　是针对主病或主证起主要治疗作用的药物。君药是方中不可缺少的，为解决疾病主要矛盾，即针对病证的主要病因、主导病机或主症而设，是方剂组成中核心部分。君药通常具有药力较强、药味较少以及用量较大的特点。

2. 臣药　是辅助君药加强其治疗主病、主证作用的药物。在一些治疗的复杂病证方剂中，臣药还对重要的兼病或兼症起主要治疗作用。一般而论，其药味较君药为多，其药力较君药为小，与君药多具有特定的增效配伍关系。

3. 佐药　其含义有三：一是佐助药，指配合君、臣药以加强治疗作用，或用以治疗次要病证的药物；二是佐制药，指消除或缓解君、臣药物的毒性或烈性的药物；三是反佐药，指病重邪甚可能拒药的情况下，与君药药性相反而在治疗中起相成作用的药物。现代反佐药的涵义较广，通指方剂中与君药部分性能相反但在全方中有相成配伍效用的药物。佐药药力小于臣药，且用量较轻。

4. 使药　其含义有二：一是引经药，指能引导方中药物的药力直达病所；二是调和药，指能调和方中诸药的性能，协调诸药的相互作用。使药通常用量较小。

上述方剂结构中君、臣、佐、使的设定是以所治病情和被选药物的性能特点为依据的。君药是方剂中的核心部分，臣、佐、使药则是围绕君药，在增效、制毒以及全面兼顾病情等不同层次上的配伍部分。需要指出，不是所有方剂都需君、臣、佐、使兼备，但君药必不可少。如某些方剂中只有君、臣药而无佐、使药，或只有君、佐药而无臣、使药。由于一药兼备多种性能，在方中可以兼有其他部分的作用，如方剂中某味药既是君药，又可兼有使药的职能；同一味臣药或佐药，也可同时兼备佐药或使药的职能。总之，方剂中君、臣、佐、使是否齐备，由病情的复杂程度和治疗的需要所决定。君、臣、佐、使方剂结构的理论强调作为整体的方剂内部各部分之间的关系，要求组方时根据病情的轻重缓急、标本虚实以及治法的具体要求，做到选药精当，配伍层次分明，结构严谨。

现结合病证，以麻黄汤为例进一步说明君、臣、佐、使的组成含义及其具体运用。麻黄汤主治外感风寒表实证，症见发热恶寒，无汗，头身疼痛，咳喘，苔薄白，脉浮紧等。此证病因为外感风寒，病机为风寒束表，毛窍闭塞，肺气失宣，故治疗从发汗散寒解表、宣肺平喘止咳立法。方中麻黄为君，既可发汗散寒而解表，又可宣肺平喘止咳，针对主要病机。以桂枝为臣，既辅助君药以加强发汗解表之力，又兼顾寒滞经脉的头身关节疼痛症。以杏仁为佐，合麻黄宣而能降，助君药以加强平喘止咳之功。以炙甘草为使，调和于方中透营达卫，宣肃肺气之间，以协调诸药。如此配伍，重点突出，主次分明，层次清楚，结构严谨，恰合病情。

麻黄汤 {
君药——麻黄，辛温，宣通卫阳以发散风寒，宣通肺气以平喘咳
臣药——桂枝，辛甘温，透营达卫，解肌发汗，助麻黄发汗解表而散风寒，兼温经止痛
佐药——杏仁，苦温，降泄肺气，助麻黄平喘咳
使药——炙甘草，甘温，调和诸药
}

二、方剂的变化

由于个人体质、年龄、生活习惯的不同，病情轻重缓急的变化，地区或气候的不同，临床所见证候

千差万别。临床运用成方时，应针对具体病情，在组方原则的指导下，对所选方剂进行必要的加减化裁，使方药的治疗原则与疾病的证相吻合，才能达到预期的治疗目的。谨守组方原则，强调组方的变化运用，反映了中医辨证论治中原则性与灵活性的统一。方剂的组成变化归纳起来主要有药味变化、药量变化、剂型变化三种基本形式。

（一）药味变化

方剂的功效是药物配伍后综合作用的反映，当增加或减去某些药物时，会导致方剂功效的改变，临床根据方剂的这种特性，通过增减原方的某些药物，使之更适合现证的治疗需要。即当原方所治主证与现证大体相同时，减去原方中某些与现证不相适宜的药物，或加上某些现证需要而原方中又没有的药物，由于这类药物在方中大多处于佐使药的地位，其变化不至于引起原方功效的根本改变，故又称"随证加减"。例如，四君子汤主治脾胃气虚证，症见面色㿠白，语声低微，气短乏力，食少便溏，舌淡苔白，脉细弱，该方由人参、白术、茯苓、炙甘草组成，功在益气补脾。若除上述症状之外又出现脘闷腹胀，则为脾虚不运，兼有气滞之象，可在四君子汤中加入陈皮以行气消胀，即异功散。若药味的增减引起了原方君药或其主要配伍关系的改变，则会导致原方功效发生本质变化。例如，将麻黄汤中的桂枝换成石膏，就成为麻杏石甘汤。前者以麻黄为君，与桂枝配伍以发汗散寒，治疗风寒表实证；后者以麻黄与石膏相伍共同发挥宣泄肺热作用，治疗肺热咳喘证。虽然二方仅一药之差，但由于各自的君药及其配伍关系不同，使辛温解表之方变为辛凉解表之剂。所以，临床在对成方中的药物进行增减时，应当很好地把握方中各药的配伍关系。

（二）药量变化

指方剂的组成药物不变，仅通过增加或减少方中药物的用量，改变其药效的强弱乃至配伍关系，以适应治疗的需要。药量的加减对于方剂功效的影响主要有两种情况：一是由于药量的加减，原方的药力增强或减弱，如四逆汤和通脉四逆汤均由附子、干姜、炙甘草三药组成，且均以附子为君，干姜为臣，炙甘草为佐使，但前方附、姜用量相对较小，有回阳救逆功能，主治阴盛阳微而致的四肢厥逆、恶寒蜷卧、下利清谷、脉沉微细的证候；后方附、姜用量较前方有所增加，温里回阳之功增大，能够回阳通脉，主治阴盛格阳于外而致四肢厥逆、身反不恶寒、其人面色赤、下利清谷、脉微欲绝的证候；二是由于药量的增减，原方君药改变，从而使其主要功用发生变化，如由大黄、枳实、厚朴组成的小承气汤与厚朴三物汤，前者以大黄四两为君，枳实三枚、厚朴二两为臣、佐，重在泻下热结以通便，用治热结便秘证；后者厚朴用量增至八两，为小承气汤的四倍，为君药，枳实加至五枚，为臣药，大黄量不变为佐，重在行气除满以通便，用于气滞便秘证。所以，方剂中药物剂量的适度增减，可适应证候轻重缓急的不同需要。若剂量的变化超出了一定范围，改变了原方的主要功效，则能够适应病机主次矛盾变化引起的证候差异。例如，四物汤由熟地黄、白芍、当归、川芎组成，若重用熟地黄为君，能够用于血虚之证；若重用川芎为君，则适宜于血瘀之证。

（三）剂型变化

同一方剂的组成药物与剂量完全相同，但配制的剂型不同，其功效和适应证亦有区别。主要表现为药力强弱峻缓之别，所治证候轻重缓急之异。例如，汤剂的作用快而力峻，而丸剂的作用慢而力缓，临床常据此择宜而用。如理中丸和人参汤，两方组成与用量完全相同，但前方研末炼蜜为丸，治疗脾胃虚寒，脘腹疼痛，纳差便溏，虚寒较轻，病势较缓，取丸以缓治；后方水煎作汤内服，主治中上二焦虚寒之胸痹，症见心胸痞闷，自觉气从胁下上逆，虚寒较重，病势较急，取汤以速治。

近年来，随着传统剂型的改革和制剂工艺的发展，除了丸、散、膏、丹、汤剂外，又有注射剂、气雾剂、片剂等许多新的剂型。由于制备和给药途径不同，尤其是静脉给药，其功效与原剂型的差异更为显著。例如，清热解毒中药静脉给药，其效应较之肌内给药增强 8 倍，较之口服则增强 20 倍以上。再如，黄连解毒汤中黄连与黄柏的有效成分为盐酸小檗碱，可与黄芩中的黄芩苷产生沉淀反应，若制成注射剂去除沉淀后则影响药效；而传统的黄连解毒汤剂中黄连、黄柏、黄芩、栀子等共同煎煮后，沉淀混悬物质与药液一起内服，经胃肠道吸收还原后发挥作用，因此药效不受影响。

以上方剂变化的几种形式，可以分别应用，亦可以结合运用。如由麻黄汤改变成麻杏石甘汤，不仅有组成药物桂枝与石膏的药味变化，而且药量亦有所变动（表 31 – 1）；或伴随剂型的更换，用量也进行调整，如张元素将《金匮要略》的枳术汤改制成枳术丸，亦置换了方中两药的用量比例。通过药味、药量与剂型的综合变化，方剂与证候更加吻合，以适应辨证论治的需要。

表 31 – 1　麻黄汤与麻杏石甘汤比较

方名	组成药物				功用	主治病证
	君	臣	佐	使		
麻黄汤	麻黄三两	桂枝二两	杏仁七十个	炙甘草一两	辛温解表宣肺平喘	外感风寒表实证，见恶寒发热，头痛身疼，无汗而喘，脉浮紧
麻杏石甘汤	麻黄四两石膏半斤		杏仁五十个	炙甘草二两	辛凉宣泄清肺平喘	外感风邪，肺热壅闭证，见身热不解，汗出而喘，脉浮滑而数

综上所述，方剂的药味增损、药量加减或者剂型变化都会对方剂功效产生不同程度的影响，其中涉及原方君臣药物配伍关系变化的药味或药量的改变，常引起原方功效与主治发生较大的变化，应特别注意。常见的三种变化形式又可以根据临证需要，或单独运用，或合并运用。用好成方需要有一定的方剂学理论基础和临证经验，只有很好地理解原方立法制方的主旨，理清方中君臣佐使的配伍关系，掌握方剂变化运用的规律，才能做到师古而不泥古，变化而不离宗，知常达变，机圆法活。

第五节　方剂的常用剂型与应用方法

在辨证立法原则指导下，将药物配伍成方后，无论用什么形式给药，都需要将药物加工制成适合医疗、预防应用的一定剂型，采用适当的给药方法，并指导患者如何应用，有助于发挥更好的治疗效果。

一、方剂的常用剂型

传统中药剂型中，有供口服的汤剂、丸剂、散剂、酒剂、滋膏剂、露剂；供皮肤用的软膏剂、硬膏剂、散剂、丹剂、涂擦剂、浸洗剂、熏剂；20 世纪 40 年代研发出了中药注射剂，以后又发展出胶囊剂、冲剂、气雾剂、膜剂等新剂型。现将常用剂型的特点简介如下。

1. 汤剂　又称汤液、煎剂，是将组方后的药物饮片混合加水浸泡，再煎煮一定时间，去渣取汁后制成的液体剂型。可供内服、外用（多作洗浴、熏蒸和含漱）。特点：吸收快、显效快，便于根据病情的变化而随证加减。适于病情重、病势急者。

2. 丸剂　是将药物研成的细粉或用其提取物，加入适量的黏合剂制成的圆形固体剂型。可供内服。特点：与汤剂比，吸收较慢，药效持久，节省药材，便于携带，方便服用。

3. 散剂　是将药物粉碎、混匀制成的粉末状制剂。可供内服、外用（包括点眼、吹喉等）。特点：制作简便，吸收较快，便于携带和服用，节省药材，不易变质。

4. 酒剂　又称药酒，是将药物用白酒或黄酒浸泡，或加温隔水炖煮，去渣所得的液体制剂。可供内服、外用。特点：酒能活血通经，有助于有效成分溶出而增强疗效，易于发散。

5. 膏剂　是将药物用水或植物油煎熬去渣浓缩制成的剂型。可供内服、外用。特点：体积相对小，使用方便，起效缓慢而持久。

6. 露剂　又称药露，是将新鲜并含挥发性成分的药物，用蒸馏法制成的有芳香气味的澄明水溶液制剂。可作为饮料或清凉解暑制剂服用。如银花露等。

7. 丹剂　分为内服和外用两类。内服丹剂有丸、散剂，以药品贵重或药效显著而名"丹"，如至宝丹（丸剂）、紫雪丹（散剂）；外用丹剂又称丹药，是将矿物药加热升华，制成剂量小、作用强的不同结晶形状的制剂。如红升丹等，用于外科。

8. 茶剂　是将药物粉碎加工而成的粗末状制剂，或加入黏合剂制成的方块状制剂。用沸水泡服或煎汁，可不定时饮用。多用于感冒等疾病，现多用于保健、降压、减肥等。

9. 锭剂　是将药物研成细粉，单独或与黏合剂混合制成规定形状的固体制剂。如圆柱形、条形、纺锤形等。可供内服、外用。如紫金锭等。

10. 栓剂　又称坐药或塞药，是将药物研成细粉与基质混合制成一定形状的固体制剂。可供腔道使用，如直肠、阴道等。特点：通过腔道给药，可不经过肝脏，减少药物的"首过作用"而直接进入大循环，可避免药物的毒性和副作用。用于腔道疾病，又可直达病所。婴幼儿直肠给药尤为方便。

11. 注射剂　又称针剂，是将药物经过提取、精制、配制、灭菌等工艺而制成的灭菌溶液、无菌混悬液，或供配制液体的无菌粉末。供皮下、肌内、静脉注射用。特点：剂量准确、药效迅速、不受消化系统影响、适于急救。

12. 冲剂　又称颗粒剂，是将药材提取物与适量赋形剂或部分药物细粉混合制成的干燥颗粒剂或块状制剂。是目前临床深受欢迎的常用剂型之一。可开水冲服。特点：服用方便、体积小、口感好、显效迅速。

13. 片剂　是将药物细粉或其提取物与辅料混合压制而成的片状制剂。可供口服和外用。有口含片、泡腾片，还有糖衣片和肠溶片。特点：用量小、体积小、服用方便。

14. 糖浆剂　是将药物煎煮去渣取汁浓缩后，加入适量蔗糖溶解而成的制剂。供内服用。特点：服用方便、味甜量小、吸收快，便于儿童服用。

15. 口服液　是将药物用水或其他溶剂提取，精制而成的液体制剂。目前常用的保健、滋补类口服液属于此类制剂。特点：服用方便、吸收快、口感好、剂量小。

16. 膜剂　又称薄片剂，是将药物提取物溶解或均匀分散在成膜材料配制的溶液中，制成的薄膜状制剂。可供局部（如口腔黏膜、眼结膜、阴道、皮肤黏膜等）和口服用。

二、方剂的使用方法

1. 先煎　如磁石、牡蛎等矿物、贝壳类药物，因其有效成分不易煎出，应先煎30分钟左右再纳入其他药同煎，川乌、附子等药因毒烈性强，久煎可以降低毒性，也宜先煎。制川乌、制附片也应先煎半小时再入他药同煎，以确保用药安全。

2. 后下　如薄荷、豆蔻、大黄、番泻叶等药因有效成分煎煮时容易挥散或破坏而不耐煎煮，入药宜后下，待他药煎煮将成时投入，煎沸几分钟即可。大黄、番泻叶等药甚至可以直接用开水泡服。

3. 包煎　如蒲黄、海金沙等因药材质地过轻，煎煮时易飘浮在药液面上，或成糊状，不便于煎煮及服用；车前子、苍耳子等药材较细，又含较多淀粉、黏液质，煎煮时容易粘锅、糊化、焦化；辛夷、旋覆花等药材有毛，对咽喉有刺激性，这几类药入药时宜用纱布包裹入煎。

4. 另煎　如人参等贵重药物宜另煎，以免煎出的有效成分被其他药渣吸附，造成浪费。

5. 烊化　如阿胶等胶类药物，容易黏附于其他药渣及锅底，既浪费药材，又容易熬焦，宜另行溶化，再与其他药汁兑服。

6. 冲服 如芒硝等入水即化的药及竹沥等汁液性药材，宜用煎好的其他药液或开水冲服。

三、服药方法

1. 服药时间 应根据胃肠状况、病情需要及药物特性来确定。

（1）饭前服药 如驱虫药、泻下药及治疗胃肠道疾病的药宜清晨空腹服用。

（2）饭后服药 对胃肠道有刺激性的药宜饭后服。消食药亦宜饭后及时服用，以利于充分发挥药效。一般药物，无论饭前或饭后服，服药与进食都应间隔1小时左右，以免影响药物与食物的消化吸收与药效的发挥。

（3）特定时间服药 如安神药用于治失眠，宜在睡前30分钟至1小时服药；缓下剂亦宜睡前服用，以便翌日清晨排便；截疟药应在疟疾发作前2小时服药，急性病则不拘时服药。

2. 服药多少 一般疾病服药，多采用每日1剂，每剂分2~3次服用。急重证者，可每隔4小时左右服药1次，或昼夜不停服用，使药力持续。使用发汗药、泻下药时，如药力较强，服药应适可而止。呕吐患者服药宜小量频服。小量，药物对胃的刺激小，不致药入即吐；频服，才能保证一定的服药量。使用外用熏洗的中药时，应先熏后洗，每剂中药每天可熏洗2~3次。

3. 服药冷热 临床用药时，服药的冷热应具体分析，区别对待。一般汤药多宜温服。如治寒证用热药，宜于热服。特别是辛温发汗解表药用于外感风寒表实证时，不仅药宜热服，服药后还需温覆取汗。至于治热病所用寒药，如热在胃肠，患者欲冷饮者可凉服，如热在其他脏腑，患者不欲冷饮者，寒药仍以温服为宜。另外，用从治法时，也有热药凉服，或凉药热服者。对于丸、散等固体药剂，除特别规定外，一般都宜用温开水送服。

有关服药的饮食注意，已在中篇中药学基本知识中介绍。

答案解析

思考题

1. 试述方剂的组方结构，并分别阐述各部分含义。
2. 举例说明方剂变化的三种基本形式。

书网融合……

本章小结

微课

习题

第三十二章　解表剂

PPT

以解表药为主组成，具有发汗、解肌、透疹等作用，用于治疗表证的方剂，统称解表剂。

解表剂适用于风寒所伤、温病初起，以及麻疹未透、风湿、水肿、疮疡等病初起见有表证者。表证有风寒、风热不同，体质也有虚实的差异，故治法有辛温解表、辛凉解表及扶正解表，解表剂可分为辛温解表剂、辛凉解表剂及扶正解表剂三类。

解表剂多用辛散轻扬之品组方，故不宜久煎，以免药性耗散，作用减弱，宜轻煎、短煎。在服法上宜温服，服后宜避风寒，或增衣被，或辅之以粥，以助汗出。取汗程度以遍身微汗为佳，若汗出不彻则病邪不解，汗出太过则耗气伤津。汗出病瘥，即当停服，不必尽剂。同时，应注意禁食生冷、油腻之品，以免影响药物的吸收和药效的发挥。若表邪未尽，又见里证，一般原则为先解表，后治里；表里并重者，则当表里双解。若外邪已入于里，或麻疹已透，或疮疡已溃，或虚证水肿，均不宜使用。

第一节　辛温解表剂

辛温解表剂适用于外感风寒表证，症见恶寒发热，头痛身痛，无汗或有汗，鼻塞流涕，咳喘，苔薄白，脉浮紧或脉浮缓等。因风寒束表，常致营阴郁滞，肺失宣降，常配温经通脉、宣降肺气的药物。代表方有麻黄汤、桂枝汤、九味羌活汤、香苏散等。

麻黄汤
《伤寒论》

【组成】麻黄9g　桂枝6g　杏仁6g　甘草3g

【用法】水煎服，温覆取微汗。

【功用】发汗解表，宣肺平喘。

【主治】

外感风寒表实证　症见恶寒发热，头身疼痛，无汗而喘，舌苔薄白，脉浮紧。

【方解】本方为治外感风寒表实证的基础方。方中麻黄味辛微苦性温，入肺与膀胱经，既开腠理、透毛窍，发汗祛在表之风寒；又轻宣肺气，宣散肺经风寒而平喘，为君药。是证风寒外束，卫阳被遏，营阴郁滞，唯取麻黄发汗解卫气之闭，恐难以尽除营郁之滞。臣以桂枝，解肌发表，透达营卫，助麻黄发汗散风寒之力。麻黄、桂枝相须为用，发汗之力较强，可使风寒去而营卫和。肺主宣降，肺气闭郁，则宣降失常，故又佐以杏仁利肺平喘，与麻黄相伍，一宣一降，既能达邪利肺气而平喘，又能复肺气宣降之权，使邪气去而肺气和。使以炙甘草，既调和药性，又缓麻、桂峻烈之性，使汗出而不致耗伤正气。四药相伍，风寒得散，肺气得宣，诸证可愈。

【注意事项】使用时应注意中病即止，不可过服，否则汗出过多必伤人正气。

🔗 知识拓展

麻黄汤的加减方

1. 麻黄加术汤《金匮要略》

［组成］麻黄9g，桂枝6g，杏仁6g，甘草3g，白术12g。

［功用］发汗解表，散寒祛湿。

［主治］风寒夹湿痹证。症见身体烦痛、无汗等。

2. 三拗汤《太平惠民和剂局方》

［组成］麻黄，甘草，杏仁。

［功用］宣肺解表。

［主治］外感风寒，肺气不宣证。症见鼻塞声重，语音不出，咳嗽胸闷。

桂枝汤
《伤寒论》

【组成】桂枝9g　芍药9g　甘草6g　生姜9g　大枣3枚

【用法】水煎服，温覆取微汗。

【功用】解肌发表，调和营卫。

【主治】

外感风寒表虚证　症见恶风发热，汗出头痛，鼻鸣干呕，苔白不渴，脉浮缓或浮弱。

【方解】本方为治外感风寒表虚证的基础方，又是调和营卫、调和阴阳治法的代表方。方中桂枝为君药，助卫阳，通经络，解肌发表而祛在表之风邪。芍药为臣药，补敛外泄之营阴。生姜辛温，既助桂枝辛散表邪，又兼和胃止呕；大枣甘平，既能益气补中，又可滋脾生津。姜枣相配，补脾和胃、调和营卫，共为佐药。炙甘草调和药性，合桂枝辛甘化阳以实卫，合芍药酸甘化阴以和营，功兼佐使之用。综观本方，药虽五味，但结构严谨，发中有补，散中有收，邪正兼顾，阴阳并调。柯琴在《伤寒来苏集·伤寒附翼》中谓桂枝汤"为仲景群方之冠，乃滋阴和阳，调和营卫，解肌发汗之总方也"。

【注意事项】外感风寒表实无汗者禁用。原方要求"服已须臾，啜热稀粥"，借水谷之精气，充养中焦，不但易为酿汗，更可使外邪速去而不致重感；同时注意避风助汗，待服后汗出病瘥，停后服，或不效，再服，忌生冷黏腻、酒肉、臭恶等，尤其注意"不可令如水流漓，病必不除"。

🔗 知识拓展

桂枝汤的加减方

1. 桂枝加桂汤《伤寒论》

［组成］桂枝15g，芍药9g，甘草6g，生姜9g，大枣3枚。

［功用］温通心阳，平冲降逆。

［主治］心阳虚弱，寒水凌心之奔豚。太阳病误用温针或因发汗太过而发奔豚，症见气从少腹上冲心胸，起卧不安，呈发作性。

2. 小建中汤《伤寒论》

［组成］桂枝汤方加饴糖30g，同时芍药、甘草用量加倍。

［功用］温中补虚，和里缓急。

［主治］中焦虚寒，肝脾不和证。症见腹中拘急疼痛，喜温喜按，神疲乏力，虚怯少气；或心中悸动，虚烦不宁，面色无华；或伴四肢酸楚，手足烦热，咽干口燥。舌淡苔白，脉细弦。

3. 当归建中汤《千金翼方》

［组成］小建中汤方加当归12g。

［功用］温补气血，缓急止痛。

［主治］妇人产后虚羸不足，腹中挛痛不止，吸吸少气，或少腹拘急，痛急引腹背，不能饮食。

<hr>

小青龙汤
《伤寒论》

【组成】麻黄9g　桂枝9g　干姜9g　细辛6g　五味子6g　芍药9g　半夏9g　炙甘草6g

【用法】上八味，以水一斗，先煮麻黄，减二升，去沫，内诸药煮取三升，去滓，温服一升。

【功用】解表散寒，温肺化饮。

【主治】

外寒内饮证　症见恶寒发热，头身疼痛，无汗，喘咳，痰涎清稀量多，胸痞，或干呕，或痰饮咳喘，不得平卧，或身体疼重，头面四肢浮肿，舌苔白滑，脉浮。

【方解】本方为治疗外寒内饮的常用方。方中麻黄辛温，解表散邪，宣肺平喘，桂枝辛甘温，发表解肌。二药相须为用，共为君药，起发汗解表，宣发肺气之功，治外感风寒表证；臣以干姜、细辛，二者既能辛散助麻、桂解表，又能温肺化饮，治水饮内停之证；辛燥易伤津耗气，方中佐以五味子、芍药敛肺气养营阴；半夏能祛痰和胃散结，共为佐药；炙甘草甘温补虚，和中化痰，调和诸药，在方中为佐使药。诸药合用，宣降并用，散收兼施，以宣散为主，共奏解表散寒，温肺化饮之功，以达表解痰化之效。

九味羌活汤
张元素方，录自《此事难知》

【组成】羌活　防风　苍术各9g　细辛3g　白芷　川芎　黄芩　生地黄　甘草各6g

【用法】水煎温服。

【功用】发汗祛湿，清除里热。

【主治】

外感风寒夹湿，内有蕴热证　症见恶寒发热，无汗，头痛项强，肢体酸楚疼痛，口苦微渴，舌苔白或微黄，脉浮。

【方解】本方为治外感风寒夹湿，兼内有蕴热的常用方，亦是体现"分经论治"思想的代表方。方中羌活辛苦性温，入太阳经，散表寒，祛风湿，利关节，止痹痛，为治疗风寒夹湿在表之要药，故用以为君。防风辛甘性温，为风药中之润剂，"祛风燥湿"，长于"散风邪治一身痛"；苍术辛苦而温，功可发汗祛湿，为祛太阴寒湿的要药，两药相合，协助羌活祛风散寒，除湿止痛，是为臣药。细辛、白芷、川芎祛风散寒，宣痹止痛，其中细辛善止少阴头痛，白芷善解阳明头痛，川芎长于止厥阴头痛，此三味与羌活、苍术同用，为本方"分经论治"的基本结构；黄芩清里燥湿，为防上述诸辛温燥烈之品伤津，方中加生地黄既养阴润燥，又清热，以上五味俱为佐药。甘草调和诸药，缓和药性为使。诸药共用，既能治疗风寒湿邪，又可兼顾协调表里，共成发汗祛湿，兼清里热之剂。

【注意事项】临床应用须根据病情轻重，辅以羹粥。若寒邪较甚，表证较重，宜热服，药后啜粥以助药力；若寒邪不甚，表证较轻，则不必啜粥，温服本方即可微发其汗。本方为辛温燥烈之剂，故风热表证及阴虚内热者不宜使用。

香苏散
《太平惠民和剂局方》

【组成】紫苏叶120g 香附120g 陈皮60g 炙甘草30g

【用法】水煎温服，用量按原方比例酌减。

【功用】疏散风寒，理气和中。

【主治】

外感风寒，气郁不舒证 症见恶寒身热，头痛无汗，胸脘痞闷，不思饮食，舌苔薄白，脉浮。

【方解】本方为治外感风寒而兼气滞的常用方。方中紫苏叶辛温，发表散寒，理气宽中，为君药。香附辛苦甘平，行气开郁，为臣药，紫苏叶得香附之助，调畅气机之效益著；香附借紫苏叶之升散，能上行外达以祛邪。佐以理气燥湿之陈皮，可协助香附、紫苏叶行气滞以畅气机，化湿浊以行津液。甘草健脾和中，与香附、陈皮相配，使行气而不致耗气，并调和药性，是佐药兼使药之用。如此配伍，使表邪解则寒热除，气机畅则痞闷消。

第二节 辛凉解表剂

辛凉解表剂适用于外感风热表证。症见发热，微恶风寒，头痛，咽痛，咳嗽，口渴，舌尖红，苔薄白，脉浮数等。常用辛凉解表药如薄荷、牛蒡子、桑叶、菊花等为主组成方剂。由于温邪袭人，具有发病急、传变快、多夹有秽浊之气等特点，加之温邪上受，首先犯肺，每致肺气失宣，故此类方剂多配伍清热解毒的金银花、连翘及宣降肺气的桔梗、杏仁等。代表方有银翘散、桑菊饮、麻杏石甘汤。

银翘散
《温病条辨》

【组成】金银花 连翘各30g 苦桔梗 薄荷 牛蒡子各18g 荆芥穗12g 淡豆豉15g 竹叶12g
生甘草15g

【用法】原方为散剂，芦根汤煎服，勿过煮；亦可作汤剂，水煎服，用量按原方比例酌减，不宜久煎。

【功用】辛凉透表，清热解毒。

【主治】

温病初起 症见发热，微恶风寒，无汗或有汗不畅，头痛口渴，咳嗽咽痛，舌尖红，苔薄白或薄黄，脉浮数。

【方解】《温病条辨》称本方为"辛凉平剂"，为治外感风热表证的常用方。方中金银花、连翘气味芳香，既能疏散风热，清热解毒，又可辟秽化浊，在透散卫分表邪的同时，兼顾温热病多兼夹秽浊之气的特点，故重用以为君药。薄荷、牛蒡子辛凉，疏散风热，清利头目，且可解毒利咽；荆芥穗、淡豆豉辛而微温，解表散邪，两药辛而不烈，温而不燥，配入辛凉解表方中，能增强辛散透表之力，以上四药均为臣药。芦根清热生津，竹叶清上焦热，桔梗开宣肺气而止咳利咽，同为佐药。甘草既可调和药性，护胃安中，又合桔梗利咽止咳，是为佐使之用。本方所用药物均系轻清之品，加之原方用法强调"香气大出，即取服，勿过煮"，体现了吴鞠通"治上焦如羽，非轻不举"的用药原则。

【注意事项】凡外感风寒及湿热病初起者禁用。因方中药物多为芳香轻宣之品，不宜久煎。

桑菊饮
《温病条辨》

【组成】桑叶 8g　菊花 3g　杏仁 6g　苦桔梗 6g　薄荷 3g　连翘 5g　苇根 6g　生甘草 3g

【用法】水煎温服。

【功用】疏风清热，宣肺止咳。

【主治】

风温初起，邪客肺络证　症见但咳，身热不甚，口微渴，脉浮数。

【方解】《温病条辨》称本方为"辛凉轻剂"，为治风温初起、邪伤肺络之轻证的常用方。方中桑叶味甘苦性凉，疏散上焦之风热，且善走肺络，能清宣肺热而止咳嗽；菊花味辛甘性寒，疏散风热，清利头目而肃肺，两药轻清，直走上焦，协同为用，以疏散肺中风热见长，共为君药。杏仁苦降，肃降肺气，桔梗辛散，开宣肺气，两药相合，一宣一降，以复肺脏宣降而能止咳，是宣降肺气的常用组合，共为臣药。薄荷辛凉，疏散风热，清利头目；连翘轻清透邪，又能清热解毒，既可襄助解表之力，又可清热解毒；苇根清热生津止渴，皆为佐药。甘草调和诸药为使。诸药相伍，使上焦风热得以疏散，肺气恢复宣降，则表证解，咳嗽止。本方从"辛凉微苦"立法，其配伍特点是：一以轻清宣散之品，疏散风热以清头目；一以苦辛宣降之品，理气肃肺以止咳嗽。

【注意事项】本方为"辛凉轻剂"，故肺热甚者，当予加味后使用，否则病重药轻，药不胜病；若系风寒咳嗽，不宜使用。由于方中药物均系轻清之品，不宜久煎。

麻杏石甘汤
《伤寒论》

【组成】麻黄 9g　石膏 18g　杏仁 9g　甘草 6g

【用法】水煎服。

【功用】辛凉疏表，清肺平喘。

【主治】

外感风热壅肺证　症见身热不解，咳逆气急，甚则鼻煽，口渴，有汗或无汗，舌苔薄白或黄，脉浮而数。

【方解】本方为治表邪未解，邪热壅肺之喘咳的基础方。方中麻黄辛温，宣肺平喘，解表散邪；石膏辛甘大寒，清肺生津，解肌透邪。二药一辛温，一辛寒；一以宣肺为主，一以清肺为主，俱能透邪于外；麻黄得石膏，宣肺平喘而不助热，石膏得麻黄，清解肺热而不凉遏，二者共用为君，治疗风热客于肺经。方中石膏质重之品，用量倍于麻黄，故本方为辛凉重剂。杏仁味苦，降利肺气而平喘咳，与麻黄相配则宣降相宜，与石膏相伍则清肃协同，为臣药。炙甘草既能益气和中，又与石膏相合而生津止渴，更能调和于寒温宣降之间，为佐使药。四药合用，解表与清肺并用，以清为主；宣肺与降气结合，以宣为主。共奏辛凉疏表、清肺平喘之功。

【注意事项】风寒咳喘，或痰热壅盛者，均非本方所宜。对于麻疹已透或未透而出现身热烦躁，咳嗽气粗而喘，属疹毒内陷、风热壅肺者，亦可以本方治之。

知识拓展

麻杏石甘汤的加减方

越婢汤《金匮要略》

[组成] 麻黄18g, 石膏24g, 生姜9g, 甘草6g, 大枣5枚。

[功用] 发汗利水。

[主治] 风水夹热证。症见一身悉肿, 恶风, 脉浮不渴, 续自汗出, 无大热。

第三节 扶正解表剂

扶正解表剂适用于表证而兼正气虚弱者。正虚指气、血、阴、阳不足。气虚或阳虚外感风寒, 若单纯发汗解表, 不仅使已虚之阳气再随汗泄而更虚, 且因正虚不能抗邪外出而致邪恋不解。其治法是扶正祛邪, 使正旺邪祛。本类方剂多由具有辛温解表功效的麻黄、羌活、防风等与具有益气助阳功效的人参、黄芪、附子、细辛等构成益气解表、助阳解表方剂。若素体阴血不足而感受外邪, 治疗不能专事发表, 因阴血亏虚, 汗源不充, 感受外邪, 不能作汗达邪, 若强发其汗, 更耗阴血, 甚至导致汗多亡阴。代表方有麻黄附子细辛汤、人参败毒散等。

麻黄附子细辛汤
《伤寒论》

【组成】麻黄6g 附子3g 细辛3g

【用法】水煎服。

【功用】助阳解表。

【主治】

素体阳虚, 外感风寒证 症见发热, 恶寒甚剧, 虽厚衣重被, 其寒不解, 神疲欲寐, 脉沉微。

【方解】本方为治少阴阳虚, 外感风寒的代表方、基础方。方中以麻黄为君, 发汗解表。附子为臣, 温肾壮阳, 鼓邪外出, 两药相伍, 内外二调, 可使风寒散而阳自归, 精得藏而阴不扰。细辛为佐, 既能助麻黄解表, 又能助附子温经散寒。三药共用, 补散兼施, 虽发微汗而无损于阳气, 实为助阳解表之良方。本方证虽属阳虚兼外感, 然虚的程度不甚, 证属阳虚感寒之轻证, 使用应注意两点: 一是脉必见沉, 二是症见精神萎靡, 沉迷嗜卧。

【注意事项】如少阴阳气衰, 已见下利清谷、脉微欲绝等证, 误发其汗, 必致厥逆亡阳, 因此使用本方时要严加注意。

人参败毒散
《小儿药证直诀》

【组成】羌活 独活 川芎 柴胡 桔梗 枳壳 前胡 茯苓 人参各30g 甘草15g

【用法】加生姜、薄荷各少许, 水煎服, 用量按原方比例酌减。

【功用】散寒祛湿, 益气解表。

【主治】

气虚, 外感风寒湿表证 症见憎寒壮热, 头项强痛, 肢体酸痛, 无汗, 鼻塞声重, 咳嗽有痰, 胸膈痞满, 舌淡苔白, 脉浮而按之无力。

【方解】本方为治正气素虚，感受风寒湿邪的气虚外感证的代表方。方中羌活、独活发散风寒，除湿止痛，羌活长于祛上部风寒湿邪，独活长于祛下部风寒湿邪，合而用之，为通治一身风寒湿邪的常用组合，并为君药。川芎行气活血，并能祛风；柴胡解肌透邪，并能行气，两药既可助君药解表逐邪，又可行气活血加强宣痹止痛之力，共为臣药。桔梗辛散，宣肺利膈；枳壳苦而微寒，理气宽中，与桔梗相配，一升一降，是畅通气机，宽胸利膈的常用配伍；前胡解表、下气、化痰止咳；茯苓健脾渗湿以消痰，俱为佐药。生姜、薄荷为引，以助解表之力；甘草调和药性，兼以益气和中，共为佐使之品。方中人参为佐，用之益气以扶其正，一则助正气以鼓邪外出，并寓防邪复入之意；二则令全方散中有补，不致耗伤真元。综观全方，用羌活、独活、柴胡、川芎、桔梗、枳壳、前胡等与茯苓、人参、甘草相配，构成邪正兼顾、祛邪为主的配伍形式。扶正药得祛邪药则补不滞邪，无闭门留寇之弊；祛邪药得扶正药，则解表不伤正，相辅相成。喻嘉言用本方治疗外邪陷里而成之痢疾，意即疏散表邪，表气疏通，里滞亦除，其痢自止，此种治法，称为"逆流挽舟"法。

【注意事项】方中药物多为辛温香燥之品，外感风热及阴虚外感者均忌用。若时疫、湿温、湿热蕴结肠中而成痢疾者，切不可用。

答案解析

思考题

1. 分别试述麻黄汤与桂枝汤的功用、主治、临床表现的辨证要点。
2. 试述麻黄汤的药物组成及药物在方中的作用。
3. 试述桂枝汤的药物组成及药物在方中的作用。
4. 九味羌活汤如何"分经论治"？
5. 麻杏石甘汤中麻黄与石膏配伍特点如何？
6. 试述人参败毒散中人参的作用。

书网融合……

本章小结

微课

习题

第三十三章 泻下剂

PPT

📖 学习目标

1. 通过本章的学习，掌握大承气汤、温脾汤、麻子仁丸的组成、功用、主治及配伍意义。熟悉泻下剂的概念、分类、配伍及使用注意。了解大黄附子汤、三物备急丸及十枣汤的功用和主治。

2. 具有应用泻下剂辨证治疗里实证的能力。

3. 树立中医思维，培养综合利用中医药知识的能力。

以泻下药为主组成，具有泻下通便、攻逐水饮等作用，用于治疗里实证的方剂，称泻下剂。

泻下剂适用于胃肠积滞，实热内结，里寒实证，肠燥便秘，水饮壅盛等。由于体质有虚实之别，证候表现有热结、寒结、燥结、水结的不同，因此泻下剂可分为寒下、温下、润下、逐水、攻补兼施（方略）五类。

使用泻下剂应注意：表证未解，里实未成者，不宜使用泻下剂；泻下剂易伤胃气，使用时应见效即止，慎勿过剂；年老体弱者、孕妇、产妇及月经期慎用或禁用，服药期间注意饮食调理，忌油腻或不易消化的食物。

第一节 寒下剂

寒下剂适用于里热积滞实证。症见大便秘结，腹部胀满疼痛，甚或潮热，苔黄厚，脉实等。常用寒下药如大黄、芒硝等，与行气药如厚朴、枳实等配伍组方。代表方如大承气汤。

大承气汤
《伤寒论》

【组成】大黄 12g 芒硝 9g 枳实 12g 厚朴 24g

【用法】水煎服，先煎厚朴、枳实，大黄后下，芒硝冲服。

【功用】峻下热结。

【主治】

1. 阳明腑实证 症见脘腹痞满，大便不通，腹痛拒按，按之硬，甚或潮热谵语，手足溅然汗出，舌苔黄燥起刺，或焦黑燥烈，脉沉实。

2. 热结旁流证 症见下痢清水，色纯青，其气臭秽，脐腹疼痛，按之坚硬有块，口舌干燥，脉滑数。

3. 里热实证之热厥、痉病或发狂。

【方解】本方为治里热实证的基础方。方中以大黄为君药，泻热通便，荡涤胃肠。芒硝为臣药，助大黄泻热通便，且能润燥软坚。两药相须为用，峻下热结之力更强。枳实消痞散结，厚朴行气除满，助大黄芒硝泻下通便，共为佐使药。四药合用，共奏峻下热结之功。本方具承顺胃气下行之效，可使塞者通，闭者畅，故名"承气"。

本方主治证可归纳为"痞、满、燥、实"。痞,是指自觉胸脘闷塞、压迫感;满,是指脘腹胀满,按之有抵抗感;燥,是指肠有燥屎,干结不下;实,是指腑实,腹中硬满,痛而拒按,大便不通或下利清水而腹痛不减。本方四药的作用与痞满燥实相对应,总结为枳实消痞,厚朴除满,芒硝润燥,大黄泻实。

🌀 知识拓展

大承气汤的加减方

1. 小承气汤《伤寒论》

［组成］大黄12g,厚朴6g,枳实9g。

［功用］轻下热结。

［主治］阳明腑实轻证,痞、满较重,但在程度上较大承气汤证为轻。

2. 调胃承气汤《伤寒论》

［组成］大黄12g,芒硝12g,甘草6g。

［功用］缓下热结。

［主治］阳明病胃肠燥热证,燥、实偏重者。加入甘草以和胃缓中,使泻下作用强而不伤正。

第二节 温下剂

温下剂适用于里寒积滞实证。症见大便秘结,脘腹胀满,腹痛喜温,手足不温,脉沉紧等。常用泻下药大黄、巴豆等,与温里药附子、干姜、细辛等配伍组方。若寒积兼有脾气不足者,宜适当配伍补气之品如人参、甘草等。代表方如温脾汤、大黄附子汤、三物备急丸。

温脾汤
《备急千金要方》

【组成】大黄15g 干姜9g 附子 人参 甘草各6g

【用法】水煎服,大黄后下。

【功用】攻下寒积,温补脾阳。

【主治】

阳虚寒积腹痛 症见便秘腹痛,喜温喜按,神疲乏力,手足欠温,苔白不渴,脉沉弦而迟。

【方解】本方为温下的常用方。方中附子、大黄共为君药。附子温补脾阳,祛除寒邪;大黄泻下,攻逐积滞,大黄性虽苦寒,但与辛热之附子相配,具有温下之功以攻逐寒积。臣以干姜温中助阳,助附子温阳祛寒。佐以人参益气,使下不伤正。甘草助人参益气补脾,又能调和药性,为佐使药。诸药合用,寓温补于攻下之中,具有温下而不伤正之特点。

大黄附子汤
《金匮要略》

【组成】附子12g 大黄9g 细辛3g

【用法】水煎服,大黄后下。

【功用】温里散寒,通便止痛。

【主治】

寒积腹痛　症见腹痛，胁下偏痛，大便不通，发热，手足厥冷，舌苔白腻，脉弦紧。

【方解】本方为治寒实积滞的常用方。方中附子、大黄共为君药。附子辛热温里散寒，大黄苦寒泻下通便，两药合用，温阳散寒通便，共为本方主药。细辛助附子散寒止痛，为佐药。细辛、附子之辛散温热之性，能制约大黄苦寒之性，存其泻下之力。三药合用，共奏温下之功。

三物备急丸
《金匮要略》

【组成】巴豆30g　干姜30g　大黄30g

【用法】上药共为散，成人每服0.6~1.5g，小儿酌减，用米汤或温开水送下；口噤不开者，可用鼻饲法给药。

【功用】攻逐寒积。

【主治】

寒实腹痛　症见卒然腹痛，痛如锥刺，面青气喘，大便不通。

【方解】本方为治寒实冷积之急证而设。方中巴豆为君药，辛热峻下，开通闭塞，以逐肠胃冷积。干姜温中助巴豆祛寒，为臣药。大黄荡涤肠胃，推陈致新，并兼制巴豆之毒，为佐药。三药相配，共奏攻逐寒积之功。

第三节　润下剂

润下剂适用于肠燥津亏，大便秘结证。症见大便干结，小便短赤，舌红苔黄，脉滑数。常用润下药如麻子仁、杏仁等，配伍寒下药如大黄、芒硝以及滋阴养血药如当归等配伍组方。代表方有麻子仁丸等。

麻子仁丸
《伤寒论》

【组成】麻子仁20g　杏仁10g　白芍9g　大黄12g　枳实9g　厚朴9g

【用法】蜜制为丸，每次9g，每日1~2次，温开水送服；亦可水煎服。

【功用】润肠通便。

【主治】

肠热津亏之便秘　症见大便秘结，小便频数，苔微黄，脉细涩。

【方解】本方主治证《伤寒论》称为"脾约"。方中麻子仁为君药，甘平质润，润肠通便。杏仁降气润肠；白芍养阴和里，共为臣药。大黄、枳实、厚朴泄热行气除满，为佐药。蜂蜜润燥滑肠，调和药性，为佐使药。诸药相配，肠燥得润，胃热得泄，便秘得解。

第四节　逐水剂

逐水剂适用于水饮壅盛于里之实证。症见胸胁引痛或水肿腹水，二便不利，脉实有力等。常用峻下逐水药如大戟、芫花、甘遂，与养胃扶正之品如大枣等配伍组方，代表方有十枣汤等。

十枣汤
《金匮要略》

【组成】 甘遂　大戟　芫花各等份

【用法】 为末，或装入胶囊，每服 0.5~1g，每日 1 次，以大枣 10 枚煎汤送服，清晨空腹服。

【功用】 攻逐水饮。

【主治】

1. 悬饮 症见咳嗽痰唾，胸胁牵引作痛，心下痞硬，干呕短气，头痛目眩，脉沉弦。

2. 水肿 症见一身悉肿，尤以下半身为重，腹胀喘满，二便不利。

【方解】 本方为攻逐水饮的常用方。方中甘遂为君，善行经隧水饮，大戟善泄脏腑水湿，芫花善消胸胁伏饮痰癖，共为臣药。三药峻烈，各有专功，合而用之，攻逐水饮之功甚著。三药峻猛有毒，易伤正气，故用大枣 10 枚为佐药，煎汤送服，益气护胃，缓和诸药峻烈及毒性。

【注意事项】 本方作用峻猛，只可暂用，从小量开始，不宜久服。年老体弱者慎用，孕妇忌用。

答案解析

思考题

1. 简述使用泻下剂应注意哪些问题？
2. 简述大承气汤、小承气汤、调胃承气汤在组成、功用、主治方面的区别。
3. 简述大黄与芒硝在大承气汤中的配伍意义。

书网融合……

本章小结

微课

习题

第三十四章　和解剂

PPT

学习目标

1. 通过本章的学习，掌握小柴胡汤、四逆散、逍遥散、痛泻要方、半夏泻心汤的组成、功用、主治及配伍意义。熟悉和解剂的概念、分类及使用注意；蒿芩清胆汤的组成、功用、主治及配伍意义。了解半夏泻心汤附方的功用和主治。

2. 具有应用和解剂辨证治疗少阳证、肝脾不和、寒热错杂证的能力。

3. 培养学生深入探究问题的能力。

凡具有和解少阳、调和肝脾、调和寒热、表里双解等作用，用于治疗伤寒邪在少阳、肝脾不和、寒热错杂、表里同病的方剂，统称和解剂。属于"八法"中的"和法"。

和解剂原为治疗伤寒邪入少阳而设，少阳属胆，位于半表半里，既不宜发汗，又不宜吐下，唯有和解一法最为适当。然胆附于肝，互为表里，胆经发病可影响肝，肝经发病也可影响胆，且肝胆疾病又可累及脾胃，导致肝脾不和；若中气虚弱，寒热失调，又可导致寒热互结，故和解剂除和解少阳以治少阳病证外，还可调和肝脾、调节肠胃。故本类方剂主要分为和解少阳剂、调和肝脾剂、调和肠胃剂三类。

和解之剂，总以祛邪为主，故纯虚证者，不宜使用，以防伤正；又因其多兼顾正气，属纯实证者，亦非所宜，或有贻误病情之嫌。

第一节　和解少阳剂

和解少阳剂适用于伤寒少阳证。症见往来寒热，胸胁苦满，默默不欲饮食，心烦喜呕，口苦，咽干，目眩，脉弦等。常用柴胡或青蒿与黄芩相配为主组方。代表方有小柴胡汤、蒿芩清胆汤等。

小柴胡汤
《伤寒论》

【组成】柴胡24g　黄芩　半夏　生姜　人参　炙甘草各9g　大枣4枚

【用法】水煎服。

【功用】和解少阳。

【主治】

1. 伤寒少阳证　症见往来寒热，胸胁苦满，默默不欲饮食，心烦喜呕，口苦，咽干，目眩，舌苔薄白，脉弦。

2. 热入血室证　症见妇人伤寒，经水适断，寒热发作有时。

3. 黄疸、疟疾以及内伤杂病而见少阳证者。

【方解】本方为和解少阳的代表方剂。所治诸证，病位在太阳、阳明表里之间。邪在表者，当从汗解；邪入里者，则当吐下；今邪既不在表，又不在里，而在表里之间，则非汗、吐、下所宜，故唯宜和解之法。方中柴胡苦平，入肝胆经，透泄少阳之邪，并能疏泄气机之郁滞，使少阳之邪得以疏散，为君药。黄芩苦寒，清泄少阳之热，为臣药。柴胡、黄芩相配伍，一散一清，共解少阳之邪，为治疗邪入少阳的基本配伍。胆气犯胃，胃失和降，佐以半夏、生姜和胃降逆止呕；邪从太阳传入少阳，缘于正气本虚，故又佐以人参、大枣益气健脾，一者取其扶正以祛邪，一者取其益气以御邪内传，使正气旺盛，则邪无内传之机。生姜、大枣合用，又可调和脾胃，兼顾表里。炙甘草助人参、大枣扶正，且能调和诸药，为使药。诸药合用，以和解少阳为主，兼和脾胃。使邪气得解，枢机得利，胃气调和，则诸症自除。

知识拓展

小柴胡汤的加减方

柴胡加龙骨牡蛎汤《伤寒论》

[组成] 柴胡12g，龙骨、牡蛎、生姜、人参、桂枝、茯苓各4.5g，半夏9g，黄芩3g，铅丹1g，大黄6g，大枣2枚。

[功用] 和解少阳，通阳泻热，重镇安神。

[主治] 邪入少阳，痰热内扰。症见胸满烦惊，小便不利，谵语，一身尽重，不可转侧。

蒿芩清胆汤
《重订通俗伤寒论》

【组成】青蒿（4.5~6g）　黄芩（4.5~9g）　竹茹9g　赤茯苓9g　枳壳4.5g　半夏4.5g　陈皮4.5g　碧玉散（滑石、甘草、青黛）9g

【用法】水煎服。

【功用】清胆利湿，和胃化痰。

【主治】

少阳湿热痰浊证　症见寒热如疟，寒轻热重，口苦膈闷，吐酸苦水，或呕黄涎而黏，甚则干呕呃逆，胸胁胀疼，小便黄少，舌红苔白腻，脉数而右滑左弦。

【方解】本方为治湿遏热郁，阻于少阳胆与三焦的常用方。方中青蒿苦寒芳香，既清透少阳邪热，又辟秽化湿；黄芩苦寒，善清胆热，并能燥湿，两药相合，既可内清少阳之热，又能祛少阳之湿，共为君药。竹茹善清胆胃之热，化痰止呕；赤茯苓清热利湿，健脾和胃，二者为臣药。枳壳行气宽中，除痰消痞；半夏燥湿化痰，和胃降逆；陈皮理气化痰，宽胸畅膈，三药相伍，理气化痰，共为臣药。碧玉散清热利湿，导邪从小便而去，用为佐使药。综观全方，可使胆热清，痰湿化，气机畅，胃气和，则诸症悉除。

第二节　调和肝脾剂

调和肝脾剂适用于肝脾不和的病证。其症多为肝气郁结，横犯脾土，或脾虚木乘，肝失疏泄，而致脘腹胸胁胀痛、神疲食少、月经不调、腹痛泄泻等。常用疏肝理气药如柴胡、枳壳、陈皮等，与健脾药如白术、茯苓、甘草等配伍组方。代表方有四逆散、逍遥散、痛泻要方等。

四逆散
《伤寒论》

【组成】柴胡　白芍　枳实　炙甘草各6g

【用法】水煎服。

【功用】透邪解郁，疏肝理脾。

【主治】

1. 阳郁厥逆证　症见手足不温，或腹痛，或泄利下重，脉弦。

2. 肝脾不和证　症见胁肋胀闷，脘腹疼痛，脉弦。

【方解】本方为治阳郁厥逆的代表方和基础方。其"四逆"缘于外邪传经入里，气机为之郁遏，不得疏泄，导致阳气内郁，不能达于四末，而致手足不温之"四逆"证，与阳衰阴盛的四肢厥逆有本质区别。治宜透邪解郁、调畅气机。方中柴胡入肝胆经，升发阳气，疏肝解郁，透邪外出，为君药。白芍敛阴养血柔肝为臣，与柴胡合用，以补养肝血，条达肝气，可使柴胡升散而无耗伤阴血之弊。佐以枳实理气解郁，泄热破结，与柴胡为伍，一升一降，加强舒畅气机之功，并奏升清降浊之效；与白芍相配，又能理气和血，使气血调和。使以甘草，调和诸药，益脾和中；与白芍配伍，则酸甘化阴，缓急止痛。综合四药，共奏透邪解郁、疏肝理脾之效，使邪去郁解，气血调畅，清阳得伸，四逆自愈。原方为散剂，服法中强调用白饮（米汤）和服，乃取其和中气，则阴阳之气自相顺接之意。

逍遥散
《太平惠民和剂局方》

【组成】柴胡　白芍　当归　白术　茯苓各9g　炙甘草4.5g

【用法】加薄荷6g，生姜3片，水煎服。亦有丸剂，每服6~9g，日服2次。

【功用】疏肝解郁，健脾养血。

【主治】

肝郁血虚脾弱证　症见两胁作痛，头痛目眩，口燥咽干，神疲食少，或月经不调，乳房作胀，脉弦而虚者。

【方解】本方为治肝郁血虚脾弱的代表方。方中柴胡疏肝解郁，使肝郁得以条达，为君药。白芍酸苦微寒，养血敛阴，柔肝缓急；当归甘辛苦温，养血和血，且其味辛散，乃血中气药。白芍、当归与柴胡同用，补肝体而调肝用，使血和则肝和，血充则肝柔，共为臣药。木郁则土衰，肝病易传脾，故以白术、茯苓、甘草健脾益气，非但可实土以御木侮，且使营血生化有源，共为佐药。用法中加薄荷少许，疏散郁遏之气，透达肝经郁热；生姜降逆和中，且能辛散达郁，亦为佐药。甘草尚能调和诸药，兼为使药。合而成方，可使肝郁得疏，血虚得养，脾弱得复，气血兼顾，肝脾同调，立法周全，组方严谨，故为调肝养血之名方。

🔗 **知识拓展** -

逍遥散的加减方

加味逍遥散《内科摘要》

［组成］当归、芍药、茯苓、白术（炒）、柴胡各6g，牡丹皮、山栀、甘草各3g。

［功用］养血健脾，疏肝清热。

［主治］肝郁血虚内热证。症见烦躁易怒，两胁胀痛，或头痛目涩，或颊赤口干，或月经不调，少腹胀痛，舌红苔薄黄，脉弦虚数。

- -

痛泻要方
《景岳全书》引刘草窗方

【组成】炒白术9g　炒白芍6g　陈皮4.5g　防风3g

【用法】水煎服。

【功用】补脾柔肝，祛湿止泻。

【主治】

脾虚肝郁之痛泻　症见肠鸣腹痛，大便泄泻，泻必腹痛，泻后痛缓，舌苔薄白，脉两关不调，左弦而右缓。

【方解】本方为治土虚木乘痛泻的代表方。方中白术苦甘而温，补脾燥湿以治土虚，为君药。白芍酸寒，柔肝缓急止痛，为臣药。陈皮辛苦而温，理气燥湿，醒脾和胃，为佐药。配伍少量防风，取其升散之性，与术、芍相伍，散肝郁，舒脾气，且有燥湿以助止泻之功，又为脾经引经之药，兼具佐使之用。四药相合，能补脾胜湿而止泻，柔肝理气而止痛，使脾健肝柔，以治痛泻。

第三节　调和肠胃剂

调和肠胃剂适用于寒热互结于中焦，升降失常，而致心下痞满、恶心呕吐、肠鸣下利等症。常用辛温药与苦寒药如干姜、生姜、半夏、黄连、黄芩等为主组成方剂。代表方有半夏泻心汤等。

半夏泻心汤
《伤寒论》

【组成】半夏12g　干姜　黄芩　人参　炙甘草各9g　黄连3g　大枣4枚

【用法】水煎服。

【功用】和胃降逆，开结除痞。

【主治】

寒热互结之痞证　症见心下痞，但满而不痛，或呕吐，肠鸣下利，舌苔腻而微黄。

【方解】本方为治寒热互结痞证的代表方，基础方。所治之痞，原系小柴胡汤证误用攻下，损伤中阳，外邪乘虚内陷，以致寒热互结而成心下痞。方中以辛温之半夏为君，散结除痞，又善降逆止呕；臣以干姜之辛热以温中散寒，黄芩、黄连之苦寒以泄热开痞；以上四味相伍，具有寒热平调、辛开苦降之效。然寒热互结，又缘于中虚失运，升降失常，故方中又以人参、大枣甘温益气，以补脾虚，为佐药；使以甘草补脾和中而调诸药。全方寒热互用以和其阴阳，苦辛并进以调其升降，补泻兼施以顾其虚实，是为本方的配伍特点。本方即小柴胡汤去柴胡、生姜，加黄连、干姜而成。变和解少阳剂而为调和寒热之方。随证加减可广泛用于治疗中焦寒热互结，升降失调诸证。

【注意事项】气滞或食积所致的心下痞满，不宜使用。

> **知识拓展**

半夏泻心汤的加减方

1. 生姜泻心汤《伤寒论》

［组成］生姜12g，炙甘草、人参、黄芩、半夏各9g，黄连3g，大枣4枚，干姜3g。

［功用］和胃消痞，宣散水气。

［主治］水热互结之痞证。症见心下痞硬，干呕食臭，腹中雷鸣下痢。

2. 甘草泻心汤《伤寒论》

［组成］甘草12g，黄芩、干姜、人参、半夏各9g，黄连3g，大枣4枚。

［功用］和胃补中，降逆消痞。

[主治] 胃气虚弱之痞证。症见下痢日数十行，完谷不化，腹中雷鸣，心下痞硬而满，干呕，心烦不得安。

思考题

答案解析

1. 小柴胡汤主治何证，试述其配伍意义。
2. 试述逍遥散的主治病证及临床表现。
3. 半夏泻心汤药物配伍如何体现寒热平调、辛开苦降之法？

书网融合……

本章小结　　　　　微课　　　　　习题

第三十五章　清热剂

PPT

📖 学习目标

　　1. 通过本章的学习，掌握白虎汤、黄连解毒汤、龙胆泻肝汤、青蒿鳖甲汤的组成、功用、主治及配伍意义。熟悉清热剂的概念、分类及使用注意；清营汤、犀角地黄汤、导赤散、白头翁汤的组成、功用、主治及配伍意义。了解普济消毒饮、玉女煎、清胃散、泻白散及当归六黄汤的功用和主治。
　　2. 具有应用清热剂辨证治疗里热证的能力。
　　3. 培养学生创新思维的能力。

　　凡以清热药为主组成，具有清热、泻火、凉血、解毒等作用，用于治疗里热证的方剂，称为清热剂。属于八法中的"清法"。

　　里热证的病因较复杂，但归纳起来不外外感与内伤两方面。外感六淫之邪，入里皆可化热，而变化为里热证；内伤七情，五志太过也能化热生火。无论外感或是内伤引起的里热证，均有热、火、毒的临床表现。热、火、毒是热邪致病不同程度的临床表现，热极生火、火极成毒。还有热病后期及邪热伤阴所致的阴虚内热等证。

　　由于里热证有病因、病位、病情的差异，故本类方剂又相应分为清热泻火剂、清营凉血剂、清热解毒剂、清脏腑热剂以及清虚热剂等五类。

　　使用清热剂首先应注意适应证。一般在表证已解而热已入里，或里热正盛尚未结实的情况下，方可使用。清热剂的药物多味苦性寒，易伤脾胃，必要时可与健脾和胃药同用。本类方剂不可过量或久服，防伤阳气。素体阳虚者，更应慎用。

第一节　清热泻火剂

　　清热泻火剂适用于热在气分的里热证。症见高热，烦渴，汗多，舌红苔黄，脉洪大或滑数有力等。治以清热泻火为主，由于热邪易伤气阴，常配伍益气生津之品，如人参、麦冬等。代表方有白虎汤。

白虎汤
《伤寒论》

【组成】生石膏 50g　知母 18g　粳米 9g　炙甘草 6g
【用法】水煎至米熟汤成，去滓温服。
【功用】清热泻火，生津止渴。
【主治】
温病热入气分证或阳明经热盛证　症见高热面赤，烦渴引饮，汗出，脉洪大有力。
【方解】本方为治阳明气分热盛证的代表方。方中用辛甘大寒的石膏为君药，专清肺胃之热，解肌透热，又可生津止渴；辅以苦寒质润的知母，既助石膏清气分实热，又生津止渴治已伤之阴，为臣药；用粳米益胃养阴，与炙甘草和中，共奏益胃护津之效，又可防石膏大寒伤胃，共为佐使药。诸药合用，共成清热生津之剂。

【注意事项】表证未解，无汗发热、口不渴，脉见浮细或沉者；血虚发热，脉洪不胜重按者；真寒假热，阴盛格阳等，均不可误用本方。

🔗 **知识拓展** ---

白虎汤的加减方

白虎加人参汤《伤寒论》

［组成］原方加人参9g。

［功用］清热、益气、生津。

［主治］白虎汤证。症见汗多而脉大无力属气津两伤者，以及暑病气津两伤。

第二节　清营凉血剂

清营凉血剂适用于热入营血证。症见身热夜甚，心烦不眠，舌绛红，脉数；或烦躁不安，神昏谵语，发斑，或吐衄血等。治以清热凉血为主，常配伍清热解毒或透热转气之品。代表方有清营汤、犀角地黄汤等。

清营汤
《温病条辨》

【组成】犀角（现用水牛角代替）30g　生地黄15g　玄参9g　麦冬9g　金银花9g　连翘6g　竹叶3g　黄连5g　丹参6g

【用法】水煎服。

【功用】清营解毒，透热养阴。

【主治】

温病邪热初入营分证　症见身热夜甚，烦躁不眠，甚至神昏谵语，口渴或不渴，或斑疹隐隐，舌绛而干，脉细数。

【方解】本方为治热邪初入营分的代表方。方中选用咸寒之水牛角入营血，清解营血之热毒为君药。配生地黄、玄参、麦冬滋养阴津，与清热解毒药配伍共为臣药；佐以金银花、连翘清热解毒，轻宣透邪，使营分之邪透出气分而解。此即叶天士所说"入营犹可透热转气"之理。竹叶专清心热；黄连苦寒，清心泻火；丹参清心凉血、活血散瘀，防血与热结，此三药入心经，兼为使药。诸药同用，共奏清营解毒、透热养阴之效。

【注意事项】使用本方应注意舌诊，苔白滑为湿郁之象，禁用本方，以防滋腻而助湿留邪。

犀角地黄汤
《备急千金要方》

【组成】犀角（水牛角代）30g　生地黄24g　赤芍9g　牡丹皮12g

【用法】水煎服。

【功用】清热解毒，凉血散瘀。

【主治】

热入营血证　症见热灼心营之身热，神昏谵语，斑疹紫黑；热伤血络之吐、衄、便、尿、崩漏等各种出血，舌质红绛，脉数等。

【方解】本方为治热入血分之动血证的代表方。方中水牛角直入血分，清心凉血解毒，为君药；辅生地黄补充丢失阴血，又助主药清血热凉血止血，为臣药；佐以赤芍、牡丹皮凉血散瘀以化斑。

第三节　清热解毒剂

清热解毒剂适用于瘟疫、温毒等各种热毒证。症见烦热，谵语，吐血，鼻衄，发斑或疮疡肿毒等。治以清热解毒为主，常配伍凉血散瘀、清热泻火、疏风消肿之品。代表方有黄连解毒汤、普济消毒饮等。

黄连解毒汤
《外台秘要》

【组成】黄连9g　黄芩6g　黄柏6g　栀子9g

【用法】水煎服。

【功用】泻火解毒。

【主治】

三焦火毒热盛证　症见高热，烦躁不寐，口燥咽干，甚或神昏谵语，或热盛发斑，或吐衄血，或痈疡疔毒，小便黄赤，舌红苔黄，脉数有力。

【方解】本方为治三焦实火热毒证的代表方。方中黄连大苦大寒清心火，兼泻中焦之热，为君药。臣以黄芩清上焦火。佐以黄柏清下焦火。使以栀子清泻三焦，导热下行，使火热之邪从小便而出。诸苦寒药同用，令火毒去而热邪解，则诸症自消。

【注意事项】本方为大苦大寒之剂，久服易伤脾胃，非火盛者不宜使用。

普济消毒饮
《东垣试效方》

【组成】黄芩　黄连各15g　连翘　薄荷　牛蒡子　板蓝根　马勃各3g　僵蚕　升麻各2g　玄参　柴胡　陈皮　桔梗　生甘草各6g

【用法】水煎服。

【功用】清热解毒，疏风散邪。

【主治】

大头瘟　症见恶寒发热，头面红肿焮痛，咽喉肿痛，耳肿，口渴，舌红苔黄，脉数有力。

【方解】本方为治大头瘟的代表方。大头瘟，又称大头天行。为风热疫毒壅滞上焦，攻冲头面所致。方中重用黄芩、黄连清热泻火解毒，共用酒炒以加强升散上行之力，祛上焦热毒，为君；连翘、薄荷、牛蒡子、僵蚕辛凉疏散头面肌表风热，为臣；玄参、板蓝根、马勃、桔梗、甘草助君药清上焦热毒，又清利咽喉；陈皮理气散壅，以利散邪；升麻、柴胡升阳散火，引药上行，共为佐使。诸药相合，清散并用，清热解毒，疏风散邪。

第四节　清脏腑热剂

清脏腑热剂适用于湿热内蕴脏腑所见诸证。如肝胆湿热证，症见一身面目俱黄，小便短赤等；肠道湿热证，症见高热腹痛，泻痢，便下脓血；湿热下注于膀胱，症见尿频尿急，小便涩痛不畅等。治以清热法为主，常配伍燥湿或渗湿之品。代表方有导赤散、玉女煎、清胃散、龙胆泻肝汤、白头翁汤等。

导赤散
《小儿药证直诀》

【组成】生地黄　木通　生甘草梢各6g　竹叶3g

【用法】水煎服。

【功用】清心养阴，利水通淋。

【主治】

心经热盛，下移小肠证　症见心烦，面赤，口渴喜冷饮，口舌生疮，小便短赤涩痛，舌红，脉数。

【方解】本方为治心经热盛或心热下移小肠证的代表方。方中生地黄凉血滋阴以制心火，为君；木通上清心火，下导小肠之火，利水通淋，为臣；竹叶清心除烦，导热下行利小便，为佐；生甘草梢清热解毒，并直达茎中而止淋痛，调和诸药，为佐使。全方清心、养阴、利水并行。

【注意事项】方中木通苦寒，生地黄阴柔寒凉，故脾胃虚弱者慎用。

玉女煎
《景岳全书》

【组成】生石膏15~30g　熟地黄9~30g　知母　牛膝各5g　麦冬6g

【用法】水煎服。

【功用】清胃热，滋肾阴。

【主治】

胃热阴虚证　症见发热口渴，头痛牙痛，或牙齿松动，牙龈出血，或消渴、消谷善饥，舌红苔黄而干，脉洪大，重按无力。

【方解】本方为治少阴不足，阳明有余的常用方。方中石膏清阳明有余之热，为君；熟地黄滋阴补肾，为臣。君臣合用，标本兼顾，清火而壮水。知母清胃热以助石膏，滋肾阴以助熟地黄，并能泻肾中虚火；麦冬既清又养，清热养阴，共为佐药。牛膝引热下行，兼补肝肾，为佐使。诸药同用，胃热得清，肾阴得滋，补泻并投，标本同治。

清胃散
《脾胃论》

【组成】黄连9g　升麻　生地黄　当归　牡丹皮各6g

【用法】水煎服。

【功用】清泻胃火，凉血和血。

【主治】

胃火上攻证　症见牙痛牵引头痛，面赤发热；或牙宣出血，或牙龈肿痛溃烂，口臭口干，舌红苔黄，脉数。

【方解】本方为治胃火牙痛的常用方。方中黄连清泻中焦胃火，为君；升麻清热解毒，宣达郁热，为臣。两药相合，苦降与升散并用。热盛必伤阴血，用生地黄凉血滋阴，当归养血和血，牡丹皮清热凉血散瘀，共为佐药；升麻又引药入阳明，兼使药。诸药共用，使火降热清，肿消血止，共奏清胃凉血之效。《医方集解》记载本方有石膏，以加强清胃功效。

【注意事项】牙痛属风寒及肾虚火炎者不宜使用。

龙胆泻肝汤
《医方集解》

【组成】龙胆草 6g　栀子 9g　柴胡 6g　黄芩 9g　泽泻 12g　木通 6g　车前子 9g　当归 3g　生地黄 9g　生甘草 6g

【用法】水煎服。亦可做丸剂，每服 6~9g，温开水送服。

【功用】泻肝胆实火，清下焦湿热。

【主治】

肝胆实火上炎和肝胆湿热下注证　症见头痛目赤，胁痛口苦，耳肿耳聋，阴肿阴痒，小便淋浊，妇女湿热带下等，舌红苔黄或腻，脉弦数有力。

【方解】本方为治肝胆实火上炎和肝胆湿热下注的代表方，是泻肝良方。方中龙胆草味苦性寒，专入肝胆，能泻肝胆实火，除下焦湿热，为君；栀子苦寒降泄，入肝泻火，利尿除湿，柴胡、黄芩入胆清热，共为臣药；泽泻、木通、车前子清热利湿，使邪有出路。邪热易伤阴血，故配当归、生地黄养血滋阴，共为佐药；柴胡疏畅肝胆、甘草解毒以调和诸药，共为使药。诸药合用，则肝火得泻，湿热得清，诸症自解。

【注意事项】方中药物多苦寒，易伤脾胃，故对脾胃虚寒和阴虚阳亢之证，皆非所宜。

白头翁汤
《伤寒论》

【组成】白头翁 6g　黄连 9g　黄柏 9g　秦皮 9g

【用法】水煎服。

【功用】清热解毒，凉血止痢。

【主治】

热毒血痢证　症见腹痛，下痢脓血，里急后重，肛门灼热，渴欲饮水，舌红苔黄，脉弦数。

【方解】本方为治热毒赤痢的代表方。方中白头翁清热解毒凉血，善治热毒血痢，为君；配以黄连、黄柏燥湿止痢，泻火解毒，共为臣药；秦皮清热燥湿、收涩止痢，为佐。四药合用，清热解毒止痢效果更为显著。

泻白散
《小儿药证直诀》

【组成】桑白皮（炒）15g　地骨皮 15g　甘草（炙）3g

【用法】上药锉散，入粳米一撮，水二小盏，煎七分，食前服。

【功用】清泻肺热，止咳平喘。

【主治】

肺热咳喘证　症见气喘咳嗽，皮肤蒸热，日晡尤甚，舌红苔黄，脉细数。

【方解】本方为治肺有伏火郁热咳喘的常用方。方中桑白皮主入肺经，有清泻肺热、平喘止咳之功，为君；地骨皮甘寒入肺，可助君药泻肺中伏火，且有养阴之功，君臣相合，清泻肺火，以复肺气之肃降。炙甘草、粳米养胃和中，以扶肺气，共为佐使。四药合用，共奏泻肺清热、止咳平喘之功。

【注意事项】本方平和，尤宜于正气未伤，伏火不甚者，但风寒咳嗽或肺虚咳喘者不宜使用。

📖 **知识拓展** ··

痰壅咳喘的治疗

葶苈大枣泻肺汤《金匮要略》

［组成］葶苈子9g，大枣12枚。

［功用］泻肺行水，下气平喘。

［主治］痰涎壅盛，咳喘胸满。

［类方比较］本方与泻白散均有泻肺作用，但本方泻肺中痰水，泻白散泻肺中伏火。

··

第五节　清虚热剂

清虚热剂适用于热病后期，邪热未尽，阴液已伤所致的夜热早凉，热退无汗，舌红少苔的虚热证；或肝肾阴虚所致的骨蒸潮热、盗汗证。治以清虚热为主，常配伍滋阴清热或泻火之品。代表方有青蒿鳖甲汤、当归六黄汤等。

青蒿鳖甲汤
《温病条辨》

【组成】鳖甲15g　青蒿6g　生地黄12g　知母6g　牡丹皮9g

【用法】水煎服。

【功用】养阴透热。

【主治】

温病后期，邪热未清，深伏阴分之虚热证　症见夜热早凉，热退无汗，舌红少苔，脉细数。

【方解】本方为清虚热的代表方。立法之意，在于使深伏阴分的热邪透出阳分而解。方中鳖甲咸寒，直入阴分，滋阴以退虚热；用青蒿芳香清透，引邪外出，共为君药。配生地黄甘寒清热、知母滋阴降火，助鳖甲以养阴退热；配牡丹皮辛苦微寒，凉血透热，助青蒿透泄阴中伏火，共为臣药。合用既透邪热，又不伤阴分，实为清虚热之良方。

【注意事项】阴虚欲作抽搐者不宜用本方。

当归六黄汤
《兰室秘藏》

【组成】当归　生地黄　熟地黄　黄芩　黄连　黄柏各6g　黄芪12g

【用法】水煎服。

【功用】滋阴泻火，固表止汗。

【主治】

阴虚火旺之盗汗证　症见发热盗汗，面赤心烦，口干唇燥，大便干结，小便黄赤，舌红苔黄，脉数。

【方解】本方为治阴虚火旺盗汗证的代表方。方中当归、生地黄、熟地黄入肝肾以养血滋阴，以制虚火，为君；黄芩、黄连、黄柏泻火除烦，坚阴止汗，为臣；君臣相合，一育阴，一清热。倍用黄芪益气固表止汗，以防汗多所致气津两伤，为佐。诸药合用，使阴复热退，气充表固，诸症自愈。

【注意事项】本方养阴泻火之力颇强，对于阴虚火旺，中气未伤者适用。脾胃虚弱，纳减便溏者则不宜用。

答案解析

思考题

1. 简述白虎汤的药物组成及辨证要点。
2. 简述清热剂分为哪几类，分别适用于何证？
3. 运用清热剂应该注意什么？
4. 结合清营汤组方原理解析"透热转气"法。
5. 简述龙胆泻肝汤中配伍当归、生地黄的意义。
6. 简述青蒿鳖甲汤中鳖甲和青蒿的配伍意义。
7. 导赤散中君药是什么，有何配伍意义？

书网融合……

本章小结　　　　微课　　　　习题

第三十六章　祛湿剂

PPT

📖 学习目标

　　1. 通过本章的学习，掌握羌活胜湿汤、平胃散、藿香正气散、茵陈蒿汤、五苓散、真武汤的组成、功用、主治及配伍意义。熟悉祛湿剂的概念、分类及注意事项；独活寄生汤、八正散、防己黄芪汤的组成、功用、主治及配伍意义。了解小活络丹、二妙散及五皮散的功用和主治。

　　2. 具有应用祛湿剂辨证治疗水湿病证的能力。

　　3. 培养独立思考的能力。

　　凡以祛湿药为主组成，具有化湿利水、通淋泄浊等作用，用于治疗水湿病证的方剂，统称为祛湿剂。属于八法中的"消法"。

　　湿邪为病，有从外袭，有自内生。从外袭者，每由久处湿境，天雨湿蒸，冒雾涉水，汗出沾衣，正不胜邪所致。此则多伤人体肌表经络，其发病则见恶寒发热，头胀身重，肢节烦疼，或面目浮肿等。自内生者，每因恣啖生冷，过饮酒酪，湿浊内盛，困伤脾气，健运失司所致。其病则见胸脘痞闷，呕恶泄利，黄疸淋浊，足跗浮肿等。然肌表与脏腑，表里相关，表湿可内传脏腑，里湿亦可外溢肌肤，故外湿内湿，亦可相兼并见。

　　湿邪为病，常有风、寒、暑、热相兼，人体又有虚实强弱之别，所犯部位又有上下表里之分，病情亦有寒化、热化之异。因此，祛湿之法亦较为复杂。大抵湿在上在外者，可表散微汗以解之；在内在下者，可芳香苦燥以化之，或甘淡渗利以除之；从寒化者，宜温阳化湿；从热化者，宜清热祛湿；体虚湿盛者，又当祛湿扶正兼顾。祛湿剂分为祛风湿剂、化湿和胃剂、清热祛湿剂、利水渗湿剂、温化水湿剂五类。

　　湿邪的产生与体内水液代谢失调密切相关，所以在治疗上需协调肺、脾、肾等各脏腑功能。又因湿性重着黏腻，易阻碍气机，故祛湿剂中常配伍理气药，以求气行湿化。湿邪在表在上者，常以芳香宣上祛湿药配祛风发散之品，使湿从外出；湿自内生者，常以苦燥运中与淡渗利下药配伍，或配健脾助运之品，使湿从中消；或配温肾助阳之药以通气化，使湿从下出。

　　祛湿剂多由芳香温燥或甘淡渗利之药组成，燥、利太过，均易于耗伤阴津，故素体阴虚津亏不宜用；久用也可耗气伤正，故病后体弱及孕妇水肿者，也当慎用，或配伍健脾扶正之品。

第一节　祛风湿剂

　　祛风湿剂适用于外感风湿所致的头痛、身痛、腰膝疼痛、肢节不利等。常用祛风湿药如羌活、秦艽、防风为主组成。风湿为病，有邪在肌表，或正气不足，风寒湿邪稽留体内，久而不去。故本类方剂又常配伍解表止痛、补肝肾、益气血等药物。代表方有羌活胜湿汤、独活寄生汤等。

羌活胜湿汤
《内外伤辨惑论》

【组成】羌活　独活各6g　防风　藁本　川芎　炙甘草各3g　蔓荆子2g

【用法】　水煎服。

【功用】　祛风胜湿。

【主治】

风湿在表　症见头痛身重，肩背疼痛不可回顾，或腰脊疼痛，难以转侧，恶寒发热，苔白，脉浮。

【方解】　本方为治风湿着于肌表的常用方。方中羌活、独活为君药，取羌活入太阳经，善祛上部风湿；独活入少阴经，善祛下部风湿，两药合用，既辛散周身，又通利关节，通痹止痛。以防风为臣药，祛风胜湿解表，助二活之用。佐以藁本、蔓荆子、川芎，祛风散邪以止头痛。其中藁本为太阳经药，善治巅顶痛；蔓荆子长于祛散在上之风湿，亦主头痛；川芎上行头目，有行血止痛之功。使以炙甘草调和诸药。全方合用，共奏祛风胜湿之功。

独活寄生汤
《备急千金要方》

【组成】　独活9g　桑寄生　细辛　肉桂心　防风　秦艽　杜仲　牛膝　干地黄　当归　川芎　芍药　人参　茯苓　甘草各6g

【用法】　水煎服。

【功用】　祛风湿，止痹痛，益肝肾，补气血。

【主治】

肝肾亏虚，气血不足之痹证　症见腰膝疼痛，肢节屈伸不利，或麻木不仁，畏寒喜温，心悸气短，舌淡苔白，脉细弱。

【方解】　本方为治风寒湿日久，肝肾亏虚，气血不足之痹证的常用方。方中独活辛散苦燥，善祛深伏骨节之风寒湿邪，并有止腰膝痹痛之长；桑寄生能补肝肾，壮筋骨，祛风湿，亦有止腰腿疼痛之功，共为君药。细辛、肉桂心辛散寒湿，温通经脉而止痛；防风疏风胜湿，透邪外出；秦艽善搜筋肉之风湿，通经止痛；杜仲、牛膝补肝肾，强筋骨，止痹痛，共为臣药。其中细辛、肉桂心、防风、秦艽助独活祛风散寒除湿，止痹痛。杜仲、牛膝助桑寄生补益肝肾，强筋壮骨。干地黄、当归、川芎、芍药补血调血；人参、茯苓益气健脾，使气血两补，以扶正祛邪。此六味为佐药，甘草益气和药，亦为佐使。全方合用，使风湿得除，气血得充，肝肾得补，诸症自愈。

小活络丹
《太平惠民和剂局方》

【组成】　川乌　草乌　天南星　地龙各180g　乳香　没药各66g

【用法】　为丸，如梧桐子大，每服二十丸，冷酒送下。亦可作汤剂。

【功用】　祛风除湿，化痰通络，活血止痛。

【主治】

风寒湿痹　症见肢体筋脉疼痛，麻木拘挛，屈伸不利，疼痛游走不定。亦治中风，手足不仁，日久不愈，经络中湿痰死血，而见腰腿沉重疼痛。

【方解】　本方为治风寒湿或痰湿瘀血留滞之痹证的常用方。方中制川乌、草乌均为辛热之品，功专逐风邪、除寒湿而通络止痛，共为君药。天南星祛风燥湿化痰，以除经络中之风痰湿浊，是为臣药。"治风先治血，血行风自灭"，故以乳香、没药行气活血，化瘀通络，使气血流畅，则风寒湿邪不复留滞，且两药均兼止痛之良效；地龙性善走窜，为入络之佳品，功可通经活络，共为佐药。更用陈酒善行以助药势，引诸药直达病所，并可温散寒湿之邪而为使药。诸药相合则风寒痰湿与瘀血均得以祛除，经络得通，营卫调和，则肢体肌肤得以温养，诸症可治。

第二节　化湿和胃剂

化湿和胃剂适用于湿浊内盛、脾胃失和所致的脘腹痞满，嗳气吞酸，呕吐泄泻，食少体倦等症。此类方剂常以苦温燥湿与芳香化湿之品组成。湿浊内盛证，常见湿阻气机，或外感风寒，脾胃失和等病机，故本类方剂常配伍行气、解表、和中等药。其代表方有平胃散、藿香正气散等。

平胃散
《太平惠民和剂局方》

【组成】苍术 15g　厚朴 9g　陈皮 9g　甘草 4g

【用法】共为细末，每服 3～5g，姜枣煎汤送下，或水煎服。

【功用】燥湿健脾，行气和胃。

【主治】

湿滞脾胃证　症见脘腹胀满，不思饮食，口淡无味，呕吐恶心，嗳气吞酸，肢体酸痛，怠惰嗜卧，常多自利，舌苔白腻而厚，脉缓。

【方解】本方为治湿滞脾胃的基础方，代表方。方中重用苍术为君，其味辛苦性温燥，归脾胃二经，味辛以散其湿，苦以燥其湿，香烈以化其浊，为燥湿健脾、降浊和胃之要药。厚朴辛苦性温，有行气化湿、消胀除满之功，助苍术以加强健脾燥湿之力。佐以陈皮行气化滞，醒脾和胃，协厚朴以加强下气降逆、散满消胀之效。炙甘草、生姜、大枣调和脾胃，以助健运；甘草又兼调和诸药，共为佐使。诸药合用，可使湿浊得化，气机调畅，脾胃复健，诸症自除。

藿香正气散
《太平惠民和剂局方》

【组成】藿香 90g　紫苏　白芷　大腹皮　茯苓各 30g　半夏曲　厚朴　苦桔梗　陈皮　白术各 60g　炙甘草 75g

【用法】共为细末，每服 6g。姜、枣煎汤送服，或水煎服（用量酌减）。

【功用】解表化湿，理气和中。

【主治】

外感风寒，内伤湿滞证　症见霍乱吐泻，发热恶寒，头痛，胸膈满闷，脘腹疼痛，舌苔白腻，或山岚瘴疟等。

【方解】本方为治霍乱吐泻的常用方。方中藿香辛温，其气芳香，外散在表之风寒，内化脾胃之湿滞，辟秽和中，升清降浊，用量独重，为君药。紫苏、白芷辛香发散，外解风寒，兼化湿浊；半夏曲、厚朴燥湿和胃，降逆止呕；此二组助藿香解表化湿，为臣药。桔梗宣利肺气，陈皮理气和中，大腹皮行气消胀，此三味疏畅三焦气机，以助解表化湿；白术、茯苓健脾运湿，和中止泻，共为佐药。生姜、大枣、炙甘草健脾和胃，调和诸药，并为佐使药。诸药相合，共奏解表化湿、理气和中之功，使风寒得解，湿浊得化，气机调畅，清升浊降，诸症自除。

第三节　清热祛湿剂

清热祛湿剂适用于湿热外感，或湿热内盛，或湿热下注所致的湿温、黄疸、霍乱、热淋、痢疾、泄泻、痿痹等症。常由清热利湿药和清热燥湿药组成。由于肺主宣发肃降，能通调水道，脾主升清，胃主降浊，邪在气分，多与肺脾胃关联，故本类方剂常配伍宣肺、醒脾、和胃等畅利气机之品。代表方有茵陈蒿汤、二妙散、八正散等。

茵陈蒿汤
《伤寒论》

【组成】茵陈 18g　栀子 9g　大黄 6g

【用法】水煎服。

【功用】清热，利湿，退黄。

【主治】

湿热黄疸　症见一身面目俱黄，黄色鲜明如橘，腹胀满，口渴，小便短赤，舌苔黄腻，脉滑数或沉实。

【方解】本方为治湿热黄疸的基础方，代表方。方中重用茵陈为君药，以其最善清利湿热，利胆退黄，且其芳香舒脾而能透表畅气，是治黄疸之要药。臣以栀子清热燥湿，并利三焦，引湿热下行。佐以大黄降瘀泄热，通利二便，以开湿热下行之道。方中茵陈配栀子，使湿热从小便而出；茵陈配大黄，使瘀热从大便而解。全方三药合用，使湿热前后分消，黄疸自愈。

📎 知识拓展

茵陈蒿汤的加减方

茵陈四逆汤《伤寒微旨论》

［组成］干姜 4.5g，炙甘草 6g，附子 6g，茵陈 6g。

［功用］温里助阳，利湿退黄。

［主治］阴黄。症见黄色晦暗，皮肤冷，背恶寒，手足不温，神倦食少，脉紧细或沉细无力。

二妙散
《丹溪心法》

【组成】黄柏　苍术各 15g

【用法】为散，各等份，每服 3~5g；或为丸，亦可水煎服。

【功用】清热燥湿。

【主治】

湿热下注证　症见筋骨疼痛，或两足痿软无力，或足膝红肿热痛，或下部湿疮，小便短赤，或湿热带下，舌苔黄腻。

【方解】本方为治湿热下注常用方。方中黄柏主入下焦，清热燥湿，尤善于祛下焦肾与膀胱之湿热，为君药。苍术主入脾胃，既内燥脾湿以杜生湿之源，又能外散湿邪，为臣药。两药相合，标本并治，湿热同除。

📎 知识拓展

二妙散的加减方

1. 三妙丸《医学正传》

［组成］黄柏 120g，苍术 180g，川牛膝 60g。

［用法］为末，面糊为丸，如梧桐子大，每服 50～70 丸，空心姜、盐汤下。

［功用］清热燥湿。

［主治］湿热下注。两足麻木，或如火烙之热。

2. 四妙丸《成方便读》

［组成］黄柏、薏米各 200g，苍术、怀牛膝各 120g。

［用法］水泛小丸，每服 6～9g，温开水送下。

［功用］清热利湿。

［主治］湿热下注，两足麻痿肿痛等症。

八正散
《太平惠民和剂局方》

【组成】瞿麦　萹蓄　木通　车前子　滑石　山栀子　大黄　炙甘草各 500g

【用法】为散，每服 6～9g。亦可水煎服（用量酌减），原方煎服时加入灯心草。

【功用】清热泻火，利水通淋。

【主治】

湿热淋证　症见小便浑赤，溺时涩痛，淋漓不畅，甚或癃闭不通，小腹急满，口燥咽干，舌苔黄腻，脉滑数。

【方解】本方为清热通淋的常用方。方中瞿麦、萹蓄味苦性寒，善清利膀胱湿热，有利小便、去淋浊、通癃闭之专长，为君药。配木通清心利小肠，车前子清肺利膀胱，滑石清利三焦并通淋利窍，共助君药清热利水之力，为臣药。山栀子清利三焦湿热，大黄泻热降火利湿，两味相伍，引湿热从二便出，共为佐药。灯心草清心除烦，甘草和中，制苦寒渗利太过，兼调诸药，缓急而止茎中痛，为佐使药。全方相合，共奏清热泻火、利水通淋之效。

第四节　利水渗湿剂

利水渗湿剂适用于水湿内盛所致的水肿、癃闭、淋浊、泄泻等症。此类方剂主要有通利小便的作用"治湿不利小便，非其治也"，正是对此而言。常用利水渗湿药为主配伍成方。水湿壅盛之证，病机常涉及风寒外袭，气化受阻；或水热互结，水道不利；气虚受风，湿郁肌表；或脾虚湿盛，气机壅滞等，故本类方剂常配伍解表、清热、健脾、理气等药。代表方有五苓散、防己黄芪汤、五皮散等。

五苓散
《伤寒论》

【组成】泽泻 15g　茯苓　白术各 9g　猪苓 9g　桂枝 6g

【用法】为散，每服 6～10g。或水煎服。

【功用】利水渗湿，温阳化气。

【主治】

1. 蓄水证　症见小便不利，头痛发热，烦渴欲饮，水入即吐，苔白，脉浮。

2. 水湿内停证　症见水肿、泄泻、小便不利，以及霍乱吐泻等。

3. 痰饮　症见脐下动悸，吐涎沫而头眩，或短气而咳。

【方解】本方在《伤寒论》中用于"蓄水证""水逆证"。方中重用泽泻，直达肾与膀胱，能利水祛湿，兼能清热，为君药。茯苓、猪苓淡渗利水，以增强泽泻利水去湿之力，合而为臣药。白术健脾燥湿，促进运化，既可化水为津，又可输津四布；更用桂枝温通阳气，内助膀胱气化，协渗利药以布津行水，又外散表邪，共为佐药。五药相合，共奏化气、行水、解表之功。

知识拓展

五苓散的加减方

1. 四苓散《明医指掌》

[组成] 白术、茯苓、猪苓各5g，泽泻8g。

[功用] 渗湿利水。

[主治] 水湿内停证。症见小便短少，大便溏泻。

2. 胃苓汤《丹溪心法》

[组成] 五苓散3g，平胃散3g。

[功用] 渗湿和胃。

[主治] 水湿内停气滞证。症见水谷不分、泄泻，以及水肿、腹胀、小便不利。

防己黄芪汤
《金匮要略》

【组成】防己12g　黄芪15g　白术9g　甘草6g

【用法】加姜、枣，水煎服。服后取微汗。

【功用】益气祛风，健脾利水。

【主治】

气虚之风水、风湿证　症见汗出恶风，身重或肿，小便不利，舌淡苔白，脉浮。

【方解】本方为治风水或风湿常用方。方中防己苦泄辛散，祛风除湿，利水消肿。黄芪补气健脾补肺，尤能固表行水。两药相伍，补气祛湿利水，祛风散邪固表，共为君药。白术补脾燥湿，既助黄芪补气固表，又助防己祛湿利水，为臣药。甘草益气健脾，调和诸药；生姜、大枣调和营卫，并为佐使之药。诸药合用，共奏益气祛风、健脾利水之功用，使脾气健运，表虚得固，风邪得除，水湿得行，诸症自愈。

五皮散
《华氏中藏经》

【组成】茯苓皮　大腹皮　陈皮　生姜皮　桑白皮各9g

【用法】水煎服。

【功用】利水消肿，行气祛湿。

【主治】

水气停滞之皮水证　症见头面四肢悉肿，心腹胀满，上气喘急，小便不利，或妊娠水肿，苔白腻，脉沉缓。

【方解】本方为治皮水证常用方。方中茯苓皮为君，甘淡渗湿，利水消肿，兼可健脾。以大腹皮、陈皮为臣，其中大腹皮辛温，行脾胃之气，疏小肠以复其泌清浊之功能，行气宽中除满，渗利水湿；陈皮辛苦温，行肺脾之气，苦燥肺脾之湿以和胃。两药相合，使气行则水湿得行。生姜皮辛散脾胃及肌肤之水湿，宣发肺气以通调水道；桑白皮善肃降肺气并利水，与生姜皮共助肺之治节，使水湿下输膀胱而出，二者为佐药。五药使用，共奏利水消肿，理气祛湿健脾之功效。

第五节　温化水湿剂

温化水湿剂适用于阳虚气不化水或湿从寒而化所致的痰饮、水肿、痹证、脚气等。根据主治证病机特点，此类方剂主要以温阳药与利湿药配伍而成。本证病机常涉及阳虚内寒、脾虚不运、饮停气阻以及清浊相混等，故本类方剂又常配伍温阳祛寒、健脾益气、理气行滞以及分清化浊之品。代表方有真武汤等。

真武汤
《伤寒论》

【组成】附子　茯苓　生姜　芍药各9g　白术6g

【用法】水煎服。

【功用】温阳利水。

【主治】

1. 脾肾阳虚，水饮内停证　症见小便不利，四肢疼痛，甚则肢体浮肿，腹痛下利，口不渴，苔白，脉沉。

2. 太阳病　发汗，汗出不解，其人仍发热，心下悸，头眩，身瞤动，振振欲擗地。

【方解】本方为治脾肾阳虚，水气内停的代表方。方中附子辛热，主入心肾，能温补肾阳，散寒止痛，为君。茯苓淡渗利水，生姜温中散寒行水气，助君药以温阳散寒，化气行水，共为臣。白术苦甘而温，健脾燥湿；白芍酸而微寒，敛阴缓急而止痛，并利小便，且兼制附子之温燥，共为佐。五药相合，共奏温阳利水之功，使阳复阴化水行。

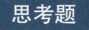

答案解析

1. 试述祛湿剂的分类、适应证及代表方剂。

2. 试述平胃散的组成、功用、主治证。

3. 五苓散与真武汤均可治疗水肿，临床如何区别使用？

4. 羌活胜湿汤中君药是什么，有何配伍意义？

5. 茵陈蒿汤、八正散两方中均配伍大黄，意义是什么？

书网融合……

本章小结

微课

习题

第三十七章　温里剂

学习目标

1. 通过本章的学习，掌握理中丸、四逆汤的组成、功用、主治及配伍意义。熟悉温里剂的概念、分类、配伍及使用注意；参附汤的组成、功用和主治。了解当归四逆汤及黄芪桂枝五物汤的功用和主治。

2. 具有应用温里剂辨证治疗里寒证的能力。

3. 不断完善知识结构，具有一定创新技能。

以温里祛寒药为主组成，具有温里助阳、散寒通脉等作用，用于治疗里寒证的方剂，称为温里剂。

温里剂适用于多种原因所致之里寒证。里寒证成因不同，但总不外乎寒邪入里或寒从内生两个方面。由于里寒证病情有轻重缓急不同，病变部位有脏腑经络之异，温里剂因此可分为温中祛寒剂、回阳救逆剂、温经散寒剂三类。

应用温里剂应注意，本类方剂大多由辛温燥热之品组成，热证、阴虚证、真热假寒证禁用。患者素体阴虚、失血之证，不可过剂，以免重伤其阴。若阴寒太盛，服热药入口即吐者，可少佐寒凉之品，或热药凉服。另外，尚需注意用量，除因人而施外，还应注意季节等。

第一节　温中祛寒剂

温中祛寒剂适用于脾胃虚寒证，症见肢体倦怠，手足不温，脘腹胀满，腹中冷痛，或吞酸吐涎，呕吐下利，舌淡苔白润，脉沉细或迟缓等。本类方剂常以温里药如干姜、吴茱萸等配伍补气健脾药如人参、白术、甘草等组成方剂。代表方有理中丸等。

理中丸
《伤寒论》

【组成】干姜　人参　白术　炙甘草各9g

【用法】为丸，每次6~9g，温水送服。亦可作汤剂。

【功用】温中祛寒，补气健脾。

【主治】

1. 脾胃虚寒证　症见脘腹疼痛，喜暖喜按，自利不渴，畏寒肢冷，呕吐，不欲饮食，舌淡苔白，脉沉细。

2. 阳虚失血证　症见便血、衄血或崩漏等，血色黯淡或清稀。

3. 小儿慢惊，或病后喜唾涎沫，或霍乱吐泻，以及胸痹等中焦虚寒所致者。

【方解】本方为温中祛寒代表方。方中干姜为君药，辛热以温中祛寒。人参为臣药，甘温益气、补气健脾。脾虚易生湿，故以苦甘温之白术健脾燥湿为佐药；用炙甘草益气和中，调和诸药为使药。四药相合，温补并用，中焦之寒得祛，中焦之虚得复，清阳升而浊阴降，运化健而中焦治，吐泻腹痛诸症悉可解除，故方名"理中"。

理中丸的加减方

附子理中汤《太平惠民和剂局方》

［组成］理中丸加附子。

［功用］温阳祛寒，补气健脾。

［主治］脾胃沉寒痼冷，或脾肾虚寒证。症见脘腹冷痛、呕吐泄泻、手足不温，或霍乱转筋等。

第二节　回阳救逆剂

回阳救逆剂适用于阳气衰微，内外俱寒，甚至阴盛格阳或戴阳等危重证，症见四肢厥逆，恶寒踡卧，精神萎靡，下利清谷，脉微欲绝或沉细等。本类方剂常用附子、干姜等辛热药为主组成，亦可配伍人参等益气固脱扶正之品。代表方有四逆汤、参附汤等。

四逆汤

《伤寒论》

【组成】附子 15g　干姜 9g　炙甘草 6g

【用法】水煎服。

【功用】回阳救逆。

【主治】

阴盛阳衰亡阳证　症见四肢厥逆，畏寒踡卧，吐泻腹痛，神衰欲寐，甚至冷汗淋漓，面色苍白，舌苔白滑，甚至苔灰，脉沉微甚欲绝。

【方解】本方为回阳救逆的基础方，代表方。方中附子为君药，大辛大热，入心脾肾经，回阳救逆。干姜为臣药，温中散寒，助阳通脉。附子与干姜相须为用，相得益彰，温里回阳，是回阳救逆的常用组合。配伍炙甘草为佐使，益气补中而调诸药，缓附、姜燥烈辛散之性。三药合用，功专效宏，可速达回阳救逆之功，故方名"四逆汤"。

四逆汤的加减方

1. 四逆加人参汤《伤寒论》

［组成］四逆汤加人参。

［功用］回阳益气，救逆固脱。

［主治］各种疾病发展至阳虚液脱，阴阳俱衰的危重证。

2. 通脉四逆汤《伤寒论》

［组成］四逆汤倍干姜。

［功用］回阳通脉。

［主治］比四逆汤证更重的阴盛格阳于外者。

3. 白通汤《伤寒论》

［组成］四逆汤去甘草加葱白。

［功用］通阳破阴。

［主治］少阴病，阴寒盛于下，迫虚阳于上之"戴阳证"。

参附汤
《正体类要》

【组成】人参 12g 附子 9g

【用法】水煎服。

【功用】益气回阳固脱。

【主治】

元气大亏，阳气暴脱证 症见四肢厥逆，冷汗淋漓，面色苍白，呼吸微弱，脉微欲绝。

【方解】本方为回阳固脱的代表方。方中重用人参为君药，大补元气，补气固脱，使阳气回复，阴血自生。臣以大辛大热的附子，温壮元阳，合人参补气之力更强。两药相伍，具有上助心阳，下补肾阳，中健脾气，气阳同救的作用。

第三节 温经散寒剂

温经散寒剂适用于寒邪凝滞经脉，血脉运行不利所致的手足厥逆、肢体痹痛等。常用桂枝、细辛等温经散寒药配伍当归、芍药、熟地黄等养血和血药组成方剂。代表方有当归四逆汤、黄芪桂枝五物汤。

当归四逆汤
《伤寒论》

【组成】当归 桂枝 芍药各 9g 细辛 3g 通草 甘草各 6g 大枣 5 枚

【用法】水煎服。

【功用】温经散寒，养血通脉。

【主治】

血虚寒厥证 症见手足厥寒，或腰、股、腿、足疼痛，口不渴，舌淡苔白，脉沉细或细而欲绝。

【方解】本方为温经养血通脉的代表方。方中当归养血和血，桂枝温通经脉，共为君药。芍药养血和营，细辛温经散寒，共为臣药。通草通行经脉，为佐药。大枣、炙甘草补脾气而调诸药，为佐使药。诸药合用，共成温补通脉之剂。

黄芪桂枝五物汤
《金匮要略》

【组成】黄芪 桂枝 芍药各 9g 生姜 18g 大枣 4 枚

【用法】水煎服。

【功用】益气温经，和血通痹。

【主治】

血痹证 症见肌肤麻木不仁，恶风，易汗出，舌淡苔白，脉微涩而紧。

【方解】本方为治血痹证的常用方。方中黄芪为君，益气固表。桂枝解表温经，芍药养血和营，与桂枝合用，调和营卫，以通血脉，共为臣药。生姜辛温，疏散风邪，以助桂枝之力；大枣甘温，养血益气，以资黄芪、芍药之功，与生姜为伍，又能和营卫，调诸药，共为佐使。诸药合用，共奏益气温经、和血通痹之效。

答案解析

思考题

四逆汤、当归四逆汤、四逆散均治四肢逆冷，其君药各是什么药，为什么？

书网融合……

本章小结　　　　　微课　　　　　习题

第三十八章　理气剂

PPT

学习目标

1. 通过本章的学习，掌握越鞠丸、半夏厚朴汤、柴胡疏肝散及旋覆代赭汤的组成、功用、主治及配伍意义。熟悉理气剂的定义、适应证、治法、配伍、分类和使用注意；金铃子散、左金丸、瓜蒌薤白白酒汤的组成、功用和主治。了解定喘汤的功用和主治。

2. 具有应用理气剂辨证治疗气滞、气逆证的能力。

3. 培养与他人交流、合作共事的能力。

凡以理气药为主组成，具有行气或降气的作用，用于治疗气滞、气逆病证的方剂，称为理气剂。属八法中的"消法"。

气是人体生命活动的动力，为一身之主，始终处于升降出入有序地运动中，维持人体各功能活动及新陈代谢的正常进行。情志失常，或寒温失调，或饮食失节，或劳倦太过等因素，均可使气机升降失常，引起脏腑功能失调，产生多种疾病。气病归纳起来有气滞、气逆、气虚三方面。气滞者多为气机运行不畅，治宜行气而调之；气逆者多为胃气上逆或肺气上逆，则当降气以平之，气虚证在补益剂里已经介绍，故本章方剂分为行气与降气两类。

使用理气剂首先辨清病证之虚实，勿犯虚虚实实之戒。若气滞实证，当须行气，误补则其滞愈甚；如气滞虚证，当补其虚，误用破气，更伤其气。理气剂大多辛温香燥，易于耗气伤津，助热生火，使用时当适可而止，慎勿过剂，或适当配伍益气滋润之品以制其偏；若年老体弱或素体气虚阴亏、内热较甚，则当慎用，或随证配伍相应的药物。此外，理气剂辛散走窜，有动血及动胎之弊，对于有出血倾向的患者或孕妇及妇女适值经期者，亦慎用。

第一节　行气剂

行气剂具有疏通气机的作用，适用于气机郁滞的病证。常表现为脾胃气滞和肝气郁滞。脾胃气滞多见脘腹胀满，嗳气吞酸，呕恶少食，大便不调等，常选用疏理脾胃气机的药如陈皮、厚朴、木香、枳壳、砂仁等为主组方；肝气郁滞多见胸胁或少腹胀痛，或疝气痛，情志不畅，或月经不调、痛经等，常选用疏肝理气之药如香附、川楝子、乌药、青皮、郁金等为主组方。气机郁滞常易引血瘀、痰凝、食积、火郁等，故使用时常配伍活血化瘀、消食和胃、清热泻火之品。代表方有越鞠丸、金铃子散、瓜蒌薤白白酒汤、半夏厚朴汤等。

越鞠丸
《丹溪心法》

【组成】香附　川芎　苍术　栀子　神曲各6g

【用法】为丸，每服6~9g。

【功用】行气解郁。

【主治】

六郁证　症见脘腹胀满或疼痛，胸膈痞闷，嗳腐吞酸，恶心呕吐，饮食不消。

【方解】本方为治疗气血痰火湿食"六郁"之代表方。六郁指气、血、痰、火、湿、食之郁，但以气郁为主。方中香附行气解郁，以治气郁，为君。川芎活血行气，为血中气药，既能治血郁，又可加强君药行气解郁之功；苍术气味芳香雄烈，可以悦脾化湿，以治湿郁；栀子清热泻火，以治火郁；神曲消食和胃，以治食郁，共为臣。诸药配合，则气、血、火、湿、食五郁自解。至于痰郁，或因气滞湿聚而生，或为饮食积滞所致，或因火邪炼津而成，今五郁得解，则痰郁自消，此亦治病求本之意。全方使气畅血行，热清湿祛，痰消食化，六郁自开。本方组方以五味药治六般郁，贵在治病求本，且方中行气、活血、清热、除湿、消食诸法并举，然重在调理气机，使气畅而诸症自消。

【注意事项】本方示人以治郁大法，临床使用时可视何郁为重，重用相关药物，并适当加减。

🔗 知识拓展

经典方论选录

汪昂："此手足太阴、手少阳药也。吴鹤皋曰：越鞠者，发越鞠郁之谓也。香附开气郁，苍术燥湿郁，抚芎调血郁，栀子解火郁，神曲消食郁。陈来章曰：皆理气也，气畅则郁舒矣。"

——《医方集解·理气之剂》

金铃子散
《素问病机气宜保命集》

【组成】金铃子　延胡索各30g

【用法】为细末，每服6～9g，酒调下或开水冲服。亦可水煎服。

【功用】疏肝泄热，活血止痛。

【主治】

肝郁化火证　症见胸腹胁肋灼热胀痛，时发时止，口苦，舌红苔黄，脉弦。

【方解】本方为治胸胁疼痛的代表方。疼痛因肝气郁结，失于疏泄，日久气郁化火而成。方中金铃子疏肝行气，清泄肝火而止痛，为君药。延胡索行气活血，擅长止痛，《本草纲目》谓其"能行血中气滞，气中血滞，故专主一身上下诸痛"，为臣佐药。两药合用既能疏肝泄热，又可行气活血止痛。用酒服下，行其药势，以为使。诚如王子接云："金铃子散，一泄气分之热，一行血分之滞。"

左金丸
《丹溪心法》

【组成】黄连18g　吴茱萸3g

【用法】为丸，每服3g，开水吞服。亦可水煎服。

【功用】清泻肝火，降逆止呕。

【主治】

肝火犯胃证　症见胸胁胀痛，脘腹痞闷，嗳气呕吐，口苦，吞酸嘈杂，舌红苔黄，脉弦数。

【方解】本方为治肝火犯胃的常用方。方中重用苦寒之黄连，其用有三：一为清泻肝火，使其不致横逆犯胃；二为清泻胃火，使胃火得清胃气自降；三为清泻心火，取"实则泻其子"之意，为君。少佐辛热之吴茱萸解肝郁，降胃气，既助黄连降逆止呕，又制黄连的苦寒伤胃之性，使泄火而无凉遏之弊，为佐。两药并用，肝胃同治。

【注意事项】吐酸属虚寒者忌用本方。

瓜蒌薤白白酒汤
《金匮要略》

【组成】瓜蒌 24g　薤白 12g　白酒适量

【用法】水煎服。

【功用】通阳散结，行气祛痰。

【主治】

胸痹（胸阳不振、痰气互结证）　症见胸中闷痛，甚至胸痛彻背，喘息咳唾，气短，苔白腻，脉沉弦或紧。

【方解】本方为治胸痹的基础方。方中君以瓜蒌涤痰散结，理气宽胸。臣以薤白温通滑利，通阳散结，行气止痛。两药相配，散胸中阴寒，化上焦痰浊，宣胸中气机，共为治胸痹之要药。佐以辛通温散之白酒，以增行气通阳之力，药仅三味，配伍精当，共奏通阳散结，行气祛痰之功，使胸中阳气宣通，痰浊消散，气机宣畅，则胸痹诸症可除。

🔖 知识拓展

瓜蒌薤白白酒汤的加减方

1. 瓜蒌薤白半夏汤《金匮要略》

[组成] 瓜蒌薤白白酒汤加半夏 12g。

[功用] 通阳散结，祛痰宽胸。

[主治] 胸痹，痰浊较甚，胸痛彻背，不能安卧。

2. 枳实薤白桂枝汤《金匮要略》

[组成] 瓜蒌薤白白酒汤去白酒，加枳实 12g（先煎），厚朴 12g（先煎），桂枝 6g。

[功用] 通阳散结，下气祛痰。

[主治] 胸痹。气结在胸，胸满而痛，甚或气从胁下上逆抢心，舌苔白腻，脉沉弦或紧。

半夏厚朴汤
《金匮要略》

【组成】半夏 12g　厚朴 9g　生姜 9g　茯苓 12g　苏叶 6g

【用法】水煎服。

【功用】行气散结，降逆化痰。

【主治】

梅核气　症见咽中如有物阻，咳吐不出，吞咽不下，伴胸胁满闷作痛，或咳，或呕，苔白腻，脉弦滑。

【方解】本方为治痰气互结梅核气的代表方。方中以半夏为君，功善化痰散结，降逆和胃。臣以厚朴长于行气开郁，下气除满。半夏之散结降逆，有助于厚朴理气；厚朴之理气燥湿，有助于半夏化痰，一化痰结，一行气滞，二者相配，痰气并治。佐以生姜之辛温散结，降逆消痰，助半夏化痰散结，和胃止呕，并解半夏之毒。茯苓甘淡渗湿健脾，使湿去脾健，则痰无由生。苏叶为使，其芳香疏散，协厚朴开郁散结，质轻入肺，能引药上行以达病所。诸药辛苦合用，辛以行气散结，苦能燥湿降逆，合而成方，共奏散结行滞、降逆化痰之功。

知识拓展

经典验案

张奚亭乃眷，喉中梗梗有肉如炙脔，吞之不下，吐之不出，鼻塞头晕，耳常啾啾不安，汗出如雨，心惊胆怯，不敢出门，稍见风即遍身疼，小腹时疼，小水淋涩而疼。脉两寸皆短，两关滑大，右关尤搏指，此梅核气症也。以半夏四钱，厚朴一钱，紫苏叶一钱五分，茯苓一钱三分，姜三片，水煎，食后服。每用此汤调理多效。

——《孙文垣医案》

柴胡疏肝散
《景岳全书》

【组成】柴胡　陈皮各6g　香附　川芎　枳壳　芍药各4.5g　甘草3g

【用法】水煎服。

【功用】疏肝解郁，行气止痛。

【主治】

肝气郁滞证　症见胁肋疼痛，胸闷喜太息，情志抑郁或易怒，或嗳气，脘腹胀满，脉弦。

【方解】本方为疏肝解郁之代表方。方中柴胡功善条达肝气而疏郁结为君药。香附长于疏肝理气，并能行气止痛；川芎能行气活血，开郁止痛，两药共助柴胡疏肝解郁、行气止痛，同为臣药。陈皮理气行滞而和胃，醋炒以入肝行气；枳壳行气止痛以疏理肝脾；芍药、甘草养血柔肝，缓急止痛，俱为佐药；甘草兼和药性，又作使药。诸药共奏疏肝解郁、行气止痛之功。本方以大队辛散疏肝理气药为主，辅以养血柔肝、行气活血、和胃之品，故疏肝之中兼以养肝，理气之中兼以调血，恰适肝体阴用阳之性，且治肝之中兼以和胃，故为疏肝解郁之代表方。

【注意事项】本方药性芳香辛燥，易于耗气伤阴，不宜久服。孕妇慎用。

知识拓展

柴胡疏肝散的加减方

木香顺气散《证治准绳·类方》卷四引《医学统旨》

［组成］木香、香附、槟榔、青皮、陈皮、厚朴、苍术、枳壳、砂仁各6g，甘草3g。

［用法］为末，水二盅，加生姜三片，煎八分，食前服。

［功用］顺气开郁，和胃化湿。

第二节　降气剂

降气剂适用于气机上逆的病证。常表现为胃气上逆和肺气上逆。胃气上逆以呕吐、呃逆、噫气等为主要见症，常选用具有降逆止呕功效的药物组方。代表方有旋覆代赭汤等。肺气上逆主要表现为喘咳，常选用降气平喘药。若以咳嗽为主症，伴见气喘者，其治法方剂参考第四十章化痰止咳平喘剂。

旋覆代赭汤
《伤寒论》

【组成】旋覆花　赭石　半夏各9g　生姜10g　人参　炙甘草各6g　大枣4枚

【用法】水煎服。

【功用】降逆化痰，益气和胃。

【主治】

胃虚痰阻，气逆不降之证　症见心下痞硬，噫气不除，并见反胃呕吐，吐涎，舌淡苔白滑，脉弦而虚。

【方解】本方为治胃虚痰阻，气逆不降的常用方。原治"伤寒发汗，若吐若下，解后，心下痞硬，噫气不除"之症。伤寒发汗后，又误用吐、下之法攻伐，邪虽去而胃气已伤，不得正常升降转输。治当降逆化痰为主，兼以益气和胃之法。方中旋覆花性主降，功善下气消痰，降逆止噫，故重用为君。臣以赭石、半夏、生姜，赭石性重坠降逆，长于镇摄肺胃之逆气，与旋覆花相伍而加强君药降逆下气、止呕化痰之功，以治气逆呕噫；半夏祛痰散结，降逆和胃；生姜用量独重，一为和胃降逆增其止呕之效，二为宣散水气以助祛痰之功。人参、大枣、炙甘草甘温益气，健脾养胃，以复中虚气弱之本，俱为佐药。炙甘草调和药性，兼作使药。诸药相合，标本兼顾，共奏降逆化痰、益气和胃之功，使胃气复，痰浊消，气逆降，则痞硬、噫气、呕恶自除。

定喘汤
《摄生众妙方》

【组成】麻黄　白果　桑白皮　杏仁　款冬花　半夏各9g　黄芩　苏子各6g　甘草3g

【用法】水煎服。

【功用】清热化痰，宣肺降气。

【主治】

风寒外束，痰热内蕴之哮喘　症见咳嗽，痰多气急，痰稠色黄，微恶风寒，舌苔黄腻，脉滑数。

【方解】本方为治外寒内热咳喘的常用方。痰热内蕴，复感风寒治宜宣降肺气，清热化痰。方中麻黄辛温，宣肺平喘，解表散邪；白果甘涩，敛肺定喘，祛痰止咳，两药合用，一散一收，既能增强平喘之功，又可防麻黄辛散太过耗伤肺气，共为君药。用桑白皮泻肺平喘，用黄芩清热化痰，二者合用以消内蕴之痰热而除致病之本，同为臣药。以杏仁、款冬花降气平喘；苏子、半夏化痰止咳，共助君、臣平喘祛痰，俱为佐药。以甘草生用，调和诸药，且能止咳，兼为佐使。诸药配伍，外散风寒，内清痰热，宣降肺气，使肺热清，外邪散，逆气降，痰浊化而咳喘得平。

本方与麻黄杏仁甘草石膏汤均可治疗肺热兼外感之咳喘。本方则以麻黄与白果为君，并配以桑白皮、黄芩、半夏、苏子等，其敛降之功著，且具清化痰热之能；然麻黄杏仁甘草石膏汤以石膏与麻黄（2∶1）共为君，其清宣之力强，但无清热化痰之力。

【注意事项】新感风寒，内无痰热，或哮喘日久，肺肾阴虚或气虚脉弱者，均不宜用本方。

答案解析

思考题

1. 试述气郁证和气逆证，在治疗时组方遣药有何异同？

2. 试述越鞠丸"五药治六郁"的内涵，临证应如何变化应用？

3. 为何瓜蒌薤白白酒汤是治疗胸阳不振、痰气互结之胸痹的基础方？

书网融合……

本章小结　　　　　　微课　　　　　　习题

第三十九章　理血剂

学习目标

1. 通过本章的学习，掌握血府逐瘀汤、补阳还五汤、小蓟饮子、槐花散、黄土汤的组成、功用、主治及配伍意义；血府逐瘀汤加减方的应用。熟悉理血剂的概念、分类、配伍及使用注意；生化汤的组成、功用、主治和配伍意义。了解失笑散的功用和主治。

2. 具有应用理血剂辨证治疗瘀血或出血证的能力。

3. 培养尊重科学、精益求精的精神。

凡以理血药为主组成，具有活血祛瘀或止血作用，用于治疗瘀血或出血证的方剂，统称为理血剂。属八法中的"消法"。

血是由水谷精微所化生，为人体重要的营养物质，内以荣润五脏六腑，外以濡养四肢百骸。若血行不畅，瘀滞内停，或离经妄行，血逸脉外，则形成瘀血、出血等病证。血瘀证治宜活血化瘀；出血证治当止血。血瘀证与出血证属于理血剂的治疗范围，故理血剂分为活血祛瘀剂和止血剂两类。

使用理血剂，首先必须辨清血证的致病原因，分清缓急及虚实，以做到急则治标，缓则治本，或标本兼顾。其次新瘀如异位妊娠等证急者，宜用汤剂，力大效速；久瘀如癥瘕等证缓者，宜用丸剂小量常服，以渐消缓散，祛瘀不伤正。再次，逐瘀过猛易伤正气，止血过急易致留瘀。所以活血祛瘀剂中常配伍扶正之品，使瘀祛而正不伤；止血剂中常配伍化瘀之品，使血止而瘀不留。对止血方的加减运用，还须注意，上部出血忌升提，如用柴胡、升麻之属；下部出血忌沉降，如用赭石、牛膝、大黄之类，以免加重出血。大失血有虚脱征兆者，又当急速补气固脱。

活血祛瘀剂属消法范围，性多破泄，宜中病即止；月经过多者、孕妇慎用。

第一节　活血祛瘀剂

活血祛瘀剂适用于瘀血所致的痛经、闭经、癥积、恶露不行、半身不遂、外伤瘀痛等。临床表现以经来有块，刺痛有定处、入夜尤甚，包块触之有形，固定不移，按之疼痛，舌紫暗，或有瘀斑瘀点，脉涩或弦为特点。本类方剂常以活血祛瘀药如桃仁、红花、川芎、赤芍、丹参等为主而组成。瘀血之成，有气滞、气虚、寒凝、热灼等多种原因，故本类方剂又常配伍理气、补气、温经、清热等药物。代表方有血府逐瘀汤、补阳还五汤、生化汤等。

血府逐瘀汤
《医林改错》

【组成】桃仁12g　当归　红花　牛膝　生地黄各9g　赤芍　枳壳各6g　川芎　桔梗各5g　柴胡甘草各3g

【用法】水煎服。

【功用】活血祛瘀，行气止痛。

【主治】

胸中气滞血瘀证　症见胸痛，头痛日久，痛如针刺而有定处，或呃逆日久不止，或内热烦闷，或心悸失眠，急躁易怒，入暮潮热，唇黯或两目黯黑，舌质黯红或有瘀斑，脉涩或弦紧。

【方解】本方为治气滞血瘀诸证的常用方。系桃红四物汤合四逆散加桔梗、牛膝而成。方中桃仁活血祛瘀，为君药。当归、红花、赤芍、牛膝、川芎助君祛瘀之力，同为臣药。牛膝能通血脉，引瘀血下行；柴胡疏肝理气，升达清阳；桔梗开宣肺气，载药上行入胸中，合枳壳一升一降，开胸行气，使气行则血行；生地黄凉血清热以除瘀热，合当归又滋养阴血，使祛瘀而不伤正，俱为佐药。甘草调和诸药为使。各药配伍，使血活气行，瘀化热清，肝气舒畅，诸症自愈。

【注意事项】本方活血作用较强，孕妇忌用，以免堕胎。

🔗 知识拓展

血府逐瘀汤的加减方

1. 通窍活血汤《医林改错》

[组成] 赤芍3g，桃仁6g，红花9g，老葱6g，生姜9g，大枣5枚，麝香0.15g，黄酒半斤。

[功用] 活血通窍。

[主治] 头面瘀阻证。症见头痛昏晕，或耳聋年久，或头发脱落，面色青紫，或酒渣鼻，或白癜风以及妇女干血痨，小儿疳积而见肌肉消瘦，腹大青筋，潮热。舌暗，或有瘀斑、瘀点。

2. 膈下逐瘀汤《医林改错》

[组成] 五灵脂6g，当归9g，川芎6g，桃仁9g，牡丹皮6g，赤芍6g，乌药6g，延胡索3g，甘草9g，香附5g，红花9g，枳壳5g。

[功用] 活血祛瘀，行气止痛。

[主治] 膈下瘀血证。症见肚腹积块，痛处不移，或小儿痞块，肚大青筋。舌暗红或有瘀斑，脉弦。

3. 少腹逐瘀汤《医林改错》

[组成] 小茴香1.5g，干姜3g，没药3g，当归9g，川芎3g，桂枝3g，赤芍6g，延胡索3g，蒲黄9g，五灵脂6g。

[功用] 活血祛瘀，温经止痛。

[主治] 少腹寒凝血瘀证。症见少腹疼痛，胀满，或有积块；或经行腰酸腹胀；或经行一月三五次，血色暗黑，或有块；崩漏兼少腹疼痛；或久不受孕。小腹凉，四肢不温。舌暗苔白，脉沉弦而涩。

4. 身痛逐瘀汤《医林改错》

[组成] 秦艽3g，川芎6g，桃仁9g，红花9g，甘草6g，羌活3g，没药6g，当归9g，五灵脂6g，香附3g，牛膝9g，地龙6g。

[功用] 活血行气，祛瘀通络，通痹止痛。

[主治] 血瘀痹证。症见肩痛、臂痛、腰痛、腿痛，或周身疼痛，痛如针刺，经久不愈。

[类方比较] 上述诸方均有活血祛瘀止痛作用，主治瘀血病证，含有川芎、桃仁、红花、当归、赤芍。其中血府逐瘀汤擅长宣通胸胁气滞，主治胸中瘀血证；通窍活血汤偏于辛香通窍，主治头面瘀阻证；膈下逐瘀汤善于行气止痛，主治瘀阻膈下及肝郁血滞证；少腹逐瘀汤长于温经止痛，主治少腹寒凝血瘀证；身痛逐瘀汤长于宣痹通络止痛，主治瘀阻经络的身痛证。

补阳还五汤

《医林改错》

【组成】黄芪120g　当归尾6g　川芎　桃仁　红花　地龙各3g　赤芍5g

【用法】水煎服。

【功用】补气活血，通络。

【主治】

气虚血瘀之中风　症见半身不遂，口眼㖞斜，语言謇涩，口角流涎，小便频数或遗尿不禁，舌黯淡，苔白，脉缓。

【方解】本方为治气虚血虚中风常用方。方中重用生黄芪，大补元气，使气旺则血行，瘀消而不伤正，且能起废痿，为君药。配以当归尾活血和血，且有化瘀不伤血之妙，是为臣药。川芎、赤芍、桃仁、红花助当归尾活血祛瘀；地龙长于行散走窜，通经活络，均为佐药。各药合用，使气足以推动血行，瘀去络通，则筋肉得养，痿废可愈。

【注意事项】中风半身不遂者使用本方时，应神志清醒；治疗时常需久服，预后仍宜每隔三五或七八日一剂继服，以巩固疗效，防止复发。

生化汤
《傅青主女科》

【组成】当归24g　川芎9g　桃仁6g　炮姜2g　炙甘草2g

【用法】加黄酒、童便各半，水煎服。

【功用】化瘀生新，温经止痛。

【主治】

产后瘀血腹痛　症见恶露不行，小腹冷痛，脉迟细或弦。

【方解】本方为产后常用方。产后妇人易"寒、虚、瘀"，方中重用当归养血活血，化瘀生新，且能温经散寒，一物三用，最切产后病机，故为君药。川芎活血行气，桃仁活血祛瘀，均为臣药。炮姜入血分散寒，温经止痛；黄酒温通血脉而活血；童便化瘀，并能引败血下行，加速恶露的排泄，共为佐药。炙甘草调和药性，用为使药。全方配伍，共奏化瘀生新、温经止痛之功。

【注意事项】本方虽为产后之要方，但全方药性偏温，产后腹痛属瘀热者不宜使用。

失笑散
《太平惠民和剂局方》

【组成】五灵脂　蒲黄各等份

【用法】为末，每服6g，用醋或黄酒调服。亦可取9～12g，布包，水煎服。

【功用】活血祛瘀，散结止痛。

【主治】

瘀血停滞证　症见心胸或脘腹刺痛，或产后恶露不行，或月经不调，少腹急痛等。

【方解】本方为治血瘀证常用方。五灵脂性味甘温，主入血分，"其功长于破血行血，故凡瘀血停滞作痛……在所必用"（《本草经疏》）；蒲黄甘平，亦入血分，"以清香之气，兼行气分，故能导瘀结而治气血凝滞之痛"（《本草正义》），两药相须为用，活血祛瘀、散结止痛之功相得益彰。

【注意事项】孕妇忌用。五灵脂败胃，脾胃虚弱者慎用。

第二节　止血剂

止血剂适用于血逸脉外而出现的全身不同部位的出血，如吐血、衄血、咯血、尿血、便血、崩漏及外伤出血等。

出血证颇为复杂，病因有寒热虚实之不同，部位有上下内外之别，病情有轻重缓急之异，因此止血法的运用须因证而言。因于血热妄行者，宜凉血止血；因于阳虚不能统血者，当温阳益气摄血；因于瘀阻络损者，宜化瘀止血；因于冲任失固者，应调摄冲任。慢性出血而证缓者，以治本为主；大出血而证急者，当着眼于收敛止血治标；外伤出血者，宜配合外用药以敛伤止血。止血剂的组方，热证出血常用侧柏叶、小蓟、白茅根、槐花、地榆等；寒证出血常用炮姜、艾叶等；瘀血之出血常用三七、蒲黄等。代表方有小蓟饮子、槐花散、黄土汤等。

小蓟饮子

《济生方》

【组成】小蓟　滑石各15g　藕节　蒲黄　木通　淡竹叶　山栀子各9g　生地黄30g　当归　炙甘草各6g

【用法】水煎服。

【功用】凉血止血，利水通淋。

【主治】

下焦瘀热之血淋、尿血　症见尿中带血，小便频数，赤涩热痛，或尿血，舌红脉数等。

【方解】本方为治尿血、血淋的常用方。方中小蓟凉血止血，为君药。辅以藕节、蒲黄助君药凉血止血，并能消瘀，可使血止而不留瘀；生地黄养阴清热、凉血止血，共为臣药。滑石清热利水通淋；木通、淡竹叶、栀子清泄心、肺、三焦之火热，使其从下而去；当归养血和血而性温，有防方中诸药寒凉太过之意，共为佐药。甘草和中调药，为使药。诸药合用，共奏凉血止血为主、利水通淋为辅之功。

【注意事项】本方不宜久服，孕妇忌用。

槐花散

《本事方》

【组成】槐花　侧柏叶各12g　荆芥穗　枳壳各6g

【用法】水煎服。

【功用】清肠止血，疏风下气。

【主治】

肠风、脏毒　症见便前出血，或便后出血，或粪中带血，以及痔疮出血，血色鲜红或晦黯。

【方解】本方为治肠风下血的常用方。方中槐花清大肠湿热，凉血止血，为君药。侧柏叶助槐花凉血止血；荆芥穗炒用，疏风并入血分而止血，共为臣药。枳壳下气宽肠，为佐使药。诸药合用，既能凉血止血，又能清肠疏风，风热湿毒既清，便血自止。

【注意事项】本方药性寒凉，只宜暂用，不可久服。便血属气虚或阴虚者，不宜使用。

黄土汤

《金匮要略》

【组成】灶心黄土30g　白术　附子（炮）　干地黄　阿胶　黄芩　甘草各9g

【用法】先将灶心黄土水煎取汤，再煎余药。

【功用】温阳健脾，养血止血。

【主治】

脾阳不足，脾不统血证　症见大便下血，或吐血、衄血，以及妇人崩漏，血色暗淡，四肢不温，面色萎黄，舌淡苔白，脉沉细无力。

【方解】本方为治脾阳虚，脾不统血的常用方。方中灶心黄土温中止血，为君药。配以白术、附子温脾阳而补中气，助君药以复统摄之权，为臣药。但辛温之白术、附子易耗血动血，且出血量多，阴血每易亏耗，佐以生地黄、阿胶滋阴养血、止血；苦寒之黄芩与甘寒滋润之生地黄、阿胶共同制约白术、附子过于温燥之性，生地黄、阿胶得白术、附子又防其滋腻之性。甘草调药和中为使药。诸药配合，寒热并用，标本兼治，刚柔相济，温阳而不伤阴，滋阴而助阳。

【注意事项】阴虚血热之出血者不宜。

答案解析

思考题

1. 王清任"五逐瘀汤"的用药配伍及主治各有什么特点？
2. 补阳还五汤为活血祛瘀剂，为何重用补气药黄芪？
3. 槐花散、黄土汤均可治便血，各方的主治、临床表现、君药及功用有何不同？
4. 黄土汤与归脾汤均能治疗便血、崩漏，二者在药物配伍、功用及主治证病机上有何不同？

书网融合……

本章小结   微课   习题

第四十章　化痰止咳平喘剂

PPT

学习目标

1. 通过本章的学习，掌握二陈汤、温胆汤、小陷胸汤、半夏白术天麻汤的组成、功用、主治及配伍意义。熟悉化痰止咳平喘剂的概念、分类、配伍及使用注意；清气化痰丸、苓甘五味姜辛汤、贝母瓜蒌散、止嗽散的组成、功用、主治及主要配伍意义。

2. 具有应用化痰止咳平喘剂辨证治疗咳喘的能力。

3. 树立服务意识，以病人为本，不断提高综合运用药物的能力。

　　凡以化痰止咳平喘药为主组成，具有祛除痰饮、止咳平喘作用，用于治疗各种痰饮、咳喘病证的方剂，称为化痰止咳平喘剂。

　　痰证之成因，有内、外因素的不同。内伤而致者，多为脏腑功能失调，尤其是肺、脾、肾功能失调，以致机体津液输布失常，水液凝聚而成。外因而致者，主要有六淫、饮食不节等病因。若外邪袭肺，肺失宣降，则聚津为痰；酒食过度，致积湿生痰；火热邪盛，可灼津成痰。种种因素，以致痰饮之生。痰饮既是某些疾病的病理产物，又是某些疾病的致病因素。许多疾病常因痰饮而生，故有"百病皆由痰作祟"之说。临床上有许多疑难病证，从痰论治每获奇效。化痰止咳平喘剂分为燥湿化痰剂、清热化痰剂、温化寒痰剂、润燥化痰剂、治风化痰剂和止咳平喘剂六类。

　　"善治痰者，不治痰而治气，气顺则一身之津液亦随气而顺矣"，由于痰随气机而升降，气壅则痰聚，气顺则痰消，祛痰剂中常配伍理气药物，以助化痰。又因痰饮常因湿聚而成，故祛痰剂中又常配伍祛湿之品，使湿去则痰消。此外，治疗痰病时，不仅要治痰，还要治其生痰之本，使痰无由生。

　　化痰止咳平喘剂不宜久服，以免伤正。气阴两虚者慎用。外感咳嗽初起，不宜单投止咳平喘剂，以防留邪。咯血或痰黏难咳者，不宜用温热燥烈之品；表邪未解或痰多者，慎用滋润之品，以防壅滞留邪，病久不愈。

第一节　燥湿化痰剂

　　燥湿化痰剂适用于湿痰证。湿痰证的辨证要点为咳嗽痰多，色白易咳，舌苔白腻，脉滑；也可兼见胸脘痞闷，恶心呕吐，肢体困倦，头眩心悸等。湿痰多由脾不运化，水湿或津液凝结而成。常以燥湿化痰药如半夏、陈皮、茯苓等为主组成，并常配伍行气、利湿之品。代表方有二陈汤等。

二陈汤
《太平惠民和剂局方》

【组成】半夏15g　橘红15g　白茯苓9g　炙甘草5g

【用法】加生姜7片，乌梅1个，水煎服。

【功用】燥湿化痰，理气和中。

【主治】

湿痰证　症见咳嗽痰多，色白易咳，胸膈满闷，恶心呕吐，肢体困倦，不欲饮食，或头眩心悸，舌苔白腻，脉滑。

【方解】本方为燥湿化痰基础方。方中君以半夏辛温而性燥，尤善燥湿化痰，为治湿痰之要药，又能降逆和胃止呕，兼以辛散而消痞满。盖湿痰之生，每因于气机失调，湿痰既成，又可阻滞气机，遂臣以辛苦温燥之橘红，理气行滞，体现了治痰先治气，气顺则痰消之意，又兼燥湿化痰。其与君药相配，功善燥湿化痰，理气和中，用治湿痰阻滞之证。脾为生痰之源，白茯苓甘淡渗湿健脾，用之可使湿无所聚，则痰无由生，以治其生痰之源；半夏与白茯苓配伍，燥湿化痰与渗利水湿相合，而达湿化痰消之功，体现了朱丹溪所谓"燥湿渗湿则不生痰"之理。生姜之用，既能助半夏、橘红以降逆化痰；又制半夏之毒；复以少许乌梅收敛肺气，与半夏相伍，散中有收，相反相成，使祛痰而不伤正，均为佐药。炙甘草和中调药，为使药。诸药合而用之，共奏燥湿化痰，理气和中之功。本方中半夏、橘红二药，"陈久"者良，即《医方集解》云："陈皮、半夏贵其陈久，则无燥散之患，故名二陈。"

【注意事项】本方用药性偏辛燥，若阴虚燥咳，痰中带血者，不宜使用。

知识拓展

二陈汤的加减方

1. 导痰汤《重订严氏济生方》

［组成］半夏 12g，天南星 3g，橘红 3g，枳实 3g，赤茯苓 3g，炙甘草 1.5g，生姜 10 片。

［功用］燥湿化痰，行气开郁。

［主治］痰厥证。症见头目眩晕，或痰饮留积不散，胸膈痞塞，胁肋胀满，头痛吐逆，喘急痰嗽，涕唾稠黏，坐卧不安，饮食少思。

2. 金水六君煎《景岳全书》

［组成］当归 6g，熟地黄 9~15g，陈皮 5g，半夏 6g，茯苓 6g，炙甘草 3g，生姜 3~7 片。

［功用］滋养肺肾，祛湿化痰。

［主治］肺肾虚寒，水泛为痰。或年迈阴虚，血气不足，外受风寒，咳嗽，呕恶多痰，喘急等症。

第二节　清热化痰剂

清热化痰剂适用于热痰证。热痰证多由火热煎灼津液或郁久化火而成，临证每以咳嗽，痰黄黏稠，咳吐不利，口苦，舌红苔黄腻，脉滑数等证候为特征；亦可兼见胸膈痞满，小便短赤，大便秘结，甚或惊悸癫狂等。本类方剂常以清热化痰药如瓜蒌、贝母等为主组成，常配伍清热泻火、理气之品。代表方有温胆汤、清气化痰丸、小陷胸汤等。

温胆汤
《三因极一病证方论》

【组成】半夏　竹茹　枳实各 6g　陈皮 9g　茯苓 5g　炙甘草 3g

【用法】加生姜 5 片，大枣 1 个，水煎服。

【功用】理气化痰，清胆和胃。

【主治】

胆胃不和，痰热内扰证　症见大病后胆怯易惊，虚烦不眠，口苦吐涎，或惊悸不宁，或呕吐呃逆，或癫痫等，苔腻微黄，脉弦滑。

【方解】本方为治胆胃不和，痰热内扰的常用方。方中半夏功善祛痰化浊，降逆和胃，为君药。然证属胆热犯胃，痰热内扰，故配以味甘淡而性微寒的竹茹，专清热痰，为宁神开郁之佳品。与半夏相配，既化其痰浊，又清其胆热，令胆气清肃，胃气顺降，则胆胃得和，烦呕自止，为臣药。治痰须治气，气顺痰自消，故佐以枳实破气消痰，散结除痞；陈皮理气燥湿而化痰，既助半夏以祛痰，又增枳实调气之功。两药相合，行气降逆而化痰和胃。痰之成，本在脾，茯苓健脾渗湿，以治生痰之源；生姜、大枣和中培土，使水湿无以留聚，亦为佐药。炙甘草益气和中，调和诸药，为使药。全方诸药合用，共奏清胆和胃、理气化痰、除烦止呕之功。用之化痰而不过燥，清热而不过寒，化痰与理气并重，清胆与和胃兼顾，使痰热得清，胆胃得和，诸症可解。

【注意事项】凡心虚失眠、血虚心悸、阴虚眩晕、胃寒呕吐者等，不宜使用本方。

🔗 知识拓展

温胆汤的加减方

黄连温胆汤《六因条辨》

[组成] 半夏、竹茹、枳实各9g，陈皮6g，甘草3g，茯苓9g，黄连6g。

[功用] 清热除烦，燥湿化痰。

[主治] 痰热内扰所致的失眠、眩晕虚烦、欲呕、口苦、舌苔黄腻。

清气化痰丸
《医方考》

【组成】胆南星　制半夏各45g　瓜蒌仁　黄芩　枳实　陈皮　茯苓　杏仁各30g

【用法】生姜汁为丸，每服6g，温开水送下。亦可按比例水煎服。

【功用】清热化痰，理气止咳。

【主治】

热痰咳嗽证　症见咳嗽痰黄，咳之不爽，胸膈痞满，小便短赤，舌质红，苔黄腻，脉滑数。

【方解】本方为治痰热咳嗽的常用方。方中胆南星功善豁痰清热，以祛壅闭于肺之痰热，为君药。瓜蒌仁长于清热化痰，黄芩苦寒，功善清泻肺火；二者合用，助君药以增强清肺热、化痰结之力；半夏虽为辛温之品，但与黄芩等苦寒之剂相伍，则避性温助热之弊，而独取化痰散结、降逆止呕之功，共为臣药。以枳实行气消痰，散结通痞；陈皮理气行滞，燥湿化痰，使气顺则痰消。脾为生痰之源，肺为贮痰之器，故又用茯苓健脾渗湿，以治生痰之源；杏仁降利肺气，止咳平喘，均为佐药。以生姜汁为丸，既可制半夏之毒，又增强祛痰降逆之力。诸药相合，共奏清热化痰、理气止咳之功，使热清火降，气顺痰消，则咳喘可除。本方为二陈汤的变方，即由二陈汤去甘草，加胆南星、瓜蒌仁、杏仁、黄芩、枳实而成。

【注意事项】本方性寒清热，凡寒痰、燥痰不宜使用。

小陷胸汤
《伤寒论》

【组成】瓜蒌实30g　黄连6g　半夏12g

【用法】水煎服。

【功用】清热涤痰，宽胸散结。

【主治】

痰热互结之小结胸证 症见心下痞满，按之疼痛，或咳吐黄痰，胸脘烦热，口苦，苔黄腻，脉滑数。

【方解】本方为治小结胸证的代表方。本方原治伤寒表证误下，邪热内陷，痰热结于心下之小结胸证。治以清热化痰、宽胸散结。方中君以瓜蒌实善入肺经，用之既可清热涤痰，以除胸中之痰热邪气，又能利气散结而宽胸，以治气郁不畅之胸满痞痛。配以苦寒的黄连，泻热降火，与瓜蒌实相合则清热化痰之力更强。半夏祛痰降逆，开结消痞，二者共为臣药。而且黄连与半夏同用，辛开苦降，既清散痰热之郁结，又开郁除痞。全方药虽三味，配伍精当，合而具有清热化痰，宽胸散结之效。如程扶生谓小陷胸汤"以半夏之辛散之，黄连之苦泻之，瓜蒌之苦润涤之，所以除热散结于胸中也"。故本方为治痰热互结、胸中痞痛证之良剂。

【注意事项】本方性寒清热，凡脾胃虚寒，大便溏泻者不宜使用。

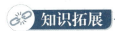 **知识拓展**

结胸类方

大陷胸汤《伤寒论》

［组成］大黄 10g，芒硝 10g，甘遂 1g。

［用法］水煎服。

［功用］泻热逐水。

［主治］水热互结之结胸证。症见心下满痛或心下至少腹硬满而痛不可近，大便秘结，日晡潮热，或短气躁烦，舌上燥而渴，脉沉紧，按之有力。

第三节　温化寒痰剂

温化寒痰剂适用于寒痰证。寒痰之生，每因脾肾阳虚、寒饮内停，临床每以喘咳痰多，清稀如涎，胸膈满闷，食少难消，口淡，舌苔白滑，脉滑等证候为特征。本类方剂常以温化寒痰药如白芥子、干姜、细辛等为主组成。代表方有苓甘五味姜辛汤等。

苓甘五味姜辛汤
《金匮要略》

【组成】干姜　细辛　甘草各 9g　茯苓 12g　五味子 5g

【用法】水煎服。

【功用】温肺化饮。

【主治】

寒饮咳嗽证 症见咳嗽痰多，色白而清稀，口淡喜唾，胸膈痞满，舌苔白滑，脉弦滑。

【方解】本方为治寒饮咳嗽的代表方。方中干姜味辛性热，归脾、肺经，既可温肺散寒以化饮，又能温运脾阳以祛湿，故为君药。细辛辛温入肺，功效温肺散寒化饮，与干姜相配，温肺散寒化饮之力倍增；茯苓健脾渗湿，使脾阳健运，则痰湿无由而生，其与干姜、细辛同用，既化已成之饮，又杜生痰之源，有标本兼治之妙，二者同为臣药。五味子敛肺止咳，与干姜、细辛相伍，有散有收，散不伤正，收不留邪，助肺司开合之职，为温肺化饮之常用组合，是为佐药。甘草和中且调和诸药，为使药。诸药相合，配伍严谨，体现散中寓收，开中有合，使祛邪而不伤正，敛肺不留邪；既温肺化饮而治标，又渗湿健脾而治本，共奏温肺化饮之效，为治肺寒留饮咳喘证之良方。

🔗 **知识拓展** --

痰饮咳喘类方

三子养亲汤《韩氏医通》

[组成] 白芥子，苏子，莱菔子（原方未注明剂量）。

[功用] 降气平喘，化痰消食。

[主治] 痰壅气滞证。症见咳嗽喘逆，痰多胸痞，食少难消，舌苔白腻，脉滑。

第四节　润燥化痰剂

润燥化痰剂适用于燥痰证。燥痰证多为虚火灼肺，或外感燥邪所致。症见痰白不黄，黏稠难咳，舌红苔白而干；也可兼见咽喉燥痛，上气喘促，声音嘶哑，或大便干结等症。本类方剂常以润燥化痰药如瓜蒌、贝母等为主，配合养阴、清热、理气之品而组成。代表方有贝母瓜蒌散等。

贝母瓜蒌散
《医学心悟》

【组成】贝母 12g　瓜蒌 9g　天花粉　茯苓　橘红　桔梗各 3g

【用法】水煎服。

【功用】润肺清热，理气化痰。

【主治】

燥痰咳嗽　症见咳嗽痰少，黏稠难咳，或咽喉干痛，或咽干口燥，或上气喘促，舌红苔白而干。

【方解】本方为治燥咳的代表方。方中贝母为君，主入肺经，有清热化痰、润肺止咳之功；配伍甘寒而润的瓜蒌，功善清热涤痰，利气润燥，与贝母相须为用，增强清润化痰而止咳之力，为臣药。佐以天花粉清肺生津，润燥化痰。痰因脾虚而生，因气滞而凝，故用茯苓健脾渗湿，以杜生痰之源；橘红理气化痰，使气顺痰消；再以桔梗宣利肺气，化痰止咳，使肺金宣降有权，均为佐药。合而成方，清润与宣利并用，以润肺为主，且润而不碍化痰，化痰而不伤津，使肺得清润而燥痰自化，宣降有权而咳逆自平。

【注意事项】肺肾阴虚，虚火上炎之干咳、咯血、潮热、盗汗者，不宜使用本方。

第五节　治风化痰剂

治风化痰剂适用于风痰证。多为素有痰浊，肝风内动，夹痰上扰所致。内风夹痰者，除咳嗽多痰外，还兼见眩晕头痛，甚则昏厥不语，或发癫痫，舌苔白滑，脉弦滑等证候为特征，治宜息风化痰。常用平肝息风药与化痰药为主，配伍健脾、开窍、安神之品而成。代表方有半夏白术天麻汤等。

半夏白术天麻汤
《医学心悟》

【组成】半夏 9g　天麻　茯苓　橘红各 6g　白术 18g　甘草 3g

【用法】生姜 3 片，大枣 2 枚，水煎服。

【功用】燥湿化痰，平肝息风。

【主治】

风痰上扰证　症见眩晕头痛，胸膈痞满，痰多呕恶，舌苔白腻，脉弦滑。

【方解】本方为治风痰上扰证的代表方。本方以二陈汤去乌梅，加天麻、白术、大枣而成。方中半夏功善燥湿化痰，且能降逆消痞；天麻能入肝经，尤善平肝息风而止眩晕，其与半夏相配，化痰息风而止眩之力尤强，两药均为治风痰眩晕头痛之要药，共为君药。脾为生痰之源，故又以白术健脾而燥湿，茯苓健脾而渗湿，共治生痰之本，使脾运健则湿痰去，湿痰去则眩晕可除，均为臣药。治痰须理气，气顺痰自消，橘红理气化痰，燥湿和中，既助半夏以祛痰湿，又调气以消痰；生姜、大枣调和脾胃，共为佐药；使以甘草和中而调和诸药。诸药相合，共奏化痰息风、健脾祛湿之功，为治风痰眩晕之良方。

【注意事项】凡阴虚阳亢、气血不足之眩晕头痛者，不宜使用本方。

第六节　止咳平喘剂

止咳平喘剂适用于咳喘证。外感风邪所致咳喘证者，主要表现为咳嗽痰多、咽痒较重，兼见恶风发热等，治宜疏风化痰宣肺。故此类方剂常用疏风散邪药与化痰止咳药配伍而成。若风邪犯肺，肺热炽盛，肺气闭塞，发为喘逆，应以清泄肺热，止咳平喘为主。代表方有止嗽散等。

止嗽散
《医学心悟》

【组成】紫菀　百部　桔梗　白前　荆芥各1000g　陈皮500g　甘草360g

【用法】共为末，每服9g，温开水或姜汤送下。亦可作汤剂，用量按原方比例酌减。

【功用】止咳化痰，疏风宣肺。

【主治】

风痰咳嗽　症见咳嗽喉痒，咳痰不爽，或微有恶风发热，舌苔薄白。

【方解】本方为治咳嗽的常用方。方中以紫菀、百部为君，皆入肺经，均有下气化痰、理肺止嗽之功，此二味温润不燥，尤能止咳化痰，新久咳嗽皆宜。桔梗开宣肺气而化痰，白前降气祛痰而止咳，辅助君药以调理肺气，化痰止咳，为臣药。陈皮理气化痰，荆芥疏风解表为佐药。甘草合桔梗利咽止咳，调和诸药为佐使药。诸药相合，使邪散肺畅，气顺痰消，诸症自愈。

答案解析

思考题

1. 如何理解程扶生谓小陷胸汤"以半夏之辛散之，黄连之苦泻之，瓜蒌之苦润涤之，所以除热散结于胸中也"？

2. 为什么治疗寒痰咳喘疾病的方剂多由二陈汤加减而来？

书网融合……

本章小结

微课

习题

第四十一章 补益剂

PPT

学习目标

　　1. 通过本章的学习，掌握四君子汤、参苓白术散、补中益气汤、四物汤、炙甘草汤、六味地黄丸、一贯煎、肾气丸的组成、功用、主治及配伍意义；四君子汤、六味地黄丸的加减方应用。熟悉补益剂的概念、分类、配伍及使用注意；玉屏风散、生脉散、归脾汤、大补阴丸、地黄饮子的组成、功用、主治和配伍意义。了解当归补血汤的功用和主治。

　　2. 具有分析并运用补益剂辨证治疗虚证的能力。

　　3. 树立服务意识，具有人道主义精神。

　　凡以补益药为主组成，具有补养人体气、血、阴、阳等作用，用于治疗各种虚证的方剂，称为补益剂。属八法中的"补法"。

　　虚证是对人体正气虚弱而产生的各种证候的概括，多为先天禀赋不足，后天失养，或疾病慢性耗损所致。主要表现为气、血、阴、阳的不足，由于人体气、血、阴、阳之间在生理上相互依存，在病理上互为影响，因而临床也常见气血两虚和阴阳俱虚的证候。本章重点讨论气虚、血虚、气血两虚、阴虚、阳虚和阴阳两虚六种证型的治法和方剂。

　　使用补益剂应注意以下几点：分清虚实真假，真实假虚证者，若误用补虚，则实者更实；注意患者的脾胃功能，"虚不受补"者，宜先调理脾胃，或在补益剂中配伍少量健脾和胃、理气醒脾之品；注意煎服法，补益剂入煎剂应文火久煎，使药味尽出；服药时间一般以空腹为宜；邪气亢盛的患者禁止服用补益剂；不要滥服补益剂。

第一节 补气剂

　　补气剂适用于气虚证，症见倦怠无力，少气懒言，语声低微，动则气短，面色不华，食少便溏，舌淡苔白，脉虚弱等。常用补气药治疗，宜配伍少量行气药使其补而不滞。亦可根据气虚兼症的不同，配伍理气、渗湿、升阳举陷、补血养阴之品。代表方有四君子汤、参苓白术散、补中益气汤、玉屏风散、生脉散等。

四君子汤
《太平惠民和剂局方》

【组成】人参（或党参）　白术　茯苓各9g　炙甘草6g

【用法】水煎服。

【功用】补气健脾。

【主治】

脾胃气虚证　症见面色苍白，语声低微，倦怠无力，气短自汗，食少便溏，舌淡，脉虚弱无力。

【方解】本方为治气虚证的基础方。方中用人参（或党参）扶脾养胃，补益中气；用白术健脾燥湿，扶助运化，共为君药。茯苓能补能泻，助人参补气健脾，助白术健脾渗湿，为臣药。炙甘草助人参补气并能和中，兼调和诸药，为佐使药。全方补气健脾，性质平和，久服无副作用，故名"四君子汤"。

🔗 **知识拓展** ··

四君子汤的加减方

1. 异功散《小儿药证直诀》

［组成］四君子汤加陈皮6g，生姜5片，大枣2枚。

［功用］健脾，益气，行气。

［主治］脾虚兼气滞。症见饮食减少，大便溏薄，胸脘痞闷不舒，或呕吐泄泻等。

2. 六君子汤《太平惠民和剂局方》

［组成］四君子汤加陈皮3g，半夏4.5g，大枣2枚，生姜3片。

［功用］健脾，降逆止呕。

［主治］脾胃气虚兼痰湿证。症见面色萎白，语气低微，气短乏力，食少便溏，咳嗽痰多色白，恶心呕吐，胸脘痞闷，舌淡苔白腻，脉虚。

3. 香砂六君子汤《古今名医方论》

［组成］六君子汤加木香2g，砂仁2.5g。

［功用］健脾和胃，理气止痛。

［主治］气虚兼寒湿气滞。症见呕吐痞闷，不思饮食，脘腹胀痛，消瘦倦怠，或气虚肿满。

［类方比较］上三方均由四君子汤加味而成。异功散为原方加陈皮行气化滞，较四君子汤增加行气和胃之功，适用于脾胃气虚兼胸脘痞闷等气滞证；六君子汤在四君子汤基础上重用白术，再加半夏、陈皮以燥湿化痰和胃，适用于脾胃气虚兼痰湿内阻，肺胃气逆之证；香砂六君子汤是六君子汤加木香、砂仁而成，长于行气化湿，温中止痛，适用于脾胃气虚，寒湿气滞，脘腹胀痛等。

··

参苓白术散
《太平惠民和剂局方》

【组成】人参 白术 山药 甘草各1000g 茯苓 莲子肉 薏苡仁 砂仁 桔梗各500g 白扁豆750g

【用法】共为散，每服6g，枣汤调下。亦可水煎服，用量酌减。

【功用】健脾益气，渗湿止泻。

【主治】

脾虚夹湿证 症见胸脘闷胀，食少便溏，或泻或吐，四肢无力，面色萎黄，形体消瘦，舌苔白腻，脉虚弱而缓。

【方解】本方为治脾虚湿盛的代表方，常用方。四君子汤加山药、莲子肉、白扁豆、薏苡仁、桔梗而成。专为脾虚夹湿所立，又为体现"培土生金"法的代表方剂。方中人参、茯苓、白术益气健脾渗湿，共为君药。山药、莲子肉助人参益气健脾、和胃止泻；白扁豆、薏苡仁健脾渗湿，共为臣药。砂仁行气化湿，醒脾宽中；桔梗开宣肺气，载药上行而成"培土生金"之功，俱为佐药。炙甘草益气和中，调和诸药，为使药。最后用大枣煎汤调药，助补益脾胃之功。诸药合用，脾气健，湿气除，泄泻止，诸症消。

补中益气汤
《脾胃论》

【组成】黄芪18g 人参（或党参） 白术 陈皮 当归 柴胡 升麻各6g 炙甘草9g

【用法】水煎服。

【功用】补中益气，升阳举陷。

【主治】

1. 脾胃气虚证　症见面色不华，气短懒言，倦怠食少，便溏，脉虚无力。

2. 中气下陷证　症见脱肛，子宫脱垂，胃下垂，久泻久痢，崩漏等。

3. 气虚发热证　症见身热，自汗，渴喜热饮，气短乏力，舌淡胖，脉大无力。

【方解】本方为益气升阳、甘温除热的代表方。用黄芪补中益气，固表止汗，为君。人参（党参）、白术、炙甘草益气健脾，为臣。用陈皮理气和胃，当归补血；加柴胡、升麻以升提下陷之阳气，共为佐药。全方合用，使脾胃得以调补，中气得以提升，身热自汗、下陷脱垂之症得以恢复。

【注意事项】阴虚火旺及实证发热者忌用本方。

玉屏风散
《丹溪心法》

【组成】黄芪 18g　白术 12g　防风 6g

【用法】为散，每服 6~9g；或水煎服。

【功用】益气固表，止汗。

【主治】

表虚自汗或体虚易感风寒　症见恶风自汗，面色㿠白，易感风邪，舌淡，苔白，脉浮虚。

【方解】本方为治表虚不固的代表方。方中黄芪益气固表止汗，为君。白术补脾培中，脾健则正气足而气血旺，卫外固表而汗可止，为臣。佐以防风走表而祛风邪，使黄芪固表而不留邪；防风得黄芪，驱邪而不伤正，实为补中有疏，散中寓补之意。三药合用，共奏扶正祛邪、固表止汗之效。本方益气固表，止汗御风之功有如屏障，且珍贵如玉，故名"玉屏风"。

【注意事项】虚人外感，邪多虚少，以及阴虚发热之盗汗不宜使用。

生脉散
《内外伤辨惑论》

【组成】人参　麦冬各 9g　五味子 6g

【用法】水煎服。现有口服液、注射液等。

【功用】益气养阴，敛汗生脉。

【主治】

气阴两伤证　症见倦怠无力，呼吸气短，多汗，口渴，舌干红无津，脉细无力。

【方解】本方为治气阴两伤证的代表方。方中人参补气生津为君药。配麦冬清热养阴；五味子补心敛肺而止汗，均为臣药。三药合用，大补气阴，敛汗生脉。方中一补、一清、一敛，"养气之道备也"。脉得气充，故名"生脉"。

【注意事项】外邪未解，或暑病热盛，气阴未伤者，均不宜用。久咳肺虚，亦应在阴伤气耗，纯虚无邪之时，方为适当。

第二节　补血剂

补血剂适用于血虚证，症见面色萎黄，头晕目眩，唇甲舌淡，失眠心悸，舌淡脉细；或妇女月经不调，量少色淡等。常用补血药治疗。由于有形之血生于无形之气，加之血枯易致瘀，本类方剂宜配伍补气与活血之品。代表方有四物汤、当归补血汤、归脾汤等。

四物汤
《太平惠民和剂局方》

【组成】熟地黄　当归　白芍　川芎各等份

【用法】水煎服。

【功用】补血调经。

【主治】

血虚，月经不调　症见心悸失眠，头晕目眩，面色无华，形瘦乏力，妇人月经不调，量少或经闭不行，脐腹作痛，舌淡，脉细弦或细涩。

【方解】本方为妇人补血调经基础方，有"血家百病此方通"之称。方中熟地黄味厚滋腻，为滋阴补血之要药，为君。当归甘温滋润，补血养肝，和血调经，既可助熟地黄补血之力，又可行经隧脉道之滞，为臣。白芍酸甘质柔，养血敛阴，与熟地黄、当归相合则滋阴养血之功显著，并可缓急而止腹痛；川芎辛散温通，上行头目，下行血海，中开郁结，旁通络脉，与当归相伍则畅达血脉之力宜彰，二者同为佐药。四药配伍，血虚者得之可收补血之功，血滞者得之可奏行血之效。因而补而不滞，温而不燥，滋而不腻，实为补血调经之良方。

【注意事项】湿盛中满、大便溏泻者忌用本方。

📖 知识拓展

四物汤的加减方

1. 圣愈汤《医宗金鉴》

[组成] 四物汤加人参15g，黄芪12g。

[功用] 益气，补血摄血。

[主治] 妇女月经先期而至，量多色淡，精神倦怠，四肢乏力。

2. 桃红四物汤《医宗金鉴》

[组成] 四物汤加桃仁9g，红花6g。

[功用] 养血活血。

[主治] 妇女经期超前，血多有块，色紫稠黏，腹痛等。

3. 胶艾汤（又名芎归胶艾汤）《金匮要略》

[组成] 川芎6g，阿胶9g，甘草6g，艾叶9g，当归9g，芍药12g，干地黄15g。

[功用] 养血止血，调经安胎。

[主治] 妇人冲任虚损，崩漏下血，月经过多，淋漓不止；产后或流产损伤冲任，下血不绝；或妊娠胞阻，胎漏下血，腹中疼痛。

[类方比较] 上三方均含有四物汤的药物组成，圣愈汤为四物汤加人参、黄芪，有气血双补之功，兼能补气摄血，主治气血两虚证及气虚失统的出血证。桃红四物汤为四物汤加桃仁、红花，增加活血行血之力，适用于血瘀兼有血虚之证。胶艾汤为四物汤配伍阿胶、甘草、艾叶，有调经安胎之功，适用于崩中漏下及胎漏者。

当归补血汤
《内外伤辨惑论》

【组成】黄芪30g　当归6g

【用法】水煎服。

【功用】补气生血。

【主治】

血虚发热证　症见肌热面赤，烦渴欲饮，舌淡，脉洪大而虚，重按无力。亦治妇人经期、产后血虚发热头痛，或疮疡溃后，久不愈合。

【方解】本方为治血虚发热的代表方，气血亏虚常用方。方中重用黄芪补气固表，以急固将亡之阳气，浮阳若得挽回，则诸危候可缓，且补气亦助生血之功，使阳生阴长，气旺血充，用为君药。配以少量当归养血和营，补虚治本为臣，再得黄芪生血之助，使阴血渐充，阳气渐可潜涵，则虚热自退。对于疮疡溃后气血不足而久不愈合者，亦可予本方补气养血以助生肌收口。本方以大剂量黄芪补气，配伍少量当归补血，重在益气固表以治阳浮之标，并可借补气生血之力，以复血虚之本，与血虚阳浮发热之病机甚合。

【注意事项】阴虚发热忌用本方。

归脾汤
《济生方》

【组成】人参 3g　龙眼肉　黄芪　白术　当归　茯苓（神）　远志　酸枣仁各 3g　木香 1.5g　炙甘草 1g　生姜 6g　大枣 5 枚

【用法】水煎服。

【功用】益气补血，健脾宁心。

【主治】

1. 心脾气血两虚证　症见心悸怔忡，健忘失眠，盗汗，体倦食少，面色萎黄，舌淡，苔薄白，脉细弱。

2. 脾不统血证　症见便血，皮下紫癜，妇女崩漏，月经超前，量多色淡，或淋漓不止，舌淡，脉细弱。

【方解】本方为治心脾两虚的代表方。方中人参"补五脏，安精神，定魂魄"（《本经》），可补气生血，养心益脾；龙眼肉补益心脾，养血安神，共为君药。黄芪、白术助人参益气补脾，当归助龙眼肉养血补心，共为臣药。茯神、远志、酸枣仁宁心安神；木香理气醒脾，与补气养血药配伍，使之补而不滞，俱为佐药。炙甘草益气补中，调和诸药，为佐使药。煎药时少加生姜、大枣调和脾胃，以资生化。

本方以主用甘温益气，辅以养血，佐以安神、理气为结构特征。诸药配伍，心脾同治，重在补脾；气血并补，重在益气。使脾气旺而血有所生、血有所摄，血脉充则神有所舍、血有所归，故方以"归脾"谓之。

【注意事项】出血以阴虚血热者慎用本方。

第三节　气血双补剂

气血双补剂适用于气血两虚的病证，症见面色无华，头晕目眩，心悸怔忡，食少倦怠，气短懒言，舌淡，脉虚无力等。常由补气药如人参、黄芪等与补血药如当归、白芍、阿胶等共同组成方剂。代表方有炙甘草汤等。

炙甘草汤（复脉汤）
《伤寒论》

【组成】生地黄 50g　炙甘草 12g　人参 6g　大枣 10 枚　阿胶 6g　麦冬　麻子仁各 10g　桂枝　生

姜各9g

【用法】水煎服。

【功用】益气养血，滋阴补肺，通阳复脉。

【主治】

1. **心动悸，脉结代** 症见虚羸少气，舌光瘦小，少苔。

2. **虚劳肺痿** 症见咳嗽气短，涎多，咽干舌燥，自汗盗汗，便干，脉细数。

【方解】本方气血阴阳并补，尤以益气养血滋阴之力显著。方中重用生地黄滋阴补血，养心充脉；炙甘草补气生血，健脾养心，两药合用，益气养血以复脉之本，共为君药。人参、大枣补益心脾，助炙甘草养心复脉、补脾生血之力；阿胶、麦冬、麻子仁滋养阴血，助生地黄滋心阴，养心血，充血脉之力尤著，共为臣药。桂枝、生姜以辛温之性温心阳、通血脉，使气血流畅以助脉力，共为佐药。原方加适量酒入煎剂，以行药势，助诸药温通血脉。数药同用，使阴血足而血脉充，阳气复而心脉通，气血充沛，血脉通畅，心悸可止，脉气可复。

再者，方中用炙甘草、人参补肺气；阿胶、麦冬养肺阴；生地黄、麻子仁滋补肾阴，与阿胶、麦冬相合而有"金水相生"之意，故又可用于治疗虚劳肺痿。

【注意事项】本方甘温滋补，阴虚内热者慎用；湿盛便溏者不宜用。

第四节 补阴剂

补阴剂适用于阴虚证，症见头晕耳鸣，形体消瘦，心烦失眠，潮热盗汗，五心烦热，口燥咽干，咳嗽咯血，腰酸遗精。舌红少苔，脉细数等。常用补阴药治疗。由于阴之生长有赖于阳气生化，而且阴虚常由水不制火而生热，或由阴虚及血而血虚，或肝体失养而气郁，或金水不生而肺燥，以致变生多种兼症，故本类方剂宜配伍温阳健脾、清泻相火、滋补阴血、滋润肺燥之品。代表方有六味地黄丸、一贯煎等。

六味地黄丸
《小儿药证直诀》

【组成】熟地黄24g 山茱萸 山药各12g 泽泻 牡丹皮 茯苓各9g

【用法】为丸，每次6～9g，温水下。亦可水煎服。

【功用】滋阴补肾。

【主治】

肾阴虚证 症见腰膝酸软，形体消瘦，头晕目眩，耳鸣耳聋，盗汗遗精，消渴，骨蒸潮热，五心烦热，舌燥咽痛，牙齿动摇，小儿囟门不合，行迟，舌红少苔，脉沉细数。

【方解】本方为滋补肾阴的代表方、基础方。方中重用熟地黄，味甘纯阴，入少阴，长于滋阴补肾，填精益髓，为君。山茱萸酸温，入厥阴，滋补肝阴，收涩精气；山药甘平，入太阴，"健脾补虚，涩精固肾"（《景岳全书》），补后天以充先天，同为臣药。君臣相协，不仅滋阴益肾之力相得益彰，而且兼具养肝补脾之效。又以泽泻利湿泄浊，并防熟地黄之滋腻恋邪；阴虚则内热，故以牡丹皮清泻相火，并制山茱萸之温；茯苓淡渗脾湿，既助泽泻以泄肾浊，又助山药之健运以充养后天之本，共为佐药。六药合用，三补三泻，以补为主；三阴并补，以补肾阴为主。寓泻于补，补不碍邪，泻不伤正，为平补少阴的常用方剂。

【注意事项】熟地黄味厚滋腻，有碍脾胃运化，故脾虚食少便溏者不宜使用。

知识拓展

六味地黄丸的加减方

1. 都气丸《医宗己任编》

〔组成〕六味地黄丸加五味子6g。

〔功用〕滋肾纳气。

〔主治〕肾虚气喘，或呃逆之证。

2. 杞菊地黄丸《医级》

〔组成〕六味地黄丸加枸杞子、菊花各9g。

〔功用〕滋肾养肝明目。

〔主治〕肝肾阴虚证。症见两目昏花，视物模糊，或眼干涩，迎风流泪等。

3. 知柏地黄丸《医宗金鉴》

〔组成〕六味地黄丸加知母、黄柏各6g。

〔功用〕滋阴降火。

〔主治〕肾阴虚火旺证。症见骨蒸潮热，虚烦盗汗，腰膝酸痛，遗精等。

4. 麦味地黄丸《医级》

〔组成〕六味地黄丸加五味子、麦冬各15g。

〔功用〕滋补肺肾。

〔主治〕肺肾阴虚，或喘或咳。

5. 耳聋左慈丸《重订广温热论》

〔组成〕六味地黄丸加磁石30g，石菖蒲15g，北五味子5g。

〔功用〕滋阴益肾，潜阳通窍。

〔主治〕肝肾阴亏，虚阳上扰。症见头晕目眩，耳鸣耳聋。

〔类方比较〕上五方由六味地黄丸加味而成，都有滋阴补肾的功用。都气丸为原方加五味子，有补肾纳气之功，适用于肾阴亏虚，肾不纳气之喘咳气逆；杞菊地黄丸为原方加枸杞子、菊花，有养肝明目之功，适用于肝肾阴虚，两目昏花，视物模糊之证；知柏地黄丸为原方加知母、黄柏，有滋阴泻火之功，适用于肾阴虚火旺，骨蒸潮热，遗精盗汗之证；麦味地黄丸为原方加五味子、麦冬，有滋补肺肾、止咳平喘之功，适用于肺肾阴虚之咳嗽；耳聋左慈丸为原方加磁石、石菖蒲、北五味子，有滋肾潜阳、通窍聪耳之功，适用于阴亏阳扰之头晕目眩，耳鸣耳聋。

一贯煎

《柳州医话》

【组成】生地黄　枸杞子各30g　当归　北沙参　麦冬各10g　川楝子5g

【用法】水煎服。

【功用】滋阴疏肝。

【主治】

阴虚肝郁证　症见胸胁胀痛，吞酸口苦，咽干，或腰膝酸痛，足软乏力，舌红少津，脉细弱或虚弦。亦治疝气瘕聚。

【方解】本方为治阴虚肝郁证的代表方。方中重用生地黄为君，滋养阴血以补肝肾。枸杞子补肝肾，益精血；当归养血补肝，且养血之中有调血之能，补肝之中寓疏达之力，共为臣。佐以北沙参，麦冬养阴生津，润燥止渴，清金益胃；川楝子苦寒，疏肝泄热，行气止痛，配入大队甘寒滋阴养血药中，既无苦燥伤阴之弊，又可泻肝火而平横逆，为佐使。诸药合用，使肝体得养而阴血渐复，肝气得疏则诸痛自除。

本方在制方上并用滋水涵木、清金制木、培土抑木三法；配伍上补中有行，即在大队甘凉柔润药中，少佐苦辛疏泄，使滋阴养血而不遏滞气机，疏肝理气又不耗伤阴血。

【注意事项】由于方中滋腻之药较多，有停痰积饮而舌苔白腻，脉沉弦者，不宜使用。

大补阴丸（原名"大补丸"）
《丹溪心法》

【组成】熟地黄　龟板各 18g　黄柏　知母各 12g

【用法】上 4 味，碾为细末，猪脊髓适量蒸熟，捣如泥状；炼蜜，混合拌匀和药粉为丸，每丸约重 15g，每日早晚各服 1 丸，淡盐水送服，或水煎服。

【功用】滋阴降火。

【主治】

阴虚火旺证　症见骨蒸潮热，盗汗遗精，咳嗽咯血，心烦易怒，足膝疼热，舌红少苔，尺脉数而有力。

【方解】本方为治阴虚火旺的常用方。方中重用熟地黄、龟板滋阴潜阳，壮水制火，共为君药。黄柏、知母相须为用，苦寒降火，保存阴液，平其阳亢，均为臣药。使用猪脊髓、炼蜜为丸，此乃血肉甘润之品，既能滋补精髓，又能制约黄柏的苦燥，具为佐使。诸药合用，滋阴精而降相火，以达培本清源之效。

本方滋阴药与清热降火药相配，培本清源，二者兼顾。其中熟地黄和龟板的用量较重，与黄柏和知母的比例为 3∶2，表明是以滋阴培本为主，降火清源为次。对于阴虚火旺证，若仅滋阴而不降火，则虚火难清；若只降火而不滋阴，即使火势暂息，犹恐复萌，故必须滋阴与降火合用，方可两全。

【注意事项】脾胃虚弱，食少便溏及火热属于实证者不宜使用。

第五节　补阳剂

补阳剂适用于肾阳虚证，症见形寒肢冷，面色㿠白，腰膝冷痛，下肢软弱无力，小便不利或频数，尿后余沥，少腹拘急，男子阳痿早泄，女子宫寒不孕，舌淡苔白，脉沉细，尺部尤甚等。常用温补肾阳药治疗。由于肾中阴阳互为根本，阳之生有赖阴之助，又有阳虚气化不能而致水湿内停，或阳虚不固而致小便频数、遗精滑泄等，故本类方剂又常配伍补阴、利水、固涩之品。代表方有肾气丸等。

肾气丸
《金匮要略》

【组成】干地黄 24g　山茱萸　山药各 12g　制附子　桂枝各 3g　泽泻　茯苓　牡丹皮各 9g

【用法】为丸，每服 6g。亦可作汤剂，用量酌减。

【功用】补肾助阳。

【主治】

1. 肾阳不足证　症见腰膝冷痛，少腹拘急，小便不利，或小便反多，入夜尤甚，阳痿早泄，舌淡而胖，脉虚弱，尺部沉细或沉弱而迟。

2. 痰饮，水肿，消渴，脚气等。

【方解】本方为治肾阳虚，命门火衰的代表方。方中重用干地黄滋阴补肾为君药。臣以山茱萸、山药补肝脾而益精血；加以附子、桂枝之辛热，助命门以温阳化气。君臣相伍，补肾填精，温肾助阳，乃阴中求阳之治。从用量分析，补肾药居多，温阳药较轻，其立方之旨，又在微微生火，鼓舞肾气，取"少火生气"之义，而非峻补。柯琴谓："此肾气丸纳桂、附于滋阴剂中十倍之一，意不在补火，而在微微生火，即生肾气也。"又配泽泻、茯苓利水渗湿泄浊，牡丹皮清泄肝火，三药于补中寓泻，使邪去则补乃得力，并防滋阴药之腻滞。诸药合用，温而不燥，滋而不腻，助阳之弱以化水，滋阴之虚以生气，使肾阳振奋，气化复常，则诸症自除。

本方中补阳与补阴配伍，阴阳并补，而以补阴为主；滋阴药中配入少量桂枝、附子以温阳，目的在于阴中求阳，少火生气，故方名"肾气"。

【注意事项】阴虚火旺之遗精滑泄者不可用本方。

📘 知识拓展

肾气丸的加减方

1. 加味肾气丸（又名济生肾气丸）《严氏济生方》

［组成］附子9g，车前子、白茯苓、泽泻、山茱萸、山药、牡丹皮各6g，官桂3g，川牛膝、熟地黄各6g。

［功用］温补肾阳，利水消肿。

［主治］肾阳不足，水湿内停证。症见水肿，小便不利等。

2. 十补丸《严氏济生方》

［组成］附子、五味子各9g，鹿茸3g，肉桂3g，山茱萸、山药、牡丹皮各9g，熟地黄9g，白茯苓、泽泻各6g。

［功用］补肾阳，益精血。

［主治］肾阳虚损，精血不足证。症见面色黧黑，足冷足肿，耳鸣耳聋，肢体羸瘦，足膝软弱，小便不利，腰脊疼痛。

［类方比较］加味肾气丸与十补丸均由肾气丸加减而成，同有温补肾阳的作用。加味肾气丸重用附子助阳破阴，并减滋阴药之量，加车前子利水、牛膝导下，故专于温阳利水，适宜于水湿泛溢，阴盛阳微之证。十补丸重用附子，再加鹿茸，并将原方之桂枝易为肉桂，温肾壮阳之力较肾气丸更著；原方之生地黄易为熟地黄，合鹿茸之益精壮骨，故滋补阴精之力亦胜于肾气丸。故十补丸温肾壮阳，补养精血之力较强，并能纳气平喘，适用于肾阴阳两虚较甚者。

第六节 阴阳并补剂

阴阳并补剂适用于阴阳两虚证，症见头晕目眩，腰膝酸软，阳痿遗精，畏寒肢冷，自汗盗汗，午后潮热等。常用补阴药如熟地黄、山茱萸、龟板、何首乌、枸杞子和补阳药如肉苁蓉、巴戟天、附子、肉桂等共同组成方剂，并根据阴阳虚损的情况，分别主次轻重。代表方有地黄饮子等。

地黄饮子

《黄帝素问宣明论方》

【组成】熟地黄12g　山茱萸　肉苁蓉（浸酒，焙）　巴戟天　石斛各9g　附子（炮）　桂枝　麦冬

（去心）　五味子　石菖蒲　远志（去心）　白茯苓各6g

【用法】上为粗末，每服9～15g，水一盏，加生姜3片，大枣2枚，擘破，同煎七分，去滓，食前温服。

【功用】滋肾阴，补肾阳，开窍化痰。

【主治】

喑痱证　症见舌强不能言，足废不能用，口干不欲饮，足冷面赤，脉沉细弱。

【方解】本方为治肾虚喑痱的代表方。喑痱乃下元虚衰，虚阳上浮，痰浊随之上泛，堵塞窍道所致。方用甘温的熟地黄与酸温的山茱萸相配，补肾填精；肉苁蓉、巴戟天温壮肾阳，共为君药。配伍附子、桂枝之辛热，以助温养下元，摄纳浮阳，引火归源；石斛、麦冬、五味子滋阴敛液，壮水以济火共为臣药。佐以石菖蒲与远志、白茯苓，开窍化痰，交通心肾。生姜、大枣以和中调药。综观全方，标本兼顾，上下并治，但以治本治下为主。诸药合用，使下元得以补养，浮阳得以摄纳，水火相济，痰化窍开，则喑痱可愈。

【注意事项】方中阴阳并补，温而不燥，是其特长；然毕竟偏于温补，故对气火上升，肝阳偏亢之证，不宜使用。

答案解析

思考题

1. 四君子汤、参苓白术散、补中益气汤均有益气补脾之功，临床如何区别使用？

2. 四君子汤与理中丸在组成、功用、主证方面有何异同？

3. 玉屏风散、桂枝汤均可治表虚自汗证，临床如何区别使用？

4. 一贯煎与逍遥散均治肝郁胁痛，其组成与功用有何不同，如何区别使用？

5. 补中益气汤与归脾汤两方在组成配伍与功能主治等方面有何异同？

6. 当归补血汤所治之血虚发热证，与白虎汤证的发热怎样区别？

书网融合……

本章小结

微课

习题

第四十二章　安神剂

PPT

以安神药为主组成，具有安定神志作用，用于治疗神志不安病证的方剂，称为安神剂。

安神剂适用于心悸失眠，烦躁惊狂等神志不安病证。神志不安病证可分为虚、实两类。邪热、痰浊或瘀血等外邪扰心者，多为实证；虚损失养者，多为虚证。因心藏神、肝藏魂、肾藏志，故神志不安病证与此三脏关系密切。施治之法，证属实者，宜重镇安神，或配以清热、祛痰、化瘀诸法；证属虚者，宜滋养安神。故安神剂可分为重镇安神剂与滋养安神剂两类。

使用安神剂，当注意重镇安神剂中的金石重坠之品，久服易伤正气，只宜暂用，不宜久服，中病即止。某些安神药，如朱砂等有一定的毒性，亦应注意用法用量。

第一节　重镇安神剂

重镇安神剂适用于心阳偏亢，热邪扰心所致的心烦，失眠，癫痫等症。常用重镇安神药，如朱砂、磁石、珍珠母等为主组方。因热邪多伤阴血，故临床常配伍生地黄、当归等滋阴养血药。代表方如朱砂安神丸。

朱砂安神丸
《医学发明》

【组成】朱砂15g　黄连18g　生地黄　当归各8g　炙甘草16g

【用法】上药为丸，每服6～9g，睡前温开水送下。亦可作汤剂，水煎服，朱砂研细以汤药送服。

【功用】镇心安神，泻火养阴。

【主治】

心火亢盛，阴血不足之心神不宁证　症见心胸烦热，心神烦乱，惊悸失眠，胸中懊憹，舌红，脉细数。

【方解】本方为重镇安神的代表方。方中朱砂为君药，质重镇心安神，性寒又清心火。黄连为臣药，清心泻火。两药合用，一镇一清，泻火安神，相得益彰。火邪易伤阴血，故生地黄、当归滋阴养血，共为佐药。炙甘草养心和胃，调和诸药，为佐使药。本方重在清泻心火，镇惊安神，兼有补养阴血之功，使邪火得去，阴血得养，则神自安宁。

【注意事项】方中朱砂有毒，含硫化汞，不宜多服、久服，以防汞中毒。不宜与碘化物或溴化物同用，以防发生医源性肠炎。

第二节　滋养安神剂

滋养安神剂适用于心肝血虚所致虚烦、失眠、多梦、惊悸等症。常以滋养安神药如酸枣仁、柏子仁、小麦等为主组成方剂。代表方如酸枣仁汤、天王补心丹、甘麦大枣汤。

酸枣仁汤
《金匮要略》

【组成】酸枣仁20g　茯苓　知母　川芎各6g　甘草3g

【用法】水煎服，酸枣仁捣碎先煎。

【功用】养血安神，清热除烦。

【主治】

肝血不足，虚热内扰之虚烦失眠　症见虚烦不得眠，心悸盗汗，头目眩晕，咽干口燥，舌红少苔，脉弦细或细数。

【方解】本方为治肝血不足，失眠多梦的代表方。方中重用酸枣仁为君药，养肝宁心，安神敛汗。茯苓宁心安神，知母滋阴清虚热，共为臣药。川芎为佐药，活血行气，疏肝解郁，与酸枣仁相伍，辛散酸收并用，养肝血而调肝气，达相反相成之效。甘草调和诸药为使。诸药相合，既养肝宁心，又清热除烦，合治虚劳虚烦不得眠之症。

天王补心丹
《摄生秘剖》

【组成】生地黄120g　天冬　麦冬　当归　酸枣仁　柏子仁　五味子各30g　玄参　茯苓　远志　人参　丹参　桔梗各15g

【用法】上药共为细末，炼蜜为丸，朱砂为衣，每服6~9g，温开水送下，日2~3次。亦可作汤剂，水煎服。

【功用】滋阴清热，养血安神。

【主治】

阴虚血少，神志不安证　症见心悸怔忡，虚烦失眠，神疲健忘，或梦遗，手足心热，口舌生疮，大便干结，舌红少苔，脉细数。

【方解】本方为治心肾两虚，阴虚血少，失眠多梦的代表方。方中重用甘寒之生地黄为君药，滋阴养血。天冬、麦冬、玄参滋阴清热，当归补血润燥，共助生地黄滋阴补血；酸枣仁、柏子仁养心安神，均为臣药。茯苓、远志、五味子养心安神；人参补气以生血，并能安神益智；丹参清心活血，合补血药使补而不滞；朱砂镇心安神，共为佐药。桔梗载药上行，为使药。诸药合用，共达滋阴清热、养血安神之功。

甘麦大枣汤
《金匮要略》

【组成】小麦30g　甘草9g　大枣5枚

【用法】水煎服。

【功用】养心安神，和中缓急。

【主治】

脏躁证　症见精神恍惚，郁闷不舒，常悲伤欲哭，不能自主，呵欠频作，舌红少苔，脉弦细。

【方解】方为治脏躁证的代表方。脏躁证多为忧思过度，心阴受损，肝气失和所致。方中重用小麦为君药，其性甘凉，养肝补心，除烦安神。甘草甘平，补养心气，和中缓急，为臣药。大枣甘温质润，益气和中，润燥缓急，为佐药。三药合用，甘润平补，共奏养心安神、和中缓急之功。

知识拓展

世界睡眠日

世界睡眠日是每年的 3 月 21 日，其设立的目的是提高人们对睡眠重要性和睡眠质量问题的认识。这个日期一般是春季的第一天，代表着"新的一天和新的开始"，寓意人们应该重视睡眠，开始关注自身的睡眠质量。

在现代社会，随着生活节奏的加快和工作压力的增大，越来越多的人面临着睡眠问题。这个问题不仅影响个人的身心健康，还可能对工作和家庭关系产生负面影响。因此，世界睡眠日成为了一个唤起公众对睡眠问题关注的重要契机。通过各种活动和宣传，人们可以了解到更多关于睡眠的知识，掌握正确的睡眠方法，培养健康的睡眠习惯，从而提高自己的生活质量。

答案解析

思考题

1. 试述酸枣仁汤与天王补心丹在主治、临床表现、主要配伍方面的异同点。
2. 朱砂安神丸为何能治疗心火亢盛，阴血不足之失眠证？

书网融合……

本章小结　　　　　　微课　　　　　　习题

第四十三章 治风剂

PPT

📖 **学习目标**

　　1. 通过本章的学习，掌握川芎茶调散、镇肝熄风汤和羚角钩藤汤的组成、功用、主治及配伍意义。熟悉治风剂的概念、分类、配伍及使用注意；天麻钩藤饮的组成、功用和主治。了解牵正散的功用和主治。

　　2. 具有应用治风剂辨证治疗风病的能力。

　　3. 培养学生文化自信。

　　以辛散祛风或息风止痉药物为主组成，具有疏散外风或平息内风作用，用于治疗风病的方剂，统称治风剂。

　　风病可概括为外风与内风两大类。外风是指风邪外袭，侵入人体，病变在肌表、经络、肌肉、筋骨、关节等所致病证。由于寒、湿、热诸邪常与风邪结合为患，其证型又有风寒、风湿、风热等区别。其他如风邪毒气，从皮肤破伤之处侵袭人体而致的破伤风，亦属外风范围。内风是内生之风，是脏腑功能失调所致的风病，其病机有肝风上扰、热盛动风、阴虚风动及血虚生风等。对于风病的治疗，外风宜疏散，内风宜平息。故本类方剂相应地分为疏散外风剂和平息内风剂两类。

　　治风剂的运用，首先必须辨别风病之属内属外，分别寒、热、虚、实。若属外风宜疏散；内风则宜平息，切忌辛散。若风邪夹寒、夹热、夹湿、夹痰、兼虚，则宜与祛寒、清热、化湿、化痰、扶正等法配合，以切合病情。

第一节　疏散外风剂

　　疏散外风剂适用于外风所致病证。外感风邪，病在肌表，以表证为主者，已在解表剂中论述。本章所述外风诸病，是指风邪外袭，侵入经络、肌肉、筋骨、关节等处所致。主要表现为头痛、恶风、肌肤瘙痒、肢体麻木、筋骨挛痛、关节屈伸不利或口眼㖞斜，甚至角弓反张等。常用辛散祛风的药物组成方剂，并根据患者体质强弱，感邪轻重，病邪兼夹等不同，分别配伍祛寒、清热、化湿、养血、活血之品。代表方有川芎茶调散、牵正散等。

川芎茶调散
《太平惠民和剂局方》

【组成】川芎　荆芥各12g　薄荷12g　羌活　白芷　甘草各6g　细辛3g　防风4.5g

【用法】为细末，饭后清茶冲服，每次3~6g。亦可作汤剂。

【功用】疏风止痛。

【主治】

外感风邪头痛　症见偏正头痛，或巅顶作痛，或恶寒、发热、鼻塞，脉弦。

【方解】本方为治外感风邪头痛的常用方剂。方中川芎为君药，性味辛温，祛风活血止痛，善治少阳、厥阴经头痛，为"诸经头痛之要药"。薄荷、荆芥为臣药，疏风止痛，并能清利头目。羌活善治太阳经头痛，白芷长于治阳明经头痛；细辛散寒止痛，长于治少阴经头痛；防风辛散上部风邪，均为佐药。炙甘草益气和中，调和诸药，为使。服以清茶调下，取其苦凉之性，既可上清头目，又能制约风药的过于温燥与升散。诸药合用，共奏疏风止痛之效。

【注意事项】久病气虚、血虚、肝肾不足、肝阳上亢头痛者、孕妇均慎用。

知识拓展

川芎茶调散的特色服药方法

茶调法是宋代特色的散剂煎服法之一，如现今常用的川芎茶调散，即属于使用茶调法的茶调方。既为散剂，何以"茶调"？之所以用茶叶泡汤服下散剂，乃是取其苦寒清上而降下之性，既可以上清风热，又可引热下行，亦可制约风药的过燥之弊。这一特色服法既体现了中医在药物配伍和用法上的独特创新，也可让学生体会中医药文化的深厚底蕴。

牵正散
《杨氏家藏方》

【组成】白附子　白僵蚕　全蝎各等份

【用法】共为细末，每服3g，热酒送下。亦可水煎服，用量酌定。

【功用】祛风化痰，通络止痉。

【主治】

风中经络、口眼㖞斜　症见口眼㖞斜，或面肌抽动，舌淡红，苔白。

【方解】本方为治风中经络、口眼㖞斜的常用方剂。方中用白附子为君药，祛风化痰，尤善祛头面之风。白僵蚕祛风痰而通经络，全蝎息风止痉，共为臣药。三药合用，力专效宏，用热酒调服，可宣通血脉，引药入络，直达病所。

第二节　平息内风剂

平息内风剂适用于治疗内风病证。常见眩晕、震颤、四肢抽搐、语言謇涩，甚或猝然昏倒、不省人事、口眼㖞斜、半身不遂等症。其病机有肝风上扰、热盛动风、阴虚风动及血虚生风之不同。故治疗上应针对病因，或凉肝息风，或滋阴息风，或镇肝息风，或潜阳息风。常选用清热平肝息风药与滋养阴液药组成方剂。代表方有镇肝熄风汤、天麻钩藤饮、羚角钩藤汤。

镇肝熄风汤
《医学衷中参西录》

【组成】怀牛膝　生赭石各30g　生龙骨　生牡蛎　生龟板　白芍　玄参　天冬各15g　川楝子　茵陈　生麦芽各6g　甘草4.5g

【用法】水煎服。

【功用】镇肝息风，滋阴潜阳。

【主治】

阴虚阳亢，肝风内动之类中风　症见头目眩晕，目胀耳鸣，心中烦热，或时有噫气，或肢体渐觉不利，口眼渐行歪斜，面色如醉，脉弦长有力。

【方解】本方为治类中风的常用方。方中怀牛膝为君药，重用以引血下行，折其阳亢，并能滋养肝肾。生赭石、生龙骨、生牡蛎、生龟板潜阳息风，共为臣药。白芍、玄参、天冬滋阴养肝；川楝子、茵陈、生麦芽清泄肝热，条达肝气，以利于肝阳的平降镇潜，均为佐药。甘草调和诸药，并能和中益胃，防金石类药物碍胃，为佐使药。全方重用镇潜诸药，配伍滋阴之品，镇潜以治其标，滋阴以治其本，标本兼顾，以治标为主。

📎 知识拓展

经典方论选录

张锡纯："方中重用牛膝引血下行，此为治标之主药。而复深究病之本源，用龙骨、牡蛎、龟板、芍药以镇肝熄风。赭石以降胃、降冲。玄参、天门冬以清肺气，肺中清肃之气下行，自然镇制肝木。至其脉之两尺虚者，当系肾脏真阴虚损，不能与真阳相维系。其真阳脱而上奔，并挟气血以上冲脑部，故又加熟地、萸肉以补肾敛攝。从前所拟之方，原只此数味。后因用此方效者固多，间有初次将药服下，转觉气血上攻而病加剧者，于斯加生麦芽、茵陈、川楝子即无斯弊。盖肝为将军之官，其性刚果。若但用药强制，或转激发起反动之力。茵陈为青蒿之嫩者，得初春少阳生发之气，与肝木同气相求，泻肝热兼舒肝郁，实能将顺肝木之性。麦芽为谷之萌芽，生用之亦善将顺肝木之性使不抑郁也。川楝子善引肝气下达，又能折其反动之力。"

——《医学衷中参西录》

张锡纯原创该方仅牛膝、龙骨、牡蛎、龟板等8味药，后发现患者服后有"转觉气血上攻而病加剧者"，发现未考虑到肝性条达，用药强制重镇或激起反动之力而加重病情，故又加入生麦芽、茵陈、川楝子条达肝气、清泻肝热，顺肝木之性，即无此弊端。名医用药配伍之精妙，中医药文化之博大精深。

天麻钩藤饮
《中医内科杂病证治新义》

【组成】天麻9g　钩藤12g　石决明18g　川牛膝12g　栀子　黄芩各9g　桑寄生　杜仲　益母草　首乌藤　茯神各9g

【用法】水煎服（石决明先煎、钩藤后下）。

【功用】平肝息风，清热安神，补益肝肾。

【主治】

肝阳偏亢，肝风上扰证　症见头痛，眩晕，失眠多梦，舌红苔黄，脉弦数。

【方解】本方为治肝肾不足，肝阳偏亢的代表方。方中天麻、钩藤平肝息风，为君药。石决明平肝潜阳；川牛膝引血下行，共为臣药。栀子、黄芩清热泻火；桑寄生、杜仲补益肝肾；益母草活血通络；首乌藤、茯神安神定志，均为佐药。全方共奏平肝息风、清热安神、补益肝肾之效。

📎 知识拓展

经典方论选录

胡光慈："本方为平肝降逆之剂。以天麻、钩藤、生决明平肝祛风降逆为主，辅以清降之山栀、黄芩，活血之牛膝，滋补肝肾之桑寄生、杜仲等，滋肾平肝之逆；并辅以夜交藤、朱茯神以镇静安神，缓其失眠，故为用于肝厥头痛、眩晕、失眠之良剂。若以高血压而论，本方所用之黄芩、杜仲、益母草、桑寄生等，均经研究有降低血压之作用，故有镇静安神，降压缓痛之功。"

——《中医内科杂病证治新义》

可见本方是中西医结合的典范，在中医理论的指导下，运用现代的医学研究成果，来提高疗效，服务大众，更好地为人们的健康服务。同时将现代的医学研究成果纳入到中医的理论体系当中，丰富中医理论体系。

羚角钩藤汤
《通俗伤寒论》

【组成】羚羊角4.5g　钩藤　菊花各9g　桑叶6g　生地黄15g　白芍9g　生甘草3g　淡竹茹15g　川贝母12g　茯神9g

【用法】水煎服（羚羊角片先煎、钩藤后下）。

【功用】凉肝息风，增液舒筋。

【主治】

热盛动风证　症见高热不退，烦闷躁扰，手足抽搐，发为痉厥，甚则神昏，舌绛而干，或舌焦起刺，脉弦而数。

【方解】本方为治肝经热盛动风的代表方。方中羚羊角、钩藤为君药，清热凉肝息风。桑叶、菊花清热平肝，助君药清热息风，为臣药。生地黄、白芍、生甘草酸甘化阴，滋养阴液以柔肝缓急舒筋；淡竹茹、川贝母清热化痰；茯神宁心安神，均为佐药。生甘草调和诸药，兼为使药。全方以凉肝息风药为主，配合滋阴、化痰、安神之品。为凉肝息风的代表方剂。

答案解析

思考题

1. 试述治风剂的分类、适应证及代表方剂。

2. 川芎茶调散中何药用量最多，其配伍意义是什么，以何药为君，其主治何种外邪所致之头痛？

3. 牵正散的组方原理是什么？

4. 镇肝熄风汤主治什么病证，为什么方中重用怀牛膝为君药？

5. 镇肝熄风汤、天麻钩藤饮之组方原理有何异同？

6. 羚角钩藤汤的辨证要点是什么？

书网融合……

本章小结

微课

习题

第四十四章　开窍剂

PPT

学习目标

1. 通过本章的学习，掌握安宫牛黄丸的组成、功用、主治及配伍意义。熟悉开窍剂的概念、分类、配伍及使用注意。了解苏合香丸的组成、功用和主治；"凉开三宝"的鉴别。

2. 具有应用开窍剂辨证治疗窍闭神昏证的能力。

3. 培养学生创新能力。

以辛香走窜的开窍药为主组成，具有通关、开窍、醒神作用，用于治疗窍闭神昏证的方剂，称为开窍剂。对于神志昏迷，中医学通常从虚实两方面来分类，即有实证、虚证之分，亦即闭证、脱证。闭证为实邪闭塞心窍所致，神志昏迷的同时可见牙关紧闭，两手握固，呼吸气粗，面赤身热，苔黄脉数等；脱证为气血暴脱或亡阴、亡阳所致，可见突然昏仆，不省人事，目合口开，鼻鼾息微，汗出肢冷，手撒便遗，四肢瘫软，脉微欲绝等。

开窍剂用于窍闭神昏，即闭证。闭证又可分为热闭与寒闭两种。热闭为邪热、痰热内陷心包，蒙闭心窍所致，治宜清热开窍，即凉开法；寒闭为寒湿、痰浊、秽浊之邪蒙闭心窍，闭阻气机引起，治宜温通开窍，即温开法。故根据热闭与寒闭的不同，开窍剂可分为凉开剂和温开剂两类。

应用时，第一，要辨别神昏虚实，即辨清是闭证还是脱证。邪盛气实的闭证才能使用开窍剂，而对于脱证，即使神志昏迷，也不可使用本类方剂，因其多为元气大虚、亡阳欲脱所致，宜急救回阳固脱。第二，要辨别寒热，窍闭神昏证有热闭与寒闭的不同，故宜选择相应的凉开剂或温开剂。第三，阳明腑实而见神昏谵语者，当用寒下剂；若兼有邪陷心包者，可根据病情缓急，或先用寒下，或先用开窍，或开窍与寒下并用，而不可纯用开窍剂。第四，开窍剂多为芳香的药物，其性辛散走窜，多含雄黄、朱砂等有毒之品，久服易伤元气，故临床使用时应中病即止，不可久服。第五，开窍剂中的麝香等药，多具活血通经堕胎之性，有碍胎元，孕妇忌用或慎用。第六，开窍剂多制成散剂、丸剂或注射剂使用，尤以丸剂为优，宜温开水化服或鼻饲，不宜加热煎煮。

第一节　凉开剂

凉开剂适用于邪热内陷心包或痰热蒙闭心窍之热闭证，症见高热烦躁，神昏谵语，痉厥等。因为邪热蒙闭心窍所致，故用药以清热解毒和芳香开窍相结合，代表方有安宫牛黄丸、紫雪、至宝丹等。

安宫牛黄丸
《温病条辨》

【组成】牛黄30g　麝香7.5g　水牛角浓缩粉50g　黄连30g　黄芩30g　山栀30g　梅片7.5g　郁金30g　雄黄30g　朱砂30g　珍珠15g

【用法】上药为极细末，炼老蜜为丸，每丸3g，每服1丸，1日1次；小儿3岁以内1次1/4丸，4~6岁1次1/2丸，1日1次；或遵医嘱。亦作散剂，每瓶装1.6g，每服1.6g，1日1次；小儿3岁以内1次0.4g，4~6岁1次0.8g，1日1次；或遵医嘱。

【功用】清热解毒，镇惊开窍。

【主治】

邪热内陷心包证　症见高热烦躁，神昏谵语，舌謇肢厥，舌红或绛，脉数有力。亦治中风昏迷，小儿惊厥属邪热内闭者。

【方解】本方为治热陷心包证的代表方，亦是凉开法的代表方。方中牛黄苦凉，清心解毒凉血，辟秽开窍；麝香开窍力强，芳香开窍醒神，与牛黄合用可增强开窍作用；水牛角咸寒，清热凉血解毒。三药相配，清心开窍、凉血解毒，共为君药。臣以大苦大寒之黄连、黄芩、山栀清热泻火解毒，增强君药牛黄、水牛角清热解毒力量，清心以保护心神；梅片、郁金芳香辟秽，化浊通窍，以增强牛黄、麝香开窍醒神之功。佐以雄黄助牛黄辟秽解毒，并兼有祛痰作用，祛痰有助于开窍；朱砂、珍珠镇心安神，以除烦躁不安。用炼老蜜为丸，和胃调中为使药。原方中以金箔为衣，取其重镇安神之效。本方清热泻火、凉血解毒与芳香开窍并用，并以清热解毒为主，意"使邪火随诸香一齐俱散也"。

【注意事项】孕妇慎用。

知识拓展

凉开三宝

1. 紫雪《外台秘要》

［组成］黄金 3.1kg，寒水石 1.5kg，石膏 1.5kg，磁石 1.5kg，滑石 1.5kg，玄参 500g，羚羊角 150g，犀角（水牛角代）150g，升麻 500g，沉香 150g，丁香 30g，青木香 150g，甘草 240g。

［功用］清热开窍，止痉安神。

［主治］温热病之热闭心包及热盛动风证。症见高热烦躁，神昏谵语，痉厥，口渴唇焦，尿赤便闭，舌质红绛，苔黄燥，脉数有力或弦数；以及小儿热盛惊厥。

2. 至宝丹《太平惠民和剂局方》

［组成］生犀角（水牛角代）、生玳瑁、琥珀、朱砂、雄黄各 30g，牛黄 0.3g，龙脑 0.3g，麝香 0.3g，安息香 45g，金银箔各 50 片。

［功用］清热解毒，化浊开窍。

［主治］痰热内闭心包证。症见神昏谵语，身热烦躁，痰盛气粗，舌绛苔黄垢腻，脉滑数。亦治中风、中暑、小儿惊厥属于痰热内闭者。

3. 安宫牛黄丸（见本方）

第二节　温开剂

温开剂适用于中风、中寒、痰厥等属于寒闭证，症见突然昏倒，不省人事，牙关紧闭，苔白，脉迟。为寒邪痰浊或秽浊闭阻气机，使心窍不通所致，故用药以芳香开窍为主，同时以温里祛寒和行气相结合，代表方有苏合香丸等。

苏合香丸（吃力伽丸）
《太平惠民和剂局方》

【组成】苏合香　冰片　乳香各 30g　麝香　安息香　青木香　香附　丁香　沉香　檀香　荜茇　犀角（水牛角代）　朱砂　白术　诃子各 60g

【用法】上药为极细末，炼蜜为丸，1次1丸，小儿酌减，1日1~2次，温开水送服。昏迷者可鼻饲给药。

【功用】芳香开窍，行气止痛。

【主治】

寒闭证 症见突然昏倒，牙关紧闭，不省人事，苔白、脉迟亦治心腹卒痛，甚则昏厥，属寒凝气滞者。

【方解】本方为温开法的代表方，又为治寒闭证以及心腹疼痛属于寒凝气滞证的常用方。方中苏合香、麝香、冰片、安息香芳香开窍，辟秽化浊，共为君药。臣以青木香、香附、丁香、沉香、檀香、乳香以行气解郁，散寒止痛，理气活血。佐以辛热之荜茇，温中散寒，助诸香药以增强祛寒止痛开郁之力；水牛角清心解毒，朱砂重镇安神，二者药性虽寒，但与大量温热之品相伍，则不悖温通开窍之旨；白术益气健脾、燥湿化浊，诃子收涩敛气，两药一补一敛，以防诸香辛散走窜太过，耗散真气。本方集诸芳香药于一方，既长于辟秽开窍，又可行气温中止痛，且散收兼顾，补敛并施。

【注意事项】本方药物辛香走窜，有损胎气，孕妇禁用；脱证禁用。

知识拓展

苏合香丸的加减方

冠心苏合丸（同仁堂中成药）

[组成] 在苏合香丸基础上选择部分药物：苏合香、冰片、乳香、檀香、青木香。

[功用] 理气宽胸，温经止痛。

[主治] 用于冠心病急救。

答案解析

思考题

1. 试述开窍剂的分类、适应证及代表方剂。

2. 开窍剂的使用注意事项有哪些？

3. 试述安宫牛黄丸的功用、主治及辨证要点。

书网融合……

本章小结

微课

习题

第四十五章　消食导滞剂

PPT

学习目标

　　1. 通过本章的学习，掌握保和丸、健脾丸的组成、功用、主治及配伍意义。熟悉消食导滞剂的概念、配伍及使用注意；枳术丸的组成、功用和主治。

　　2. 具有应用消食导滞剂辨证治疗食积证的能力。

　　3. 培养学生实践应用能力。

　　凡以消食药物为主组成，具有消食导滞、消痞化积作用，用于治疗食积停滞的方剂，统称为消食导滞剂。属八法中的"消法"。

　　消法的应用范围比较广泛，凡由气、血、湿、痰、食等积聚而成的有形之邪，均可使用消法。包括理气、理血、祛湿、化痰、驱虫、消食等多种治法。本章主要讨论消食导滞和消痞化积法。

　　饮食内停，其因不外两种：一为素体脾胃虚弱，运化乏源，食物入胃后不能转输为精微物质，郁于胃脘部位；二为饮食不节，暴饮暴食，导致食滞胃脘，此为实证，但病久则会损伤脾胃之气，疾病会由实转虚。其中脾虚气滞，食积痞满者，可用枳术丸；饮食不节，食积内停者，可用保和丸；脾胃虚弱食积者，可用健脾丸。

　　因积滞内停，可使局部气行不畅，气机阻滞，又可进一步导致积滞不化，故临床常配理气药以助消导；脾胃素虚或积滞日久耗伤正气者，当配伍扶正健脾之药，组成消补兼施的方剂，使消积而不伤正。另须注意，消导方属克伐之剂，不宜长期或过量服用，以免损伤正气。

枳术丸
《脾胃论》引张元素方

【组成】白术 60g　枳实 30g

【用法】荷叶裹烧饭为丸，每服 6~9g。亦可荷叶煎汤或温开水送下。

【功用】健脾理气，化食消痞。

【主治】

脾虚气滞，饮食停聚证　症见脘腹痞满，不思饮食，苔白腻，脉虚弱。

【方解】本方为治脾虚食积痞满常用方。方中以白术为君药，其用量倍于枳实，重在补脾益气燥湿，脾为喜燥恶湿之脏，脾气得补，湿邪得燥，则运化自复；臣以枳实行气化滞，消痞除满，助君药健脾消滞。配以荷叶之升清，则与枳实相伍，一升一降，清升浊降，脾胃调和，为佐药；用荷叶以养脾胃。本方为健脾消痞之平剂。

知识拓展

药物剂量变化对方剂功用影响

1. 枳术丸《脾胃论》引张元素方

白术倍枳实，补大于消，且为丸剂，作用更缓，适用于脾虚气滞停食之证。

2. 枳术汤《金匮要略》

枳实用量重于白术，消大于补，适用于气滞水停心下坚满之证。

中医治病是在辨证论治基础上，根据患者的具体病情和体质，合理调整药物剂量及配伍比例，以达到最佳治疗效果。这种对药物剂量的精确把控以及个性化的治疗方式，既体现了中医药学在科学严谨性方面的追求，又体现了中医药学对患者的人文关怀和尊重。

保和丸
《丹溪心法》

【组成】山楂180g　神曲60g　莱菔子　陈皮　连翘各30g　半夏　茯苓各90g

【用法】为丸，每服6~9g，温开水送服。

【功用】消食导滞，理气和胃。

【主治】

食积停滞证　症见脘腹痞满胀痛，嗳腐吞酸，厌食呕恶，或大便泄泻，舌苔厚腻，脉滑。

【方解】本方为治食积内停的代表方。方中君以山楂，以消一切饮食积滞，尤善消肉食油腻之积。臣以神曲消食健脾，善消酒食陈腐之积；莱菔子下气消食，长于消谷面之积。佐以陈皮醒脾而行气；半夏燥湿和胃降逆止呕；茯苓健脾渗湿；气郁日久则化热，方中用连翘清热散结。诸药配伍，食滞得消，胃气得和，热清湿去，升降协调，则诸症自愈。

健脾丸
《证治准绳》

【组成】人参45g　白术75g　白茯苓60g　甘草　木香　黄连各22g　山楂　神曲　麦芽　山药　肉豆蔻　砂仁　陈皮各30g

【用法】为丸，每服6~9g，温开水送下。

【功用】健脾和胃，消食止泻。

【主治】

脾虚食积证　症见食少难消，脘腹痞闷，大便溏薄，苔腻微黄，脉虚弱。

【方解】本方为治脾虚食积常用方。方子以四君子汤为基础加减而成。方中用人参、白术、白茯苓、甘草即四君子汤，功效补气健脾，兼能燥湿、渗湿，共为君药。臣以山楂、神曲、麦芽消食化滞，以除内停食积。佐以山药、肉豆蔻健脾而止泻；木香、砂仁、陈皮理脾胃气机；黄连能清热燥湿，去食积之热。诸药合用，共奏健脾消食清热之功。本方补消兼施，寓消于补，补而不滞，消不伤正，可使脾运复健，饮食得归正化，故名"健脾丸"。

答案解析

思考题

1. 消食导滞剂使用时应注意哪些事项？
2. 试述枳术丸的药物组成、功用及主治。

3. 试述保和丸的功用、主治及方解。

4. 健脾丸中黄连的配伍意义是什么？

书网融合……

本章小结

微课

习题

第四十六章 驱虫剂

PPT

📖 学习目标

1. 通过本章的学习，掌握乌梅丸的组成、功用、主治及配伍意义。了解驱虫剂的概念、配伍及使用注意。

2. 具有应用驱虫剂辨证治疗消化道寄生虫病的能力。

3. 培养学生自我保护的能力。

凡以安蛔、驱虫药物为主组成，具有安蛔、驱虫或杀虫，以及止痛、消积等作用，用于治疗人体消化道寄生虫病的方剂，统称为驱虫剂。属于八法中的"消法"。

驱虫剂驱虫有两类形式：一类是直接驱虫、杀虫；一类是安蛔，即在蛔虫扰动引起剧烈疼痛时，多不宜直接灭杀，避免杀虫药刺激蛔虫，使蛔虫钻孔反窜，引起更严重病证，故多先安蛔，后驱虫或杀虫。

驱虫剂适用于寄生在人体消化道的蛔虫、蛲虫、钩虫、绦虫、姜片虫等寄生虫病。症见脐腹疼痛，时发时止，痛而能食，虽能食而肌肤渐削，面色萎黄，或青或白，或生虫斑，或见赤丝，或见胃脘嘈杂，呕吐清水，舌苔剥落，脉乍大乍小等。若失治、误治，迁延日久又可见肌肤瘦削，不思饮食，精神萎靡，目暗视弱，毛发枯槁，肚腹胀大，青筋暴露，成为疳积证。寄生虫的种类不同，可有特殊见症，如唇内有红白点，耳鼻作痒，巩膜上有蓝斑者，多为蛔虫病；肛门作痒者，常为蛲虫病；便下白色虫体节片者，多为绦虫病；嗜食异物，面色萎黄甚而虚肿者，多为钩虫病。

若虫证属寒者，常配伍温中祛寒药如川椒、干姜、吴茱萸等；属热者，常配伍清热药如黄连、黄柏等；兼食积成疳者，常配消食化积药如神曲、麦芽等；兼正虚者，常配伍益气补血药如人参、白术、当归等；若属寒热虚实夹杂者，则宜配伍散寒、清热、补虚等药物。另外可配伍泻下剂，以破结去虫，有的驱虫药本身有缓下作用，则无需与泻下药同用。驱虫剂代表方有乌梅丸等。

服用驱虫剂时应忌食油腻之品，宜空腹服用。某些驱虫药为有毒之品，连续服用易蓄积中毒，剂量过大易损伤人体正气，不及则又不能驱虫，故使用时要注意剂量及服药间隔时间；驱虫剂多由攻伐药物组成，所以脾胃素亏、年老体弱者及孕妇等均慎用或禁用；服用驱虫剂驱虫后，应适当调护脾胃。

乌梅丸
《伤寒论》

【组成】乌梅480g　蜀椒120g　细辛180g　黄连480g　黄柏180g　附子180g　桂枝180g　干姜300g　当归120g　人参180g

【用法】乌梅用50%醋浸一宿，去核捣烂，和入余药捣匀，烘干或晒干，加蜜为丸，每服9g，日服2～3次，空腹温开水送下。亦可作汤剂，水煎服，用量按原方比例酌减。

【功用】温脏安蛔。

【主治】

蛔厥证　症见脘腹阵痛，烦闷呕吐，时发时止，得食则吐，甚则吐蛔，手足厥冷；或久泻久痢。

【方解】本方为治脏寒蛔厥证的代表方，亦为上热下寒证的常用方。蛔虫寄生于肠中，喜温恶寒。

若人体阳气不足，肠道虚寒，蛔虫即会上扰，加之其有钻孔特性，向上可窜入胃中，扰乱胃腑气机，可见脘腹疼痛，烦闷呕恶，并常食即吐，甚至吐蛔；若窜入胆道，胆道狭小，蛔虫钻动还会引起钻顶样的剧烈疼痛，甚至导致昏厥、休克，称为蛔厥证；阳虚不能温养四肢，加之有蛔厥证，气机逆乱，清阳不布，则可见手足厥冷。故宜温脏安蛔为主。柯韵伯曰："蛔得酸则静，得辛则伏，得苦则下。"故方中重用乌梅，取其酸能安蛔，蛔静则痛止，为君药。蛔动因于肠寒，蜀椒、细辛辛温，辛可伏蛔，温可祛寒，共为臣药。黄连、黄柏性味苦寒，苦能下蛔，寒能清解因蛔虫上扰、气机逆乱所生之热；附子、桂枝、干姜皆为辛热之品，既可增强温脏祛寒之功，亦有辛可制蛔之力；当归、人参补养气血，且合桂枝以养血通脉，以解四肢厥冷，均为佐药。本方酸辛苦并进，使"蛔得酸则静，得辛则伏，得苦则下"，且寒热并用，邪正兼顾。

乌梅丸还可用治久泻久痢属寒热错杂，气血亏虚者。无论引起泻痢的病因是寒湿，还是湿热，泻痢日久必然气血亏虚、阳气不足，导致虚寒性泻痢，肠滑失禁；而气血亏虚，脾胃运化功能失常，又会导致湿邪或饮食积滞的产生，积滞又易化热。选用乌梅丸，方中乌梅酸收，可涩肠止泻；黄连、黄柏既能厚肠止痢，又可清热燥湿，针对积滞化热；干姜、桂枝、附子、蜀椒、细辛可温中散寒，其中姜桂附又可与补益药相配温补阳气，针对泻痢日久所致虚寒；人参、当归则益气补血，针对久泻久痢后的气血亏虚而用。故临床除用乌梅丸治疗脏寒蛔厥证外，还可用于治疗寒热错杂，气血亏虚之久泻久痢。

知识拓展

乌梅丸的加减方

理中安蛔汤《万病回春》

［组成］人参2g，白术3g，茯苓3g，川椒3g，乌梅6g，干姜（炒黑）2g。

［功用］温中安蛔。

［主治］蛔虫腹痛。便溏尿清，腹痛肠鸣，四肢不温，饥不欲食，甚则吐蛔，舌苔薄白，脉虚缓。

［类方比较］乌梅丸与理中安蛔汤均为安蛔驱虫之剂，均可治疗蛔虫证。乌梅丸治疗寒热错杂之蛔厥重证，症见腹痛时作，烦闷呕吐，常自吐蛔，手足厥冷，故方用乌梅、蜀椒、细辛、黄连、黄柏、附子、桂枝、干姜、当归、人参，酸辛苦合用，寒热并调，邪正兼顾，以温肠胃为主，兼清郁热而安蛔；理中安蛔汤即理中汤去甘草，加茯苓健脾化湿，用川椒温中散寒、乌梅安蛔，故能用治中焦虚寒的蛔虫腹痛，便溏尿清，四肢不温，饥不欲食等。

思考题

答案解析

1. 驱虫剂的定义是什么？

2. 驱虫剂的使用注意事项有哪些？

3. 乌梅丸为何既可治脏寒蛔厥证，又可治久泻久痢？

书网融合……

本章小结

微课

习题

第四十七章　收涩剂

PPT

📖 学习目标

　　1. 通过本章的学习，掌握四神丸的组成、功用、主治及配伍意义。了解收涩剂的概念、配伍及使用注意；牡蛎散和固冲汤的组成、功用和主治。

　　2. 具有应用收涩剂辨证治疗气血津液耗散滑脱之证的能力。

　　3. 培养学生批判性思维能力。

　　以收涩药为主组成，具有收敛固涩作用，用于治疗气血津液耗散滑脱之证的方剂，称为收涩剂。

　　耗散滑脱之证，由于病因及发病部位的不同，常见自汗盗汗、久泻久痢、遗精遗尿、崩漏带下等病症表现。收涩剂因此可分为固表止汗剂、涩肠止泻剂、涩精止遗剂、固崩止带剂四类。

　　滑脱证以正气不足为本，使用收涩剂时，除用收敛固涩药物外，还应根据气、血、津液、精耗伤程度的不同，配伍相应的补益药，使之更好地达到收涩的目的。本类方为体虚无邪者设，故凡外邪未去，不宜使用，以防"闭门留寇"。此外，实邪所致的热病多汗，热痢初起，食滞泻痢，火扰遗精，实热崩漏等，均非本类方剂之所宜。

四神丸
《证治准绳》

【组成】补骨脂12g　肉豆蔻　吴茱萸　五味子各6g

【用法】加生姜、大枣水煎服。

【功用】温肾暖脾，涩肠止泻。

【主治】

脾肾虚寒之肾泻　症见五更泄泻，不思饮食，食不消化，或久泻不愈，腹痛肢冷，神疲乏力，舌淡苔白，脉沉迟无力。

【方解】本方为治脾肾阳虚之"肾泻"的代表方。方中补骨脂为君药，温肾暖脾。肉豆蔻温肾暖脾、涩肠止泻，为臣药。吴茱萸温中散寒；五味子酸收固涩，共为佐药；姜枣调和脾胃，为佐使药。诸药合用，使火旺土强，肾泻自愈。

🔬 知识拓展

四神丸的来源与使用

　　四神丸由《普济本事方》的二神丸与五味子散两方组合而成。二神丸（肉豆蔻、补骨脂）主治"脾肾虚弱，全不进食"；五味子散（五味子、吴茱萸）专治"肾泄"。两方相合，则温补脾肾、固涩止泻之功益佳。

　　《医方集解》记载该方服法宜在"临睡时淡盐汤或白开水送下"，颇为有理。正如汪昂所云："若平旦服之，至夜药力已尽，不能敌一夜之阴寒故也。"故应嘱患者于临睡时服药，更为奏效。

牡蛎散
《太平惠民和剂局方》

【组成】牡蛎（煅） 黄芪 麻黄根各30g

【用法】为散，每服9g，加小麦30g，水煎服。

【功用】敛阴止汗，益气固表。

【主治】

体虚自汗盗汗 症见常自汗出，夜卧更甚，心悸惊惕，短气烦倦，舌淡红，脉细弱。

【方解】本方为治卫气不固，阴液外泄之自汗、盗汗证的常用方。方中煅牡蛎为君药，敛阴潜阳，固涩止汗。黄芪益气实卫，固表止汗，为臣药。麻黄根功专止汗，为佐药。小麦甘凉，专入心经，养心气，退虚热，为佐使药。诸药相合，气阴得复，汗出可止。

固冲汤
《医学衷中参西录》

【组成】白术30g 黄芪18g 山萸肉 煅龙骨 煅牡蛎各24g 白芍 海螵蛸各12g 棕榈炭6g 五倍子1.5g 茜草9g

【用法】水煎服。

【功用】益气健脾，固冲摄血。

【主治】

脾肾亏虚，冲脉不固之崩漏 症见猝然血崩或月经过多，色淡而稀，心悸气短，腰膝酸软，舌质淡，脉细弱。

【方解】本方为治崩漏的常用方。方中白术、黄芪补气健脾，固冲摄血，为君药。臣以山萸肉、白芍补益肝肾，敛阴养血；煅龙骨、煅牡蛎、海螵蛸、棕榈炭、五倍子收敛固涩以止血；茜草祛瘀止血，使血止而不留瘀，共为佐药。综合全方，补气固冲以治其本，收涩止血以治其标，共奏固崩止血之效。冲为血海，血崩则冲脉空虚，而本方有益气健脾、固冲摄血之功，故本方以"固冲"名之。

答案解析

思考题

1. 试述收涩剂的定义、分类及使用注意。

2. 试述四神丸的组成、功用及主治病证。

3. 四神丸的君药是哪一味药，在方中的配伍意义是什么？

4. 牡蛎散与补中益气汤、当归补血汤中均有黄芪，其在三方中体现的配伍意义有何不同？

书网融合……

本章小结

微课

习题

第四十八章　痈疡剂

PPT

📖 **学习目标**

　　1. 通过本章的学习，掌握四妙勇安汤、大黄牡丹汤的组成、功用、主治及配伍意义。熟悉痈疡剂的概念、配伍及使用注意。了解仙方活命饮、六神丸、阳和汤及苇茎汤的功用和主治。

　　2. 具有应用痈疡剂辨证治疗痈疽疮疡证的能力。

　　3. 培养学生创新能力。

　　凡具有解毒消肿、托里排脓、生肌敛疮作用，用于治疗痈疽疮疡病证的方剂，统称为痈疡剂。常用于体表痈、疽、疔、疮、丹毒、流注、瘰、瘤、瘰疬等，以及内在脏腑的痈疽等病证。

　　体表痈疡局部以红、肿、热、痛为主症者多属阳证；局部不红、不热、漫肿或平塌者多属阴证。治疗上一般分为外治和内治两类。外治法有外敷、外贴、手术切开及挂线等。内治法按痈疡发展过程，分别使用消、托、补三法，代表方如仙方活命饮、阳和汤等。脏腑痈疡治疗上以清热解毒、逐瘀排脓、散结消肿为主，代表方如大黄牡丹汤、苇茎汤等。

　　使用痈疡剂，须根据病情变化，随证加减。体表痈疡火毒炽盛者，忌温补，免犯"实实"之弊；痈疡余毒未尽，不宜过早纯补，以免留邪。

仙方活命饮

《校注妇人良方》

【组成】金银花　陈皮各9g　当归尾　赤芍　没药　乳香　防风　白芷　贝母　天花粉　穿山甲　皂角刺　甘草各3g

【用法】水煎服，或水酒各半煎服。

【功用】清热解毒，消肿溃坚，活血止痛。

【主治】

阳证痈疡肿毒初起　症见局部红肿焮痛，或身热凛寒，苔薄白或黄，脉数有力。

【方解】本方为治阳证疮疡肿毒的代表方，是"疮疡之圣药，外科之首方"。方中金银花为君药，清热解毒，善治一切痈疮肿毒。当归尾、赤芍、没药、乳香、陈皮行气活血，消肿止痛，共为臣药。防风、白芷散结消肿；贝母、天花粉清热排脓散结；穿山甲、皂角刺通行经络，透脓溃坚，均为佐药。甘草助清热解毒，并调和诸药，为使药。煎药加酒者，借其通瘀而行周身，助药力直达病所。诸药合用，共奏清热解毒、消肿溃坚、活血止痛之功。

【注意事项】本方只可用于痈肿未溃之前，若已溃不可用；阴证疮疡者忌用。

四妙勇安汤

《验方新编》

【组成】金银花　玄参各30g　当归15g　甘草10g

【用法】水煎服。

【功用】清热解毒，活血止痛。

【主治】

脱疽　症见患肢暗红，灼热微肿，溃烂腐臭，疼痛剧烈，或见发热口渴，舌红脉数。

【方解】本方为治"脱疽"的常用方。方中重用金银花为君药，清热解毒。当归活血散瘀而止痛；玄参泻火解毒，滋阴；甘草生用，清热解毒，共为臣佐药。四药合用，共奏清热解毒、活血通脉之功，使毒解、血行、肿消、痛止，是治疗脱疽的良方。

六神丸
《中国医学大辞典》雷氏方

【组成】牛黄　珍珠粉　麝香各4.5g　雄黄　蟾酥　冰片各3g

【用法】各研细末，用酒化蟾酥，与药末调匀为丸，如小米大，百草霜为衣。每服10粒，开水送服或口中噙化。外涂水调适量。

【功用】清热解毒，消肿止痛。

【主治】

烂喉丹痧，咽喉肿痛，喉风喉痈，单双乳蛾，口舌糜烂，痈疡疔疮及一切无名肿毒。

【方解】本方为治咽喉口腔诸病的常用成药。方中牛黄、珍珠粉清热解毒，为君药。雄黄、蟾酥解毒散结，消肿止痛，为臣药。佐以麝香、冰片芳香走窜，活血消肿。诸药合用，共奏清热解毒、消肿止痛之功。

【注意事项】过敏体质者慎用。

阳和汤
《外科全生集》

【组成】熟地黄30g　鹿角胶9g　肉桂　生甘草各3g　姜炭2g　麻黄2g　白芥子6g

【用法】水煎服。

【功用】温阳补血，散寒通滞。

【主治】

阳虚寒凝之阴疽　症见患处漫肿无头，皮色不变，酸痛无热，口中不渴，舌淡苔白，脉沉细或迟细。

【方解】本方为治阴疽的常用方。方中重用熟地黄为君药，滋补阴血，填精益髓。鹿角胶性温，为血肉有情之品，生精补髓，助阳养血，与熟地黄配伍，寓"阴中求阳"之意，为臣药。肉桂、姜炭破阴和阳，温中有通；麻黄开腠理以达表；白芥子祛皮里膜外之痰，共为佐药。甘草生用，解毒且能调和诸药，为使药。全方温阳补血、化痰通络，使其阴破阳回，寒消痰化，故以"阳和"名之。

大黄牡丹汤
《金匮要略》

【组成】大黄18g　牡丹皮9g　芒硝9g　桃仁12g　冬瓜仁30g

【用法】水煎服。

【功用】泻热破瘀，散结消肿。

【主治】

肠痈初起　症见右下腹疼痛拒按，或右足屈而不伸，伸则痛甚，甚至局部肿痞，或时时发热，自汗恶寒，苔黄腻，脉滑数。

【方解】本方为治湿热血瘀、肠痈初起的代表方。方中大黄、牡丹皮共为君药，大黄清热泻火，祛瘀解毒；牡丹皮清热凉血，活血散瘀，二者相配，共泻瘀热。芒硝软坚散结，桃仁活血祛瘀，俱为臣药。冬瓜仁清利湿热，排脓消痈，为佐药。全方攻下泻热与逐瘀并用，使湿热瘀结之毒迅速荡涤，肠痈自愈。

苇茎汤
《备急千金要方》

【组成】苇茎30g　冬瓜仁24g　薏苡仁30g　桃仁9g

【用法】水煎服。

【功用】清肺化痰，逐瘀排脓。

【主治】

痰热瘀结之肺痈　症见咳吐腥臭黄痰脓血，胸中隐隐作痛，咳时尤甚，舌红苔黄腻，脉滑数。

【方解】本方为治肺痈的代表方。方中苇茎为君药，清肺泄热，为治肺痈之要药。冬瓜仁祛痰排脓；薏苡仁清热利湿，共为臣药。桃仁活血祛瘀，为佐药。四药共奏清热化痰、逐瘀排脓之功。本方对肺痈脓未成者，服之可使消散；脓已成者，可使痰、瘀两化，脓排瘀去，痈自可愈。

知识拓展

经典方论选录

张秉成："肺痈之证，皆由痰血火邪互结胸中，久而成脓所致。桃仁，甜瓜子皆润降之品。一则行其瘀，一则化其浊。苇茎退热而清上；薏苡除湿而下行。方虽平淡，其通瘀化痰之力，实无所遗。所以病在上焦，不欲以重浊之药重伤其下也。"

——《成方便读》

答案解析

思考题

1. 试述四妙勇安汤组成、功用及主治病证。
2. 试述大黄牡丹汤组成、功用及主治病证。

书网融合……

本章小结　　　　微课　　　　习题

参考文献

［1］黄帝内经素问［M］．北京：人民卫生出版社，2012．

［2］虞抟．医学正传［M］．太原：山西科学技术出版社，2013．

［3］张其成．中医哲学基础［M］．北京：中国中医药出版社，2004．

［4］王琦．中医体质学说［M］．北京：人民卫生出版社，2005．

［5］何建成．中医学基础［M］．2版．北京：人民卫生出版社，2016．

［6］郑洪新，吉文辉．中医药文化基础［M］．北京：中国中医药出版社，2011．

［7］李德新．中医药基础理论［M］．北京：人民卫生出版社，2001．

［8］邓铁涛．中医诊断学［M］．2版．上海：上海科学技术出版社，2006．

［9］郑洪新．中医基础理论［M］．北京：中国中医药出版社，2016．

［10］郑洪新，杨柱．中医基础理论［M］．5版．北京：中国中医药出版社，2021．

［11］钟赣生，杨柏灿．中药学（新世纪第五版）［M］．北京：中国中医药出版社，2021．

［12］颜正华．中药学［M］．2版．北京：人民卫生出版社，2006．

［13］南京中医药大学．中药大辞典［M］．2版．上海：上海科学技术出版社，2006．

［14］张东方．中医药学概论［M］．武汉：华中科技大学出版社，2022．

［15］国家药典委员会．中华人民共和国药典（一部）［M］．2025年版．北京：中国医药科技出版社，2025．

［16］唐德才，吴庆光．中药学［M］．4版．北京：人民卫生出版社，2023．

［17］李冀，左铮云．方剂学［M］．5版．北京：中国中医药出版社，2021．

［18］贾波，许二平．方剂学［M］．3版．北京：中国中医药出版社，2021．

［19］李飞．方剂学［M］．2版．北京：人民卫生出版社，2011．

［20］彭怀仁．中医方剂大辞典［M］．北京：人民卫生出版社，1993．

［21］邱德文，冯泳，邹克扬．现代方剂学［M］．北京：中医古籍出版社，2006．

［22］李冀，连建伟．方剂学［M］．4版．北京：中国中医药出版社，2016．

［23］国家中医药管理局《中华本草》编委会．中华本草［M］．上海：上海科学技术出版社，1999．

［24］钟赣生，杨柏灿，毛晓健，等．中药学［M］．北京：中国中医药出版社，2021．

［25］薛玺情，马欣，李旭豪，等．国内经络实质假说的研究进展［J］．世界科学技术－中医药现代化，2020，22（6）：2068－2073．

［26］徐致远，李静，林燕．基于经络学说的中医治疗维持性血液透析伴高血压的研究进展［J］．湖南中医药大学学报，2021，41（12）：1981－1985．

［27］姚琳，杨馥铭，刘雁泽，等．脏腑－经穴相关的现代研究［J］．中国中医基础医学杂志，2020，26（7）：1013－1015．